최신

4th Edition

간호관리학

NURSING MANAGEMENT

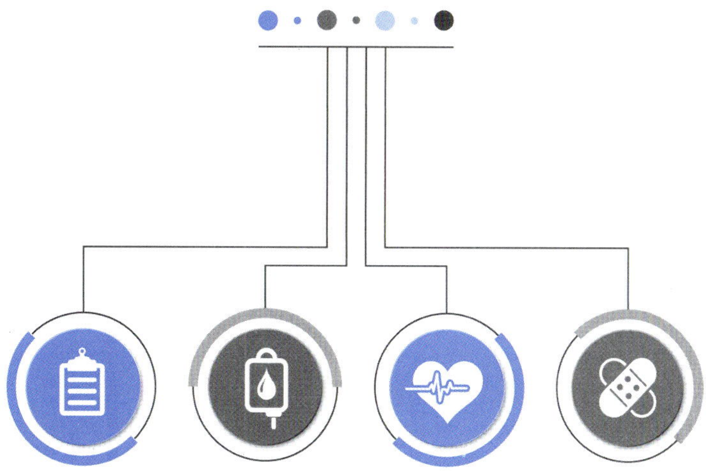

Pacific Book

NURSING
MANAGEMENT

집 | 필 | 진

대/표/저/자

- **김인경**(송곡대학교)
- **이경희**(대원대학교)
- **문숙자**(세한대학교)
- **정연옥**(경동대학교)
- **황지원**(경동대학교)

집/필/진

- **고순희**(포항대학교)
- **고영미**(경주대학교)
- **김금순**(문경대학교)
- **김수은**(강원관광대학교)
- **김옥선**(경북전문대학교)
- **김중경**(김천대학교)
- **마현희**(동아보건대학교)
- **오수미**(한국국제대학교)
- **임경숙**(송원대학교)
- **정은영**(우송대학교)
- **지은아**(신경대학교)
- **한남경**(경북보건대학교)
- **한유정**(목포과학대학교)

(가나다 순)

NURSING
MANAGEMENT

머 · 리 · 말

I·N·T·R·O·D·U·C·T·I·O·N

개정판을 내면서...

가상과 현실이 상호 침투하며 자동화와 지능화가 진행되는 4차 산업혁명의 파고가 사회 전 분야로 큰 영향을 미치며 보건의료분야에서도 하루가 다르게 발전과 변화의 속도를 체감하고 있습니다. 빠르게 달라지고 있는 사회전반의 환경은 간호 대상자인 인간, 가족, 지역사회도 경험하고 있는 실제로서 오늘날 간호현장은 실증주의에 근거한 과학적 지식과 간호현상의 기술을 더욱 엄격하게 요구하고 있습니다. 따라서 실무과학으로 분류되는 간호학이 객관적이고 체계적인 간호 행위를 수행하기 위해 간호관리의 중요성 또한 간호현장에서 증대되고 있습니다.

이번 개정판에서는 보건의료환경의 변화를 반영하여 미래의 간호지도자로서 간호관리를 배우는 학생들이 간호현장에 적용 가능한 간호 관리에 대한 기본적인 지식과 기술을 익히고 현시대가 요구하는 새로운 관점의 리더십 기술을 적용할 수 있도록 초점을 맞추었습니다.

특히 처음 간호관리학을 배우는 간호학도들에게 간호관리의 실무현장을 이해하고, 간호전문인으로서 갖춰야 할 개방적인 자세와 포용적인 리더십을 발휘할 수 있도록 다양한 직무 간, 학제 간 협력에 대해서도 다루었습니다.

본 개정판을 준비하면서 여러 교수님들의 열정과 노력이 있었지만 아직 미흡하고 부족한 부분이 많이 있습니다. 본서를 사용하시는 교수님들과 간호학도들이 이러한 부분을 지적해주신다면 앞으로 수정과 보완을 거쳐 더 좋은 교재가 나올 수 있도록 끊임없이 노력할 것을 약속드립니다.

끝으로 본 개정판이 나올 수 있도록 편집과 교정 등에 수고를 아끼지 않으신 퍼시픽출판사 임직원 여러분께 깊은 감사의 마음을 전합니다.

2020년 2월

저자 일동

CONTENTS

제1부 간호관리의 이론적 기초

CONTENTS

CONTENTS

제4부 간호정책과 경제

CONTENTS

Nursing Management

제 1 부

간호관리의 이론적 기초

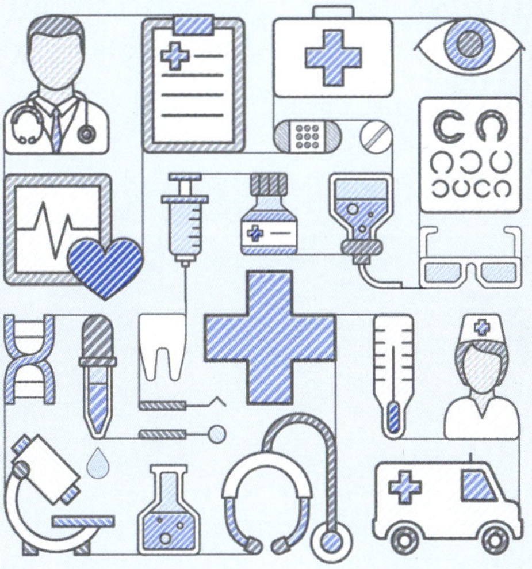

NURSING
MANAGEMENT

01 장

간호관리의 이해

학습목표

1. 관리의 개념을 정의한다.
2. 관리의 목표를 설명한다.
3. 효과성, 효율성, 생산성의 개념을 설명한다.
4. 간호관리의 개념을 정의한다.
5. 간호관리 체계모형을 통해 간호조직의 투입요소, 변환과정, 산출요소를 확인한다.
6. 간호생산성을 설명한다.
7. 간호영역의 최고관리자, 중간관리자, 일선관리자의 간호관리 역량을 설명한다.
8. 간호관리자의 관리수준별 역할, 역량, 기술을 설명한다.
9. 간호관리학의 개념을 설명한다.
10. 간호관리학의 새로운 패러다임을 이해한다.

주요용어 이해

Nursing Management

- **관리**(Management) : 관리란 조직의 목표를 달성하기 위해 합리적, 능률적으로 업무를 달성해 가는 과정과 이에 필요한 기술이다.
- **간호관리**(Nursing management) : 환자에게 양질의 간호를 제공하기 위해 간호직원들과 필요한 자원의 활용을 기획, 조직, 인사, 지휘, 통제하는 과정과 기능이다.
- **생산성**(Productivity) : 투입된 여러 생산 요소의 양에 대한 산출물의 산출량 비율을 말하며 생산활동의 합리성을 나타내는 정도를 의미한다.
- **효율성**(Efficiency) : 목표를 달성하기 위해 자원을 생산적으로 잘 사용했는가를 측정하는 것이다.
- **효과성**(Effectiveness) : 조직의 목적이 적합한지 혹은 조직의 목적을 어느 정도 달성했는지를 의미한다.

I 관리의 개념

1 관리의 정의

관리(management)란 조직과 이를 둘러싼 환경 속에서 상호 연관된 활동이며 복잡한 구조 안에서 전체성과 그 부분들의 상호 관련성을 일련의 과정으로 나타낸 것이다. 관리라고 하면 일반적으로 조직의 목표 달성을 위해 자원을 획득, 분배, 통제하는 업무로 개념화되고 있으며 조직의 협동적 활동을 통해 미리 정해진 조직의 목표를 달성하기 위해 인적, 물적 자원을 활용하는 과정으로 기획, 조직, 인사, 지휘, 통제 등의 관리 기능이 요구된다.

관리의 사전적 의미는 '일정한 목적을 효과적으로 실현하기 위해 인적, 물적 여러 요소를 적절히 결합하여 그 운영을 지도하고 조정하는 기능 또는 작용'이라고 정의하고 있다.

관리를 개념화한 학자들의 정의는 다음과 같다.

- 관리란 조직의 목표를 수행하고 달성하기 위해 조직원들에게 특별한 관심을 갖고 영향을 주는 과정이다(Peter Drucker).
- 조직의 목적을 달성하기 위해 개인, 그룹이 자원을 활용하여 함께 일하는 과정이다(Hersey & Blanchard).
- 관리는 공동 목표를 위해서 협동 집단의 행동을 지시하는 과정이다(J. L. Hassie).
- 관리는 조직구성원의 욕구 만족에 필요한 가치의 생산과 배분을 기초로 하여 목표의 복잡성, 한계, 표준을 고려하면서 구성원 집단을 위하여 명령을 하고 의사결정을 하는 과정이다(B. J. Hodge & Hodge & H. J. Johnson).
- 관리는 설정된 목표를 달성하기 위해 인간과 다른 자원을 이용해서 기획하고 조직화하고 활성화하며 통제를 수행하는 것으로 구성된 과정이다(G. K. Terry).
- 관리란 권한을 지니고 공식적으로 규정된 역할을 수행하는 것이다(Tappen et al).

2 행정의 정의

행정(administration)이란 공익의 목적을 달성하기 위한 공공문제의 해결 및 공공서비스의 생산과 분배와 관련된 정부의 제반활동과의 상호작용이다. 행정은 처음에는 국가 통치를 의미하는 개념이었으나 점차적으로 사회집단의 관리기능과 과정을 중요시하는 개념으로 통용되었다.

표 1-1 관리와 행정의 비교

		관리	행정
유사점		과정상 관료적인 성격 보임, 목표추구	
차이점	권력	정치권력과 무관	정치권력 포함(행정이 국가 정책에서 출발), 강제성
	능률	경쟁성 높음, 능률성 추구	독점성 높음, 경쟁성 제한
	법적제약	적게 받음	엄격히 받음
	목표	분명하고 단일 목표	불분명, 복잡 목표, 공익 추구
	평등	강조되지 않음	고도의 합법성 요구, '법 앞에 평등 개념'

3 관리의 특성

관리의 특성은 다음과 같다.

- 연속되는 과정이다.
- 각 과정은 상호연관 작용을 하며 별개가 아니다.
- 관리는 동적이며 유동적이다.
- 관리는 적응하는 속성을 가지고 있다.
- 조직 내에서 이루어진다.
- 인적 요소가 중요하다.
- 목표를 추구한다.
- 목표달성을 위한 자원의 기술적 활용을 요구한다.
- 간호관리에는 간호목표를 위한 수단성이 있다.
- 관료제적 성격을 갖고 있다.

4 관리의 기능

관리의 기능은 조직의 목표달성을 위해 자원을 잘 이용하는 것으로 관리자는 관리기능을 수행하여 목표를 달성하게 된다. 관리의 기능을 제시한 학자들의 정의는 다음과 같다.

1) 학자들의 정의

표 1-2 학자별 관리기능 정의

학자	관리기능 정의
페이욜 (H. Fayol, 1916)	• 페이욜은 관리기능을 최초로 제시하였는데 그는 관리시스템은 다섯 개의 하위 시스템으로 구성된다고 주장하였다. - 구매, 생산, 판매와 관련된 기술적, 상업적 기능 - 자본의 획득, 통제를 다루는 재무기능 - 인명, 재산에 대한 안전 및 보호기능 - 회계 기능 - 기획, 조직, 명령, 조정, 통제 등의 관리기능
귤릭 (L. Gulick, 1973)	• 귤릭은 관리의 기능을 POSDCoRB의 7개 과정으로 설명하였다. - Planning(기획) - Organizing(조직) - Staffing(인사) - Directing(지휘) - Coordinating(조정) - Reporting(보고) - Budgeting(예산)
마리너-토미, 마르퀴스와 휴스턴 (Marriner-Tomy, Marquis & Huston, 1996)	• 이들은 관리의 기능을 POSDC의 5개 과정으로 설명하였다. - Planning(기획) - Organizing(조직) - Staffing(인사) - Directing(지휘) - Controlling(통제)

2) 관리기능의 5단계

(1) 기획

기획(planning)은 관리과정의 첫 번째 단계로 무엇을, 누가, 어디서, 어떻게 하는지 사전에 결정하는 것이다. 모든 관리기능은 기획에 기초한다. 기획안에 포함되는 내용은 다음과 같다.

- 조직의 사명 진술과 철학, 비전, 정책, 목적, 목표, 과정 및 규칙을 결정한다.
- 조직의 전략을 기획·결정 한다.
- 각 부서의 장단기 기획을 실행한다.
- 실행에 필요한 재무적 요소(예산)를 계획한다.
- 시간을 효율적으로 관리한다.

(2) 조직

조직(organizing)은 조직의 목적을 달성하기 위해 공식적 구조를 만드는 단계이다.

- 기획을 수행하기 위한 구조를 조직화한다.

- 조직에서 수행하는 직무를 관리하는 적합한 환자간호전달체계 유형을 결정한다.
- 조직구조에서 권력과 권위를 분배하고 적절하게 사용한다.
- 직무를 서술한다.
- 직무에 합당한 자격을 정하는 일이다.
- 책임과 의무를 적절히 배분한다.
- 타 부서와의 업무 활동을 조정한다.
- 원활한 업무진행을 위해 상사와 부하직원과의 의사소통을 효과적으로 한다.

(3) 인사

인사(staffing)란 인력의 모집, 선발, 채용, 오리엔테이션, 인력개발, 업무분담, 업무 스케줄 등을 포함하며 현재는 인적자원개발 측면을 강조하여 인적자원관리라는 용어로 통용되기도 한다.

- 인적자원개발, 사회화, 경력개발하기 등이 포함된다.
- 간호관리자의 역할은 환자의 요구 및 중증도, 및 간호사의 능력에 기초하여 간호사에게 환자에 대한 업무분담을 하는 책임감을 갖는다.
- 인사과정은 시간이 가장 많이 요구되는 과정 중 하나이다.

(4) 지휘

지휘(directing)란 관리자가 조직의 목표를 달성하기 위해 업무를 지시하고 동기부여 하는 활동이다. 지휘는 관리자가 무엇을 할 것인지 계획을 하고 그 일을 어떻게 할지 조직을 하고 직원에게 업무를 할당한 후 이루어진다.

- 권한을 위임하고 의사소통한다.
- 동기를 유발할 수 있는 조직 분위기와 팀 정신을 구축한다.
- 갈등을 관리하고 협력을 강화시킨다.

(5) 통제

통제(controlling)란 업무성과의 질을 높게 유지하면서 조직의 목표를 달성하는 것이다.

- 업무성과나 결과의 표준을 설정한다.
- 업무성과나 결과를 설정된 목표와 비교한다.

- 재무감사와 품질관리를 한다.
- 법과 윤리적 기준에 의한 통제를 한다.

5 관리의 목표

관리의 목표는 조직이 가용한 자원 중에서 최소의 투입으로 최대의 목표를 달성할 수 있도록 하는 것으로 최대의 목표를 달성할 수 있도록 성과를 높이는 일이다.

생산성은 투입된 여러 생산 요소의 양에 대한 산출물의 산출량 비율을 말하며 생산활동의 합리성을 나타내는 정도를 의미한다. 인력, 자재, 시설, 경영자원의 합리적인 이용을 통하여 동일한 투입량으로 최대 성과를 올려 생산비용의 절감과 생산수준의 향상을 꾀하는 것이다.

생산성 = 산출량(output) / 투입량(input)

이 생산성에는 개인과 조직의 업무 성과측정에 있어 효과성(effectiveness)과 효율성(efficiency)을 모두 내포하고 있다. 그런데 효과성은 높지만 효율성이 떨어지는 경우가 있을 수 있으며 반대로 효율성은 높지만 효과성이 낮은 경우가 있다. 목표는 충분히 달성하였지만 목표달성 과정에서 너무 많은 자원을 사용하였다면 효과성은 높지만 효율성이 낮은 경우이다. 반대로 자원은 최소한으로 사용하였지만 산출물이 조직의 목표와 거리가 먼 경우 효율성은 높지만 효과성은 낮은 경우이다. 그러므로 관리에서는 목표달성의 효과성뿐만 아니라 자원 이용에서도 최대한 효율성을 추구해야 하는 것이 중요하다. 높은 효율성은 일반적으로 높은 효과성과 밀접한 연관성을 가지고 있다.

1) 효율성

효율성(efficiency)은 목적을 달성하기 위해 자원을 생산적으로 잘 사용했는가를 측정하는 것으로 투입과 산출에 대한 관계를 의미하며 조직의 목적 달성을 위해 자원을 잘 사용했는지의 경제적 개념이다. 관리자가 투입(인건비, 물자, 부품 등)을 최소화시키거나 또는 제품(결과)에 소요되는 시간을 최소화시킬 때 효율적이다. 일정한 투입으로 더 많은 산출이 발생했다면 효율성이 높은 것이다.

효율은 수단과 과정을 의미하는 개념으로 방법을 의미하고 대내 지향적이며 단기적인 측정치를 의미한다. 관리자는 희소한 자원이나 자본, 노동력, 장비 등을 이용해서 업무를 수행해야하기 때문에 조직의 자원에 대한 효율성을 극대화시켜야 한다. 하지만 효율성을 추구하는 것만이 전부는 아니다.

2) 효과성

관리는 그 활동의 수행이 끝나는 시점까지 효과성을 추구해야 하는데 효과성(effectiveness)이란 해야 할 일, 즉 옳은 일을 했는가, 가치추구에 부합했는가의 문제이다. 즉, 목적이 적합했는지 조직의 목적을 어느 정도 달성했는지를 의미하고 있다. 구체적으로는 적절한 목표를 설정하는 능력을 말하며, 특정한 일에 대한 수행가치 여부를 결정한 것과 관련된 것으로 암묵적으로 조직목표달성과 관련이 있다. 주요 결과영역에서의 목표달성의 정도를 나타낸다.

관리자에게는 효율적이고 효과적인 성과달성이 모두 요구되지만 효과성이 더 강조된다. 관리자에게는 주어진 일을 효율적으로 수행하는 것도 중요하지만 일할 가치가 있는 것을 찾아내고, 모든 자원을 동원하여 노력을 집중하는 것이 더욱 중요하다.

Ⅱ 간호관리의 개념

의료산업은 사회, 경제, 과학기술의 기초 구조 위에 성립되는 포괄적 행위로 이러한 사회환경의 변화가 의료산업에 큰 영향을 주게 된다. 변화된 의료산업은 질적, 양적으로 인간의 건강과 자원의 이용에 변화를 초래하여 다시 사회환경에 영향을 주게 되는 상호작용으로 이어지게 된다.

오늘날의 의료시장은 사회환경의 급격한 변화로 대기업의 병원 설립과 운영, 대학 부속병원의 확장, 병원의 브랜드화, 의료시장 개방에 따른 외국의료기관의 진출 및 국제의료관광 산업의 확대 등 병원업계의 경쟁이 심화되고 있다. 따라서 소비자의 요구증가, 정부의 규제강화, 의료기관인증평가제도 등으로 인해 의료기관을 경영하는 데 있어 많은 어려움을 겪고 있다. 이와 같이 최근 급변하는 의료환경으로 의료기관은 글로벌 경영전략과 전문경영인 도입 등 체계적 대응방안이 절실히 요구되고 있다. 또한 급격한 경제성장에 따른 소득 및 교육 수준의 향상으로 대상자의 의료서비스 요구도가 높아졌으며 노인인구의 증가로 인해 급성 질병보다는 만성 질병이 증가하고 있다.

이와 더불어 질병치료 중심적 의료서비스에서 예방적 보건과 건강유지 및 건강증진적 의료서비스 산업으로 패러다임이 변화하고 있다. 또한 핵가족 및 일인가족이 증가하면서 가족 내 환자 및 노인의 부양 및 요양기능이 약화되면서 환자 및 노인의 부양 및 요양기능이 사회적 부담과 책임이 되고 있다. 이러한 대내외적인 변화는 의료산업 종사자들에게 경쟁강화와 책임가중으로 이어져 다 학제적 이론 습득과 실무능력을 요구하고 있다.

오늘날의 간호사는 전문직으로서의 자율성 확보와 함께 이러한 의료 환경에 성공적으로 대응하고 발전하도록 요구받고 있으며 이를 위해 체계적 교육과 훈련을 통한 전문성, 협동능력, 창의력, 전문적 의사결정 뿐 아니라 우수한 간호관리 능력을 요구받고 있다.

1 간호관리의 개념

1) 간호관리의 정의

간호관리의 정의는 관리의 정의에 기초하고 있다. 따라서 관리의 정의가 다양한 것처럼 간호관리도 여러 학자들에 의하여 다양하게 정의되고 있다.

(1) 스완스버그(Swansburg)의 간호관리에 대한 정의는 간호관리자들이 간호활동을 기획, 조직, 인사, 지휘, 평가하는 과정이며 때로는 간호조직을 관리하는 간호관리자 집단이라고 하였다.

스완스버그의 간호관리 원칙

- 간호관리는 의사결정이며 기획이다.
- 간호관리는 조직이다.
- 간호관리는 시간을 효과적으로 이용하는 것이다.
- 간호관리는 기능, 사회적 위치, 원칙, 학문을 뜻한다.
- 간호관리는 지휘 또는 이끄는 것이다.
- 간호관리는 효율성 있는 의사소통이며 통제 또는 평가이다.
- 환자의 간호요구를 충족시키는 것은 간호관리자의 업무이다.

(2) 설리번과 데커(Sullivan & Decker)는 간호관리에 필요한 기술로써 다음과 같은 것을 열거하고 있다.

- 의사소통과 정보체계
- 스트레스와 시간관리

- 비판적 사고
- 동기부여
- 의사결정
- 그룹관리

(3) 길리스(Gillis)는 간호관리를 투입, 과정, 산출에 이르는 간호관리 체계이론으로 기술하였다.

- 투입에는 자료, 인적자원, 기구, 물품 등이 속한다.
- 과정에는 기획, 조직, 인사, 지휘, 통제가 속한다.
- 산출에는 간호의 질, 환자만족도, 이직률, 직원 만족도 등이 속한다.

표 1-3 관리와 간호관리의 비교

관리(Management)	간호관리(Nursing Management)
조직 내에서 형성	간호조직 측면에서 접근
인적요소 중시	인적요소 중시
목표 추구	우수한 양질의 간호 목표 추구
자원의 기술적 활용	양질의 간호서비스위해 자원의 기술적 활용
일련의 과정인 동시에 기능	일련의 과정인 동시에 기능

2 간호관리의 체계모형

위에서 서술한 세 학자의 정의를 종합하여 볼 때 간호관리는 투입을 산출로 바꾸는 전환과정의 체계모형으로써 간호조직의 목표를 달성하기 위해 간호인적자원을 중심으로 모든 자원을 기획, 조직, 인사, 지휘 및 통제하는 과정이며 동시에 의사결정, 의사소통, 동기부여, 갈등관리 등의 지원기능을 하는 것이다.

1) 투입

- 인적자원, 물자, 자금, 건물설계, 정보, 시간 등의 자원을 포함한다. 여기에서의 인적자원은 간호직원과 환자 모두를 포함한다.
- 간호인력의 기술, 경험, 태도, 교육 및 훈련, 환자의 간호강도지표, 환자중증도가 투입요소이다.

- 물자는 주로 장비, 공급품, 테크놀로지 등이 포함된다.
- 건물설계는 건물의 디자인 및 건물의 크기 등이 포함된다.
- 자금과 정보도 주요 투입요소이다.

2) 전환과정

- 관리과정 : 기획, 조직, 인사, 지휘 및 통제가 포함된다.
- 관리지원기능 : 의사결정, 의사소통, 동기부여 및 갈등관리 등으로 이루어진다.

3) 산출

- 산출은 투입요소가 전환과정을 거쳐서 얻은 결과로 간호생산성을 측정하는 지표이다.
- 간호의 질평가, 이직률, 재원일수, 간호시간(간호에 소요되는 직접, 간접 시간을 모두 포함)
- 환자만족 및 직원의 만족도

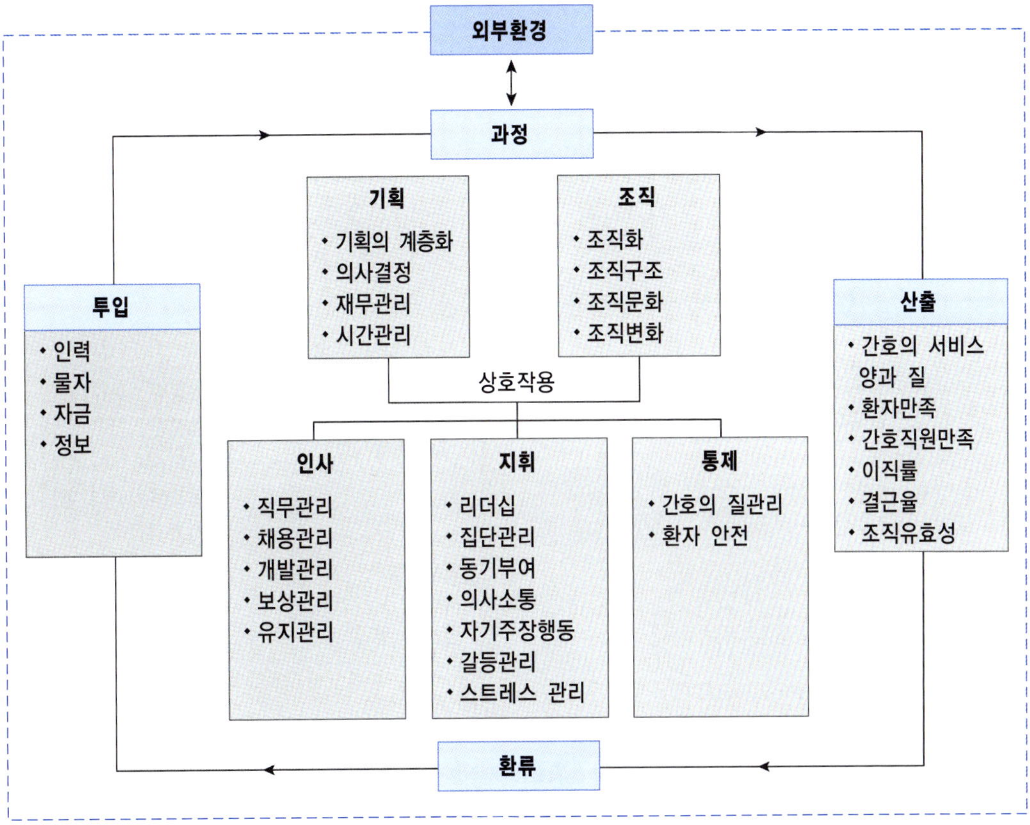

그림 1-1 간호관리 체계모형

4) 환류

환류(feedback)는 산출이 목표에 합당한가를 확인하고 이에 따라 유지·개선을 위해 환류로 되돌리게 된다. 이에 되돌아가는 곳은 투입과 과정의 각 필요단계이며 추가적인 투입과 교정 행동으로써의 관리과정이 필요하게 된다.

3 간호생산성

간호생산성은 간호관리의 목표로 간호의 질과 적절성에 관계된 간호의 효과성과 효율성을 고려한 것을 말한다. 본 교재에서는 간호생산성을 체계모형을 바탕으로 접근하였다.

1) 투입요소

- 생산량을 산출하기 위해 투입되는 제 요소
- 간호인력, 간호소비자의 특성, 간접비, 간호관리, 리더십, 환자간호 전달체계

2) 과정요소

- 간호관리과정이 전반적인 요소로 작용함.
- 간호관리과정(기획, 조직, 인사, 지휘, 통제), 리더십, 간호의 질 통제

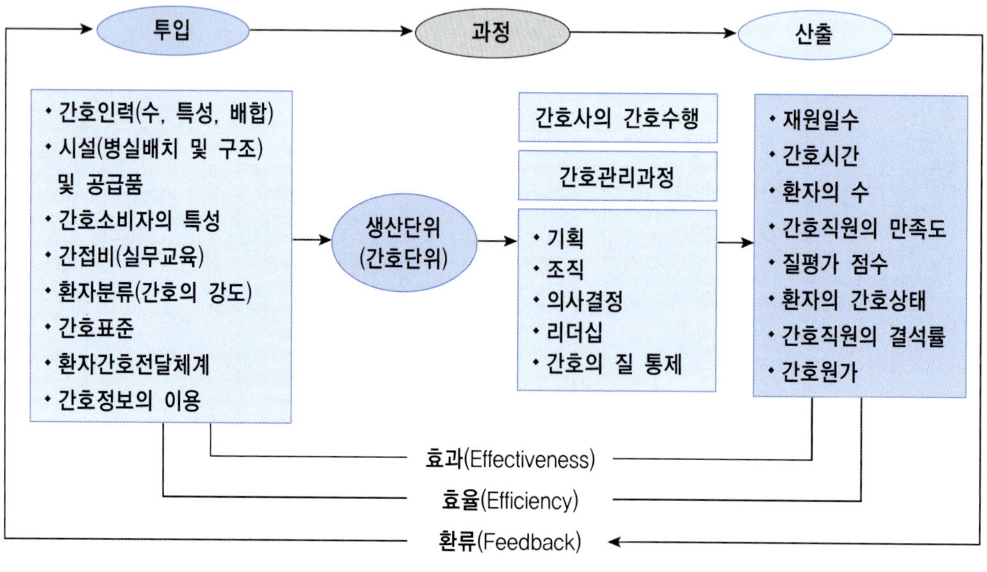

그림 1-2 체계모형을 통한 간호생산성 개념 틀

3) 산출요소

- 단순히 양적 요소로만 측정할 수 없기 때문에 질적 측면이 중요함
- 재원일수, 직·간접 간호시간, 환자의 만족도, 투약과오의 건수, 간호직원의 업무 만족

4 간호관리의 필요성

간호학생이 졸업하여 신규간호사가 되면 학생 때 접하지 않았던 리더십과 관리가 요구되는 많은 상황에 직면한다.

오늘날의 보건의료조직은 과거와 달리 간호사에게 리더십과 관리기술을 기대하기 때문에 환자관리, 조직에서의 업무 관리, 간호조무사 혹은 보조인력 관리 등 실제로 환자에게 간호를 수행하는 것보다 환자 간호를 관리하는 일이 더 많아지게 된다.

구체적으로 간호사에게 기대하는 업무는 다음과 같다.

- 조직의 목표달성을 위한 다학제적 팀의 조정과 통제
- 간호의 질, 비용, 법 및 윤리적 측면에서의 균형
- 다학제적 팀에서 환자를 간호하기 위한 활동의 조정

5 간호관리학의 새로운 패러다임

간호학의 발달과 더불어 간호관리학의 학문적 성격과 적용 영역 또한 급속히 변화되고 있다. 기존의 간호관리학은 주로 병원조직 내에서 간호단위의 목표 달성에 필요한 지식과 기법에 대한 연구를 주요 내용으로 다루고 있다. 반면 최근에는 간호를 둘러싸고 있는 보건의료제도와 사회경제적 환경이 과거와는 비교할 수 없을 정도로 많이 변화하였고, 간호사의 사회적 역할 또한 점차 확대되고 있는 추세이므로 이를 포괄할 수 있는 새로운 패러다임의 정립이 필요하다. 기존의 간호관리학이 의료기관의 간호조직을 연구하는 간호경영학의 차원에 머물러 있었다면 새로운 간호관리학은 간호경영학의 영역이외에 공적 영역에서의 간호행정뿐만 아니라 공공정책의 입장에서 간호문제를 바라보는 간호정책을 포함해야 할 것이다. 즉, 새로운 간호관리학은 좁은 의미에서의 전통적인 간호관리학(간호경영학)뿐만 아니라 간호행정학 및 간호정책학을 포괄하는 넓은 개념으로 이해될 수 있다.

표 1-4 간호관리학의 새로운 패러다임

	간호관리학의 포괄적 범위		
	간호경영학	간호정책학	간호행정학
관점	• 기업	• 공공	• 정부
학문적 성격	• 경영(Business administration) • 좁은 의미의 간호관리학	• 공공정책(Public policy)	• 행정(Public administration)
목표	• 병원의 이익극대화 • 간호단위관리의 효율성	• 국민건강증진 • 정책의 효율성과 형평성	• 국민건강증진 • 행정관리의 효율성
주요 내용	• 간호기획 • 간호조직 및 인사관리 • 지휘, 리더십, 노사관계 • 재무관리, 기업회계 • 병동 및 환자 • 진료비 청구 및 심사 • 물류 및 구매 관리 • 정보와 EMR • 홍보 및 마케팅 • 간호수가와 원가분석 • 간호생산성 • 통제와 QA(QI)	• 보건의료체계 • 의료자원 • 간호인력수급 • 의료전달체계 • 간호교육제도 • 전문간호사제도 • 건강보험 • 장기요양보험 • 간호수가와 지불제도 • 정책분석, 집행, 평가 • 간호의 경제성 평가	• 간호행정기획 • 행정조직(직위, 직급, 기능) • 인사행정(채용, 교육, 훈련, 승진, 배치) • 예산 편성 및 집행 • 재무 및 회계 • 간호생산성 • 보건진료원 • 방문간호 • 산업간호 • 보건교육 등
연구 방법론	• 간호학 • 경영학(조직, 인사, 재무, 회계, 마케팅, 계량경영학) • 관리경제학	• 경제학 • 정책학 • 통계학	• 간호학 • 행정학(조직, 인사, 재무)
응용분야	• 병원경영 및 간호단위 관리	• 간호정책의 분석, 평가	• 정부의 간호행정관리

Ⅲ 간호관리자의 개념

1 관리자로서의 간호사 역할

관리자의 역할이란 관리행동의 구체적 범주를 의미하는 것으로, 민츠버그(Mintzberg)는 관리자가 수행하는 10가지 특정 역할을 서술했으며, 크게 3가지 역할로 범주화했다. 관리자는 여러 개의 역할을 동시에 수행한다.

1) 대인관계 역할

관리자의 대인관계 역할은 다른 사람과의 관계를 의미하며, 관리자의 지위와 권한에서 기인한다.

(1) 대표자(Figurehead role)

- 가장 기본적이고 간단한 관리자 역할로서, 관리자는 조직의 얼굴이며 상징적인 기능에서 조직을 대표한다.
- 조직의 외형적인 대표자로서 의식이나 사회적·법적 의무를 수행하는 역할이다.
- 방문객 접견, 법적 서류서명 등 상징적 대표자로서 법률적, 사교적, 정형적인 임무를 수행한다.
- 관리자는 의전적인 업무도 수행한다.

(2) 지도자(Leader role)

- 조직의 목표달성을 위해 부하의 활동을 지휘하고 조정하는 역할로, 조직의 목표를 달성하도록 부하를 동기 부여시키는 것과 관계되며, 다른 측면으로 조직구성원이 확신할 수 있는 비전의 설계와 관련된다.
- 지도자로서 관리자는 환경을 조성하고, 직원의 생산성을 높이고, 갈등을 감소시키도록 업무를 수행하고, 피드백을 제공하고, 개인의 성장을 돕도록 격려한다.
- 인력확보, 훈련, 배치 및 동기부여 등의 활동을 한다.

(3) 섭외자(Liaison role)

- 섭외자 혹은 연결자의 역할로 경쟁자 및 조직 외부의 사람들과 관계를 형성하는 일을 말한다.
- 관리자는 조직의 성공에 영향을 미칠 수 있는 사람들로부터의 지원을 얻어내며, 상사 및 부하직원과 함께 일하는 것 이외에도 다른 사람들(다른 부서의 관리자, 전문가, 타 부서의 직원, 물품 공급자, 환자 등)과 상호작용을 하며 교량역할을 한다.

2) 정보적 역할

관리자는 조직의 내 외부의 사람들과 교류하기 때문에 직원들보다 더 많은 정보를 갖는다. 경영자는 중요 정보에 접근할 수 있으며 어떤 정보가 유용한 것인가를 결정하는 중요한 일을 한다. 최근에는 관리자의 대변인 역할의 중요성이 점차 증대되고 있는 데 주된 이유는 언론과 일반 대중이 보다 많은 정보를 요구하고 있기 때문이다. 성공적인 경영자는 유용한 정보가 필요하며 정보의 양은 어느 정도가 적정한 것인지를 결정하는 중요한 일을 한다. 경영자는 또한 다른 사람들 특히 조직외부의 사람들에게 그 회사의 공식 입장에 관한 정보를 전달해준다.

(1) 모니터, 감독자(Monitor)

관리자는 어떤 일들이 일어나는지 알기 위해 계속적으로 주변 환경을 모니터하면서 직·간접적으로 정보를 수집한다.

(2) 전달자(Disseminator)

- 정보보급자 혹은 전달자 역할이라고 한다.
- 관리자는 부하직원들이 일상적으로 접할 수 없는 정보를 그들에게 전달해 준다.

(3) 대변인(Spokesperson)

외부인에게 부서를 대변하며 상사에게 정보를 알리거나 조직 밖의 사람들과 의사소통하게 한다. 최근들어 언론과 일반 대중이 보다 많은 정보를 요구하고 있기 때문에 대변인역할의 중요성이 점차 증대되고 있다.

표 1-5 관리자의 역할별 활동

역할	활동
대인관계 역할	
대표자	상징적인 대표로 화합, 공적 행사 주관, 공적 내방객 접견, 서류서명 등의 활동을 수행한다.
지도자	구성원의 동기부여, 충원, 훈련, 지침지시, 지위자로서의 활동을 수행한다.
섭외자(연결자)	외부 이해관계자와 정보네트워크를 유지한다.
정보적 역할	
모니터(정보수집자)	다양하고 광범위한 정보를 탐색하고 획득한다.
전달자	조직구성원 사이의 정보전달자로 정보와 관련된 회의 주관, 통신을 통한 정보전달을 한다.
대변자	조직 외부에 조직 공식입장을 전달, 발표한다.
의사결정자 역할	
기업가	조직과 환경에서 기회를 포착하고 변화를 위해 프로젝트 설계 및 수행을 한다.
고충처리자	발생 가능한 문제와 위기에 대한 검토 및 대응 체계를 확립한다.
자원분배자	조직의 모든 자원활동에 대한 책임을 진다.
협상자	노조와의 단체협상 등 주요 협상에 참여한다.

3) 의사결정자 역할

관리자는 단독으로 또는 다른 사람과 함께 의사결정을 하거나 다른 사람들이 의사결정을 할 때 영향을 미친다. 또한 조직에 새로운 목표와 활동을 전개할 시기와 방법을 결정하기 위해 획득한 정보를 사용한다.

(1) 기업가

조직의 변화에 대한 정보를 바탕으로 사업을 진행한다.

(2) 고충처리자

문제 해결자라고도 하며 관리자는 스케줄 문제, 장비문제, 파업, 실패한 협상 건 및 생산성을 감소시키는 작업환경문제들을 다룬다.

(3) 자원분배자

관리자는 누구에게 어떤 자원(자금, 설비, 장비, 관리자와의 접근성)을 배분할 것인지를 결정한다.

(4) 협상자

- 인간과 집단을 대상으로 중재하는 역할로, 관리자는 업무를 수행하는데 있어서 정보와 권한을 가졌기 때문에 많은 시간을 협상에 보내야 한다.
- 협상하는 내용으로는 물품공급업자와의 계약, 조직 내에서 자원에 대한 교환, 노사협정에 관한 동의 등이 포함된다.

2 간호관리자의 유형

1) 일선관리자

일선관리자(first-line manager)는 피라미드 구조상 맨 아래층에 위치하고 있으며, 제품을 생산하기 위해 필요한 특정 업무를 수행하는 조직구성원을 직접적으로 매일 감독하고 지휘한다. 조직의 모든 부문에서 현장의 업무를 수행하는 조직원들을 감독하는데 예를 들면 수간호사, 책임간호사, 팀 리더가 여기에 속한다.

일선관리자의 역할을 정리하면 다음과 같다.

- 간호단위를 대표하여 간호부서의 회의에 참여한다.
- 간호단위의 중요한 사항을 간호부서장이나 중간관리자에게 보고하고, 간호부서의 지시사항을 간호단위 구성원에게 전달한다.
- 간호순회 시 면담과 관찰을 통해서 환자의 상태와 요구를 파악하고, 적정간호가 제공되도록 현장을 지도한다.
- 의료진과 협조하여 양질의 의료가 제공되도록 배려한다.
- 간호단위의 재정관리, 물품관리, 의약품관리, 의료장비관리, 환경관리, 안전관리에 대한 책임을 진다.
- 환자의 간호요구를 파악하여 업무를 적절히 배당한다.
- 간호단위의 정기회의와 학술 집담회를 지휘하고, 필요한 교육을 제공한다.
- 간호부서장과 감독간호사를 간호단위 부하직원의 인사관리에 참여시킨다.
- 간호의 질 관리를 위한 다양한 연구를 계획하고 주도한다.

2) 중간관리자

중간관리자(middle manager)는 일선관리자를 감독하는 역할과 조직의 목적을 달성하기 위해 자원을 조직하는데 가장 좋은 방법을 찾는 책임을 갖게 되는데, 예를 들면 효과성을 높이기 위해 조직 목적의 적합성을 평가하고 최고 관리자에게 조언을 한다. 또한 효율성을 높이기 위해 일선관리자를 직접 도와 생산비를 줄인다.

- 간호부서의 정책수립과 업무 집행에 참여한다.
- 간호부 운영에 관련된 해당 위원회의 업무를 계획하고 위원회에 참여한다.
- 간호부의 기본 방침에 따라 환자간호 및 간호부 운영에 관련된 규정과 표준 설정에 참여하고 간호의 질과 업무의 효과성을 평가한다.
- 임상간호의 발전을 위한 연구를 지휘하거나 연구에 참여한다.
- 간호순회 시 면담과 관찰을 통해서 환자의 상태와 요구를 파악하며, 적정간호가 제공되도록 현장을 지도하고, 간호부서의 전반적인 사항을 간호부서장에게 보고한다.
- 간호부서장을 도와 간호부서의 예산 수립과 집행, 평가에 참여한다.
- 수간호사 및 일반간호사의 자질과 역할 수행을 향상시키기 위해 교육의 기회를 주선하거

나 교육을 제공한다.

- 수간호사와 간호사의 면담을 통해서 사적인 문제를 파악하여 해결을 위해 도움을 주고 격려한다.

3) 최고관리자

최고관리자(top manager)는 조직의 성공과 실패를 좌우하는 전략적이며 비구조적인 의사결정을 하는 자로, 조직의 목적을 정하고 중간관리자의 업무 성과를 모니터한다. 최고 관리자는 간호부(과)장, 간호본부장간호이사, 간호부원장 등이다.

- 대내·외적으로 간호부서를 대표하며, 간호부서의 최종적인 행정적 권한과 책임을 가지며, 간호부서 전 직원을 통솔한다.
- 간호부서의 중요한 회의를 주재한다.
- 병원의 중요한 의사결정에 참여한다.
- 간호부서의 연간계획과 예산을 수립하여 수행하고 평가한다.
- 비상 시 환자와 간호직원의 안전대책을 지휘한다.
- 간호부서의 인사관리(모집, 선발, 배치, 업무평가, 인사이동, 승진, 상벌)를 지휘한다.
- 질적인 규제와 합리성에 근거한 방법을 제시하여 간호의 질을 향상시킨다.
- 간호의 표준과 절차를 고안하여 제시한다.

3 간호관리자의 기능

관리자의 직위와 유형에 관계없이 모든 관리자들은 조직의 목적을 달성하기 위해 기획, 조직, 인사, 지휘, 통제기능을 효과적으로 수행한다. 특히 최고관리자로 갈수록 기획기능을 더 많이 수행하고, 반대로 일선관리자로 내려갈수록 지휘기능을 더 많이 수행한다. 통제기능은 관리계층에 상관없이 거의 같은 비율로 적용된다. 조직기능은 최고관리계층보다는 중간관리계층과 일선관리계층에 더 많이 적용되며, 인사기능은 중간관리계층과 일선관리계층보다 최고관리계층에 더 많이 적용된다.

카츠(Katz)는 관리기술을 실무적 기술, 인간적 기술, 개념적 기술로 구분하여 설명하였다.

1) 실무적 / 기능적 기술

실무적 기술(technical skill)은 관리자가 특정 분야를 감독하는데 필요한 지식, 방법, 테크닉 및 장비 등을 사용하는 능력으로 관리자에게 반드시 필요한 것은 아니다. 그러나 부하직원을 지휘하고, 업무를 조직하고, 문제를 해결하며, 직원들과 의사소통하기 위해 충분한 실무적 지식과 기술을 먼저 경험하여 소유할 필요가 있다. 이 기술은 교육 훈련 및 경험 등을 통해 습득되어지는 것으로, 일선관리자에게 주로 요구되는 부분이다.

실무적 기술은 낮은 계층으로 갈수록 더 많이 요구되고, 높은 계층으로 갈수록 덜 요구된다. 낮은 계층에 있는 관리자들은 직원이나 기능공을 훈련시키고 개발시켜야하기 때문에 실무적 기술이 더 많이 요구된다.

2) 인간적 기술

인간적 기술(human skill)은 다른 사람들과 성공적으로 상호작용하고 의사소통 할 수 있는 능력이다. 이 기술은 동기유발에 관한 이해와 지도성을 효과적으로 적용하는 것을 포함한다. 관리자는 팀을 위한 환경을 조성하기 위해 개인이나 그룹을 반드시 이해하고 함께 업무를 수행하는 능력을 지녀야 한다. 관리자가 그룹의 일원으로서 효과적으로 일할 수 있고, 그룹 안에서 협력적인 분위기를 구축하는 능력은 인간적 기술에 달려 있다. 인간적 기술은 모든 계층의 관리자에게 공통적으로 요구되는 기술이며, 어느 계층이나 비슷한 비중으로 주요하다. 또한 세 분야의 기술(실무적 기술, 인간적 기술, 개념적 기술) 중 가장 많은 비중을 차지한다.

3) 개념적 기술

개념적 기술(conceptual skill)은 전체적으로 조직의 복합성을 이해하는 능력으로, 조직 전체를 이해하고 조직 내에서 구성원들의 활동을 조직하여, 전체 상황에 맞도록 진행해 나가는 분석적 사고 능력이다. 개념적 기술을 가진 관리자는 문제를 규명하고 대안을 모색하여 해결점을 찾아 수행할 수 있다. 개념적 기술은 관리자가 조직을 전체로서 보고, 각각의 부서가 어떻게 연결되어 있고, 어떻게 의존되는지를 이해하는 능력으로, 비정형적 의사결정이 중심적 역할인 최고 관리자에게 가장 필요한 부분이다.

개념적 기술은 높은 계층으로 갈수록 더 요구되고, 낮은 계층으로 갈수록 덜 요구된다. 그 이유는 최고 관리자는 조직 전체에 영향을 줄 수 있는 중대한 의사결정에 참여하기 위해 개념적 기술을 더 필요로 하기 때문이다.

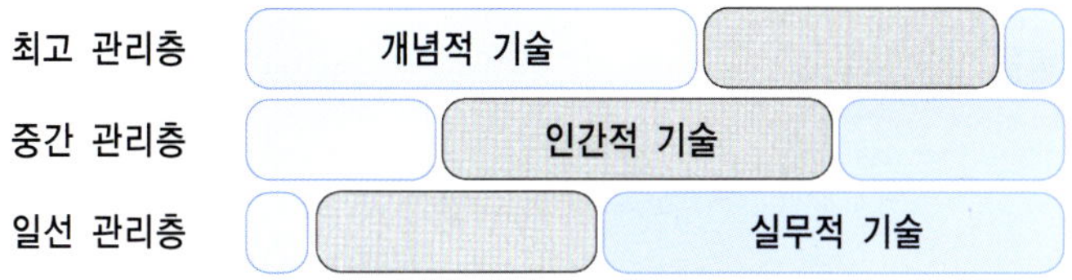

그림 1-3 관리계층 별 요구되는 관리기술

향·상·학·습

1. 간호관리의 개념을 설명하시오.

2. 간호관리의 체계모형을 설명하시오.

3. 간호관리자의 관리수준별 역할, 기술을 설명하시오.

심·화·학·습

1. 간호관리자의 관리수준별 관리역량을 간호현장에 적용한 사례를 들어보시오.

2. 임상현장에서 간호관리의 필요성에 대해 설명하시오.

참|고|문|헌

R·E·F·E·R·E·N·C·E

- 김성국 등(2014). 최신 경영학의 이해. 무역경영사.
- 김인숙 외(2016). 최신 간호관리학. 현문사.
- 박성애 외(2010). 간호관리학 : 간호경영과 정책.
- 양봉민(2008). 보건경제학. 나남.
- 양봉민, 김진현, 이태진, 배은영(2015). 보건경제학. 나남.
- 염영희 외(2014). 간호관리학(5판). 수문사.
- Ann Marriner Tomey(2009). Guide to Nursing management and leadership. 8th Ed. Mosby Elsvier.
- Bennis, W.(1989). A theory development role for nurse administrators. Journal of Nursing Administration, 19(5), pp.23-29.
- Cherry, B., & Jacob, S. R.(2011). Leading and managing in nursing. 5th Ed. Elsevier.
- Cherry. B, Jacob. S. R.(1999). Contemporary nursing: issues, trends and management, Mosby Pub.
- Drucker, P. F.(1974). Management : tasks, responsibilities, practices. New York : Harper & Row.
- Fayol, H. reans by Storrs. C.(1994). General and industrial management. London: Isaac Pitman & Sons.
- Fayol. H.(1949). General and industrial management. 14(7), pp.46-48.
- Gillis, D. A.(1994). Nursing management: a systems approach. 3rd Ed. Philadelphia: W. B. Saunders Company.
- Huber, D. I.(2014). Leadership & nursing care management. 5th Ed. St, Louis: Elsvier.
- Jones, G. R., George, J. M., & Hill, C. W. L.(2000). Contemporary management. 2nd Ed.
- Norman, L.(1997). Continuous improvement in nursing education, quality connection, 6(20), 4.
- Sullivan, & Decker.(1992). Effective leadership and management in nursing. Prentice-Hall.
- Swansburg, R. C.(1993). Introductory Management and Leadership for Clinical Nurses. Bostion: Jones and bertlett Publishers.

NURSING
MANAGEMENT

02 장

간호관리학 이론의 발달

학습목표

1. 관리이론의 시대적 발달 과정을 설명한다.
2. 과학적 관리 이론의 특성과 개념을 이해한다.
3. 행정관리 이론의 특성과 개념을 이해한다.
4. 관료제 이론의 특성과 개념을 이해한다.
5. 고전적 관리론과 인간관계론을 비교 설명한다.
6. 호손효과에 대해 설명한다.
7. 과학적 관리론이 간호관리에 미친 영향을 이해한다.
8. 행정관리론이 간호관리에 미친 영향을 이해한다.
9. 관료제 이론이 간호관리에 미친 영향을 이해한다.
10. 체계 이론과 상황이론의 개념을 이해한다.
11. 개방－사회적 조직관리 이론의 다양성을 이해한다.

주요용어 이해

Nursing Management

- **과학적 관리론**(Scientific management) : 테일러에 의해 개발된 이론으로 근로자의 효율성과 생산성을 향상시키는 방법에 과학적 원칙을 적용한 이론이다.
- **행정관리론 또는 관리과정론**(Administrative management) : 페이욜에 의해 개발된 이론으로 근로자의 생산성에 초점을 두기 보다는 조직을 관리하는 보편적인 원리정립에 중점을 둔 이론이다.
- **관료제 이론**(Bureaucracy) : 베버에 의해 개발된 이론으로 조직의 질서, 합리성, 통일성을 강조하는 이론이다.
- **인간관계론**(Human relations) : 메이요에 의해 개발된 이론으로 인간의 사회 심리적 환경에 초점을 두고 인간을 중시한 이론이다.
- **호손효과**(Hawthorne effect) : 인간의 심리사회적 욕구충족으로 인해 생산성이 향상되는 효과를 뜻한다.
- **관리과학론**(Management science theory) : 경영과학이론이라고도 하며 불확실한 경영 환경에서 관리자가 최적의 의사결정을 할 수 있도록 양적인 자료를 제공하는 데 중점을 둔 이론이다.
- **상황이론**(Contingency theory) : 번스와 스톨커에 의해 발전한 이론으로 모든 상황에 적합한 최적의 조직은 없다는 전제하에 구체적 상황에 따른 효과적인 조직구조나 관리방법을 찾고자 하는 이론이다.
- **체계이론**(System theory) : 버틀란피에 의해 개발된 이론으로 어떤 체계가 가지는 투입과 산출의 계속적인 과정을 설명해 주는 이론이다.

I 관리이론의 이해

역사적으로 많은 관리이론은 시대에 따라 보건의료조직 및 서비스의 효과적 관리를 위해 적용되어 왔다. 관리이론의 변천사를 보면 다음과 같다.

1 고전기 관리이론 = 폐쇄 - 합리적 조직이론(1900~1930)

조직을 외부환경과 단절된 폐쇄체계로 보면서 조직구성원을 합리적으로 사고하고 행동하는 것으로 간주한 이론

- 과학적관리론
- 관리과정론(행정관리론)
- 관료제이론

2 신고전기 관리이론 = 폐쇄 - 사회적 조직이론(1930~1960)

조직의 구성원이 다양한 욕구를 가진 인간이며 이들의 사회적 욕구를 연구하고 그 결과를 이용하여 생산성을 향상시키고자 하는 신념을 가진 이론

- 인간관계론
- 행동과학론(행태과학론)

3 현대기 관리이론(1960~)

1) 개방 – 합리적이론(1960~1970)

정치, 경제, 사회, 문화, 기술, 조직 간 요소 등 조직을 둘러싼 환경변수를 본격적으로 고려하기 시작하여 조직환경의 중요성을 강조하고, 조직이나 인간의 합리성 추구를 강조한 이론

- 관리과학론
- 상황이론
- 체계이론

2) 개방-사회적 조직이론(1970년대 이후)

조직 속에 흐르고 있는 비공식성, 비합리성에 초점을 맞추어 규칙만으로 설명하기 어려운 조직의 비합리적인 동기적 측면을 다루는 이론

- 조직문화이론
- 혼동이론

Ⅱ 제1기 : 고전기 관리이론 (폐쇄-합리적 조직이론) : 1900~1930

폐쇄-합리적 조직이론으로 조직을 외부환경과 단절되고, 조직구성원이 합리적 사고로 행동하는 것에 중점을 준 이론으로 과학적 관리론, 관리과정론, 관료제이론 등이 있다.

1 과학적 관리론

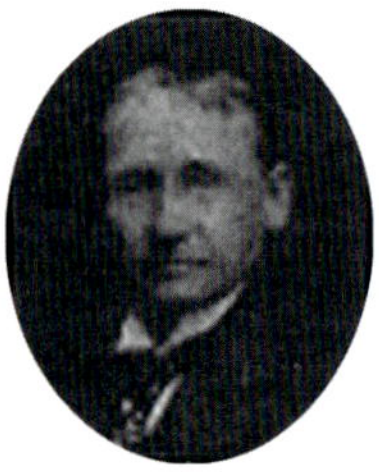

과학적 관리론(scientific management)은 주로 공장을 중심으로 공장 전반에 걸쳐 효율적인 경영관리를 연구했고, 근로자의 업무 효율성과 생산성을 향상시키는 방법에 의해 과학적 원칙을 적용하였다. 근로자가 업무를 수행하는데 소요되는 시간, 적절한 기구와 장비를 사용하여 업무를 더 쉽게 수행할 수 있는 방법 및 적은 시간으로 가장 많은 일을 수행할 수 있는 방법에 관심을 가졌다.

테일러는 1874년 공장의 견습공으로 들어가서 노동자가 열심히 일해서 생산성을 향상시켜도 사용자가 생산 단가나 임금률을 낮춰서 이익을 보려고 하여 많은 노동자가 태업과 파업을 일으키는 것을 직접 목격하고 노동자가 하루의 할 일의 양을 과학적으로 설정해주고 합리적인 임금률을 적용하여 태업의 원인을 제거하고 효율을 높이고자 하였다. 이것이 바로 조직 경영에 관한 체계적인 연구에 있어서 가장 선도적 역할을 하게 된 과학적 관리의 시초이다.

테일러의 과학적 관리의 원칙은 시간 및 물자관리와 작업의 전문화이며 기본 정신은 '노동자에게는 높은 임금, 자본가에게는 높은 이윤'을 주는 것이다. 테일러는 표준작업량과 작업표준을 과학적으로 결정하기 위해 시간과 노력의 낭비를 제거하기 위한 시간-동작의 개념을

모든 작업에 존재하는 18개의 요소동작을 구분하여 18개의 벽돌 쌓는 동작을 5개로 줄여 그 결과 수련공이 한 시간에 120개 쌓는 것을 350개 쌓도록 하여 생산성을 거의 3배로 높였다.

과학적 관리의 주요한 내용은 다음과 같다.

1) 합리적인 과업관리와 직무설계

과학적 관리법의 첫 번째 원리는 관리자와 근로자의 직책이 분업화되어야 한다는 과업관리의 원리이다. 이 원리는 경제학자 아담 스미스의 분업의 원리에 이론적 바탕을 두었다. 과업관리 원리에 의하면 관리자는 근로자의 직무와 직무수행방법을 근로자 자신에게 맡겨 둘 것이 아니라, 근로자의 직무를 설계해 주고 직무수행방법도 구체적으로 설정해 주는 직무연구에 책임을 져야 하며, 근로자는 관리자가 설정해 준 직무를 그대로 수행하는 것이 그들의 과업이라는 것이다.

과업관리의 원리는 직무연구와 직무설계과정에서 동작연구를 처음으로 적용하고, 직무수행에 사용되는 도구 등 작업조건과 환경을 표준화하여 최적 직무수행방법을 설정하였으며, 이를 기준으로 표준 생산량을 설정하는 등 경영관리자의 기획기능을 강조하면서 합리적 직무분석과 직무설계의 기초개념과 기법을 개발하는데 크게 기여하였다.

2) 과학적 선발과 훈련

직무연구에 의하여 설계된 직무내용을 기준으로 주어진 직무를 만족스럽게 수행할 수 있는 자격조건을 명시하고, 이에 따라서 근로자들을 선발하며, 나아가서는 직무조건에 맞추어 훈련을 시켜야 한다는 것이 과학적 선발과 훈련의 원리이다. 이 원리는 설계된 직무내용과 작업조건을 중심으로 인간공학의 관점에서 직무에서 요구되는 육체적 및 지능적 자격을 갖춘 근로자들을 선발하고, 표준생산량을 달성하도록 그들의 훈련을 강조함으로써 체계적인 인력확보와 개발에 선도적인 역할을 하였다. 이로 인해 근로자를 뽑을 때 업무에 맞는 능력과 기술을 지닌 사람을 뽑고 설정된 규칙과 절차에 따라 과업을 수행하도록 근로자를 훈련시켰다.

3) 차등성과급제

근로자 보상에 있어서 생산량에 비례하여 임금을 지불하는 성과급제를 처음으로 적용하였다. 특히 테일러는 단순히 생산량에 정비례하여 임금을 지불하는 순수 성과급제와는 달리, 일정한 표준량을 설정하여 표준량까지는 단순성과급이 적용되지만 표준량을 초과하는 부분에 대해서는 더 높은 임금을 적용하는 차등성과급제를 창안하였다.

4) 기능적 감독자 제도

공장의 생산성을 높이기 위한 테일러의 과학적 관리는 공장의 조직구조에까지 적용되었다. 테일러는 공장의 생산성에 가장 중요한 역할을 하는 사람은 일선관리자이지만, 그에게 주어진 업무가 너무 많아서 감독자의 관리기능이 제대로 발휘하지 못하여 생산성이 저하되고 있다고 믿었다. 그리하여 테일러는 일선감독자의 직무구조에 분업의 원리를 적용하여 일선감독자는 부하 근로자들의 생산을 감독하는 데에만 치중하도록 하고 기타 생산계획이나 품질점검 그리고 근로자들의 훈련 등 다른 관리업무는 이를 전문적으로 취급할 수 있는 감독자를 따로 채용하여 그들에게 이들 관리 업무를 맡겨야 한다는 기능적 감독자제도를 제안하였다.

하지만 이 이론은 많은 비판을 받았는데 그 내용은 다음과 같다.

- 과학적 관리는 근로자가 배제된 관리자의 명령과 통제에 의한 일반적 경영관리이다.
- 과학적 관리법이 경영 전반의 과학이 아니라 업무 수행 방법에 국한된 작업의 과학, 노동의 과학이다.
- 과학적 관리는 생산과정의 효율성만 강조함으로써 노동자의 인간적 측면을 경시하고 '인간이 없는 조직'을 강조하였다.
- 과학적 관리에서는 업무계획과 통제는 관리자의 역할이며 업무수행은 근로자의 역할로 이분되어 있다.
- 조직 전체의 합리화가 아니라 공장 내부의 합리화를 시도하였다.
- 과업의 표준화를 위해 지나치게 한 가지 최선의 방법만을 강조하였다.

그럼에도 불구하고 과학적 관리론은 오늘날 관리학의 기초가 되었으며 산업공학 발전의 기반이 되었다.

표 2-1 과학적 관리론의 장·단점

장점	단점
• 생산성 향상을 위한 효율적인 관리방법 모색 • 관습, 직관, 감정을 배제한 과학적 원칙 제공 • 실무나 연구에 과학적이고 체계적인 기틀 마련 • 과업의 표준화	• 근로자가 배제된 관리자의 일방적인 통제에 의한 경영관리 • 근로자의 인간성 경시, 생산성 강조 • 인간을 기계화(작업의 과학, 노동의 과학)

5) 과학적 관리론이 간호관리에 미친 영향

- 과학적 관리론은 현대의 간호관리 실무나 연구 분야에 있어 경험에 의존하기 보다는 과학적이고도 실증적인 자료에 근거하여 보다 체계적인 관리를 할 수 있게 하였다.
- 간호전달체계 중 기능적 분담방법에 의한 간호는 과학적 관리론에서 발달된 분업의 원리를 적용한 것이다.
- 과학적 관리론의 시간과 동작 연구는 주로 간호활동 분석, 간호시간, 간호업무 분석 등 환자 대 간호사의 비율이나 인력, 수요를 예측하기 위한 간호활동 분석에 활용되고 있다.
- 의료계에서 사용하고 있는 주 임상경로는 의료실무에 표준화를 적용한 예이다.

2 행정관리론, 관리과정론

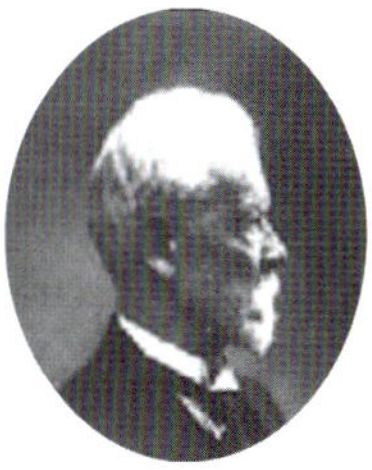

행정관리론(administrative management)은 광범위하고 일반적인 관리이론으로써 생산성에 역점을 두기보다는 주로 조직을 관리하는 보편적인 원리정립에 중점을 두는 이론이다.

생산과 공장경영에 관심을 두기 보다는 경영자의 관리 활동에 관심을 가졌고 건전한 경영원칙의 적용을 강조하였으며, 계층의 정도나 권한 계층을 통한 중앙집권, 공평한 대우와 업무의 안정성을 통한 집단화합 등을 강조하였다.

페이욜(Henry Fayol)은 조직의 관리활동을 기술적 활동, 영업적 활동, 재무적 활동, 보전적 활동, 회계적 활동, 관리적 활동으로 구분하였다. 특히, 조직을 관리하는 관리자의 역할에 초점을 주었다. 행정관리론은 이 여섯 가지 중에서 관리적 활동에 속하는 기획, 조직, 명령, 조정, 통제의 과정을 주 내용으로 강조한 것으로 오늘날 조직 관리활동의 골격을 이루게 되었다.

1) 페이욜의 14개 관리 원칙

(1) 분업(divison of work)

이는 경제학자들이 노동의 효율적 이용을 위해 필요하다고 보는 전문화(specialization)를 말한다. 페이욜은 기술적인 작업은 물론 관리적 업무 등 모든 업무에 이 원칙을 적용하였다.

(2) 권한과 책임(authority & responsibility)

페이욜은 권한과 책임이 서로 관련되어야 함을 알았다. 즉, 책임은 권한의 필연적인 결과이며 또한 권한으로부터 생겨난다고 본 것이다. 그는 책임을 관리자의 직위로부터 생겨나는 공식적인 것과 '지성, 경험, 도덕률 및 과거의 업적 등이 복합되어 있는 개인적인 요소의 결합체'라고 보고 있다.

(3) 규율(discipline)

규칙을 준수하고 그에 따라 일을 처리하고 노력해야 한다는 것으로 잘못된 업무수행에 대한 처벌은 유능하고 공정한 감독과 결부되어야 한다.

(4) 명령의 일원화(unity of command) : 명령 통일의 원칙

이는 종업원이 한 사람의 상사에게서만 명령을 받아야 한다는 것을 의미한다.

(5) 지휘의 일원화(unity of direction) : 지휘 통일의 원칙

이 원칙에 따르면 동일한 목표를 가지고 활동하는 각 집단은 한 명의 상사와 한 개의 계획을 가져야만 한다. 명령의 일원화와 구분하자면, 이 경우는 인적 요소에 대한 것이라기보다는 조직체로서의 회사와 관계있는 것이다.

(6) 전체의 이익을 위한 개인의 복종(subordination of individual to general interest) : 조직목표 우선의 원칙

전체의 이익과 개인의 이익이 충돌할 경우 경영자는 이를 조정해야 한다. 개인의 목표가 조직목표, 단체목표보다 우선 될 수 없음

(7) 보수(remuneration) : 공정한 보상의 원칙

보수의 금액과 지불방법은 공정해야 하며 종업원과 고용주 모두에게 똑같이 최대의 만족을 주는 것이어야 한다.

(8) 집권화(centralization)

권한의 집권화란 말을 사용하지 않고 페이욜은 이를 권한이 집중되거나 분산 되어야 하는 정도라고 보고 있다. 개별적인 여건에 따라 '최선의 전체의 이익'을 가져다줄 수 있는 집중과 분산의 정도가 결정될 것이다.

(9) 계층의 연쇄(scalar chain) : 계층화의 원칙

페이욜은 이것을 최상위로부터 최하위에 이르기까지의 '상급자의 사슬'로 보고 있다. 불필요하게 이 사슬로부터 이탈해서도 안되겠지만, 이를 엄격하게 따르는 것이 오히려 해로울 때는 단축시킬 필요가 있다.

(10) 질서(order)

페이욜은 질서를 물질적인 질서와 사회적인 질서로 나누어, '어느 것(누구)에게나 하나의 장소를, 어느 것이나(누구나) 자기 위치에'라는 격언을 따랐다. 이것은 인적, 물적 요소의 배치에 핵심이 되는 적재적소의 조직원칙이다.

(11) 공정성(equity)

상사에 대한 부하의 충성 및 헌신은 부하를 공평하게 다루는 상사의 친절과 정의감이 결합함으로써 이루어지는 것이다.

(12) 직장의 안정성(stability of tenure) : 고용안정의 원칙

불요한 이직은 나쁜 관리의 원인이며 결과라는 것을 알았기 때문에, 페이욜은 이의 위험성과 비용을 지적하였다.

(13) 주도권(initiative) : 자율권 부여의 원칙

주도권이란 계획을 세우고 실천하는 것이다. 이것은 '지성인이 경험할 수 있는 가장 만족할 만한 것'이기 때문에 페이욜은 부하들의 주도권 실천을 권장하기 위하여 경영자가 '개인적인 자만'을 버려야 한다고 권고하였다.

(14) 단결심(esprit de corps)

이것은 '뭉치면 힘이 나온다.'라는 원리를 말한다. 또한 이는 명령의 단일화를 확대시킨 것이며, 팀워크의 중요성과 그것을 조성하기 위한 의사소통의 중요성을 강조한다.

페이욜의 행정관리론에 대한 비판은 다음과 같다.

- 원칙들은 의미가 불분명하며 실제적인 효과를 기대하기 어렵다.
- 원칙 중에는 이율배반적 성격을 띤 원칙이 많다.
- 원칙에 대한 타당성을 검증 할 수 없다.

- 이론적인 효과는 강하지만 실증적인 효과는 연구가 뒤따르지 못했다.
- 개인적 이익보다는 조직의 이론을 앞세웠다.

2) 행정관리론이 간호관리에 미친 영향

- 행정관리론은 합당한 보상, 공정성의 원칙은 현대의 간호조직 관리에서도 활용된다.
- 행정관리론은 간호관리의 개념과 과정을 이론적으로 확립하는데 많은 영향을 미쳐 간호관리학의 이론적 발전에 기초가 되고 있다.

표 2-2 행정관리론의 장·단점

장점	단점
• 효율적인 행정원리 발견 • 권한과 책임을 합리적으로 배열하고 이행하도록 통제 장치 마련 • 조직 관리 전략에 관한 연구 방향 제시 • 행정 3요소(작업 사람, 장소)에 체계적인 관계 설정에 대한 이해도 증가	• 관리를 정태적, 비인간적으로 파악 • 의미가 명확하지 않아 실제적 효과를 기대하기 어려움 • 조직을 환경과 무관한 폐쇄체계로 간주

3 관료제 이론

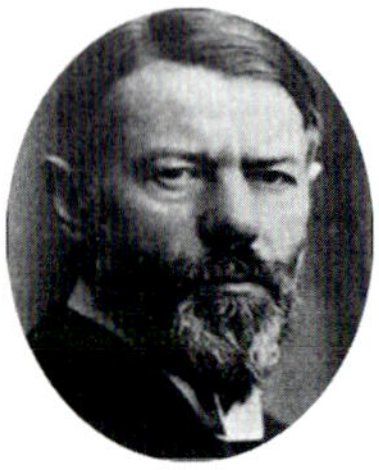

관료제 이론은 베버(Max Weber)가 주장한 것으로 그는 독일의 사회학자로 튀링겐주(州) 에르푸르트에서 출생하였다. 하이델베르크 대학·베를린 대학 등 독일 각지의 4개 대학에서 법률·경제·철학·역사 등을 공부하였고, 하이델베르그 대학 및 뮌헨 대학에서 교수를 역임하였으며, 유럽의 정부조직을 연구, 조직이론의 시조가 되었다.

베버는 조직의 권한 구조를 기초로 권한(legal authority)의 유형을 분류하였는데 카리스마적 권한, 전통적 권한, 합법적 권한으로 분류하였다. 특히 합법적 권한은 조직 내에서 주어지는 법적인 적합성에 의해 권한이 부여되는 형태로서 조직 내 구성원이 부여받는 직위가 이에 해당된다. 그에 의하면 이상적 관료제에서 조직의 계층은 업무의 분업화와 전문화에 따라 묶여지고, 여기에 특정 직위가 할당됨으로써 성립된다고 하였다. 관료제(bureaucracy)에서의 규칙은 조직의 능률적 기반을 제공하고, 규칙, 규제, 절차의 일관된 체계에 의해 의사결정이 이루어진다. 또한 대규모의 조직을 합리적이고 능률적으로 운영할 수 있는 조직형태는 관료조직이라고 제시하였다.

표 2-3 관료제 이론의 특징에 따른 장·단점

특징	장점	단점
• 과업의 전문화	• 과업의 효율적, 안정적 처리	• 개인의 창의성 및 상상력 발휘가 어려움
• 위계의 서열화 (권한과 책임의 한계)	• 과업의 효율적, 신속한 처리 • 상하 부하직원 간 불화 적음	• 과두제 현상(비민주적) • 최고 결정자의 판단 능력이 조직의 능력을 좌우
• 문서로 된 규약과 절차에 따른 업무수행	• 자신의 역할 파악 용이 • 객관성과 정확성	• 경직성(특수 상황 발생 시 대처능력 부족) • 목적 전치 현상 발생 • 인간 소외 현상 심화
• 공정한 지위 획득의 기회 보장 (공개경쟁을 통한 선발)	• 전문성, 공평성(편애주의 배제) • 경제적, 사회적 불평등 완화	• 불리한 점을 가진 사람들은 배제됨
• 경력에 따른 보상	• 조직의 안정성	• 무사안일주의 초래 • 신분 보장 지나쳐 유능한 인재 배제

1) 관료제의 특징

- 분업화 : 관료제 조직에서 구성원들은 노동 분업을 통하여 특정 업무에 숙련되고 전문화됨
- 권한의 계층화 : 조직 내 공식적인 권한은 특정 직위로부터 나오므로 조직은 상하 명령체계에 따라서 공식적인 권한과 책임을 명확하게 정의해야 함
- 공식적 선발 : 구성원은 전문적인 능력과 평가 결과에 근거하여야 선발해야 함
- 공식적 규칙 : 규칙을 명문화하고 표준화된 업무 절차를 적용함
- 개인적 특성의 배제 : 구성원에게 공통적으로 동일한 규칙과 통제를 적용함
- 경력 중심 : 관리자는 전문적인 경력자이어야 함

2) 관료제 이론이 간호관리에 미친 영향

- 간호조직에서 규칙과 절차는 누구에게나 공평하게 적용되고 공식화한다.
- 간호사 개인의 능력에 기초한 경력개발을 조직에 적용하고 있다.

앞에서 제시한 세 가지의 고전적 관리이론은 조직의 생산성 향상을 위해 효율적인 업무수행 방법을 연구하고 적용하였으며 조직의 다양한 경영원칙을 사용하였으나 시간이 지나면서 근로자의 인간적인 면을 경시하였다는 비판과 원칙의 검증이 이루어지지 못했다는 한계점을 지니고 있다.

표 2-4 고전적 관리이론의 비교

	과학적 관리	행정관리론	관료제 이론
대표적 주창자	테일러	페이욜	베버
연구의 강조점	근로자의 업무효율성	관리자의 조직관리 원칙	합법적 권한에 의한 관료적 관리
비판점	근로자에 대한 인간적인면 경시	원칙들간의 충돌과 타당성 검증 제한	지나친 관료제가 지닐 수 있는 경직성

III 제 2 기 : 신고전기 관리이론 (폐쇄 - 사회적 조직이론) : 1930~1960

폐쇄 - 사회적 조직이론인 행동주의 관리이론(behavioral management theories)은 시대적으로 1940년대와 1950년대 사이의 지배적인 이론으로서 인간관계에 중점을 두며 크게 인간 관계론과 행동과학론이 여기에 속한다.

1 인간관계론

조직구조와 관리의 원칙을 강조하던 전통적 이론의 약점이 나타나면서 조직의 가장 중요한 구성요소인 인간에 초점을 맞춘 관리이론이 발전하게 되었다. 인간관계론(human relations)은 인간의 감정적 심리적 정서적 사회적 요인을 중시하고 이러한 요인을 효율적으로 운용함으로써 인간의 원활한 관리를 도모하여 조직의 목표달성에 기여하게 하려는 관리체계를 말한다. 이와 관련하여 1927년부터 시작하여 1932년까지 약 6년 동안 진행된 대표적인 실험으로 호손 실험(Hawthorne study)이 있다. 효율적인 경영관리에 대한 구조적, 과학적 접근방법에 대한 의문점을 가져오던 하버드대학교의 메이요(E. Mayo)교수는 뢰슬스버거(F. J. Roethlisberger)교수, 서부전기회사의 사장 딕슨(W. J. Dickson) 등 여러 사람으로 구성된 연구팀을 결성하고, 실험은 미국의 시카고 근교의 호손이라는 곳에 있는 서부전기회사의 공장에서 진행되었다.

호손 실험의 의의는 실제로 제품을 생산하는 공장에 대학연구팀이 들어가 근로자의 행태를 실험연구의 방법으로 분석하였다는 점이다. 처음에는 과학적 관리법에서 기본전제로 삼고 있는 작업장의 물리적 환경과 생산성과의 상호연관관계를 검증하는 데 기본 목적이 있었다. 즉, 작업환경의 표준화, 합리적인 직무내용과 직무수행방법의 설계 등 과학적 관리법의 기본원리가 실제로 유효한지를 연구하려는 것이 원래의 목적이었다. 따라서 메이요와 뢰슬리스버거는 연구 후반에는 호손 실험의 연구초점을 작업환경으로부터 집단행동에 맞추었다. 이로 인해 2만여 명의 구성원을 대상으로 비지시적 면접방법을 사용하여 그들의 직무만족감과 관리자에 대한 만족감 등 그들의 행동과 생산성에 작용하는 요인에 대하여 집중적으로 연구하였다. 그 결과, 생산성은 작업집단의 구성원들 사이에서 형성되는 상호관계와 그들 사이의 상호작용에 의해 크게 영향을 받고 있다는 사실이 나타났다. 특히 공식적인 직무구조와 권한체계보다는 자연발생적인 비공식조직과 비공식역할이 더 중요한 것으로 나타났고, 집단 구성원이 자기 직무와 관리자 그리고 다른 구성원에 대해 어떻게 생각하고 있는지가 생산성에 크게 작용하는 것으로 나타났다.

결과적으로 이 연구는 물리적 환경은 생산성에 크게 영향을 미치지 못하며 인간의 사회적, 심리적 욕구 충족이 생산성 향상에 크게 기여한다는 이론을 낳게 되었다. 주요 내용은 조명실험, 릴레이 조립실험, 면접실험, 배선작업 실험 등이었다.

1) 호손연구의 실험과정

(1) 1차 : 조명실험

첫 번째 연구는 근로자를 실험군과 대조군으로 나누어 실험군에는 밝은 조명과 어두운 조명 등 여러 가지 종류의 조명을 적용했고, 대조군에는 정상 조명을 한 결과 조명과 관계없이 두 집단 모두 생산량이 증가하였다. 이 연구의 본래 목적은 작업장 조명을 더 밝게 조절할 경우 작업자의 생산성이 언제부터 증가되기 시작하는가를 확인하기 위한 것이었다.

그러나 조명을 더 어둡게 한 후에도 생산성이 계속 증가되는 것을 발견하면서 작업 환경보다는 작업자들의 심리적 요인이 생산성에 더 영향을 미친다는 것을 알게 되었다. 즉, 자신들이 중요한 연구에 참여하고 있으며 연구자들로부터 관심을 받고 있다는 인식이 작업자의 자존감과 긍지를 높였고 이것이 생산성과 연결되었음을 알게 된 것이다.

(2) 2차 : 릴레이 조립실험

두 번째 연구는 6명의 여공을 대상으로 종래의 작업능률 향상에 도움이 된다고 생각되는 조건들, 즉 휴식, 짧은 작업 시간, 장려급 및 작업환경의 개선 등에 대해 실험해 보였으나 결과는 조명실험과 마찬가지로 이들 '조건과 생산성 향상과는 관계가 없었다'는 것이다.

이 결과의 의미는 조직구성원의 사기나 부하에 대한 감독방법, 인간관계 등의 심리적 조건이 생산성 향상에 영향을 미친다는 호손효과(Hawthorne effect)라는 결론은 얻어내게 되었다.

(3) 3차 : 면접실험

세 번째 연구는 조직구성원들의 불만에 대한 면접조사를 실시한 결과 물리적 조건이 근로자의 생산성에 영향을 미친다는 종래 학설과는 달리 작업장의 사회적 조건과 근로자의 심리적 조건이 근로자의 태도와 생산성에 영향을 미친다는 결론을 얻었다.

(4) 4차 : 배선작업 관찰 실험

네 번째 연구는 비공식적인 집단행동에 관한 연구를 한 결과 회사가 정한 공식조직과는 별도로 자연발생적으로 형성된 비공식조직의 존재를 인식하게 되었다. 비공식적 집단을 구성하여 비공식 규준과 역할을 만들어 생산성을 감소시키는 근로자들이 생산성을 증가시키는 근로자들을 배척하여 고의적으로 생산성을 제한시키는 것을 발견하였다. 즉 비공식조직이 조직성과에 영향을 미치는 것을 발견하였다.

인간 관계론의 출발점이 되는 호손 실험을 요약하면 다음과 같다.

첫째, 생산능률은 조직구성원의 태도나 감정에 크게 의존하고 있다는 사실이다.

둘째, 이 같은 태도와 감정은 그들이 소속하고 있는 직장 내 분위기와 밀접한 관련이 있다는 사실이다.

셋째, '인간은 왜 일을 하는가'라는 기본적인 물음에 대해 종래 산업심리학은 경제인의 인간관에 입각하였으나 일련의 실험결과는 인간이 단지 경제인이 아니라 심리적·사회적 존재라는 인식과 가치를 부여함으로써 사회인의 인간관에 입각하고 있다는 것이다.

마지막으로 생산성은 집단의 팀워크와 협동의 정도에 직접적으로 관련되며 이들의 수준(정도)은 다시 진단에 대한 감독자의 관심 등에 관련됨으로써 테일러가 조직을 기술적·경제적 시스템으로 본 데 반해, 이들은 사회적 시스템으로 보았다.

2) 인간관계론이 조직 관리에 미친 영향

(1) 조직의 사회적 성격

조직체는 단순히 직무와 권한관계로 형성된 공식구조가 아니라 개인들로 구성된 사회적 집합체 또는 유기체이다. 따라서 조직의 목적을 달성하고 생산성을 높이려면 합리적인 공식구조의 설계도 중요하지만 이와 더불어 조직체에서 실제로 나타나는 자연발생적인 비공식조직도 매우 중요하며 작업집단의 생산성은 직무체계와 표준 생산량 등의 공식적인 요소보다는 집단구성원들 간의 상호작용에 의해 지배된다.

(2) 개인의 행동 동기

작업집단의 구성원들은 자신의 비공식조직과 규범을 통해 자신의 행동을 통제하면서 상호간의 귀속감과 안정성을 증대시키려고 노력한다. 성과급제 하에서도 최대의 임금을 추구하기보다는 오히려 같은 작업집단의 동료구성원을 보호해 주기 위하여 자신의 생산량을 제한하거나 생산이 저조한 동료구성원을 도와주는 등 경제적 동기보다는 집단의 규범과 사회적 동기가 집단구성원의 행동형성에 중요한 요소로 작용한다.

(3) 집단의 중요성

집단의 성과는 집단의 직무구조와 작업조건보다는 집단구성원들 간의 상호관계와 상호작용으로부터 더 많은 영향을 받으며, 따라서 집단구성원들 간의 인간관계와 집단의 사기 그리고 집단의 응집력이 매우 중요하다.

(4) 직무만족과 생산성

조직의 생산성은 조직구성원이 자기 직무에 얼마나 만족하고 있고 자기 자신이 관리자로부터 얼마나 인정을 받고 있는지에 달렸으며, 따라서 집단구성원의 직무만족을 높이기 위해서는 구성원을 잘 이해하고 그들의 문제에 관심을 가지고 배려해 주는 인간중심적이고 민주적인 관리방법이 요구된다.

이와 같이 호손 실험은 조직체에 대한 새로운 인식과 관점을 제시하여 조직체 연구에 있어서 그 초점을 구조적 측면으로부터 사회적, 자생적 측면으로 전환시켰다. 그리고 개인행동에 관한 연구에 있어서도 연구초점을 경제적인 욕구충족으로부터 집단구성원으로서의 사회적인 욕구충족으로 전환시켰다.

결과적으로 호손 연구는 인간에 대한 관심을 높이는 계기가 되었으며 인간관계론은 인간을 사회인으로 보고 인간의 감정을 중요시하는 감정의 논리를 주요논리로 하고 있다. 인간관계론자들은 과학적 관리의 '비인간화' 측면과 관료제 조직을 비판하였으며 관리자에게 인간을 이해하는 방법에 대한 훈련프로그램을 많이 받도록 하였다.

궁극적으로 작업이나 생산성보다는 인간이 관심의 대상이 되었다. 하지만 인간 관계론은 지나치게 인간적 측면을 강조함으로써 상대적으로 조직의 논리가 무시되었고 공식적 집단보다는 체계적 지식이 빈약하여 경영성과에 연결시키지 못했다.

인간관계론은 다음과 같은 비판을 받고 있다.

- 인간관계론은 표면적으로 냉정하고 계산적이며 합리성만을 추구하는 조직을 인간화할 수 있다고 하지만, 오히려 교묘하게 조직구성원들을 착취하는 도구로 사용되었다.
- 인간관계론은 조직을 폐쇄체계적인 관점으로 봄으로써 경제적 환경, 노동시장의 조건 등 외부 조직 환경의 영향을 적절히 고려하지 못했다.
- 인간관계론은 조직에 대한 시각이 극히 제한적이라는 것과 조직구성원의 심리적, 사회적 측면만을 강조함으로써 조직의 전체적인 모습을 설명하는데 결국 실패하였다. 과학적 관리론의 조직관이 '인간 없는 조직'이라면 인간 관계론의 조직관은 '조직 없는 인간'으로 비판을 받는다.
- 인간관계론은 인간의 사회적, 심리적 측면을 밝힘으로써 인간에 대한 우리의 이해의 폭을 넓혔으나 결국 인간의 복잡한 모습을 보이는 데는 실패한 불완전한 이론이라는 것이다.
- 인간관계론은 관리자만이 합리적이고 근로자들은 비합리적인 인간이라는 시각을 갖고 있다.

3) 인간관계론이 간호관리에 미친 영향

- 동기부여와 비공식조직의 중요성을 강조하였다.
- 조직 관리의 민주화와 인간화에 많은 공헌을 하였다.
- 인사행정에 있어서 인사상담제도, 고충처리제도 및 제안제도 등의 도입에 크게 기여하였다.
- 간호관리학에서 흔히 다루어지고 있는 것 중 지도성, 동기부여, 갈등의 개념이 인간관계론에 기초해서 확장 발전되었다.

표 2-5 인간관계론의 장·단점

장점	단점
• 인간의 정신적, 심리적 요인의 중요성 발견 • 민주적 리더십이 필요함을 인식 • 비공식 조직의 존재와 기능을 중시	• 상대적으로 조직의 논리가 무시됨 • 조직의 외부환경을 고려하지 못함

2 행동과학론(행태과학론)

행동과학론(behavioral science approach)은 인간 관계론이 정착된 후인 1950년 초 버나드(Barnard)에 의해 행동 과학의 기초를 정립하게 되었다. 조직이나 관리이론으로 먼저 전개되었던 고전이론과 인간관계론에 대한 비판을 시작으로 행동과학이 발전하게 되었으며, 인간의 행동에 영향을 미치는 요인에 관한 지식을 체계화하고 인간행동의 미시적 측면에 대한 연구에 초점을 둔 학문이다. 또한 인간행동에 관한 종합적인 학문으로서 기존의 경영학이나 경제학뿐만 아니라 심리학, 사회학, 문화인류학 등 여러 학문에 산발적으로 연구되어 온 인간행동에 관한 연구를 종합적이고도 과학적으로 연구하여 이용하려는 시도였다.

1950년대에 들어와서 사회문화는 계속 발전하였고, 특히 과학기술의 발전은 더욱 고도화되어 경영조직도 점점 예측하기 어려운 불확실한 환경에 접하게 되었다. 그리고 조직체를 구성하고 있는 개인과 집단의 행동도 더욱 복잡해져 조직체 연구에 있어서 보다 심층적 분석이 요구되고 연구의 범위도 확대되었으며 연구방법도 더욱 체계화되었다.

그리하여 조직체를 비롯하여 개인과 집단의 행동을 보다 다 학제적이고 과학적이며 실증적인 방법에 의하여 연구하는 행동과학이 본격적으로 발달하게 되었고, 이것이 현대 인적자원관리 관점과 기능에 큰 영향을 주게 되었다.

1) 다 학제적, 환경적 관점

환경과 조직체 그리고 구성원 행동이 복잡해짐에 따라서 조직체와 인적자원관리의 학문적 연구에 있어서 이에 관련된 사회학, 인류학, 심리학 분야의 이론적 지식이 더욱 중요해졌고, 이들 학문의 이론지식과 연구방법을 기반으로 조직체와 인적자원관리 문제에 대한 보다 학제적 접근이 적용되기 시작하였다. 이로 인해 사회문화와 생태, 사회조직과 구조, 집단행동, 성격과 지각, 동기 등 조직체와 집단 및 개인행동에 관한 연구가 활발해졌다.

행동과학은 조직체를 전체적인 환경관점에서 보고 조직의 목적과 성과달성을 중요시하며 환경변화에 따른 조직체와 개인행동의 변화, 조직구성원의 자아실현과 인본적가치를 강조함으로써 조직체 연구와 인적자원관리 관점에 많은 영향을 주었다.

즉 과학적 관리법은 조직구성원의 능률향상을 위해 작업조건과 표준량 등 공학적 접근방법에 의해 자원환경을 개선하려고 노력한 데 비해, 행동과학은 조직구성원의 능률향상에 관련된 모든 환경적 요소를 전체적인 관점에서 이를 개선하는데 중점을 두었다.

2) 인적자원관리의 조직개발기법

행동과학은 조직체의 목적과 성과달성에 있어서 개인과 집단행동의 중요성을 강조하고 점차적으로 심화되는 조직환경의 변화 속에서 개인과 집단의 효율성을 높이는데 기여하는 조직체의 모든 내외적 요소를 전체 환경적 관점에서 연구함으로써 현대적인 인적자원관점과 기능의 발전을 촉진시켰다.

행동과학론에서는 협동을 중요시하였는데, 조직 내에서 개인의 문제를 인지하고 극복하는 것이 중심내용으로 행동과학론은 개인이 협동체계의 중심이 되어야 한다는 인식으로부터 출발하여 구성원의 인간관계에 관심을 두었으며 주로 사회 심리적 관계 분석을 통해 개인행동에 영향을 줄 수 있는 방법을 연구하였다.

행동과학론에는 동기부여 이론과 리더십 이론 등 다수가 있다.

3) 행동과학론이 간호관리에 미친 영향

- 협동을 중요시하며 조직 내에서 개인의 문제를 인지하고 극복하는데 도움을 주었다.
- 작업에 대한 개인과 고용주의 심리 차이를 측정하였다.
- 작업자 개인에게 지속적인 관심을 갖고 작업자에 대한 교육 및 지도와 같은 인도주의적 방법을 강조하였다.

Ⅳ 제 3 기 : 현대기 관리이론 (개방-합리적 조직이론, 개방-사회적 조직이론) : 1960~1970

현대적 관리이론은 개방-합리적 조직이론과 개방-사회적 조직이론으로 다양한 접근방법을 시도한 이론들로 대표적인 이론은 경영과학론(관리과학론), 상황이론, 체계이론 등이 있다.

1 경영과학론(관리과학론)

경영과학론(management science theory)은 2차 세계대전을 기점으로 발전한 학문으로 계량경영학이라고도 불리며, 불확실한 경영환경 에서 최적의 의사결정을 목적으로 수학적 모형이나 통계적 모형을 활용하여 다양한 경영계획이나 생산계획, 판매계획 등에 대해 가장 효율적인 해법을 도출하기 위한 기법 혹은 학문으로 정의할 수 있다. 경영과학은 과학적 접근법을 사용하여 현상에 대한 믿음을 양적으로 측정함으로써 관리학의 과학적 발전에 큰 영향을 미쳤으며, 경험이나 상식에 의한 의사결정의 한계를 극복하여 의사결정의 질적 향상을 도모하는 일련의 체계적, 합리적, 과학적인 과정을 강조하였다.

경영과학론의 특징은 다음과 같다.

- 의사결정의 질적 향상을 도모하는 합리적인 과학적 접근방법 사용하였다.
- 기관의 목표 달성을 위한 최적의 대안을 탐구한다.
- 체계적, 분석적, 논리적인 방법과 기법, 도구를 이용한 과학적 접근법을 사용하였다.
- 행정관리학의 과학적 발전에 큰 영향을 주었다.
- 비용을 절감시키고 시간을 절약하였다.
- 운영연구 OR(Operation Research), MS(Management Science), DMS(Decision Making Science) 등으로 불린다.

2 체계이론

체계 혹은 시스템 이론(system theory)은 1947년 생물학자 버틀란피(L. vom. Bertlanffy)가 전반적 체계에 적용할 수 있는 원칙을 발견하기 위해서 개발한 이론이다. 체계란 구성요소들

사이에 환경과 상호관계하고 있는 요소들의 집합체라고 정의하고 체계의 기능은 체계에 의해 행해지는 활동으로서 에너지를 필요로 한다고 하였다. 체계를 구성하는 시스템은 투입, 변환과정, 산출, 환류, 환경의 다섯 요소로 구성되어 있고 에너지는 물질과 정보와 함께 존재하고 이들이 체계에 유입되는 과정을 투입, 체계가 이러한 에너지, 물질, 정보를 사용하는 과정을 변환, 그리고 체계 내에서 보유되지 않고 나가는 에너지, 물질, 정보를 산출이라고 하며 이러한 체계가 완전한 기능을 발휘하기 위해서는 환류의 과정이 포함된다.

1) 투입

재화와 서비스 생산에 필요한 사람, 자재, 자본, 정보, 토지, 시설 등과 같은 다양한 자원을 말한다.

2) 변환과정

기업의 관리적, 기술적 능력을 말한다.

3) 산출

유형의 재화, 무형의 서비스, 시스템의 고객 또는 사용자가 원하는 정보, 만족 등이 포함된다.

4) 환류

조직을 개방체계로 보아 조직에서 내보낸 산출이 환경에 영향을 주고 그것이 다시 조직 안으로 투입되어 '환경으로 산출 → 조직으로 투입'이라는 반복적 과정이 계속해서 이루어지는 현상을 말한다.

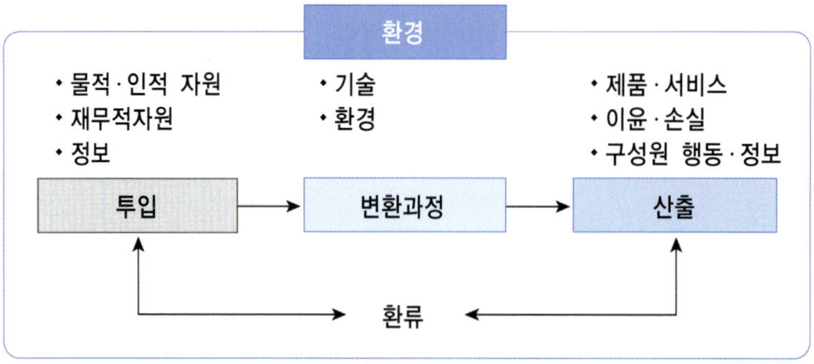

그림 2-1 조직의 개방시스템

5) 환경

조직은 환경에 적응하며 언제나 안정 상태를 유지하려는 항상성을 갖는다는 것이다. 즉, 에너지 투입과 체계로부터의 산출은 계속하면서 언제나 균형을 유지하려는 속성이 있다.

6) 체계이론이 간호관리에 미친 영향

- 복잡한 조직 현상에 통합적으로 접근할 수 있는 틀을 제공한다.
- 간호관리자의 의사결정과 문제해결에 있어서 유용한 정보를 제공한다.
- 간호관리의 과정에 효율성을 증가시켜 준다.
- 분화된 업무 통합에 대한 간호관리자의 책임을 향상시켜준다.

체계이론은 다음과 같은 비판을 받고 있다.

- 추상성이 높은 거대이론 또는 광범위 이론에 바탕을 두기 때문에 실제 연구에 구체적인 방향을 제시해 주지 못했다
- 변수의 수가 너무 많고 다차원적인 인과관계가 너무 많아 실제연구에 필요한 구체적인 지식을 제공하지 못한다는 것이 한계점이 있다.

3 상황이론

1) 상황이론의 정의

1960년대 영국의 번스(Burns)와 스톨커(Stalker), 미국의 로렌스와 로쉬(Lawrence & Lorsch)에 의해 개발된 것으로 '조직에는 가장 좋은 하나의 방법이란 없다'라는 것을 주요 개념으로 하는 이론이다. 관리자는 조직 환경의 특성에 따라 조직의 구조를 설계하고, 통제 시스템을 선택해서 종업원들을 지도하고 동기부여 시킨다. 즉, 상황에 따라 관리 기법이 변해야 한다는 것이다.

상황이론(contingency theory)은 관리이론 중 가장 최근의 경향으로 조직 외부의 환경이 조직과 그 하위 시스템에 미치는 영향을 파악하여 조직 전체 시스템과 하위 시스템이 어떤 관계에 있을 때 조직성과가 높아지는가를 설명하려는데 초점을 두고 있다. 상황이론의 고유변수에는 조직상황 변수(환경, 기술, 규모), 조직특성 변수(조직구조, 관리체계, 관리과정), 조직성과 변수(효율성, 능률) 등이 있다.

2) 상황이론의 특성

(1) 조직 : 하위체계들로 구성된 하나의 개방체계이다.

(2) 전제 : 어떤 상황에서도 모든 조직에 유효성을 낳게 하는 유일한 조직이론은 없다.

(3) 상황에 따라 관리 기법이 변해야 한다.

(4) 상황에 따라 적절한 일, 적절한 시간, 적절한 수행 방법의 틀을 제공한다.

(5) 상황이론의 고유변수

① 조직상황변수 : 환경, 규모, 기술

② 조직특성변수 : 조직구조, 관리체계, 관리과정, 경영전략, 조직문화 등

③ 조직성과변수

- 질적 성과변수 : 조직몰입, 직무만족
- 양적 성과변수 : 매출액, 시장점유율 등

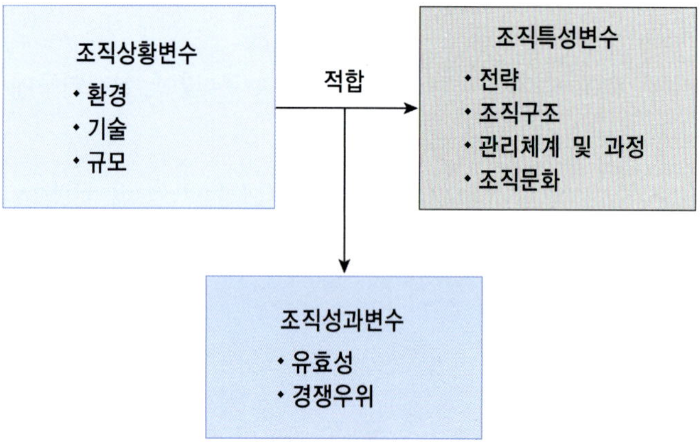

그림 2-2 상황이론의 구조

3) 상황이론이 간호관리에 미친 영향

상황이론은 간호관리에 지도자론, 집단역동, 권력관계, 직무설계 같은 범위에 적용할 수 있다.

4 개방 - 사회적 조직이론

개방－사회적 조직이론은 1970년데 이후 관심을 받는 이론으로 조직의 목표달성보다는 생존을 중시하고 조직 속에 흐르고 있는 비공식성, 비합리성에 초점을 맞추고 규칙으로만은 설

명하기 어려운 조직의 비합리적인 동기적 측면을 중점으로 다루고 있다.

1980년대에 들어서면서 급속한 기술변화, 고객욕구의 다양화, 치열한 시장경쟁, 정보기술의 급진적 발전 등 환경변화의 속도는 더욱 빨라지고 환경변화의 내용은 더욱 복잡해지면서 경쟁우위의 요소가 원가와 품질에서 서비스와 시간으로 바뀌고 있다. 이러한 시대적 요청이 조직설계에 대한 새로운 이론을 필요로 하여 팀제 이론, 네트워크 조직이론 등이 이에 해당된다.

표 2-6 관리 이론가에 따른 주요 관리이론의 분류

이론가	이론
테일러(Taylor)	과학적 관리론
페이욜(Fayol)	행정관리론
베버(Max Weber)	관료제
메이요(E. Mayo)	인간관계론
버나드(Barnard)	행동과학론
번스 & 스톨커(Burns & Stalker)	상황이론
버틀란피(Ludwig Von Bertlanffy)	체계이론

표 2-7 시대별 관리이론의 비교

특징	고전기	신고전기	현대기
장점	• 조직의 효율성 강조 • 정확성, 책임성, 안정성 요구	• 인간의 사회적 욕구 강조 • 비공식적 조직 고려	• 조직과 환경과의 상호작용 반영
단점	• 인간의 특성 무시 • 환경의 중요성 상호작용 무시 • 비공식적 조직 무시	• 조직의 환경적 요소 무시 • 인간의 통합적 고찰 부족	• 조직의 전략적 선택의 중요성 무시 • 조직과 환경을 지나치게 실물적으로 봄
적용 분야	• 경영과학 • 공식조직 • 외적 보상에 의한 동기 부여	• 행동과학, 인력관리 분야 • 갈등해소, 의사소통, 참여적 의사결정 • 내적 보상에 의한 동기 부여	• 조직 설계 • 조직 개발
대표 학자	• 테일러 • 페이욜 • 베버	• 메이요 • 버나드	• 버틀란피 • 번스와 스톨커

향·상·학·습

1. 관리이론의 발달과정을 시기별로 비교하여 설명하시오.

2. 간호관리 측면의 체계이론을 설명하시오.

심·화·학·습

1. 간호현장에서 적용되는 관리이론 사례를 찾아 제시하시오.

참 | 고 | 문 | 헌

R·E·F·E·R·E·N·C·E

- 박성애, 김명자, 김인경, 김진현 외(2019). 간호관리학－간호경영과 정책. 정문각.
- 신유근, 이춘우(2014). 조직행위론. 한경사.
- 염영희, 고명숙, 김기경, 김보열 외(2017). 간호관리학. 수문사.
- 이병숙, 정면숙, 이은주, 조은정 외(2008). 간호관리학. 정담미디어.
- Albert, L Waldo. Atrial arrhythmias: Current concepts and management atrial flutter: Advances in mechanisms and management.
- Donnely, J. H., Gibson, J. L., &Ivancevich, J. M.(1998). Fundamentals of management. 10th Ed. Irwin Mcgraw-Hill.
- Fayol. H.(1949). General and industrial management. 14(7), pp.46-48.
- Gordon, H. R., Mondy, R. W., Sharplin, A., Premeaux, S. R.(1990). Management and organizational behavior of scientific management. New York: Harper and Brothers.
- Huber, D. I.(2014). Leadership & nursing care management. 5th Ed. St, Louis: Elsvier.
- Jones, G. R., George, J. M., & Hill, C. W. L.(2000). Contemporary management. 2nd Ed.
- Kaltz, D., & Kahn, R. L.(1978). The social phychology of organizations, 2nd Ed. New York: John Whiley & Sons.
- McNamara, C.(1999). Skills and practices in organizational management. Minneapolis, MN: Authenticity Consulting, LLC.
- Mintzberg, H.(1989). Mintzberg on management. New York: Free Press.

NURSING MANAGEMENT

Nursing Management

제 2 부

간호관리과정

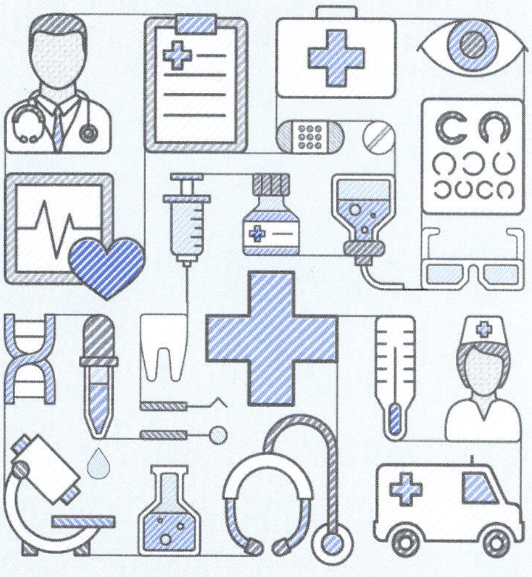

NURSING
MANAGEMENT

03 장

기 획

학습목표

1. 기획의 개념과 필요성을 설명한다.
2. 기획의 원칙과 유형을 설명한다.
3. 기획의 계층화를 설명한다.
4. 기획과정의 단계화를 설명한다.
5. 기획의 과정을 설명한다.
6. 목표관리의 개념, 특성, 과정을 설명한다.
7. 기획 의사결정의 개념과 유형을 설명한다.
8. 의사결정의 다양한 기법을 설명한다.
9. 예산의 개념과 유형을 설명한다.
10. 예산과정을 설명한다.
11. 재무관리의 개념을 정의한다.
12. 재무제표를 설명한다.
13. 의료수가의 개념을 설명한다.
14. 우리나라 의료수가 제도를 설명한다.
15. 간호수가의 개념을 설명한다.
16. 간호수가 산정방법을 설명한다.
17. 마케팅과 서비스 마케팅의 개념을 설명한다.
18. 서비스 마케팅믹스의 요소를 설명한다.
19. 간호서비스 마케팅믹스에 따른 전략을 적용한다.

주요용어 이해

Nursing Management

- **기획**(Planning) : 기획은 조직의 목적이나 목표를 사정, 수립하고 시행하여 평가하고 조정하는 과정이다.
- **전략적 기획**(Strategic Planning) : 조직의 상층 관리자가 수립하는 기획으로써 조직의 포괄적인 목표를 달성하는데 초점을 두고 있다.
- **목적**(Purpose) : 그 조직의 사회적 존재 이유이다.
- **철학**(Philosophy) : 개인의 권리, 건강과 간호에 대한 신념, 직원들의 기대에 대한 신념을 구체화한 기술이다.
- **목표**(Goal) : 미래에 대한 기대로써 원하는 결과를 서술한 것이다.
- **정책**(Policy) : 행동의 일반적 지침에 대한 기술이다.
- **규칙**(Rule) : 구성원이 해도 되는 사항과 해서는 안 되는 사항에 대한 구체적 기술이다.
- **절차**(Process) : 특수한 업무를 달성하기 위한 일련의 행동단계에 대한 기술이다.
- **목표관리**(MBO) : 조직구성원과 상층 관리자가 함께 참여하여 계량적인 목표를 단기적으로 달성하는 과정이다.
- **의사결정**(Decision Making) : 조직의 효과적인 목표 달성을 위해 대안을 선택하는 과정이다.
- **재무관리**(Financial management) : 경영 활동에 필요한 자금의 조달 및 운용과 관련된 의사결정을 수행하는 관리기능이다.
- **마케팅**(Marketing) : 구매자와 판매자 사이에 교환이 효율적으로 일어나도록 하는 모든 활동이다.
- **마케팅 믹스**(Marketing Mix) : 판매자 측의 내부변수로 구성되어 있으며 제품, 유통, 가격, 촉진 전략이 포함되어 있다.

I 기획의 개요

1 기획의 정의

기획은 조직이 달성해야 할 목표를 설정하고 이들을 효율적으로 달성하기 위한 구체적 행동방안을 선택하는 것이다. 다시 말해, 기획수립은 목표달성을 위한 여러 행동 대안들로부터 최선의 대안을 선택하기 위해 의사결정을 하는 것이다. 또한 기획은 조직이 현재의 위치에서 미래에 보다 나은 지점에 도달하도록 연결해 주는 역할을 하므로 조직 속의 개인은 조직의 목적과 목표, 수행해야 할 과업과 지침 등을 정확히 알고 그들이 달성해야 할 것이 무엇인가를 알고 있어야 집단의 노력이 성과를 얻게 된다.

관리란 조직의 공동 목표를 달성하기 위해 조직 구성원의 노력과 모든 자원의 활용을 기획, 조직, 인사, 지휘, 통제해나가는 과정과 기능이다. 그러므로 간호관리는 환자에게 양질의 간호를 제공하기 위해 간호직원들의 노력과 필요로 하는 모든 자원과 활동을 기획하고 조직하고, 인사, 지휘, 통제하는 과정과 기능이라고 할 수 있다.

표 3-1 학자들의 기획에 대한 정의

학자	정의
몬디(Mondy)	조직활동에 있어서 핵심적인 기획이란 무엇을, 어떻게 달성해야 하는가를 사전에 결정하는 과정이다.
깁슨(Gibson)	기획은 달성할 목적을 명확히 하고 목적달성을 위한 적절한 수단을 결정하는 과정이다.
다프트(Daft)	기획은 조직이 미래에 어떤 위치에 서 있기를 원하며 그곳에 어떻게 도달할 것인가를 명확히 하는 것이다.
쿤즈와 오도넬 (Koontz & O' Donnel)	기획은 무엇을 해야 할 것인가, 어떻게 해야 할 것인가, 누가 해야 할 것인가를 미리 결정하는 것이다.

기획과 계획의 차이

기획(planning)과 계획(plan)을 혼용하여 사용하기도 하나, 이 둘 사이에는 분명한 차이가 있다. 계획하는 과정을 기획이라고 한다. 기획은 계획을 수립, 집행하는 과정이며, 계획은 기획을 통해 산출되는 결과이다. 기획은 'what to do'로 기획은 계획과 다르다. 기획이 줄기라면 계획은 그것을 실행하는 가지에 해당하고 기획이 전체라면 계획은 부분이다. 계획은 기획을 실현하는 과정으로써 활동목표와 수단, 즉 방법인 'how to do'를 의미한다. 따라서 기획은 업무의 목적과 목표들이 중요한 관점이므로 절차와 과정을 중시하는 반면에 계획은 예산과 스케줄에 큰 비중을 두므로 문서화된 업무수행이 제시되어야 한다.

2 기획의 특성

1) 기획의 우선성

기획은 조직, 지휘, 통제와 같은 관리 활동을 선행한다. 조직, 지휘, 통제와 같은 관리활동이 조직의 목표를 달성하기 위한 활동이라면 기획은 이러한 활동들이 수행하여야 할 목표를 수립한다는 점에 중요성이 있다. 또한 기획은 모든 활동이 기획된 경로를 따라 이루어지며, 통제에 대한 기준을 제시한다.

2) 기획의 효율성

한정된 자원과 비용으로 최대의 생산성을 내야 하는 것이 기획의 효율성이다.

3) 목적과 목표에의 공헌성

조직의 목적이나 목표와 상반되는 기획은 바람직하지 않다. 그러므로 간호관리자는 기획수립에 있어 목적이나 목표달성을 지향하는 통합된 활동을 유도하도록 해야 한다.

4) 기획의 보편성

기획은 최고 관리자로부터 하급관리자에 이르기까지 모든 관리자는 기획을 수행하게 되는데 이것을 기획의 보편성이라고 한다. 다만, 기획의 성격과 범위는 관리자들의 권한과 지위에 따라 달라질 수 있다.

이 외에도 기획의 특성은 다음과 같다.

- 기획은 동적인 개념이고 계획은 기획의 하위개념이며 기획의 결과로 나타나는 정적인 개념이다.
- 기획은 육하원칙의 기본적인 질문에 대한 답변을 준다.
- 기획은 활동을 의미하므로 조직의 목표와 관련되어 있으며, 자원을 투입하여 목표를 달성하는 일련의 과정이다.
- 기획은 미래에 관련된 기능이므로 전략과 관련성이 있으며 특히 상층관리자에게 더욱 중요한 기능이다.

• 기획은 여러 가지 목적을 지닌다. 기획은 조직이 나아갈 방향과 달성할 목표를 제시하므로 구성원들로 하여금 협동적인 노력을 기울이게 하고 발생될 수 있는 환경변화를 예측해서 불확실성을 줄이고 통제 가능한 기준을 설정해 준다.

3 기획의 필요성

1) 조직의 목표달성

기획은 서로 다른 여러 부분 활동을 통합해 조직의 공동목표 달성을 위한 노력을 집중하므로 관리자는 현재의 기획을 재검토하고 필요에 따라 수정하여 목표달성을 가능하게 해야 한다.

2) 다양한 요구와 자원의 효과적인 배분

기획은 요구되는 모든 사업을 충족시키기 위해 인적자원이나 물적자원 등을 충분히 확보해야한다. 그러므로 기획은 한정된 자원을 효과적으로 활용하기 위해 우선순위를 결정하고, 요구와 자원을 효과적으로 분배하고 자원낭비를 최소화해야 한다.

3) 이해대립의 조정

목표달성을 위한 방법과 수단의 결정과정에서 상호 상충되는 가치와 의견을 가질 수 있으므로 이러한 갈등을 사전에 해결하기 위해 기획이 요구된다.

4) 합리적 의사결정

보건의료조직의 환경에 대처하고 보다 효과적이며 효율적으로 기능을 발휘할 수 있어야 한다. 기획이 잘되어 있지 않으면 외부환경의 변화에 능동적으로 대처하지 못하게 된다.

희소자원의 효과적인 배분과 보건정책과정의 합리적인 의사결정을 하기 위해서는 상황분석과 미래지향적 분석, 우선순위 및 목표설정 등을 통한 효율성의 원리가 기초가 되어야 한다.

5) 새로운 지식의 도입과 기술개발

현대 정보사회와 같이 정보가 급속도로 발전하는 사회에서는 보건정책에 필요한 새로운 지식 도입과 기술개발을 필요로 한다. 하지만 사전에 검토나 조정 없이 새로운 지식과 기술만 도입한다면 지역사회 발전에 장애가 될 수 있다.

6) 통제의 기준 설정

기획은 조직구성원들의 성과를 평가할 수 있는 통제 활동의 기준이 된다.

4 기획의 원칙

1) 목적부합의 원칙(목적성, 합목적성의 원칙)

기획은 목표를 성취하기 위한 과정이므로 반드시 목적의식이 있어야 한다. 대부분의 조직에서 뚜렷한 목적의식 없는 기획 수립으로 인하여 무엇을 위하여 하는 것인지 모호한 경우가 많다. 또한 막연한 목적은 막연한 기획을 수립하게 되어 업무의 능률성이 저하되고 자원의 낭비를 초래하므로 조직의 목적을 명확하고 구체적으로 기술해야 한다.

2) 탄력성의 원칙

기획은 처음부터 융통성 있게 수립되어야하며, 외부환경이 변화하는 상황에 대처할 수 있고 하부 집행기관이 창의력을 충분히 발휘할 수 있도록 탄력성을 지녀야 한다.

3) 포괄성의 원칙

기획에는 필요한 제반 요소들이 빠짐없이 포함되어야 한다. 계획안을 수행하는 과정에서 인원, 물자, 설비, 예산 부족 등으로 차질이 생기지 않도록 충분한 사전 검토가 필요하다.

예를 들면, 어떤 병동을 개설하기 전에 그 병동의 간호관리자는 인력, 물자, 설비, 기구 및 예산에 대해 전체적으로 필요한 모든 요소들을 검토하고 포함시켜야 한다.

4) 장래예측의 원칙

예측은 어려운 기술적인 문제이므로 처음에는 많은 실수가 있으나 차츰 경험을 쌓아가면서 좀 더 개선되고, 세련되어지며, 예측기술이 더욱 정교해 질 수 있다. 기획이 비현실적이거나 너무 이상적으로 보이는 것은 그 기획의 입안자가 진정한 의미로 예측하지 못했기 때문이다.

5) 균형성의 원칙

어떠한 기획이든 그와 관련된 다른 기획 및 업무 사이에 적절한 균형과 조화를 이루어야 한다. 또한 자원과 제반 중요 요소들이 상호균형과 조화가 이루어져야 한다.

6) 경제성의 원칙

기획은 현재의 사용 가능한 자원을 최대한 활용하고 새로운 자원은 최소화하는 것으로 효율성과 관계가 있다.

7) 필요성의 원칙

기획은 정당한 이유에 근거한 필요성이 있어야 한다. 기획수립 자체뿐 아니라 기획 과정에 이르기까지 불필요한 기획이거나 비용이 너무 많이 소요되는 기획수립은 필요하지 않다.

8) 계층화의 원칙

하나의 기본 기획으로부터 여러 개의 기획이 파생되는 현상을 기획의 계층화라고 하는데 기획은 가장 큰 것으로부터 시작하여 구체화 과정을 통해 순차적으로 기획을 파생시킨다.

9) 안정성의 원칙

기획이 효과를 거두기 위해서는 안정성을 갖는 것이 필요하다. 안정된 기획일수록 효과적이고 경제적이다. 이것은 수집된 정보의 질과 양 및 예측기술의 정확성 여하에 달려있다. 이런 측면이 강조되면 기획은 안정화된다.

10) 단순성, 간결성의 원칙

기획은 명확해야 한다. 기획과정을 통해 나온 계획은 간결하고 명료하게 기술되어 있어야 하며 미사여구나 추상적인 용어의 사용은 필요하지 않으며 전문용어의 사용은 이해를 어렵게 할 수 있으므로 피하는 것이 좋다. 또한 기획이 복잡해지면 자원낭비의 원인이 되고 나중에 여러 부서 혹은 여러 조직계층의 심의를 거쳐야 하므로 조직구성원들이 쉽게 이해될 수 있도록 전문용어를 피해야 한다.

5 기획 계층화

기획은 구체화 과정을 통해 가장 큰 것에서부터 시작하여 연차적으로 계획을 파생시킨다. 이와 같이 하나의 기본계획으로부터 여러 계획이 파생되는 현상을 기획의 계층화라고 한다.

라일스와 조이너(Lyles & Joiner)는 기획수립 시 장애요인을 다음과 같이 제시하였다.

- 기획의 활용이 부적절한 경우
- 기획 활동의 세부 항목이 너무 많거나 부족한 경우
- 기획이 조직을 통제하기 위해 이용된 경우
- 기획 시 외적 환경에 대한 이해 부족으로 경쟁자, 관리기관, 일반 대중을 배제한 경우
- 기획방법에 대한 지식과 기술이 부족한 경우

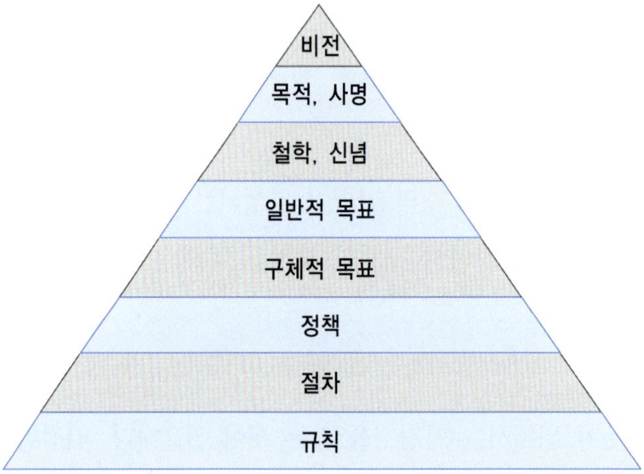

그림 3-1 기획의 계층화에 따른 구성요소

6 기획 계층화의 구성요소

기획은 목표를 설정하고 목표 달성을 위한 수단과 방법을 계획적으로 수립하는 과정으로 기획 계층화를 통해 상위수준에서 하위수준으로 세분화된다. 이러한 계층의 최상위 구성요소는 일반적이며, 하위 구성요소는 구체적이다.

기획은 개념과 사고과정을 통해 조직이 앞으로 나아갈 비전을 통해 목적을 세우며, 그 목적에 따라 구체적인 목표가 설정되며, 그 목표를 달성하는데 필요한 정책, 절차 및 규칙을 세움으로써 조직의 일체성을 강조하고 원하는 목적을 달성하도록 한다.

1) 비전

비전(vision)은 내다보이는 장래의 상황이며 조직의 바람직한 미래상이다. 또한 조직의 사업영역과 성장목표가 명시되어 있으며 실재적으로 볼 수 없는 무엇에 대한 정신적인 이미지

라고 정의할 수 있다.

병원의 비전은 대상자(환자) 중심이어야 하며, 실현 가능하고 병원직원들이 힘을 내도록 격려시킬 만큼 매력적이어야 하며, 구체적으로 표기되어야 한다.

비전이 실현되기 위해서는 전략 수행을 위한 능력이 우선시되어야 하고, 실현을 위한 열정도 필요하다. 단순히 비전을 설정하고 전략이 만들어진다 해도 이를 수행하는 구성원들의 능력이 부족하거나 실현하고자 하는 의지와 열정이 부족하면 비전 실현은 불가능하다.

S병원의 비전

1. 최상의 진료로 가장 신뢰받는 병원
   세계적 첨단진료영역을 지속적으로 확보함으로써 국민과 의료전문가들이 믿고 선택하는 병원이 된다.
2. 생명의 미래를 여는 병원
   건강한 생명의 연장에 필요한 연구를 통하여 세계적 성과를 창출함으로써 의학연구의 지평을 넓힌다.
3. 세계 의료의 리더를 양성하는 병원
   다양한 경험과 창조적 교육을 바탕으로 의료발전을 주도할 세계적인 리더를 배출한다.
4. 의료선진화를 추구하는 정책협력병원
   대한민국 의료시스템의 발전방향을 제시하고 정책협력을 통하여 의료선진화를 견인한다.

2) 목적 및 사명

모든 조직은 목적(purpose)을 위해 존재하므로 조직의 목적을 명확히 설정하는 것이 기획의 첫 번째 순서이다.

모든 조직은 사회적 기능에 따라 특수한 목적과 사명을 가진다. 간호조직에서의 목적을 진술하는 것은 간호조직이 존재하는 이유를 명시하고 조직의 미래의 목적이나 기능을 밝히는 것이다.

목적이나 사명은 철학, 목표, 절차 등에 지표가 되고 영향을 미치므로 구성요소들 간의 관계가 일관성 있고 유기적이어야 한다.

조직의 목표는 추상적인 정도에 따라 목적, 사명, 목표로 구분된다. 목적이 목표보다 더 추상적이며 목표가 목적보다 더 구체적이다. 목적이란 사회적 맥락에서 결정되며, 사명은 목적

보다 더 좁은 개념으로 목적을 어떻게 달성할 것인가에 초점을 맞추고 목표는 세부적이고 구체적으로 명시된 것을 말한다. 조직의 목적(설립이념)에는 그 조직의 특수한 업무가 포함되어야 하는데 특수한 업무란 바로 사명(mission)을 뜻한다.

간호조직의 목적은 병원조직의 목적과 일치해야 되므로 모체 조직의 특성에 따라 다양하게 설정될 수 있다. 간호조직은 대상자에게 질적인 간호를 제공하기 위해 존재한다. 간호조직의 목적을 설정하는 것은 간호조직의 존재 이유가 무엇이며, 간호조직이 왜 필요한가를 밝히는 것이다. 간호부의 성문화된 목적 진술은 하부 조직인 간호과와 간호단위의 목적을 뒷받침 해준다. 하부 조직들도 세부적인 목적을 지닌다. 간호조직의 목적에는 간호의 정의가 포함되며, 정의된 간호 속에는 공통적인 단어, 즉 간호사, 환자 혹은 대상자, 개인, 그룹, 사회, 간호과정, 자가간호, 건강간호의 신념 등이 진술되어야 한다.

＊ J병원의 사명

- 우리는 환자의 건강과 안전을 먼저 생각한다.
- 우리는 환자에게 친절하고 성실하게 임무를 다한다.
- 우리는 환자의 건강에 대해 진솔하게 설명하여 준다.
- 우리는 최고의 전문의료인 양성으로 지역의료 발전에 기여한다.
- 우리는 서로 도우며 배려하며 행복한 직장을 만든다.

＊ J병원의 간호부 목적

- 환자 중심의 양질의 간호서비스를 제공하고 전인간호를 실천한다.
- 효율적인 인사관리를 통해 업무능률을 향상시키고 조직발전에 기여한다.
- 계속적인 연구 및 교육을 통해 환자간호 방법을 개선한다.
- 질적 간호 제공을 통하여 간호수준을 향상시킨다.

3) 철학

철학(philosophy)은 주로 사명진술문을 포함하며 조직의 목적 달성을 위해 조직구성원의 행동을 이끌어가는 가치 또는 신념을 진술한 것이다. 철학에는 다양한 주제와 광범위한 영역이 포함된다. 조직의 철학에는 목적을 달성할 수 있는 방법과 목적을 향한 방향성 제시에 관한 조직구성원의 신념을 진술하고 있다. 철학에는 인간으로서의 대상자, 조직구성원에 대한 가치, 대상자를 위해 간호사가 수행해야 할 업무 및 간호서비스가 제공되어야 할 현장이나 지역사회에 관한 가치가 진술되어야 한다. 모든 조직은 자기만의 철학이 있다. 조직의 철학은 경영이념이며 조직경영의 의사결정과정에서 우선적으로 강조되는 가치와 기준이다. 또한 조직 구성원의 신조가 되고 함께 공유해야 할 가치 및 신념체계이다.

간호조직의 철학에 포함되어야 할 내용으로는 인간으로서의 대상자, 간호업무, 조직구성원의 가치, 자가간호, 전문직으로서의 간호, 능력향상을 위한 간호인력의 교육, 간호서비스가 제공되어야 할 현장이나 지역사회에 대한 내용 등이 진술되어야 한다.

간호부서의 철학에 포함되어야 할 내용은 다음과 같다.

- 간호부 철학은 병원 철학과 일치해야 한다.
- 간호 대상자인 인간에 대한 신념이 나타나야 한다.
- 간호개념과 간호행정에 대한 진술이 있어야 한다.
- 교육과 연구에 대한 진술이 있어야 한다.
- 타 분야와 타 학문과의 관계가 진술되어야 한다.

J병원 간호부 철학

- 간호부는 환자를 신체적, 사회 심리적, 영적 요구를 가진 인간으로 이해하고 정직, 성실, 근면, 진실을 바탕으로 하여 환자 간호에 최선을 다해 업무를 수행하도록 한다.
- 간호 대상자의 신체적, 사회 심리적, 영적 요구에 대응하기 위해 관심을 갖고 양질의 전인간호를 제공하여 최적의 건강상태를 유지하도록 돕는다.
- 조직적 체계적인 간호 업무 표준을 설정하고 평가하여 간호역할을 향상시키고 적극적으로 간호실무와 교육에 이바지하여 간호전문분야의 발전을 위해 계속 연구한다.
- 양질의 간호를 수행할 수 있도록 간호부 직원을 위한 공평하고 효율적인 제도 및 조직체계를 형성하여 환자간호에 최선을 다하도록 직원을 관리한다.

4) 목표

목표(goal)란 어떤 목적을 이루려고 지향하는 실제적 대상이다. 기획이 지향하는 도달점을 개념적으로 표현한 것이 목적이고 이 목적을 기대효과로 하여 구체적이고 명확하게 수치화한 것이 목표이다. 목표는 조직이 업무를 수행하는 최종 지점이다. 또한 조직의 비전을 실현하고 목적과 사명 및 철학을 실천하기 위한 구체적 행동지침이다. 조직의 목적과 철학이 의도하는 대로 잘 진행되려면 목표가 정확하게 서술되어야 한다.

일반적 목표는 수량화 될수록 성취하기 쉽고 왜곡될 확률이 적으며 모든 관리 과정(기획, 조직, 인사, 지휘, 통제)의 중심이 된다.

병원 전체의 목표는 원내 각 부서의 직종을 포괄하여 작성된다. 또한 다소 추상적이기 때문에 직종별, 단위조직별로 보다 구체화하여 작성할 필요가 있다.

명확한 목표 설정을 함으로써 조직에 주는 이점은 다음과 같다.

- 조직 업무수행의 지침이 된다.
- 개인이나 집단의 업무의욕을 고취하여 효과적인 조직목표달성에 기여한다.
- 계획과정에 영향을 주어 조직이 추구할 방향을 제시해 준다.
- 조직의 성과를 판단한다.
- 통제할 기준을 제공한다.

(1) 일반적 목표와 구체적 목표

일반적 목표에는 목표완료 기한이 명시된 다양한 구체적 목표가 구성되어 있다. 구체적인 목표는 일반적 목표가 언제 어떻게 성취될 것인지 명시되어 있기 때문에 일반적 목표보다 더 구체적이고, 측정가능하고, 관찰가능하다. 그래서 개인을 구체적인 결과로 움직이게 한다.

또한 구체적 목표는 일반적 목표에 비해 선택적이어야 하고 단순하기보다는 다양해야 한다. 구체적 목표에는 서비스, 경제, 자원의 사용혁신을 통한 최신화와 지역사회에 대한 사회적 책임감 등을 언급해야 한다. 또한 구체적 목표는 모든 간호활동의 최종 결과물을 자세히 기술하기 때문에 간호의 생산성을 측정할 수 있는 도구이며 간호의 기본적 전략이 된다.

구체적 목표는 역동적이어서 시간이 지나면서 변화한다. 그러므로 구체적 목표는 일정시간이 지난 후 재검토되어 새롭고 혁신적인 방법으로 변화되어져야 한다. 또한 자원과 미래를 만들 수 있는 힘을 발휘하도록 사명과 방법을 제시해주므로 조직, 부서 모든 간호단위에 필수적이며 명확하게 기술되어야 효과적이다.

구체적 목표는 목표달성과 관련된 모든 것을 더욱 쉽게 이해할 수 있게 하고 구체적인 역할 행동을 수행할 수 있게 한다. 명료하게 제시된 목표는 조직 내에서 달성할 수 있는 모든 사람과 의사소통을 하여야 한다. 이때 간호관리자는 조직 내의 목표를 달성할 수 있도록 지도력을 발휘해야 한다.

표 3-2 일반적 목표와 구체적 목표

		일반적 목표	구체적 목표
병원		질 높은 의료서비스를 지역사회에 제공한다.	• 최고수준의 의료서비스에 대한 장기계획을 수립한다. • 최고수준의 의료서비스에 대한 단기계획을 수립한다. • 현재 제공하는 의료서비스를 점검한다.
간호부		환자 중심의 양질의 간호서비스를 제공하고 전인간호를 실천한다.	• 환자의 육체적 정신적 사회적 영적인 요구에 맞게 전인간호를 계획한다. • 현재 실행하고 있는 간호전달체계 방법을 점검한다.
간호과	간호 교육과	양질의 간호 수행을 위한 간호인력의 장·단기 발전 교육계획을 수립한다.	• 병원 전체 간호인력의 양질의 간호서비스 교육계획을 수립한다. • 간호단위별 양질의 간호서비스 교육계획을 수립한다.
	간호 행정과	양질의 간호서비스의 효과적 수행을 위해 간호업무 장·단기 발전수행계획을 수립한다.	• 병원 전체 간호단위 질적인 간호업무 수행계획을 수립한다. • 간호단위별 질적 간호업무 수행계획을 수립한다. - 양질의 간호서비스 수행의 효율성을 높이기 위한 시범병동을 운영한다.
간호단위		간호단위별로 환자 중증도에 따른 전문화된 간호제공 및 교육을 한다.	• 양질의 간호서비스의 효과적 수행을 위해 장기적인 간호업무 수행계획을 수립한다. • 양질의 간호서비스 수행을 위해 단기적인 간호업무 수행계획을 수립한다. - 간호서비스를 위한 팀 구성 및 주제를 선정한다. - 간호서비스 수행을 위한 1년 단위의 세부계획(월별로)을 수립한다. - 간호서비스의 효과적 수행을 위해 간호단위 직원 교육을 정기적으로 실시한다. - 간호서비스의 효과적 수행을 위해 정기적 평가를 실시한다.

목표설정은 다음과 같다.

- 조직의 목적과 사명을 성취하는데 알맞은 것이어야 한다.
- 구체적인 용어로 양적으로 표현되어야 한다.
- 성취가능하고 실행할 수 있는 것이어야 한다.
- 조직 구성원들에게 수용 가능한 것이어야 한다.
- 융통성이 있어야 한다.
- 단순하고 간결한 진술로 표현되어야 한다.
- 부하직원의 참여로 목표가 설정되는 것이 바람직하다.
- 조직 구성원의 동기부여가 가능하도록 해야 한다.

5) 정책

정책(policy)이란 목표달성을 위한 행동의 일반적 지침으로서 직원들의 행동범위를 제약하거나 의사결정을 하는 지침이 된다. 정책은 관리자가 중요한 의사결정을 할 때 참고하도록 광범위한 지침으로 목적이 성취되는 방법과 목적의 성취를 위해 허용되는 행동의 범위와 경로를 명시하는 지침서이다. 정책은 모든 면을 포함하고 있어서 포괄적이어야 하며, 안정적이고 다른 상황에도 적용시킬 수 있도록 융통성이 있어야 한다. 만약 정책에 일관성이 없다면 불확실성이 증가하고 편견과 불공정성이 초래될 수 있기 때문이다.

정책은 문서로 작성되어야 하며 이해 가능해야 하고 모든 당사자에게 알려야 한다.

또한 정책은 개인이 조직의 사명에 근거하여 행동하도록 만들며, 정책 수행시 자주 재발하는 상황에 대한 한계와 기대되는 결과를 제시해준다. 이렇게 함으로써 정책의 범위 내에서 간호사들이 독자적으로 활동하도록 허용한다. 조직은 정책을 수립함으로 행위의 지속성과 안정성을 증진시키며 조직에서 발생하는 갈등을 방지하고 공평성을 향상시킨다.

간호정책은 간호활동을 위한 범위나 허용수준을 정하고 그에 따르는 행동방침을 정하는 과정이다. 또한 간호조직의 문제를 완화시키거나 해결하는데 필요한 처방이 된다. 간호정책의 종류에는 간호사업의 목적 달성을 위해 국가적 차원의 공공간호정책, 간호조직 수준의 간호기관 정책, 매일 매일의 업무수행을 위한 간호단위방침이 필요하다.

효과적인 정책 수립을 위한 지침은 다음과 같다.

- 목표와 계획을 반영해야 한다.
- 융통성이 있어야 한다.
- 정책 상호간의 일관성이 있어야 한다.
- 문서화가 되어야 한다.
- 정책 적용 대상자에게 수용 가능해야 한다.
- 객관성이 있어야 한다.
- 지속적인 평가를 해야 한다.

6) 절차

절차(procedure)는 특수한 업무를 달성하기 위한 일련의 행동단계를 규정한 것으로 시간의 순서에 따라 필요한 행동들을 열거함으로써 정책보다 더 구체적인 안내를 제공한다. 절차는 주로 편람(manual)으로 사용된다. 절차는 실제의 행동을 지시해주는 활동의 지침으로 필요한 활동의 처리순서를 시간적 관계에 따라 나타낸 것이다. 즉 절차는 정책을 실행하기 위한 세부적인 계획으로서 앞으로 수행해야 할 행동에 대한 표준화된 처리순서 또는 방법을 설정하는 것이다. 또한 특정행위의 순서를 자세하게 설명한 것으로 업무를 규칙적으로 반복할 수 있게 해주는 업무행위의 지침이다.

따라서 절차는 간호업무 수행을 위한 표준화된 방법이나 기술의 윤곽을 나타내주고 그와 관련된 행동의 지침을 제공한다.

7) 규칙

규칙(rule)은 구체적인 행동을 어떻게 수행하는가를 기술한 것으로 구체적이고 분명한 행동을 요구하는 비탄력적인 것으로 구성원이 해도 되는 사항과 해서는 안 되는 사항을 구체적으로 기술한 것을 말한다. 따라서 규칙은 구성원들의 행동범위와 규칙을 위반하는 경우에 따르는 처벌을 포함해야 하므로 특정 상황에서 행해야 하는 것과 금지해야 하는 것을 알려 주는 지침이 된다. 예를 들면 투약 시 6R 확인은 간호사들이 꼭 지켜야 할 규칙 중 하나이다.

8) 계획

일반적인 정의로 계획(plan)이란 조직의 목표와 정책에 근거하여 업무의 과정과 수단을 구체화하는 것을 말한다. 이는 목표를 성취하기 위한 수단, 즉 자원이나 통제방법에 대한 전략을 구체화하며 구체적인 활동과 절차가 표시되어 있다.

기획(planning)과 계획안(plan)을 구별하자면 계획은 기획의 결과이며 기획의 산물로 기획보다 구체적이며 정적인 개념이다. 이에 비해 기획은 목적을 명확히 하고 필요한 자원을 투입하여 원하는 목표를 달성하는 과정을 의미하며 동적인 개념이다.

계획은 기간에 따라 장기·중기·단기 계획으로 분류하기도 하고, 이용 횟수에 따라 일시적 계획과 상시적 계획으로 구분하기도 한다.

계획에 포함되어야 할 요소는 다음과 같다.

- 사업의 목적과 목표에 맞게 예상되는 결과를 포함시켜야 한다.
- 정책, 프로그램, 절차, 규칙 등의 수단이 포함되어야 한다.
- 활동에 필요한 자원의 종류와 양을 포함시킨다.

- 계획을 수행하기 위한 의사결정의 절차와 방법에 대한 디자인을 제시해야 한다.
- 지속적으로 계획을 보완하기 위한 조정절차가 포함되어야 한다.

간호단위에서 다루어지는 간호계획안은 다음과 같은 사항이 고려되어야 한다.

- 대상자 문제에 따른 간호활동 내용을 구상할 때 문제 해결을 위한 간호활동과 그 활동에 기대되는 결과를 함께 제시해야 한다.
- 간호기준을 고려해야 한다.
- 간호기준은 측정 가능한 용어를 사용하고 목표 달성을 위한 특정 날짜를 제시해서 평가해야 한다.
- 대상자에 대한 의사의 치료과정, 지시내용, 기타 보건의료 전문직의 활동 등 관련부서의 정보를 포함시켜 모든 보건의료팀의 목적에 맞는 간호활동을 할 수 있도록 해야 한다.

7 기획의 과정

기획의 과정은 기획 수립을 위한 합리적인 절차로 최적의 대안 모색 및 기획 과정의 합리적인 관리 및 운영을 포함한다.

1) 목표설정

목표설정은 인력, 시설, 장비, 기술, 조직 등의 능력의 범위 내에서 목표를 구체화하는 것으로 사용할 수 있는 예산과 시간적인 적합성을 확인하며 무엇보다 측정 가능한 목표를 설정하는 것이 중요하다.

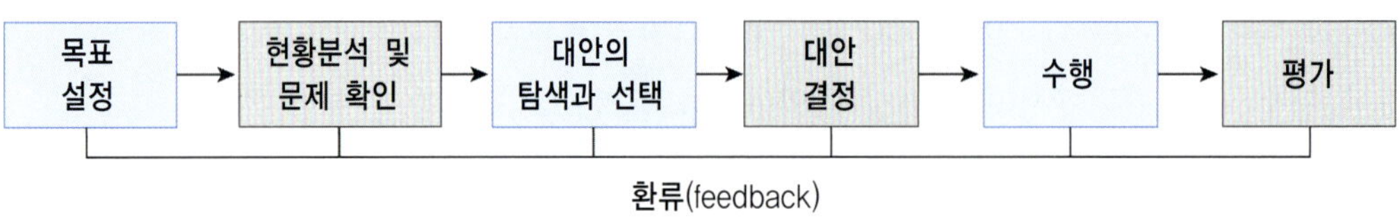

그림 3-2 기획 과정

2) 현재 상태 분석 및 문제점 파악

현재의 상태와 미래의 목표 사이에 있는 차이점과 장애요인을 파악하여 문제해결을 위한 한계점을 인지한다.

3) 대안의 탐색과 선택

여러 가지 나열될 수 있는 대안을 면밀히 검토하여 선택한다.

4) 대안의 결정

선택된 대안 중에서 가장 적절한 것을 선택하는 것으로 의사결정이라고도 한다.

5) 실행

목표에 적합한 최종대안에 따라 계획된 활동을 수행한다.

6) 평가 및 피드백

현재 진행하고 있는 방법이 효율적인지를 객관적으로 평가한 뒤 미비한 부분은 피드백한다. 평가방법에는 업무량 분석, 과정 분석, 영향력 분석 등이 있다.

Ⅱ 기획의 유형

기획은 참여와 적용범위 수준 혹은 조직의 계층에 따라 전략적 기획, 전술적 기획, 운영적 기획으로 분류한다.

1 전략적 기획

전략이란 경쟁적인 환경 속에서 조직의 목표를 설정하고 이를 달성하기 위해 강점과 약점을 외부 환경의 기회와 위협에 부응하여 활용하는 것을 말한다. 전략적 기획(strategic planning)은 조직의 최고 관리자가 수립하는 기획으로 조직의 포괄적인 목표의 설정, 전략적 판단과 결정, 결정된 전략에 필요한 자원배분 등 포괄적인 목표를 달성하는데 초점을 두고 있다. 전략적 기획을 효과적으로 수립하고 활용하기 위해서는 먼저 조직에 영향을 미치는 환경을 주도면밀하게 분석하는 일이 중요하다.

전략적 기획은 주로 5년 이상의 장기기획으로 일반적이고 포괄적인 장래 추계나 예후 기획과 같은 오랜 시간이 소요되는 과제를 취급한다. 간호에서의 전략적 기획은 간호부의 목표와 방향을 결정하고, 자원분배, 책임지정, 간호수행을 위한 틀을 결정해 주는 과정이다.

1) 전략적 기획의 특성

- 조직의 내·외적 환경이 지닌 기회와 위기에 대하여 조직의 자원과 기능을 맞추는 일에 중점을 둔다.
- 환경과 조건을 분석, 평가하여 이익을 증대시키고 이익 감소의 위험을 파악할 수 있다.
- 조직의 미래 사업 활동의 범위를 결정하여 조직의 사회, 경제적 사명을 명확히 규정지어 줄 수 있다.
- 조직의 최고 관리자에 의해 수행된다.
- 대부분이 장기 계획이며 포괄적이고 일반적인 용어로 표현된다.
- 전략적 기획은 조직의 기본적인 목적과 일반적인 목표를 어떻게 달성할 것인가를 결정하는 과정이다.
- 모든 계획의 기본 틀을 제공하고 조직의 행동 및 의사결정에 일관성을 유지시켜 준다.
- 변화를 예측하고 이용 가능한 자원을 결정하여 조직의 경쟁력을 높일 수 있다.
- 미래에 이용 가능한 자원을 결정하여 이익의 가능성을 한정하여 예측할 수 있다.
- 조직의 미래 사업 활동의 범위를 결정하여 조직의 사회, 경제적 사명을 명확히 규정지어 줄 수 있다.
- 전반적인 경영관리의 방향과 노선을 명확히 할 수 있다.
- 조직이 지향하는 미래의 분명한 목표와 방향을 제시한다.
- 급변하는 환경에 대해 미래의 문제와 기회를 예측하는 방법이다.
- 조직의 내외적 환경에 대한 기회와 이익을 조직의 자원과 기능에 맞추는데 초점을 둔다.

2) 전략적 기획의 중요성

- 전략적인 기획은 모든 구성원들에게 조직이 지향하는 미래의 분명한 목표와 방향을 제공할 수 있다.
- 대부분의 조직 환경은 예측 불가능하게 급변하고 있기 때문에 전략적인 기획만이 미래의 문제와 기회를 예측할 수 있다.

- 전략적인 기획을 실행하는 조직은 그렇지 않은 조직보다 더욱 효과적이며 구성원들의 만족도가 높다.

3) 전략적 기획의 과정

(1) 조직의 내·외 환경의 사정

SWOT분석은 조직의 당면하고 있는 환경을 내부와 외부로 나누어 각각의 플러스 요인과 마이너스 요인을 정확히 파악하여 현재 상황을 객관적으로 분석하는 기법이다. 내부환경은 강점(Strength), 약점(Weakness)을 분석하고, 외부 환경으로는 기회(Opportunity), 위협(Threat) 분석함으로써 전략 수립에 필수적 요소를 확인하게 된다. 이 분석을 통해 관리자는 조직의 약점과 환경의 위협을 최소화하고 조직의 강점과 기회를 극대화할 수 있는 전략을 수립한다.

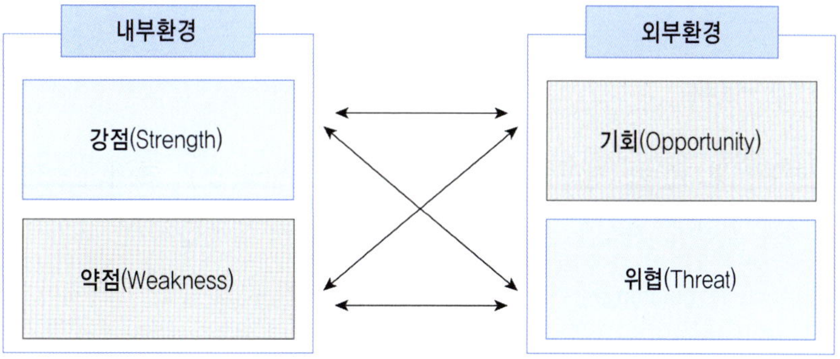

그림 3-3 SWOT 분석표

(2) 조직의 미션, 철학, 목적, 목표의 검토

미션은 조직 내 부서의 목적과 방향을 나타내는 것으로 미션이 분명하지 못하면 목적과 전략의 수립이 어려워진다.

(3) 전략의 확인

설정된 목적을 달성하기 위한 여러가지 전략들을 개발하는 것으로 전략은 특정 목표와 연관된 결과를 성취하기 위한 광범위한 활동계획으로 잘 계획된 전략은 목표를 성취하기 위한 방향을 제공한다. 전략은 인적, 물적자원과 비용, 다른 자원의 양을 염두에 두고 개발되어야 한다.

(4) 전략의 수행

전략의 수행은 전략적 기획과정에서 가장 중요하고 어려운 단계로 효과적으로 전략이 실천되지 않으면 아무 소용이 없다. 그러므로 관리자의 리더십, 조직개편, 인적자원관리 등 여러 가지 수단이 사용되어야 한다.

우선순위에 따라 구체적인 활동계획 수행하고 모든 활동을 모니터하는 간호관리자의 노력이 절실히 요구되는 단계이다.

(5) 전략의 평가

전략의 평가는 수행된 계획 내용이 조직에 어떤 반응을 주는지 보는 것으로 기대되는 결과가 생산적으로 성취되었는지, 어떤 수준으로 성취되고 있는지 기대된 결과와 현재의 상태를 비교하는 것이다.

2 전술적 기획

전술은 전략과 비교되는데, 전략이란 구체적인 행동 대안을 찾기 전에 전술이 가야 할 방향을 결정해 주는 것이며, 전술은 결정된 범위 안에서 목적 달성을 위한 구체적인 수단이다.

전술적 기획(tactical planning)은 전략적 기획과 운영기획 간의 중간 기획이다. 그러므로 장기계획은 전략적 목적을, 중기계획은 전술적 목적을, 단기계획은 운영적 목적을 달성하기 위한 것이므로 기획은 전략적인 것에서부터 시작하여 운영적인 것으로 끝나는 것을 알 수 있다. 이 기획은 1년에서 5년 이하의 중기기획으로 전략적 기획을 수행하는 데 필요한 세분화되고 구체적인 전술적 기획으로 이미 설정된 목표를 달성하기 위해 어떠한 종류의 자원을 어디에 배정해야 할 것인지 그 수단과 방법에 더욱 관심을 갖는다.

전략적 기획을 구체화시킨 것이 전술적 기획으로 전략적 기획과 구별되는 점은 다음과 같다.

- 최고 관리자에 의해 전략적 기획이 개발되는 것에 비해 전술적 기획은 중간 관리층에서 주로 개발되고 수행된다.
- 장기적인 기획을 다루는 것이 전략적 기획에 비해 전술적 기획은 보다 단기적인 기획을 다룬다.
- 전략적 기획의 결과는 몇 년 사이에는 충분히 알 수 없으나 전술적 기획의 결과는 빠른 시간 내에 분명해지고 구체적 행동으로 쉽게 나타난다.

- 전략적 기획이 전사적인 기획인 데 비해 전술적 기획은 업무수준의 기획으로서 구분된다.
- 전략적 기획의 의사결정은 혁신적이고 적응적인데 비해 전술적 기획은 일상적이고 적응적이다.
- 전략적 기획이 의도하는 목적은 장기적 생존과 성장의 확인이고 이에 비해 전술적 기획은 전략적 기획 수행의 수단이 된다.

3 운영적 기획

단기적인 운영 목표를 달성하기 위해 운영적 전략을 동원하여 기획하는 과정이 운영적 기획이다. 즉 운영적 기획(operational planning)은 각 부서의 활동 방향에 대한 진술로서 하부 조직단위의 관리자들과 구성원 각자가 담당할 업무를 기획한 것이다. 이는 1일에서 1년 동안의 단기기획으로 중·장기기획보다 단순하며, 연·월·주·일마다 행해질 수 있다. 이 기획은 실제 업무수행에 필요한 활동계획을 작성하며 중간기획에 필요한 자원을 배정한다. 간호에서는 직접적인 환자관리와 관련된 매일의 계획, 주 계획, 스케줄, 간호시간 등이 포함된다.

전략적 기획을 구체화한 것이 전술적 기획이라면 전술적 기획을 구체화한 것이 운영적 기획이며, 1일 또는 주간의 업무를 대상으로 하고 이때의 목표는 목표를 어떻게 달성할 것인가를 계량적으로 기술한다. 운영적 기획의 목표는 명확하고 측정 가능하게 수립해야 한다. 스케줄과 소요되는 예산을 충분히 고려하여 융통성 있게 설정해야 하며 발생가능성이 있는 모든 장애를 감소시키기 위한 방안을 검토해야 한다.

운영기획에는 부서 직원들이 반드시 참여해야 한다. 이유는 모든 직원이 함께 부서에서 성취해야 할 목표가 무엇인지, 이러한 목표를 달성하기 위해 어떤 전략이 필요한 지를 이해해야 하기 때문이다.

표 3-3 기획의 3가지 유형과 주요내용

전략적 기획	전술적 기획	운영적 기획
조직 전체의 활동계획을 포괄한다.	전략적 기획에 준하여 하위 부서의 기획기준을 제공한다.	하위 조직단위의 활동을 기획한다.
위험하고 불확실한 환경 하에서의 기획을 말한다.	덜 위험하고 불확실성이 낮은 환경하의 기획이다.	확실성이 높은 환경하의 기획이다.
최고관리층이 주관한다.	중간관리층이 주관한다.	일선 감독 층 내지 일반 구성원이 주관한다.
장기기획과 관련되어 있다.	중기기획과 관련되어 있다.	단기기획과 관련되어 있다.

운영적 기획안의 종류

1. 적용기간

1) 단용계획

단용계획(single use plans)이란 비교적 짧은 기간 내에 1회용 목표를 달성하기 위해 수립된 계획으로 목표가 달성되면 더 이상 필요 없는 계획을 말한다. 단용계획에는 프로그램과 프로젝트가 있다.

(1) 프로그램

프로그램이란 정해진 날짜까지 1회용 목표를 달성하기 위해 수립된 계획으로 하나의 프로그램을 완성하는 데에는 수년이 걸릴 수도 있으며, 프로그램을 수행하기 위한 별도의 부서를 만들어야 할 필요도 있다. 프로그램은 한 번으로 끝나기는 하나 중요한 조직목적을 달성하기 위한 대형 활동의 기획으로 범위가 커서 몇 개의 프로젝트로 연관될 수 있다. 예를 들면 간호사의 의료사고를 감소시키기 위한 프로그램을 들 수 있다.

효과적인 프로그램 개발을 위한 지침은 다음과 같다.

- 일련의 전체 행동을 의미 있는 몇 단계로 나눈 뒤 요구되는 연속적인 단계에 특별한 관심을 가지면서 단계 간의 관계를 연구한다.
- 적절한 관리자 및 조직단위에 각 단계에 대한 책임을 부여한다.
- 각 단계에 소요되는 자원을 결정하고 배분하고 단계의 시작과 완료 일자를 측정한다.
- 각 단계의 완성 목표 일자를 부여한다.

(2) 프로젝트

프로그램과 유사하나 일반적으로 프로그램보다 범위가 좁고 덜 복잡하다. 기획기간도 짧으며 필요한 자원의 양도 더 적다. 프로젝트는 한 프로그램을 수행하기 위해 여러 개로 나뉘어져 수립되는 경우가 많다. 예를 들면 간호사의 의료사고를 감소시키기 위한 프로그램에는 낙상 방지 프로젝트, 투약오류 감소 프로젝트, 욕창 발생 감소 프로젝트를 예로 들 수 있다.

2) 상용계획

상용계획(standing plan)이란 1회용 목표를 달성하기 위한 것이 아니라 반복적인 업무의 수행을 위한 지침으로 사용되는 지속적인 계획으로 정책, 절차, 규칙 등이 포함된다.

예를 들면 질병, 조퇴, 지각, 고용 등과 같은 반복적인 상황에 적용되며 한 번 수립되면 그 효용성이 오랫동안 지속되는 특성이 있다.

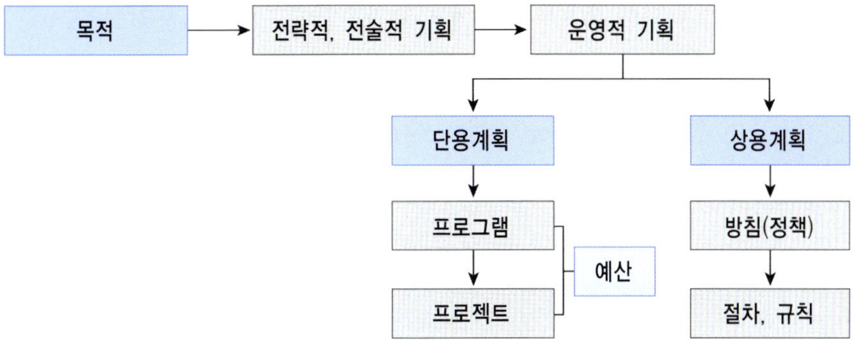

그림 3-4 기획의 단계

Ⅲ 목표에 의한 관리

1 목표관리의 개념

1) 목표관리의 정의

'목표에 의한 관리'로 불리우기도 하는 목표관리(Management By Objectives, MBO)는 1954년 피터 드러커(Peter Drucker)에 의해 처음으로 제창되었으며, 그 해 제너럴 일렉트릭(GE)에서 의사결정의 분권화를 위한 조직개편에서 목표관리를 처음 적용하였다. 이 기법은 참여의 과정을 통하여 조직의 목표를 명확히 하고 체계화함으로써 관리의 효율화를 기하고자 하는 기법이다.

목표관리란 종래 상급자에 의한 구성원의 업적평가 대신, 구성원이 자기 자신 혹은 상급자와의 협의에 의해 양적으로 측정가능하면서 구체적이며 단기적인 성취목표를 설정한 다음, 스스로 목표의 달성도를 평가해서 그 결과를 보고하는 것이 핵심이다.

전통적인 관리방법은 최고 관리자가 목표를 설정하고 하위 관리자에게 지시하여 그 이행을 강요하는 일방적인 통제에 의해 이루어져 왔는데 결과적으로 생산성이 떨어지게 되었다. 이에 대한 대안으로 목표 설정 시 하위관리자를 참여시켜 그들의 자주성과 창의성을 반영하는 새로운 관리방법이 바로 목표관리이다.

목표관리를 통해 얻을 수 있는 효과로는 노동 생산성의 증가, 구성원의 자기 충족과 직업적 발전, 조직의 효율성 증가 등을 들 수 있다. 특히 간호전문화는 관리의 분권화를 가져오기 때문에 간호의 질관리를 위해 목표관리는 매우 효과적인데, 그 이유는 질적으로 우수한 간호를 제공하기 위해 간호사가 동료 및 상급관리자와 함께 업무수행의 수준과 범위를 정하고 업무의 질을 감시하며 통제하는 책임을 받아들이기 때문이다.

목표관리에 대한 학자들의 정의는 다음과 같다.

표 3-4 학자별 MBO 정의

학자	정의
오디온(Odiorne)	조직의 상급관리자와 실무관리자가 조직의 목표를 협력하여 설정하고, 기대되는 결과의 측면에서 각자의 책임을 규정하고 일정한 기준에 따라서 구성원들의 기여도를 측정·평가하는 총체적인 관리과정
가레트와 워커 (Garrett & Walker)	조직구성원의 참여과정을 통하여 최고관리자로부터 일선관리자에 이르기까지 그들이 계층별 연간목표를 설정하고, 설정된 목표와 실제의 결과를 정기적으로 비교, 통제하는 관리시스템
몬디 외 (Mondy et al)	상위관리자와 하위관리자에 의해 의견 일치를 본 목표의 설정을 강조하는 하나의 경영기법

이상의 정의를 볼 때 목표관리는 설정된 목표달성도에 따라 업무수행을 평가함으로써 관리의 효율화를 이루는 것이다. 또한 조직의 상위관리자와 하위관리자들이 공동으로 목표를 설정하고, 기대되는 결과의 측면에서 개인의 능력발휘와 책임소재를 명확히 할 수 있고, 미래의 전망과 노력에 대한 지침을 제공하고 관리원칙에 따라 관리하며 자기를 통제하는 과정이라고 할 수 있다.

목표관리는 조직의 목표를 설정하고 이를 달성하였는지를 합리적으로 측정하고 통제하는 과정으로 목표달성도 측정을 통해 인사고과가 쉬워지고 조직원이 인사고과의 결과를 납득함으로써 합리적인 조직운영이 가능해진다. 또한 개인적인 입장에서도 목표관리는 조직구성원 스스로 목표달성을 통해 조직의 경영계획에 기여할 수 있게 하고, 동시에 조직 전체에 활력을 준다.

2) 목표관리의 특성

- 목표는 구체적이어야 한다.
- 목표는 현실적이고 달성 가능하여야 한다.
- 목표관리는 측정가능하고 계량적이어야 한다.

- 목표는 기대되는 결과를 확인할 수 있어야 한다.
- 목표는 목표 수행에 참여하는 자들에 의해 공식화되어야 한다.
- 목표는 각 관리자 혹은 조직단위의 능력 범위에 있어야 한다.
- 목표는 그 달성에 필요한 시간의 제한을 명확히 나타내야 한다.
- 목표는 정규적인 모임을 통해 관리자와 다른 참여자 간에 구두나 문서형식으로 검토되어야 한다.

2 목표관리의 구성요소

1) 목표설정

목표관리에 있어서 가장 중요한 것은 명확한 목표의 설정이다. 목표의 설정이란 양적으로 측정가능하고 기간이 분명한 목표를 설정하는 것을 내용으로 한다. 중요한 것은 목표관리에서는 최고경영층에서 말단에 이르기까지 일관성 있는 목표를 갖게 된다는 것이다. 따라서 각자의 목표는 조직 전체의 목표와 체계적으로 연결되게 한다.

애매한 목표는 달성할 수 없으므로 구성원들은 그들의 목표가 무엇이며, 그러한 목표를 달성하기 위해서 그들이 취해야 할 행동은 무엇이며, 그 목표를 언제까지 달성해야 하는가를 명확하게 알아야 한다.

구체적이고 측정 가능한 목표의 설정은 구성원들의 책임영역을 분명하게 하고 역할 갈등과 모호성을 감소시켜 관리자로 하여금 효율적인 관리를 가능하게 한다.

2) 구성원들의 참여

참여를 통한 목표설정을 핵심으로 하는 목표를 설정하는데 있어 상부로부터 일방적인 하달식이 아니라 하부계층의 구성원들과 관리자들이 함께 참여하여 목표를 설정하게 된다. 참여를 통하여 목표를 설정하게 되면 구성원들이 설정된 목표를 수용하는데 있어서 보다 적극적이 될 수 있고 생산성 측면에서도 보다 유효하다고 보는 것이다.

목표관리에서 관리자들은 구성원들이 자신들의 목표를 설정하여 수행하고 자기통제를 할 수 있는 능력을 소유하고 있는 것으로 간주한다. 따라서 자신이 수행할 목표를 상사와 협력하여 설정하며, 이렇게 설정된 목표는 실현가능성이 높으며 목표설정에 참여한 구성원들은 그 목표를 자신의 목표로 보다 잘 수용하게 된다. 이렇게 함으로써 구성원들의 직무 만족도를 증가시키고 생산성이 증가하게 된다. 이와 같이 목표설정에 구성원들을 참여 시키는 목적은 두 가지로 첫째, 목표의 실현 가능성을 증대시키며 둘째, 목표의 수용 정도를 확장 시키는 것이다.

3) 피드백

목표관리는 목표를 수량화하여 구체적으로 명시함으로써 관리자가 구성원들의 업무진행 상황과 평가에 관하여 구성원들에게 정보를 제공할 수 있다. 구성원들은 목표설정에 자신들이 참여하고 그들이 수행하고 있는 일에 대한 자세한 정보를 가지고 있으므로 자신의 활동에 대하여 통제를 할 수 있다. 따라서 작업 동기를 향상시킬 수 있다.

목표를 수행하는 과정에서 또 수행이 끝난 후에는 그 수행 결과에 대해 구성원들에게 반드시 적절한 피드백이 제공되어야 한다. 피드백이 필요한 이유는 자신이 수행하고 있는 일의 진행 정도, 그리고 올바르게 수행하고 있는지 등을 수시로 알 수 있고 피드백은 또한 집단의 문제해결을 증진시키고, 개인의 직무수행 능력을 향상시킬 수도 있기 때문이다.

3 목표관리의 절차

1) 목표의 발견

조직이 생존하고 성장해 나가는 데 있어서 꼭 필요한 거시적 목표를 발견해 나가는 단계이다. 이 단계에서는 조직의 현황을 분석할 뿐만 아니라 조직이 무엇을 이루어야 하는지를 분석하게 된다.

2) 목표의 설정

목표설정 단계에서는 조직이 무엇을 이루고자 하는가를 확고하게 정립시키는 단계이다. 이 단계에서는 개인별, 집단별로 목표를 설정하고 이 설정된 목표는 구성원들의 업적을 평가하고 피드백 시키는 기준이 되며 개인과 집단의 활동을 조직 전체의 목표와 결합시키는 역할을 한다.

목표를 설정할 때 조직구성원은 병원조직의 경영계획, 경영방침, 간호부나 간호단위의 운영계획, 운영방침, 자신의 능력, 자신의 지위와 역할 등을 종합적으로 고려하여 설정해야 한다. 목표설정의 내용은 목표주제, 달성기준, 수단 및 방법, 일정이 포함된다. 결국은 업무목표를 합리적으로 설정하게 되면 경영자원을 효율적으로 활용하게 되며 이로 인해 업무의 효율화, 생산성 향상이 실현될 수 있다.

목표관리에는 어떠한 목표를 설정할 것인가가 매우 중요하다. 이때 목표내용으로 업무목표, 업무혁신목표, 능력개발목표, 구성원의 지도 육성에 관한 목표가 포함되어야 한다.

3) 목표의 확인

이 단계에서는 전 단계에서 설정된 목표가 실제로 수행될 수 있는가를 검토하는 단계이다. 설정된 목표의 수행가능성, 기간 내 달성 가능성, 목표 수행상의 장애요인 등을 주의 깊게 분석하여야 한다.

4) 목표의 실행

이 단계는 설정되고 확인된 목표들을 수행하기 위한 구체적인 전략을 수립하고 실제로 행동으로 옮기는 단계이다. 면담을 통해 목표가 정식으로 결정되었으면 그 목표를 달성하기 위해 최대한 노력한다.

현재 조직 환경은 나날이 어려워지고 있으며, 이러한 환경 속에서 조직이 성장 발전 하려면 조직원 각자가 목표달성에 책임감을 가지고 자신의 역할을 충분히 자각하며 업무와 능력개발에 적극적으로 도전해야 한다.

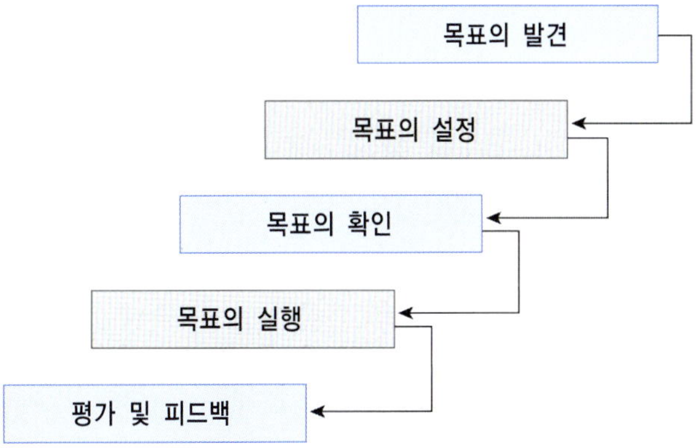

그림 3-5 목표관리(MBO)의 절차

5) 평가 및 피드백

마지막 단계인 평가 및 피드백 단계에서는 설정된 목표가 계획대로 수행 되었는지를 평가하는 단계로 미진한 부분에 대해서는 차기의 계획을 조정하는 단계이다. 평가는 실적치와 목표치 간의 차이를 평가하고 그것을 집단에 피드백 해주고 그 원인을 발견하여 수정하도록 하는 단계이다.

4 목표관리의 장점 및 단점

목표관리는 조직의 발전을 위해 필요하며, 반대로 조직은 목표관리 발전을 위해 필요하다. 조직을 경영할 때 무엇보다 필요한 것이 효율성이다. 조직의 효율을 높이기 위한 최대의 조건이 '목표를 설정하는 것'이다. 미리 목표를 설정하고 그것을 달성하기 위한 합리적인 수단·방법을 확립하여 일정에 따라 계획적으로 일해 나갈 때 비로소 생산성이 향상된다.

반면에, 목표·수단·방법 등이 합리적이지 못할 때는 경영지원(노동력·시간·기자재·예산 등)에 낭비와 손실이 생기거나 생산성이 떨어진다. 이러한 점을 감안할 때 목표관리에 앞서 장·단점을 알고 대처하는 것이 조직의 효율성 측면에서 중요하다고 볼 수 있다.

1) 목표관리의 장점

(1) 업무의 효율화

미리 뚜렷한 목표와 수단·방법을 결정해 계획적으로 업무를 수행하면 효율적이고 업무의 양과 질이 개선되며, 이를 통해 조직의 생산성을 향상시키는 효과를 얻을 수 있다.

(2) 능력개발의 촉진

목표관리란 현재보다 높은 업무목표를 정해놓고 도전하는 제도이므로 목표달성을 위해 노력하는 과정에서 능력이 향상되며, 이를 통해 자신의 직업적 발전과 자기계발을 촉진시킨다.

(3) 조직구성원의 활성화

목표관리란 조직원 개개인이 부문목표에 입각해 자신의 목표를 정하고 그것을 달성하기 위해 자주적·주체적으로 업무에 임하며 그 결과를 자가 평가하는 제도이므로 개개인이 자신의 업무계획과 효과적인 수단과 방법을 결정하여 상사의 지원과 격려를 받으면서 의욕적으로 일한다면 근로의욕은 향상되고 조직구성원이 활성화 된다.

(4) 업적평가와 처우개선

합리적 인사관리란 조직원 개개인의 업적을 정확하게 평가하여 그 결과를 임금, 상여금, 승진에 적정하게 반영하는 것이다. 이때 목표관리 제도는 업적을 평가하기 쉽다. '목표를 얼마나 달성했는가', '목표달성에 적극적이었는가, '목표달성을 위해 선택한 수단·방법은 합리적이었는가, '일정은 적절했는가'를 기준으로 평가하여 그 결과를 반영할 수 있다.

(5) 통제수단

목표관리는 통제기준으로서 명확한 목표를 제시해 줄 뿐 아니라 자기통제를 통해 스스로 업무를 평가하고, 이를 통제함으로써 객관적인 업적평가 및 효과적인 통제를 가능하게 해준다. 또한 목표관리는 관리자의 능력을 다음과 같이 향상시킨다. 즉, 상담, 협상, 위임, 권력과 권한의 공유, 평가수행, 관리 성장, 지도성의 질과 관리 유형 개발, 예산상의 책임, 문제해결, 지속적인 신뢰형성, 의사결정, 경청 및 기타 기술적 능력향상 등이다.

2) 목표관리의 단점

(1) 목표 설정 명확화의 어려움

조직의 목표를 명확히 설정하는 것이 MBO의 주요 내용인데 실제적으로 목표를 설정하는데 있어서 많은 문제점들이 존재하며, 또 목표를 명확히 제시하였다 하더라도 최종목표와 중간목표 간의 갈등을 조정하기가 어렵다.

(2) 성과의 질적 측면보다 양적인 면에서의 측정 가능성

조직의 성과를 질적인 면에서보다는 양적인 면에서 측정하는 경향이 높다. 그러나 조직내의 모든 것들이 양적으로만 평가될 수 있는 것은 아니므로 주의하여야 한다.

(3) 단기목표의 강조

단기목표를 지나치게 강조하는 경향이 있다.

(4) 목표변화의 비탄력화

목표의 변화에 있어서 비탄력적이다. 즉, 설정된 목표가 더 이상 가치가 없어져 변경을 해야 할 경우에도 기존의 목표를 그대로 유지하려는 경향이 있다.

(5) 상층관리자의 능력개발 저하

상층관리자의 지속적인 능력개발을 저해할 수 있다.

(6) 인간 중심적 관리방식이 없는 조직의 강한 저항

인간 중심적 관리방식에 경험이 없는 조직이 목표관리를 도입하려면 강한 저항을 받는다.

간호상황에서 목표관리 과정의 적용

1. 병원 목표
   고객 만족도 향상
2. 간호부 목표
   내 외부 고객 만족도 향상
3. 간호단위 목표
   • 간호 단위별 직원 만족도 실현
   • 간호 단위별 환자 및 보호자 만족도 실현
4. 평가기준 도구
   설문지, 보호자 교육 자료 등
5. 목표 추진 실적
   • 보호자 교육자료 브로셔 개발
   • 만족도 조사 설문지 개발

5 목표관리의 성공적 수행조건

목표관리는 총체적인 관리시스템이므로 목표관리가 성공적으로 수행되기 위해서는 조직전체에 걸쳐서 다음과 같은 여건이 조성되어야 한다.

1) 최고관리자의 적극적인 지원

목표관리의 실시는 조직전체에 영향을 미치기 때문에 최고 관리자가 솔선하여 적극적으로 참여해야 한다.

2) 자율성의 강조

조직의 구조와 과정이 목표관리를 실행할 수 있는 분권화와 자율성이 확립되어 있어야 한다.

3) 올바른 목표의 설정

목표관리는 올바른 목표설정이 성공에 중요한 요인이 된다. 그러나 올바른 목표를 설정하는 것이 쉬운 일은 아니다. 즉, 중요한 목표를 구체적이고 명확하게 그리고 수량적으로 평가가 가능하도록 설정하는 것은 어렵다.

4) 정기적인 의사소통

개인과 개인, 단위부서와 단위부서, 그리고 조직과 환경 사이에 의사소통과 피드백 체계가 확립되어 있어야 한다.

이러한 다양한 의사소통은 목표관리 프로그램이 구체적인 기업의 욕구에 맞춰 실시될 수 있다는 유연성을 갖는 것으로 볼 수도 있으나, 반면 최종 효과가 목표 때문이었는지 아니면 리더십이나 조직 분위기 변화 때문이었는지를 판단할 수 없게 된다.

목표관리는 거시적 차원에서 포괄적인 변화를 추구하나, 접근방식은 국지적이고 소규모적인 변화에 초점을 맞춘다는 점이다. 목표관리가 종종 실패하게 되는 이유 중에 하나는 바로 조직전체에 분산되는 목표들의 초점결여 때문이다. 반면에 목표설정 이론에 근거한 국지적 목표추구 방식은 가시적 결과 산출이 가능하고 상급자와 하급자 간의 일상적 교류 속에서 항상 실시 가능하므로 조직 효과증진에 더 큰 기여를 할 수 있다.

기타 여러 학자들이 제시한 목표관리의 수행조건은 다음과 같다.

- 업적에 대한 정의는 물론, 측정가능한 표준이 확립되어야 한다.
- 조직원이 달성하기에 가능한 업무량이어야 하므로 적절한 업무량이 요구된다.
- 업무를 수행하는 데 필요한 작업규범이 설정되어 있어야 업무수행과정에서의 혼돈을 줄일 수 있다.
- 수행한 과업에 대해 명확한 정의를 내려야 한다.
- 목표는 구성원 행동의 최종상태를 반영해야 한다.
- 목표관리란 주로 단기간에 이루어지는 목표를 달성하는 것이므로 시간적인 구분과 제한이 명확해야 한다.
- 업무수행에서 비용 상의 제한이 있어야 한다.

Ⅳ 의사결정

1 의사결정의 개념

1) 의사결정의 정의

인간의 삶은 판단·선택·결정의 연속이다. 우리는 매순간 선택의 갈림길에 놓여진다. 매일 반복되는 일상적인 문제에서부터 배우자의 선택, 주식 투자 종목 선택 등과 같이 의식적인 판단과 결단을 요구하는 경우도 있다. 조직을 운영하는 데 있어서도 마찬가지이다.

이상과 현실, 간편함과 복잡함, 최선과 최악 등과 같은 양극의 가치관 사이에서 관리자들은 매일 판단·선택·결정을 해야 한다.

의사결정(decision making)이란 선택 가능한 두 개 이상의 대안 중에서 최선의 대안을 선택하는 일련의 과정이다. 즉, 의사결정이란 효과적인 목표달성을 위하여 여러 대체 가능한 활동과정 중에서 하나의 활동과정을 선택하는 것이다. 또한 의사결정은 어떤 결정 안에 이르는 사고 및 행동과정으로서 둘 이상의 문제해결 대안과정 중에서 의사 결정자가 목적을 달성하는 데 가장 좋은 대안이라고 생각하는 것을 선택하는 행위를 말한다.

의사결정은 조직에서 관리자는 물론 조직구성원들 모두가 수행하는 일상적이고 필수적인 활동이다.

조직의 모든 수준과 기능에서 의사결정과 관련되지 않은 분야는 거의 없다. 수직적으로는 최고 경영층에서부터 일선 관리자에 이르기까지, 수평적으로는 모든 부서에서 의사결정을 해야만 한다. 일반적으로 최고 관리자의 의사결정은 경영목적과 조직 전반에 걸친 방침을 결정하고, 중간 관리자는 최고 관리자가 결정한 전반적인 목표 및 방침을 실행하기 위한 부분 목표 및 방침을 결정하고 이 내용을 실무 관리자에게 의사소통 한다. 실무 관리자는 생산계획과 작업할당에 관한 의사결정을 한다. 조직의 모든 계층에서 의사결정이 이루어지지만 의사결정의 중요성은 상층부로 올라갈수록 증가하게 된다. 이와 같이 의사결정의 내용과 중요성은 다르지만 조직의 모든 구성원들은 의사결정을 수행하고 있다. 따라서 의사결정은 관리자의 가장 중요한 임무 중 하나로 조직행동과 조직구성원의 행동에 영향을 줄 수 있다.

의사결정은 기획과정 뿐만 아니라 조직·인사·조정·통제 등의 관리과정에서도 수행되고 있다.

2) 의사결정, 문제해결, 비판적 사고와의 관계

(1) 의사결정

의사결정은 한가지의 특수한 행동의 방향을 선택하는 복잡하고 지적인 과정으로, 의사결정의 필요성 인식으로부터 대안의 선택에 이르는 중간단계의 활동으로, 선택보다는 넓은 개념이지만 문제해결보다는 좁은 개념이다.

(2) 문제해결

문제란 기대와 수행간의 불일치를 의미하며 중재나 개선이 필요한 상황을 뜻한다. 문제해결은 불만족스러운 상황을 시정하거나 기회를 활용하기 위해 여러 가지 방안을 탐색하고 실행하는 과정으로 이것은 의사결정만을 포함하는 것이 아니라 결정된 사항의 실행, 점검 및 유지도 포함하고 있다. 문제해결은 의사결정 과정을 포함하며 즉각적으로 해결해야 할 문제에 중점을 둔다.

(3) 비판적 사고 및 창조적 사고

의사결정과 문제해결은 둘 다 높은 수준의 인지적 과정인 비판적 사고를 요구한다. 비판적 사고는 어떤 주제에 대해 적극적으로 분석하고 종합하고 평가하는 능동적인 사고과정으로 어떤 주제에 대해 무조건 부정적으로 비판하려고 하는 것이 아니라 그것을 더 깊이 있고 폭넓게 이해하려는 것이다. 또한 장점과 단점을 발견하고 단점에 대한 대안을 제시하는 창조적인 사고방식이다.

간호관리자는 간호사들의 비판적 사고 능력을 사정하고 자기개발 프로그램, 코칭, 역할 모델링 등을 통해 지식과 기술을 향상시킬 수 있도록 지원해야 한다. 긍정적이고 동기를 부여하는 환경의 조성은 비판적 사고를 할 수 있는 태도와 능력을 향상시키며, 비판적 사고능력은 훈련을 통해 향상된다.

창조적 사고는 문제해결 방법이나 대안을 만들어내는 데 필수적인 것으로 창조적인 사고를 가진 사람은 더 유연하고 독립적인 사고로 문제에 대한 새롭고도 혁신적인 접근방법을 찾아낸다.

표 3-5 의사결정, 문제해결, 비판적 및 창조적 사고의 개념

개념	정의	중요단어
의사결정	여러 대안 중 한 행동방향을 선택하는 과정이며 반드시 문제해결로 귀결되지는 않는다.	선택
문제해결	문제의 실제적인 원인이 된 상황분석에 초점을 두는 체계적인 과정이며 항상 의사결정 과정을 거친다.	분석
비판적 사고	어떤 주제에 대해 적극적으로 분석하고 종합하고 평가하는 능동적 사고과정이다.	평가
창조적 사고	창조적 사고는 대안의 독창성을 중시한다.	독창성

2 의사결정의 과정

의사결정의 개념적 모형은 의사결정이 일련의 과정을 거쳐 일어나는 현상을 의미한다.

즉, 의사결정 과정은 문제를 인식하고(1단계), 문제를 해결할 수 있는 대안을 개발하여 선택하며(2단계), 선택한 대안을 실행하고(3단계), 실행 결과를 평가하는(4단계) 네 가지 단계가 순차적으로 이루어지는 과정이며 다시 피드백 되는 순환과정을 거친다.

1) 문제인식 단계

문제란 자신의 현 상태와 원하는 상태가 차이가 날 때 발생한다.

조직에서 문제인식이란 관리자가 기대했던 결과를 달성하지 못하는 상황에 처했을 때 문제의 증상을 감지하고 더 나아가 문제의 원인을 분석·정리하여 문제를 명확히 정의하는 것이다. 문제인식에서 가장 중요한 것은 조기인식으로, 개인뿐 아니라 조직의 입장에서도 매우 중요하다.

문제인식 단계에서 또 한 가지 중요한 것은 의사결정자와 결정 관련자들 간의 '인식의 차이'이다.

의사결정자의 판단은 지각, 인지, 성격 등에 따라 영향을 받는다. 같은 현상에 대해 누구는 문제로 인식하지만 누구는 전혀 문제로 인식하지 않는 경우도 있을 수 있기 때문이다. 즉, 해결하고자 하는 문제와 관련하여 의사결정자가 보유하고 있는 정보의 양, 문제를 분석하고 해결할 수 있는 능력, 문제를 해결하고자 하는 동기부여 정도 등과 같은 의사결정자의 특성이 문제인식에 많은 영향을 준다.

2) 대안의 개발 및 선택 단계

제2단계는 의사결정의 핵심이 되는 단계로서 대안을 개발하고 선택하는 단계이다. 이 단계는 관련정보를 수집하여 여러 가지 대안을 탐색하고, 구체적인 판단기준으로 대안을 비교 평가하여, 최선의 목적을 달성하는 데 가장 적합한 최적안을 선택하는 단계이다. 이 단계에서는 해결하고자 하는 문제가 의사결정자에게 얼마나 익숙한가, 문제가 얼마나 애매하고 복잡한가 등과 같은 문제 자체의 특성이 영향을 미친다.

3) 대안의 평가와 선택 단계

이 단계는 의사결정에 드는 비용, 각 대안의 장·단점, 그리고 해결책, 실천의 문제를 생각하는 단계이다. 즉, 각종 정보를 통해서 의사결정자가 여러 가지 대안들을 개발하였다면 각 대안에 대한 평가가 이루어져야 하며, 그 결과에 따라서 하나 또는 그 이상의 대안이 선택될 것이다.

4) 대안의 실행 단계

선택된 대안은 실행되어야 한다. 제4단계는 제3단계에서 개발되고 선택된 대안을 실행에 옮기는 단계이다. 실행되지 않은 결정은 아무 쓸모가 없다. 최선의 결정일지라도 제대로 실행되지 않으면 쓸모없게 되므로, 선택안의 실행을 저해하는 요인들을 효과적으로 관리하여 기대하는 결과를 얻을 수 있도록 주의를 기울여야 한다.

이 단계에서는 실행 담당자들의 실행의지(동기)가 무엇보다도 중요하다. 또한, 의사결정의 변경 가능성, 중요성, 결과에 대한 책임의 정도, 시간과 자금의 제약 등 환경적 특성이 의사결정의 질을 좌우하는 중요한 요인들이다.

대안의 선택이 적절히 이루어지고 또한 선택된 대안의 핵심이 실행단계에서 충실히 실현되었을 때 효과적인 문제해결이 가능해진다.

5) 결과의 평가 및 피드백 단계

마지막으로 결과의 평가단계는 문제를 해결하기 위해 실행된 대안이 최선의 목적을 달성했는지를 평가하고 그 평가결과를 다음 의사결정 과정에 피드백 하는 단계이다. 즉, 해결대안을 선택할 당시에 예상했던 기대효과와 실제의 성과를 비교해 봄으로써 성공여부를 평가할 수 있고 이를 통해서 차후 대안의 변경이나 조정이 필요한가를 결정하기 위한 자료를 얻을 수 있다.

3 의사결정의 유형

1) 문제의 적용수준에 따른 유형

의사결정은 그 수준이나 포괄범위에 따라 전략적 의사결정과 관리적 의사결정 및 운영적 의사결정으로 구분할 수 있다.

(1) 전략적 의사결정

최근 조직차원의 의사결정에서 가장 중요시되고 있는 부분은 아마도 전략적 의사결정일 것이다.

전략적 의사결정(strategic decision making)이라는 말은 적어도 두 가지 의미를 갖는데 첫째는 조직 내의 모든 결정이 선택을 전략적으로 한다는 뜻이고, 둘째는 조직의 운명을 결정하고 나아갈 방향을 설정해 주는 중요한 사안에 대한 결정이란 뜻이다.

전략적 의사결정이란 주로 최고 관리자가 수행하게 되며, 조직 전체에 영향을 미치는 정기적인 의사결정으로써 목표달성을 위해 최대의 능력을 발휘할 수 있도록 자원을 배분하는 것으로, 대부분 비정형적이고 비구조적인 의사결정에 속한다.

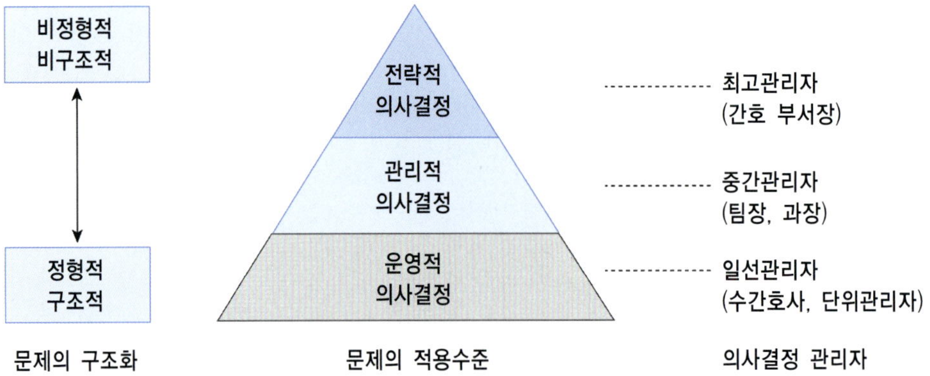

그림 3-6 간호관리자 수준에 따른 의사결정

(2) 관리적 의사결정

관리적 의사결정(administrative decision making)이란 주로 조직의 중간 관리자가 수행 하는 중·단기 기획과 관련되는 의사결정이다.

관리적 의사결정은 최대의 과업능력을 산출하기 위해 자원을 조직화하는 과정에서 조직기구의 관리에 관한 결정과 자원의 조달, 개발에 관한 결정을 한다. 예를 들면 조직을 새로 편성하거나 인력배치, 권한 및 책임관계 정립, 비용의 조달과 관련된 의사결정이 여기에 속한다.

이 유형의 의사결정은 주로 중간관리자에 의해 이루어진다.

(3) 운영적 의사결정

운영적 의사결정(operating decision making)은 조직 내의 일선 관리층에서 단기적인 전략수행과 성과달성에 필요한 관리행동에 관하여 의사결정을 내리는 것으로, 현행 업무의 수익성을 극대화하는 것을 목적으로 한다.

2) 문제의 구조화·복잡성 정도에 따른 유형

허버트 시몬(Herbert Simon)은 조직의 의사결정 문제가 얼마나 일상적이고 어느 정도로 구조화되어 있는가에 따라 의사결정의 유형을 분류하였다. 구조화 정도가 높은 의사결정은 정형적 의사결정, 구조화 정도가 낮은 의사결정은 비정형적 의사결정으로 구분하였다.

(1) 정형적 의사결정

정형적 의사결정(programmed decision making)은 확실한 조건에서의 의사결정으로 문제가 반복적이어서 기존의 문제해결 절차를 이용하는 의사결정이다. 정형적 의사결정은 일상화되어 효율적으로 처리되며 책임의 수준도 낮아서 대개 하위층으로 위임된다. 따라서 의사결정이 사전에 설정된 기준에 따라 일상적이며 반복적으로 이루어진다.

(2) 비정형적 의사결정

비정형적 의사결정(nonprogrammed decision marking)은 구조화되어 있지 않은 상황에서 결정사항이 비일상적이거나 복잡한 연구개발 조직의 전략기획 부분에서 많이 나타난다. 비정형적 의사결정은 문제의 규명이 어렵거나 문제 해결을 위한 절차의 선례가 없는 경우 혹은 명확한 의사결정 기준이 없을 때 주로 사용된다. 그래서 합리적이고 이성적인 방법에 의존하기 보다는 의사결정자의 창의력, 직관, 판단력에 의존하여 의사결정이 이루어지는 경우가 많다.

3) 결과의 예측가능성에 따른 유형

(1) 확실한 상황의 의사결정

의사결정에 필요한 모든 정보가 완전히 알려져 있는 경우를 의미하며, 따라서 완전한 지식 상황의 안정성·명확성 등을 가정한 확정적 모형(deterministic model)을 수립 할 수 있다. 현실적으로 이러한 의사결정을 하는 경우는 그리 많지 않다.

(2) 위험 상황의 의사결정

확실한 상황과 불확실한 상황의 중간상태에 해당되는 의사결정으로 각 대안들에 대한 결과의 예측은 확실하지 않으나 예상한 결과들의 발생 확률은 어느 정도 알 수 있는 경우이다. 확실하고 완전한 정보를 가지고 있지는 않으나 특정 결과가 발생할 확률은 알고 있는 경우가 여기에 속한다.

(3) 불확실한 상황의 의사결정

대안들의 가능한 결과를 예측할 수 없을 뿐 아니라 이들의 발생 확률도 전혀 알 수 없는 경우를 말한다. 따라서 이 경우 완전한 의사결정이란 있을 수 없고, 의사 결정자의 능력·취향·위험에 대한 태도 등에 따라 차이가 있다.

4 의사결정의 수준

1) 집권화·분권화 접근방법

집권화된 접근방법은 조직의 의사결정이 주로 최고 관리자에 의해서 이루어지게 된다. 조직의 규모가 큰 경우에는 의사결정이 중간관리자나 실무 관리자에게 위임되는 경우도 있지만 대부분의 조직에서 의사결정이 최고관리자에 의해서 이루어진다.

분권화된 접근방법은 대부분의 의사결정이 조직의 하부에서 이루어지며 의사결정에 대한 책임을 최고관리자가 실무 관리자들에게 위임하고 있다. 이러한 방법은 하부 관리층에서 많은 의사결정이 이루어지도록 하는 방법이다.

2) 개인적·집단적 접근방법

(1) 개인 의사결정

어떤 사람은 의사결정을 빨리하고 어떤 사람은 느리게 한다. 어떤 사람은 의사결정을 하기 전에 많은 양의 정보를 참고하지만 어떤 사람은 자신의 이해관계만을 중심으로 개인의 인격에 근거한 개인 의사결정을 하여 조직적 의사결정보다 질서정연하지 못하다. 따라서 정형적으로 완전히 합리적이지 못하며 풍부한 정보에 따른 의사결정을 할 수 없다. 이런 의사결정을 할 수밖에 없는 이유는 개인이 지닌 가치관, 성격, 위험에 대한 성향, 불일치의 잠재성 같은 심리적·행동적인 영향요인이 주로 관여되기 때문이다.

개인 의사결정은 개인이 혼자 판단, 선택하여 문제를 분석하고 대안을 선택하는 의사결정이다. 사안에 따라 의사결정에 필요한 정보를 얻기 위해 다른 사람에게 질문하거나 의견을 묻는 것까지를 개인 의사결정 범주에 포함시킬 수 있다. 많은 경우 의사결정자가 스스로 결정할 것인가 아니면 집단을 구성하여 결정하도록 할 것인가는 의사결정자의 선택이다. 의사결정자가 독단적으로 자신의 권한 범위 안에서 판단하여 결정할 수 있고, 제한적 범위 내에서 집단 구성원을 결정에 참여시키는 경우도 있으며, 의사결정권에 대한 권한 자체를 집단에게 위임해 줄 수도 있다.

의사결정 과정에는 의사결정자 개인의 판단이나 속성이 영향을 미친다. 이러한 개인 의사결정에 영향을 주는 것으로는 인지구조, 창의력, 정보처리 능력, 성격, 가치관 문제에 대한 인식, 조직에서의 역할 등이 있다.

(2) 집단 의사결정

오늘날의 조직에서는 의사결정의 범위가 넓고, 결정할 문제들이 점점 더 복잡해지고 고려해야 할 정보가 많기 때문에 개인 의사결정보다 집단 의사결정을 사용하는 비중이 높아지고 있다. 또한 조직구성원의 의사결정에 참여는 커뮤니케이션의 활성화, 사기앙양, 협동의욕을 강화시키는 수단이 되기 때문에, 조직에서는 가능하면 관리자의 개인적 의사결정을 피하고 집단 의사결정을 확대하고 있다.

집단 의사결정이란 집단 내의 구성원들 간의 의견, 아이디어 및 지식의 교환과 같은 집단적 상호작용을 거쳐 문제를 인식하고 이를 해결할 수 있는 대안을 선택하는 과정을 말한다.

병원조직에서도 위원회, 회의, TFT(태스크 포스 팀) 등의 다양한 집단 의사결정을 활용하고 있으며, 실제 간호사들은 상당히 많은 시간을 집단 의사결정에 사용하고 있다.

집단 의사결정은 다음과 같은 장·단점을 가지고 있다.

① 장점

- 정확도가 높다.
- 과업의 전문화가 가능하다.
- 의사결정의 질이 향상된다.
- 의사소통의 기능을 수행한다.
- 정당성과 합법성이 증가된다.
- 일의 전문화, 분업 및 협업이 가능해진다.
- 결정에 대한 조직구성원의 만족과 지지를 쉽게 얻을 수 있다.
- 어려운 문제해결 시 집단 내 구성원이 가지고 있는 모든 자원을 활용할 수 있다.
- 많은 지식, 사실, 관점 등을 이용하여 더 좋은 아이디어의 수집이 가능하며, 또한 조직구성원 상호 간의 지적인 자극을 통한 시너지 효과를 유도한다.
- 집단 의사결정은 집단의 성과에 직접적인 영향을 미친다. 집단 의사결정이 자율적으로 이루어지는 과정에서 구성원들은 자신들에게 기대되는 역할을 잘 이해하여 조직의 목표달성에 기여할 수 있다.
- 집단 의사결정은 집단 내 구성원 간의 인간관계를 개선할 수 있다. 집단이 직면하는 공동의 문제를 해결하는 과정에서 집단 구성원의 참여가 이루어짐으로써 집단 구성원들 상호 간에 정보를 지원하는 등의 커뮤니케이션이 더욱 활성화된다.
- 집단 의사결정은 자율적인 조직기반을 구축하는 핵심적인 활동이다. 의사결정 권한을 조직의 각 부서나 팀이 갖도록 위임함으로써 집단이 자주적으로 문제해결을 할 수 있도록 하여 집단수준에서 지향하는 자율적 집단을 구축할 수 있게 된다.

② 단점

- 개인 의사결정에 비해 시간이 낭비되어 신속한 결정과 행동이 방해된다.
- 집단 내에서 획일성에 대한 압력이 존재하게 되어 구성원에 대한 순응압력이 가해진다. 즉, 특정 구성원에게 지배를 받을 가능성이 증가된다.
- 최종결과에 대한 책임소재가 모호해진다.

- 개인의 창의성이 제한 받는다.
- 구성원의 불일치로 인해 구성원 간의 갈등이 야기된다.

개인·집단 의사결정의 선택기준

의사결정의 질을 향상시키기 위해서는 어떤 상황에 집단 의사결정이 효과적이며, 또 어떤 상황에 개인 의사결정이 좋은지에 대한 선택기준을 선정할 필요가 있다.

첫째, 의사결정의 질 측면에서 조직이 복잡한 문제를 해결해야 하고 다양한 접근법이 필요한 경우에는 집단 의사결정이 유리하다. 이유는 집단 의사결정은 다양한 구성원들에 의하여 더 많은 정보와 지식을 활용할 수 있고 따라서 다양한 견해를 참고하여 여러 가지 대안과 접근을 고려하기 때문이다.

둘째, 결정사항의 수용성이 중요한 사안은 집단 의사결정이 개인 의사결정보다 더 유리하다. 이는 집단 구성원들 자신이 의사결정 과정에 참여하는 집단 의사결정은 결정된 사항에 대한 구성원들의 이해와 수용가능성을 증대시켜 주기 때문이다.

셋째, 의사결정 사항의 정확성 측면에서도 집단 의사결정이 개인 의사결정보다 더 유리하다. 집단 의사결정은 여러 대안에 대해 충분히 평가할 수 있고 여러 사람들이 참여함으로써 좋은 아이디어에 대해 다양한 관점에서 바라볼 수 있기 때문이다.

넷째, 그러나 의사결정의 신속성 면에서는 개인 의사결정이 집단 의사결정보다 더 낫다. 집단 의사결정은 결정이 내려지기까지 상당한 시간이 필요하여 적절한 시기를 놓쳐버릴 가능성이 있기 때문이다.

다섯째, 창의성이 중요한 사안은 개인 의사결정이 집단 의사결정에 비해 유리하다. 집단 의사결정은 집단 구성원의 창의성을 제약할 수가 있기 때문이다.

여섯째, 비용면에서도 개인 의사결정이 집단 의사결정에 비해 저렴하다. 집단 의사결정은 우선 구성원들이 한자리에 모이게 하는데도 비용이 들고, 집단의견을 조정하는데도 더 많은 비용이 든다.

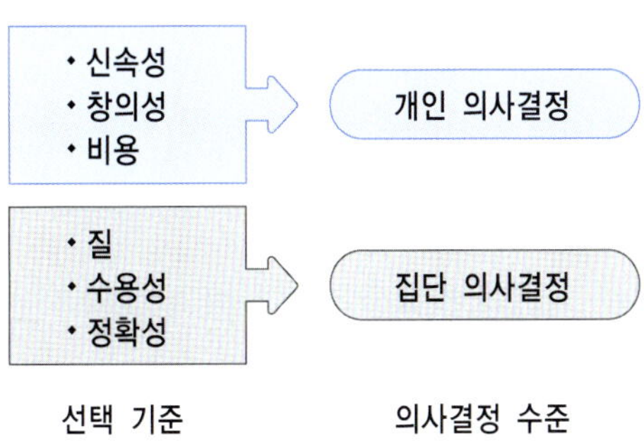

그림 3-7 의사결정 수준

집단 의사결정시에 나타날 수 있는 안 좋은 현상 중에 하나가 집단사고 현상이다.

집단사고란 응집력이 높은 집단에서 구성원들 간의 합의에 대한 요구가 지나치게 커서 현실적인 다른 대안의 모색을 저해하는 현상을 말한다. 즉, 집단 구성원들의 잘못된 의견 일치 추구성향을 말한다. 이러한 집단사고가 발생하면 자신들의 비판적 사고는 접어 둔 채 집단 합의에 부합하는 아이디어를 표명하는 데 몰두하고 강한 충성심을 발휘하여 만장일치의 분위기를 조성함으로써, 비현실적·비합리적·획일적·비윤리적인 의사결정을 할 수가 있다. 집단사고는 정보의 부족, 토의 절차상의 방법의 부재, 일방적이고 독재적 리더십, 외부로부터의 고립이나 위협으로 스트레스가 높은 상황 등에서 쉽게 발생한다.

집단사고에 빠지게 되면 새로운 정보나 변화에 민감하게 반응하지 못하고 전문가의 조언이나 자문을 무시하며, 문제 인식이 소극적이 되고 상황에 대한 적응능력은 떨어진다.

이러한 집단사고를 극복하기 위한 방안으로는 자유로운 토론 분위기를 만들거나, 또는 독재적인 리더로 인해 집단사고가 발생되는 경우에는 리더가 없는 집단토론의 방식을 채택 할 수 있다. 다음에 소개될 효과적인 의사결정 기법들을 활용함으로써 이러한 집단사고의 위험을 어느 정도 극복할 수 있다.

집단사고의 징후는 다음과 같다.

- 구성원은 자신의 집단이나 조직은 어떤 경우에도 무너지거나 패배하지 않는다는 환상을 갖는다.
- 구성원은 자기의 집단에 불리한 정보는 왜곡하거나 중요성을 무시하고 자기집단의 상상적 우월성을 지키려 한다.
- 구성원은 자기의 집단이 언제나 옳은 행동을 한다고 하나 비도덕·비윤리적 행동을 한다.
- 구성원은 타 집단에 대해서는 배타적 감정을 갖는다.
- 구성원은 자기 집단을 비판하거나 행동규범을 어기는 자에게는 동료들이 직접적인 압력을 가한다.
- 구성원 스스로 남과 다른 의견의 발표를 자제하며 남들의 의견에 동조하려 노력하고, 항상 만장일치·행동통일을 했다는 환상을 갖는다.

＊ 애쉬효과(Asch effect)

1950년대 애쉬교수의 실험에서 유래된 말로, 사람들이 심리적으로 다른 사람의 의견을 따라가는 성향을 나타내는 말이다. 이 실험의 결과에 따르면 실험 대상자들 중에서 한 번도 흔들리지 않고 정답을 말한 사람들은 전체의 20%에 불과하였고, 나머지 80%는 적어도 한번 이상 집단 의견에 따라 틀린 답을 선택하였다. 또한 두 번 이상 틀린 답을 선택한 사람도 58%나 되었다. 즉, 다수가 공유하는 틀린 생각 때문에 한 개인의 옳은 판단이 영향을 받게 되는 현상을 애쉬효과라고 한다.

＊ 로스구이 현상

수필가 찰스 램(Charles Lamb)이 쓴 '로스구이의 기원에 관한 소고(A Dissertation upon Roast Pig)'라는 풍자 수필에서 기원함

> 옛날 한 시골마을에 사는 한 젊은이가 밭에 나가 일을 하고 돌아와 보니 자신의 집이 홀딱 타버린 것을 발견했다. 젊은이는 마을 사람들과 함께 뭘 좀 건질게 없을까 하고 여기저기 살피던 중 돼지 우리 쪽에서 지금껏 맡아 보지 못한 구수한 냄새가 나는 것이 아닌가. 달려가 보니 돼지가 고스란히 불에 타 죽어있는 것이었다. 그 냄새가 하도 구수하여 구이가 된 돼지의 살점을 살짝 뜯어먹어 보는데 그 맛이 가히 천하일품이었다. 그 뒤로 마을 사람들은 돼지구이 로스구이가 먹고 싶을 때마다 집에 불을 지르곤 했다는 것이다.

이 이야기에서 따온 로스구이 현상이란 조직에서 보다 간단하고 효과적인 대안이 있는데도 그것을 모르고 어렵고 비싼 대안을 선택하여 어처구니없는 큰 대가를 치르는 경우를 일컫는다.

5 집단 의사결정의 기법

기획을 위한 집단의사결정 방법에는 양적인 방법과 질적인 방법이 있다. 양적인 방법(계량적 기법)은 추상적인 관리현상을 계량화하여 알기 쉽고 문제를 해결하기 위한 정보를 제공하고 최적의 대안을 제시한다.

1) 질적기법

(1) 브레인스토밍

브레인스토밍(brain storming)은 여러 명이 한가지의 문제를 놓고 아이디어를 무작위로 제시하고 그 중에서 최선책을 찾아내는 방법이다. 기법은 오스본(Osborn)이 광고회사에서 창조

적인 사고를 촉진시키기 위해서 개발한 것으로 문제해결을 위하여 자주적인 아이디어의 제안을 대면적으로 하는 집단 토의이다. 브레인스토밍의 목적은 자유롭고 융통성 있는 사고의 창의성을 증진시키는데 있다.

브레인스토밍은 문제를 정의하고 새로운 창의적인 대안을 탐색하는데 효과적으로 사용할 수 있다.

브레인스토밍은 동기부여, 독선적 사고의 배제, 적극적이고 진취적인 태도나 함양 등의 부수적 효과를 얻을 수 있다. 그러나 이 방법은 문제와 전혀 연관성이 없는 아이디어나 현실성이 결여된 아이디어들이 나열될 수 있다. 그러므로 브레인스토밍은 대안을 발견하는데 유효하나, 대안을 평가, 선택하는 단계에서는 다른 기법과 병용하는 것이 바람직하다.

브레인스토밍(Brain Storming)의 규칙

- 모든 아이디어를 제안할 수 있다.
- 제안된 아이디어는 집단이 공유하는 아이디어가 된다. 구성원 모두는 이 아이디어를 공유할 수 있다.
- 어떤 아이디어도 평가받거나 비판받지 않는다.
- 가능한 한 많은 아이디어를 통합하고 발전시켜 나가야 한다.

(2) 명목집단 기법

명목집단 기법(nominal group technique)은 의사결정이 진행되는 동안에 구성원이 모이기는 하나 구두로 의사소통을 금지하므로 그 명칭을 명목집단 기법이라고 한다.

약자로 NGT라고 하는데 이 방법의 주된 특징은 참석자들로 하여금 서로 대화에 의한 의사소통을 못하도록 하는데 있다. 그럼으로써 집단의 각 구성원들이 진실로 마음속에 생각하고 있는 바를 끄집어내려는 것이다.

이 방법에 의하면, 의사결정에 참여한 모든 구성원들은 각자 독립적으로(타인의 영향을 받지 않고) 자신의 의사를 제시할 수 있기 때문에 의사결정을 방해하는 타인의 영향력을 줄일 수 있다는 장점을 갖고 있다. 이 방법이 효과적으로 사용되는 때는 새로운 사실의 발견과 아이디어를 얻고자 할 때, 정보의 종합이 필요할 때, 최종 결론을 내릴 때 등이다.

명목집단 기법의 진행 방법

- 소집단 구성원들이 테이블에 모여앉아 서로 말을 하지 않는다.
- 각 구성원들이 문제에 대해 생각하고 있는 것을 백지에 적는다.
- 한 사람씩 돌아가면서 자신의 아이디어를 발표하고 사회자는 구성원 모두 한 눈에 볼 수 있도록 제시되는 아이디어를 큰 칠판에 적는다. 그러나 아이디어에 대한 토의는 하지 않는다.
- 결과에 대한 아이디어의 목록이 만들어진다.
- 구성원들은 제시된 아이디어에 대해 우선순위를 묻는 비밀투표를 실시하고 최고의 표를 얻은 안이 채택된다.

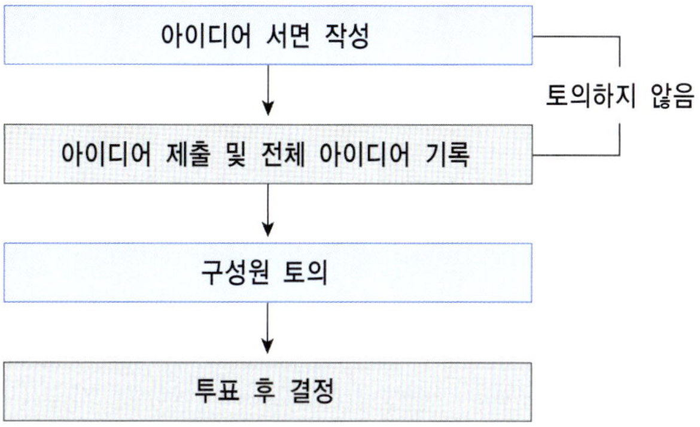

그림 3-8 명목집단 기법 진행순서

(3) 델파이 기법

오늘날 조직을 운영하는 관리자들은 여러 가지 의사결정을 할 때 자신의 경험과 지식을 이용하고 있지만 때로는 외부 전문가들의 도움을 받기도 한다. 델파이 기법(delphi technique)은 테드 고든(Ted Gordon)과 몇몇에 의해서 개발되었으며, 이는 전문가들의 의견을 모아서 결정안을 만드는 시스템적인 방법이다.

델파이 기법은 복잡하고 시간이 많이 소요되고, 집단 구성원들이 대면하여 만나지 않는다는 것을 제외하고는 명목집단 기법과 유사하다.

명목집단 기법과 같이 델파이 기법은 타인의 영향으로부터 구성원들을 격리시킨다. 델파이 기법은 참가자들의 출석을 요구하지 않는다는 특징이 있다. 단, 명목집단 기법과는 달리 의사결정의 참석자들이 서로 얼굴을 볼 수 없도록 떨어져 있는 상태에서 시행하며 참여하는 사람들은 명목집단 기법과 달리 사안에 대한 전문가들이다.

델파이 기법은 지극히 불확실한 미래의 현상을 예측하는 도구로 많이 사용되어 왔다. 예를 들어, 지금까지 시판된 적이 없는 신상품에 대한 수요예측을 함에 있어 그 신상품에 관련 있는 전문가들을 여러 명 초빙하여 델파이 기법을 사용할 수 있다.

델파이 기법의 진행 방법

- 문제를 설정한다.
- 첫 번째 설문지 시행하고 응답처리 한다.
- 응답결과를 다른 구성원들에게 알린다.
- 종합·요약된 다른 사람의 응답을 본 뒤 두 번째 설문에 각자의 수정된 응답제시하고 정리한다.
- 2~4의 과정을 적당한 해결책이 얻어질 때까지 계속한다.

(4) 전자회의

실제로 조직에서는 집단에 의한 의사결정이 늘어가고 있는데, 이는 조직에서의 의사결정 문제가 포괄하는 범위가 점점 넓어지고 복잡해지면서 여러 사람들의 경험, 지식 그리고 판단 및 시각을 수집·결합하여 의사결정을 해야 할 필요성이 커지고 있다.

집단 의사결정에 관한 가장 최근의 접근방법은 고도의 컴퓨터 기술과 명목집단 기법을 혼합시킨 것이다. 이러한 접근방법을 우리는 전자회의라고 한다. 회의를 할 수 있는 기술이 있으면 그 개념은 단순하다. 약 50명의 사람들이 컴퓨터를 한대씩 가지고 빈 책상에 둘러앉고, 문제가 참가자들에게 제시되고 각자 컴퓨터 스크린에 자신의 의견을 제시한다. 투표 내용뿐만 아니라 개인의 의견이 회의실의 대형 스크린에 제시된다.

전자회의의 장점은 익명, 정직, 신속성이다. 참여자들은 의견을 익명으로 제시하고 동시에 단말기를 통해 모든 참가자들의 의견을 알 수 있다.

(5) 파레토 도표

어떤 문제를 해결하기 위해서는 그 문제를 야기하는 다양한 원인을 생각하게 되는데 시간과 비용의 제약 때문에 실제로 이 모든 요인을 고려해볼 수는 없다. 따라서 가능한 적은 수의 가장 중요한 요인만 고려하게 되는데 파레토 도표는 이러한 소수의 원인을 찾는데 도움이 된다. 이탈리아의 경제학자 파레토(pareto)는 소수의 사람(20%)이 대부분(80%)을 통제 하고 있다고 하여 20 : 80의 원칙 즉, 파레토원칙을 설파하였다. 파레토 도표는 문제가 되고 있는 업무나 결점 그리고 사고 등을 형태나 원인별로 분류하고 자료를 수집하여 문제의 빈도가 큰 순서대로 차례로 늘어놓아 그 크기를 비교할 수 있게 한 것이다. 꺾인 선은 요인의 누적된 비율을 보여주어 어떤 요인이 문제에 대하여 몇 % 정도 기여하였는가를 알기 쉽게 해준다.

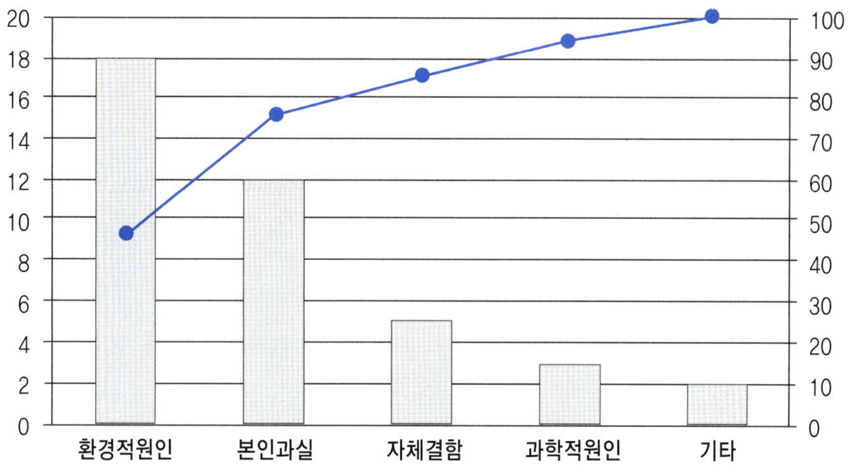

그림 3-9 혈압계가 망가지는 원인

2) 계량적(양적) 기법

복잡한 사회현상을 통계적, 수학적 변수를 사용하여 단순화시키는 방법을 의미한다.

(1) PERT

PERT(Program Evaluation and Review Technique)는 미국 해군에서 1950년대 말에 폴라리스 미사일 잠수함 건조 사업을 기획하고, 일정을 짜며, 통제할 목적으로 처음 개발된 것으로 대규모 사업 계획을 기획하고, 일정을 짜며, 통제할 수 있는 기획방법에서 시작되었다. 또한 의료계에서 사용할 수 있는 작업망 계획수립 방법으로 관리자가 여러 가지 활동을 기획하고 일정계획을 짜고 통제해야 하는 대규모의 복잡한 일과성 사업에 전형적으로 사용되는 절차 방법이다.

PERT는 프로젝트를 완성하는 각 활동의 완성 기간이 매우 불확실할 때 적용되며 완성소요시간을 낙관적, 비관적, 확률적 완성 기대시간을 계산하여 전 프로젝트에 필요한 3가지 다른 시간 소요량을 제시한다. 이러한 작업망 작성은 모든 사람들이 날짜를 지키게 해주며 문제가 발생하면 곧바로 확인할 수 있는 장점이 있다.

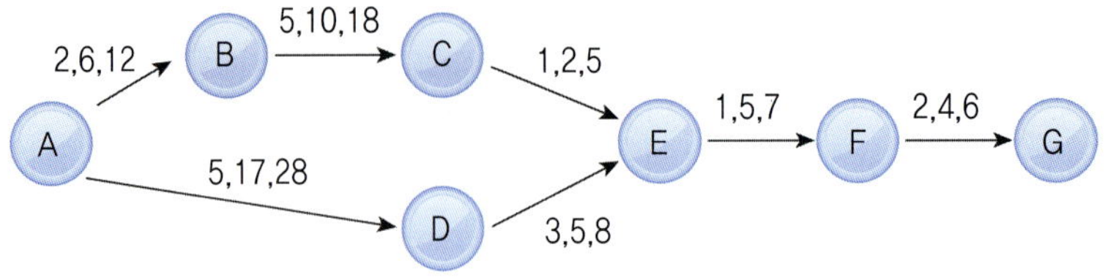

그림 3-10 PERT의 예

(2) 주경로기법

최근에 주경로기법(Critical Pathway, CP)이 의료기관에 도입되고 있다. 주경로기법은 원래 산업공학과 경영학 분야에서 프로젝트 진행과 물류공급의 효율성을 관리하는 기법이다. 이 기법은 PERT/CPM을 이용한 최단거리를 찾아내는 경로기법이라 할 수 있다. 의료기관에서 주 임상경로(CP)는 진료의 지연과 자원 소모량의 최소화, 의료의 질 관리 목적으로 도입되고 있는데, 병원에서는 의사, 간호사 등 의료진의 특정진단, 의료행위 절차를 가장 접합하게 순서화하는 시간계획표를 작성하는 기법으로 사용되고 있다.

주경로기법은 간호관리자가 스케줄을 관리하고 자원을 계획할 수 있도록 돕는 것으로 관리자의 성취정도를 모니터 할 수 있게 하며, 프로젝트의 진행이 잘되지 않는 경우에는 수정 행동을 할 수 있도록 돕는다.

(3) 간트 챠트

1910년경 헨리 간트(Henry Gantt)가 대중화시킨 것으로 프로젝트의 계획과 통제를 목적으로 사용하는 도해법의 하나로 가로축은 시간을 나타내며 활동은 가로막대로 통합하여 선·후 관계를 나타낸다. 작업의 수행에 따라 진척 사항을 가로막대로 표시함으로써 현 시점에서의 계획된 진도를 쉽게 파악하여 생산 계획이나 통제를 할 수 있다.

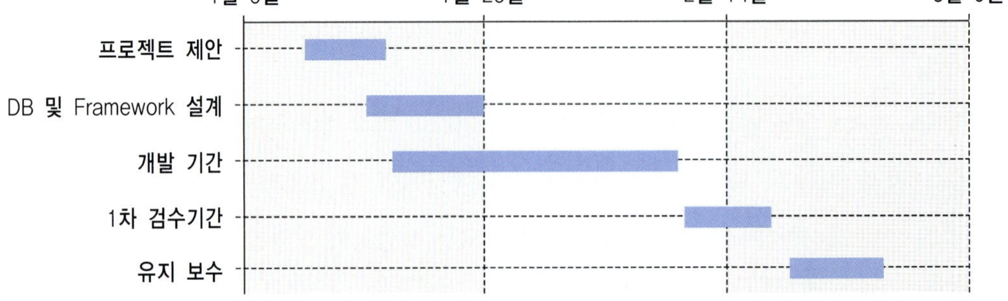

그림 3-11 간트 챠트 예

(4) 네트워크모형

네트워크모형(network model)은 주로 공공서비스의 효율적 제공을 위해 사용되는 것으로 주어진 자원의 제약 하에서 어느 지역에 어느 정도의 서비스를 제공해야하는가와 같은 의사결정을 도와주는 기법이다. 각 지점을 연결하는 가장 빠르고 가장 적은 비용이 드는 경로를 발견하는 모형이다.

① 최단경로 문제

가장 빠른 경로를 찾기 위한 것으로 출발지에서 목적지까지 최단거리 경로를 찾는 것이다.

예) 서울의 한 지역에서 다른 지역으로 택시를 타고 갈 때 가장 짧은 경로를 찾는 것

② 최소걸침나무 문제

네트워크에서 모든 마디가 서로 연결될 수 있도록 가지를 선택하는 방법 중 총연장의 길이가 최소가 되도록 하는 문제이다. 예컨대, 종합검진환자가 필요한 검사를 모두 받되 검진에 소요되는 전체시간이 최소화되도록 각 검사를 연결하는 방법을 찾는 것이다.

③ 최대흐름 문제

일정시간 내에 환자의 진료능력을 최대화할 수 있도록 병원의 과 공간, 시설, 시간 등을 적절히 배치하는 문제이다.

(5) 대기행렬이론

대기행렬이론(queuing theory)은 기다려야하는 어떤 문제를 처리하거나 간헐적인 문제를 처리할 때 사용하는 것으로 간헐적인 서비스와 연계된 요소의 효과적이고 균형 잡힌 결정을 하기 위하여 수학적 기법이 이용된다. 무작위식 형식이나 시기가 예측가능 해야 하며 필요하고 적절한 시기에 최대한의 인력과 시설을 공급하는 것을 의미하기도 한다. 예를 들어, 외래관리자는 한가한 시간이나 격일로 오는 환자를 파악하여 파트타임 직원이나 인원배치를 주장하여야 한다.

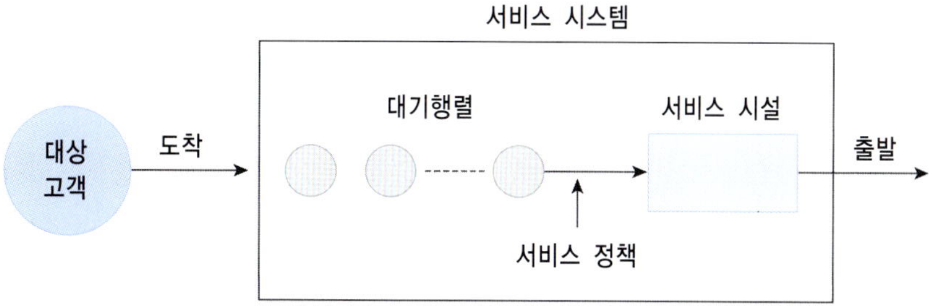

그림 3-12 대기행렬이론 모형의 예

(6) 비용편익분석과 비용효과분석

다양한 의료서비스가 이용 가능한 반면, 이를 활용할 자원이 부족하다면 보건경제학적인 관점에서 어느 한 가지 서비스의 선택이 불가피할 것이다. 이러한 선택과정과 보건의료자원을 효율적으로 분배하기위한 의사결정 과정에서 비용편익분석과 비용효과분석이 사용되기 시작하였다. 거의 같은 결과가 예상된다면 가장 저렴하고 효율적인 비용의 프로그램을 선택하고자 하는 것이다.

비용편익분석(Cost-Benefit Analysis, CBA)이란 여러 정책대안(또는 프로젝트)의 비용과 편익을 고려하여 최선의 대안을 찾는 의사결정기법으로 이때 기본은 주로 효율성(또는 경제성)으로 편익에서 비용을 뺀 순편익으로 표시되며 투입되는 비용과 결과가 모두 화폐단위로 표현된다.

비용효과 분석(Cost-Effectiveness Analysis, CEA)은 투입되는 비용과 그 효과를 분석하는 것으로 산출부분이 비화폐 단위인 경우 적용하게 된다.

관리과정을 시스템으로 설명하고 투입과 산출을 비교하고, 분석하는데 있어서 관리과정이 유효하였는가를 평가하는 것은 효과성(effectiveness) 즉, 목적달성 정도(수, %, 비율)로 나타낼 수 있다. 그리고 그러한 목적달성을 일정한 자원 안에서 얼마나 성취하였는가 평가 하는 것은 효율성(efficiency)으로 나타낸다.

비용편익분석에서 비용(cost)은 정책 또는 프로젝트를 위해 필요로 하는 자원이다. 목적을 달성하기 위해 투입되는 모든 자원으로 공적자원과 사적자원 또는 금전적 자원과 비금전적 자원으로 나타낼 수 있다. 편익(benefit)은 비용과는 반대로 프로젝트로 인해 새로 만들어 지는 자원이다. 프로젝트의 목적달성 또는 산출물은 그 프로젝트의 편익이라고 할 수 있다.

예) '환경감시망루 설치'라는 프로젝트에서 환경감시망루를 짓는데 필요한 토지, 벽돌, 기계, 노동력 등은 비용이며 망루설치시 추락사고가 빈번하였다면 인간생명이라는 비금전적 비용을 고려할 수 있고 환경감시망루로 깨끗해진 강물은 편익이라고 할 수 있겠다.

V 예산과 재무관리

1 예산

1) 예산의 정의

예산(budget)이란 일정기간 동안 조직이 성취하고자 하는 활동의 수행을 위한 상세한 재무계획을 일컫는다. 예산은 공식적인 화폐단위로 기술된 공식적인 계획으로서 수입과 지출 예산이 포함된다. 그러므로 예산은 대중이 필요로 하고 제공하고자 하는 서비스에 타당한 목표를 기초로 하여야 한다. 바람직한 예산이 되기 위해서는 목표에 기초를 두고 있고, 간단하고, 기준이 명확하며, 융통성이 있고, 균형이 있어야 한다.

(1) 예산의 기능

- 예산은 관리자들에게 기획과 통제 역할을 하며 관리회계시스템의 설계와 운영에 있어서 중추적인 역할을 한다.
- 예산안이 확정되면 실제 지출과 예산안을 비교하여 쉽게 통제할 수 있기 때문에 효율적인 관리가 가능하다.
- 예산은 관리자들에게 통제를 위한 준거수단으로 활용할 수 있게 해주며 조직의 목표달성에 부응하도록 동기를 부여한다.
- 예산은 관리자들에게 비판적 사고 능력을 키워주며 이로 인해 창조적인 분석 능력을 갖도록 한다.

2) 예산의 유형

(1) 관리운영예산

관리운영예산(operating budget)은 조직의 일상 활동을 위한 재무계획을 의미하며 일상적인 관리운영인 할당된 구체적인 대상자 수로부터 계산된 수입과 지출에 대한 예측이 기술된다. 관리운영예산의 준비와 감독은 특히 고가의 영역인 경우, 흔히 간호관리자의 재무기능 중 가장 많은 시간을 할애하는 부분이다.

관리 운영 예산의 지출 부분은 인력예산 및 원가 중심점(cost center)을 위한 공급과 지출 예산으로 구성된다.

① 인력예산

인력예산(personnel budget)은 조직의 운영에 필요한 구성원이 제공하는 노동력에 대한 비용이다. 의료기관은 노동집약적인 특성 때문에 여러 예산중에서 인력예산이 가장 크다.

그러므로 간호단위의 경우, 신중한 단위 관리자라면 단위의 필요인력을 예상 할 때 과거 단위의 입원한 환자의 수를 면밀히 검토하여 임상전문간호사, 정규간호사, 시간제 간호사, 조무사 등 노동력의 지불대가가 서로 다른 다양한 인력을 효율적으로 조합하여 탄력적으로 운영하도록 계획하여 인력이 부족하거나 과잉되는 것을 예방해야 한다.

환자의 입원 일수나 총 입원 환자의 수가 줄어들면 관리자는 인력 비용을 줄여야 한다. 또한 그 병원에 내원하는 환자의 위급성 정도도 잘 인식하고 있어서 가장 경제적인 수준의 간호를 제공할 수 있어야 한다.

인력예산에는 실제 노동시간(생산시간이나 봉급이라고도 함)과 실제 근무하지는 않지만 조직에서 비생산적이거나 혜택시간 등을 위해 지불하는 시간을 생각해야 한다. 생산 시간이란 유급 근무시간을 말하며 비생산 시간이란 여러 가지 혜택을 위해 지불하는 비용, 신규 채용자 오리엔테이션, 이직, 병가 및 휴가, 공휴일, 교육시간 등을 말한다.

② 공급과 지출예산

공급과 지출예산은 흔히 인력 서비스 이외의 지출 예산을 말한다. 이 예산은 일반·의료 소모품 및 사무용품, 소규모 장비, 도서비(책과 잡지), 교육 훈련비(신규교육, 실무, 보수교육비, 훈련, 출장비 등), 유니폼비, 부담금, 직원의 증진비 및 후생복지비, 일상 병동활동에서 사용되는 다양한 항목(환자 피복비, 세탁비, 수선 보수 유지비, 감가삼각비)들을 포함한다. 일반적으로 작년 지출을 기준으로 한다. 이러한 기준은 신규교육과 훈련에 드는 비용을 증가시키는 예견된 직원의 이직 등, 지출에 영향을 주는 것으로 알려진 추정환자수와 특수 상황에 맞게 조정된다.

(2) 자본지출예산

자본지출예산(capital budget)이란 투자로 인한 수익이 앞으로 1년 이상에 걸쳐 정기적으로 실현될 가능성이 있는 투자결정에 대한 전체적인 계획과정의 수립을 말한다. 투자 결정 문제는 기업의 경영에 있어서 가장 기본적이고 중요한 문제가 되며, 이러한 투자 결정 문제를 해결하기 위한 과정이 자본예산이다.

자본지출예산에는 토지, 건물, 또는 시설투자 등이 포함되며, 신제품 개발 및 사업확장은 물론 투자의 영향이 일 년 이상에 걸쳐 나타나는 광고비, 시장조사비 및 연구개발 등에 대한 투자도 포함된다. 의료기관의 경우는 병원확장, 고가의 의료장비 구입, 의료연구소 설립 및 유지 등이 이에 해당된다.

오늘날 자본지출예산은 재무관리분야, 생산관리, 마케팅관리 등 경영관리의 여러 분야에서 공통적으로 중요한 관심사가 되고 있다.

자본지출예산 시 고려해야 할 사항

- 자본지출예산은 그 효과가 장기간에 걸쳐 기업활동에 영향을 미치므로 미래의 투자환경을 정확히 예측하여 신중하게 이루어져야 한다.
- 자본지출예산에 소요되는 투자금액은 상당히 크다는 특징을 지니고 있다.
- 현대 기업사회는 치열한 경쟁사회이므로 자본지출예산이 잘못 수립되면 기업의 성장은 물론 생존까지 위협받을 가능성이 높아지게 된다.
- 병원에서 장기계획에 속하는 자본지출예산에는 CT 장비 구입이나 전략에 의하여 어떤 건물을 새로이 내부수리를 하는 것 등이 이에 해당할 수 있다. 단기예산에 포함되는 것은 일 년 예산 범위 내에서 구입하는 장비 등이 될 수 있는데 호출기 구입, 병원침대 구입, 투약카트 구입 등이 그 예가 된다.

(3) 현금예산

현금예산(cash budget)이란 자원 혹은 현금의 운용을 위해 예상되는 수입과 지출을 예측한 것으로, 매월 현금 수령과 지출을 위한 관리운영 계획을 의미한다. 현금 흐름의 대표적인 예는 수행업무에 대한 급여지급이다.

현금은 조직의 원동력이고 일시적인 현금 위기를 일으킬 수 있으므로 시차적인 전략적 방법으로 조정되어야만 한다. 현금예산에 대한 이해는 관리자가 언제 긴축 지출이 필요한지, 언제 지출이 예산 편성되어야 하는지, 주의 깊게 예측하는 것이 중요하다.

3) 예산과정

(1) 예산편성

각 부서 또는 단위에서 예산 수립의 방법 중 하나를 택하여 그 부서에서 예상되는 차기 연도의 장비구입 계획 및 그 예상 가격, 예상 시설투자비 등에 관한 것을 체계적으로 기획하는 일종의 화폐가치로 표현되는 계획서이다.

(2) 예산심의

대부분의 기관에서는 예산관리를 전담하는 주관 부서가 있다. 또한 예산안을 제출하게 되는 시점을 위주로 예산 심의위원회가 활동을 하게 된다. 예산 심의위원회는 모든 부서의 예산 계획서를 통합하여 그 기관의 목적과 운영 방향을 고려한 심의를 하게 된다.

(3) 예산확정

예산 심의위원회의 다각적인 심의 절차 후 확정된 예산안을 각 부서에 통보하게 되는 과정이다. 확정된 각 부서의 예산은 의료기관 전체의 경영활동을 달성하는 목표로서 일단 구속력을 갖고 있기 때문에 정당한 사유 없이 함부로 수정되어서는 안되지만 그것은 적정 이익 획득을 위한 수단에 불과하므로 예산편성 당시 예기치 못한 새로운 사안이 발생한다면 최고 경영자의 결정을 얻어 추경예산에 반영되기도 한다. 따라서 예산은 탄력적으로 쓰여질 수 있도록 하여 효율적인 경영관리를 하도록 해야 한다.

(4) 예산집행

예산집행에 있어서 그 통제적 기능이 십분 발휘되기 위해서는 조직, 제도 규정, 절차가 내부 규정으로 확정되어 있는 것이 통례적이며 각 부서에서는 이러한 절차에 따라 확정된 예산을 계획한 기간에 집행하게 된다.

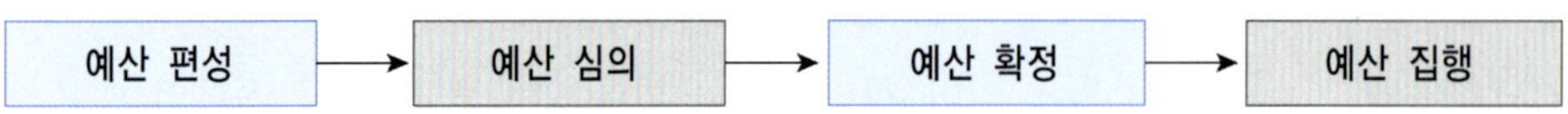

그림 3-13 예산과정

(5) 예산 편성과 예산 집행의 차이분석 및 피드백

단순히 예산과정이라고 하면 예산 편성, 예산 심의, 예산 확정 그리고 예산 집행으로 볼 수 있지만 현실적으로 의료기관에서 예산 집행까지의 일련의 업무로 예산관련 업무가 종결되는 것이 아니다 흔히 예산 확정안과 실제 예산 집행 시 차이가 있는 경우가 있다.

이때의 차이는 과학적으로 분석 검토되고 그 차이가 어떤 원인에 의하여 발생하였는지, 누구에게 그 책임이 있는지 분명히 밝혀져야 하고 그 차이분석 결과는 가급적 신속히 관계자와 최고 경영자에게 보고되어야 한다.

4) 예산의 수립방법

(1) 점진적 예산

점진적 예산이란 전년도 경비에 근거하여 차기 년도의 물가 상승률이나 소비자 물가지수 등을 추가 혹은 곱하는 방법으로 차기 연도의 예산을 세우는 방법이다. 이 방법은 실행하기가 간단하고 신속하며 전문적 지식이 별로 없어도 세울 수 있으나 현재 책정되어 있는 수가에는 동기부여의 의미가 전혀 없고 여러 서비스나 프로그램들 중에 우선순위가 전혀 고려되지 않기 때문에 재무적 관점에서 보면 비효율적인 것이 단점이다.

(2) 영기준 예산법

영기준 예산법(Zero Based Budgeting, ZBB)의 특징으로는 영(zero)기준에서 새로 출발하며, 점진적 예산방법이 화폐중심적인 것에 비해 영기준 예산법은 목표와 활동 중심적이며 예산운영방법의 개발에 있어서 점진적 방법보다 더 적극적이다.

또한 계속된 사업일지라도 영(zero)의 수준으로 돌아가 신규사업과 같이 새로 분석하고 재평가하여 우선순위를 정한다.

① **장점**

- 상급관리자와 중간관리자 간의 상호이해와 위임능력을 촉진한다. 중간관리자는 실행 가능한 예산 패키지를 짜고, 상급관리자와의 협력과 조정에 의해 예산 패키지의 순위결정과 실행을 하게 된다.
- 영기준 예산법은 비용과 성과를 계산함으로써 예산 낭비 가능성을 축소하고 자원의 최적 배분을 달성한다.
- 영기준 예산법에 의한 예산 패키지는 기획과 예산 사이의 커뮤니케이션 장애를 없애고, 조직의 미션을 구상하며, 목표를 기획하게 한다.
- 실무자들의 아이디어를 받아 기획하므로 구성원들의 혁신적인 분위기를 촉진한다.

② **단점**

- 전통적인 방법에 비해 새로운 접근법이므로 새로운 지식과 기술을 배우는데 투자해야 한다.
- 영기준 예산법은 과거 지출의 적절성을 새로운 시각에서 분석하고 사정하므로, 복잡하고 시간이 많이 소요된다.

- 영기준 예산법적 접근은 조직구성원들이 해마다 자신의 부서나 프로젝트 존재 유무에 위협을 가하는 것으로 인식할 수 있다. 그러나 어떤 부분의 제거나 해고의 의미가 아니라, 조직의 비용절감을 위해 삭감될 필요가 있는 분야를 분석하는 전략적 예산수립방법이므로 관리자들은 그들이 설정한 비용을 정당화해야 하며, 또 지지를 이끌어 낼 수 있도록 합리적 근거를 갖추어야 한다.

(3) 기획예산제도

기획예산제도(Planning Programming Budgeting System, PPBS)란 장기적인 계획수립과 단기적인 예산편성을 프로그램 작성을 통하여 유기적으로 연결시킴으로서 예산 배분에 관한 의사결정을 합리화하여 체계적, 계획적인 방법으로 편성하는 계획지향적인 예산제도이다.

기획예산제도의 효과 및 문제점은 다음과 같다.

표 3-6 기획예산제도의 효과 및 문제점

기획예산제도의 효과	기획예산제도의 문제점
• 의사결정의 일원화 사업계획의 목적, 대안 효과 및 비용이 서로 밀접히 관련되어 있으면 있을수록 상위층에서 의사결정이 쉬워 의사결정의 일원화가 용이하다. • 자원배분의 합리화 비용－편익분석이 잘 이루어져서 자원 배분의 최적화를 유도하며, 시스템의 통합으로 중복되어 낭비되었던 자원이 절약된다. • 조직체의 통합운용 체제분석 방법의 도입으로 각종 대안이 여러 각도로 효과와 비용의 검토가 가능하여 최적의 안을 채택할 가능성이 높다. • 장기적 사업계획의 신뢰성 장기적인 사업계획이 실현성 있게 된다.	• 목표설정의 어려움 목표설정 과정이 다원적이며 다목적적인 사업이 많아 목표설정이 곤란하다. • 지나친 중앙집권화 조직의 상층부에 지나치게 많은 권한이 집중되어진다. • 달성효과 계량화의 어려움 많은 사업에 있어 성과의 계량화가 곤란하다. • 간접비와 자원 배분의 어려움 간접비의 배분과 바람직하고 효과적인 자원 배분이 곤란하다.

(4) 고정예산

고정예산(fixed budget)은 예산기간 동안 수입과 지출상의 차이에도 불구하고 전체적인 평균을 추정하는 것으로 만일 수입과 지출에 대한 예산이 적중하지 않는 경우 관리하기가 어려운 예산을 말한다.

(5) 유동예산

유동예산(flexible budget)이란 제공되는 서비스 양의 변화에 맞게 조정된 것으로 수입과 지출 수량의 변화에 맞춘 합리적인 방법으로, 수량 증가에 대한 예산변동을 허용하며 수량 감소 시 지출의 감축을 요구한다.

5) 예산에 대한 간호관리자의 역할

역사적으로 간호관리는 건강관리기관의 배당된 자원 내에서 제한된 역할을 해왔다. 또한 간호서비스는 '무소득 산출서비스'로 분류되었기 때문에 간호투입량이 예산과정에서 무시되었다. 그러나 건강관리조직에서 간호예산이 차지하는 비율은 점점 높아지고 있고, 안전하고 효과적인 간호에 필요한 자원을 적절하게 제공받을 수 있기 위해서 간호관리자는 예산기획에 참여해야 한다.

현 시대의 의료기관들은 좀 더 효과적인 재무관리를 하고자 할 때 간호조직의 의견이 매우 중요하다는 것을 점차 인식하기 시작하고 이제는 간호조직이 쓰는 비용이 의료기관의 총 비용 중에서 그 사용규모가 가장 크기 때문에 간호예산은 강력하면서도 필수불가결한 도구가 되어 간호조직에 합리적인 예산관리에 기여되도록 요구하고 있는 실정이다.

간호사들은 병원의 최일선에 있는 전문인이다. 그들의 업무는 건강관리 서비스를 직접 제공한다는 점에서 환자와 친밀감이 쉽게 형성된다. 전문인으로서 간호사들은 그들의 고유 업무수행을 위하여서는 어느 정도의 결정력을 위임 받고 있다. 즉, 경비나 장비의 사용을 포함한 실제적인 결정이 간호사 개인들이 각자 직접 또는 간접 간호를 하면서 이루어지기 때문에 이러한 결정이 의료기관의 재정에 직접적인 영향을 끼쳐 왔다. 그러므로 간호관리자들은 예산과 예산-감독 활동을 일반 간호사들과 공유함으로써 비용과 양질의 대상자 간호 제공을 위한 과업 간의 관련성에 대한 이해를 도와야 한다.

간호단위 관리자가 간호단위의 비용 및 예산관리를 위해 유념해야 할 사항은 다음과 같다.

- 간호하고 있는 동안 환자에게 가장 도움이 된 것이 무엇인지 평가한다.
- 간호사의 어떤 행동이 환자나 기관에 대해 어떠한 비용을 만들어 내는지 결정한다.
- 간호단위에서 가장 흔히 사용되는 공급품의 비용과 가격을 알아야 한다.
- 환자 중증도 및 환자 통계의 변화가 인력 수요와 간호단위 예산에 미치는 영향을 인식한다.
- 가격의 형성과정과 어떠한 기록시스템이 세금과 관련되는지를 파악한다.

2 재무관리

1) 재무관리의 정의

재무관리(financial management)란 기업이 필요로 하는 자금을 합리적으로 조달하고 이 자금을 효율적으로 운용하는 관리 기능으로서 그 궁극적인 목표는 기업의 가치를 극대화하는 것이다. 가계를 꾸려나갈 때 수입과 지출을 조정하는 것이 근본적인 활동이듯이 기업도 자금의 조달(수입)과 투자(지출)를 적절히 조정하는 재무관리가 필요하다.

2) 재무관리의 목표

재무관리의 목표는 기업의 경영목표와 동일한 의미를 갖는 것으로 기업가치의 극대화로 볼 수 있다.

(1) 이익의 극대화

전통적으로 이익 극대화는 기업의 목표로 간주되어 왔으며 현재에도 많은 사람들이 이를 기업의 목표로 인식하고 있다. 하지만 이익 극대화가 기업의 목표로서 과연 타당한가에 대해서는 논란의 여지가 많으며 특히 인간의 건강관리를 목적으로 하는 병원 조직에서 이익의 극대화를 병원의 목표로 삼는 것은 곤란하다는데 의견이 모아지고 있다.

(2) 기업가치의 극대화

현대 재무관리에서는 재무관리의 목표를 이윤의 극대화보다는 기업가치의 극대화에 두고 있다. 기업의 가치는 기업이 소유하고 있는 자산의 시장가치를 합한 값으로 볼 수 있다. 여기에서 기업의 가치는 기업이 벌어들일 미래 현금 흐름을 그 발생 시기와 불확실성을 적절히 고려하여 계산된 현재 가치의 총합을 의미한다.

(3) 사회적 책임

사회적 책임은 기업이 이윤을 어떻게 추구하며 이 이윤을 어떻게 배분하느냐의 문제이다.

3) 재무관리의 기능

재무관리의 기능은 투자결정과 자본조달결정의 두 가지로 설명할 수 있다. 투자결정기능과 자금조달결정의 기능 모두 기업목표로서 기업가치를 극대화하기 위한 것이다.

(1) 투자결정 기능

재무상태표의 차변에 나타나 있는 항목과 관련된 기능으로 기업이 필요로 하는 자산을 어떻게 구성할 것인가를 결정하며, 조달된 자본을 효율적으로 배분하는 자본 운용을 의미한다. 투자 결정에 의하여 자산의 규모와 구성상태가 결정되며 투자결정의 목표는 기업자산의 최적 배합에 있다.

(2) 자본조달결정 기능

재무상태표의 대변과 관계되는 기능이다. 즉, 자본조달결정 기능은 투자에 소요되는 자본을 어떻게 효율적으로 조달할 것인가를 결정하는 기능이며, 자본조달결정에 의하여 자본의 규모와 자본구조가 결정된다. 자본조달결정의 목표는 기업자본의 최적 배합에 있다. 그러나 투자결정 기능과 자본조달 기능은 서로 독립적인 것이 아니라 상호 밀접한 관련을 갖고 있다.

4) 재무제표의 이해

재무관리의 실무적 측면을 보면 조직의 재무성과를 평가하고 현금흐름을 측정하기 위한 대부분의 정보는 주로 회계자료에서 나온다. 재무제표(financial Statement)는 기업의 재무 상태와 경영 상태를 파악하는 기본적인 회계자료이다.

(1) 재무상태표(대차대조표)

재무상태표(balance sheet)는 일정시점에서 그 기업의 재무상태를 표시하는 표이다. 자산항목은 표의 왼쪽에 기록되고, 부채 및 자본 항목은 이 표의 오른쪽에 기록된다. 우리는 재무상태표를 보고 기업활동의 결과 그 기업이 어떤 자산을 소유하고 있는지, 그에 소요되는 자금이 어떻게 조달되었는가를 알 수 있다. 이때 자산총계와 부채 및 자본 총계의 합계는 일치하여야 한다.

$$자산 = 부채 + 자본$$

표 3-7 재무상태표(대차대조표)의 기본구조

차변(debit)		대변(credit)	
자산	① 유동자산 - 당좌자산 - 재고자산	부채	① 유동부채 ② 고정부채
	② 고정자산 - 투자자산 - 유형자산 - 무형자산	자본	① 기본금 ② 잉여금
자산 합계		부채+자본	

(2) 손익계산서

손익계산서(income statement)는 일정 기간에 기업의 경영성과를 나타내는 보고서, 당해 기간에 발생한 모든 수익과 이에 대응되는 비용을 나타내는 재무보고서이다. 수익이란 조직이 소비자에게 상품이나 서비스를 제공함으로써 얻는 돈을 말하며, 지출이란 그 수입을 창출하기 위해 소요되는 비용을 말한다.

손익계산서는 외부인으로 하여금 기업의 수익성을 판단하는데 유용한 정보를 제공해준다. 대차대조표는 일정시점에서 기업의 재산상태를 정적으로 나타내주는 반면, 손익계산서는 일정기간 기업의 경영실적을 동적으로 보여준다고 할 수 있다.

$$수입 - 지출 = 이익$$

표 3-8 손익계산서의 기본구조(계정식)

차변(debit)		대변(credit)	
비용	① 의료비용 - 인건비 - 재료비 - 관리운영비 ② 의료 외 비용 ③ 특별손실 ④ 법인세 비용	수익	① 의료수익 ② 의료 외 수익 ③ 특별이익
순이익	① 당기순이익		
비용+당기순이익		수익합계	

(3) 현금흐름표

현금흐름표(statement of cash flow)는 일정 기간에 현금이 어떻게 조달되고 사용되었는가를 보여주는 기본적 재무제표의 하나이다. 일반적으로 대차대조표나 손익계산서보다 현금흐름에서 얻은 정보가 더 신뢰성이 높아 기업의 이익을 평가하는데 유용하게 이용된다.

5) 병원의 재무관리

(1) 병원 재무관리의 개념

병원도 환자를 진료하고 입원치료 및 수술치료의 과정을 통하여 수입을 얻고 병원의 각종 검사기구 및 장비의 매입, 임대, 직원들의 임금 관리비, 세금 등 각종 비용을 지불한 후 이윤을 얻는다. 개인이나 가정, 조직을 막론하고 자금의 조달과 운용에 대한 의사결정, 즉, 재무관리가 중요한 이유는 그것이 개인과 조직의 부의 형성에 막대한 영향을 미치기 때문이다.

병원 재무관리에는 환자의 진료실적의 분석을 포함한 경영분석, 예산통제, 자산투자의 분석 및 평가와 관련된 사항이 중요하다.

그 동안의 병원은 전통적이고 관례적으로 사회공리성의 개념 하에서 기업 경영과 같은 이윤 추구의 관리측면보다는 환자에 대한 진료와 간호 그리고 교육 및 연구를 더 우선적으로 강조함으로써, 병원의 제 기능을 가능하게 하는 재무관리에 대하여는 극히 소극적인 경향이 지배적이었다. 그러나 오늘날 건강보험제도의 도입으로 인한 의료서비스 접근의 용이성, 인구구조의 변화와 국민의 건강의식 변화, 병원구조의 다양화와 급진적인 의료의 발달에 따라 의료산업의 급속한 변화로 병원들은 어떻게 가장 효율적으로 자금을 운용할 수 있는가 하는 문제에 모든 노력을 기울이고 있다.

(2) 간호관리자의 재무관리

현재의 간호관리자의 일차적 책임은 물론 임상적 간호에 있지만, 그 역할의 범위가 훨씬 넓어졌다. 간호관리자는 간호사들이 환자에게 양질의 간호를 제공하기 위해 얼마만큼의 자원이 필요한지 정확히 예측하고, 그 자원을 가지고 간호사들이 얼마나 효율적으로 간호를 제공했는지를 평가할 수 있어야 한다.

현 시점에서 건강관리비용에 대한 관리는 과거 어느 때보다도 중요하다. 결과적으로 간호관리자의 재무관리 기능도 점점 더 중요해지고 있으며, 간호관리자들에게는 예산을 세우고 각각의 비용을 규명하며, 이에 적절한 컴퓨터 기술을 사용하고, 인건비와 물품비를 최소화할 수 있는 능력이 필요하다. 의료기관에서 재무관리는 임상실무와 직접 관계되지는 않지만 병원에 속한 모든 관리자에게는 매우 중요한 관리 의무 중 하나이기 때문에 간호관리자도 예외는 아니다. 따라서 간호조직과 의료기관의 주요 관심사는 어떻게 부족한 자원을 효과적, 효율적으로 분배하느냐이다.

즉, 누가 혹은 어떤 관리층이 조직의 자원을 직원에게 분배해야 할지, 그리고 얼마나 분배해야 하는지, 누가 직원의 팀 구성과 그 수준 정도를 결정할 것인지, 얼마만큼의 간호시간을 각 환자에게 제공하는 것이 합리적이겠는가 하는 문제를 누가 결정해야 하는지, 기술 인프라 비용, 간호비용의 측정, 그리고 간호사 채용과 유치 전략 등에서도 재무관리상의 문제점들이 도출될 수 있다.

간호사는 자신이 속해 있는 의료조직의 재무구조나 시스템을 이해하고 그 속에서 간호조직의 역할 및 간호단위의 역할을 파악하는 것은 의료기관 전체의 비용 효율적 측면이나 간호조직을 위해 여러 가지 비용 즉, 기계구입, 인력확충, 간호분배 나아가 간호수가에 이르기까지 보다 합리적인 측면에서 접근할 수 있다.

3 의료수가

1) 우리나라의 국민보건계정

(1) 국민건강보험제도

우리나라는 국민의 질병·부상에 대한 예방·진단·치료·재활과 출산·사망 및 건강증진에 대하여 보험급여를 실시함으로써 국민보건을 향상시키고 사회보장을 증진함을 목적으로 생활유지 능력이 있는 국민을 대상으로 건강보험제도를 실시하고 있다. 적용대상은 국내에 거주하는 국민으로서 의료급여 대상자를 제외한 모든 국민이다. 건강보험료는 강제 적용되며, 건강보험 보험료율은 2016년 기준 소득의 6.12%이며 보험료의 부담은 사업주와 본인이 부담한다. 공무원의 경우 국가와 본인이, 사립학교 교직원은 본인, 사립학교 및 국가가 부담한다.

❋ 진료비 지불제도

우리나라의 진료수가기준은 행위별수가제(fee-for service)로서 점수제를 병행한 행위별 금액제를 사용하고 있다. 2001년 1월부터는 행위별수가제의 단점을 보완하기 위해 의사의 진료행위별로 상대적 점수를 부여하여 차등가산율을 적용하는 상대가치수가제를 채택하였으며, 2012년 7월부터는 병원과 의원에 대해 포괄수가제가 의무적으로 적용되었다. 따라서 우리나라는 행위별수가제를 기본으로 7개 질병 군에 대해 포괄수가제를 적용하고 있으며, 요양병원에 대해서는 일당 정액제를 적용하고 있다.

표 3-9 대상에 따른 진료비 지불제도

대상	종류		내용
의료인	행위별 수가제		의료인이 수행하는 행위에 대해 수가를 산정하는 방식
	인두제		일정 기간 동안에 보험 가입자 개인에게 제공되는 의료서비스 전체에 대해 미리 진료비를 결정하고 지불하는 방식
	봉급제		의료인이 의료서비스를 제공하는 대가로 보험자가 급여를 지불하는 방식
	포괄수가제		의료자원소모량이 비슷하다고 판단되는 질병군을 분류하여 각 분류군마다 산정한 총 진료비를 지불하는 방식
의료기관	선불제	총액예산제	보험자와 의료기관 단체가 일정 기간 동안 국민에게 제공되는 의료서비스에 대해 총 진료비를 협상하여 지불하는 방식
		포괄수가제	서로 비슷한 비용이 발생하는 질환을 유사한 질병군으로 분류하여 미리 정해진 평균 비용을 지불하는 방식
		일당제	환자의 입원 1일당 또는 외래 진료 1일당 수가를 정하여 지불하는 방식
	후불제	행위별수가제	진료행위가 종료된 이후에 각각의 행위에 대해 수가를 산정하고 보상하는 방식

(2) 의료급여제도

의료급여제도는 과거의 의료보호제도로서 국가가 경제적으로 어려운 저소득 국민의 건강을 증진하기 위하여 진료비의 부담을 지원해주고 의료혜택을 제공하는 공적 부조제도의 한 방법이다. 의료급여는 최초의 형태는 1961년 제정된 생활보호법을 근거로 저소득자, 무능력자 및 무의탁자 같은 취약계층에 대하여 무료진료 형태의 진료사업을 실시한 것이다. 2001년에는 의료보호법이 의료급여법으로 변경되면서 전면 개정되었다. 또한, 2004년부터는 정부가 의료비 부담이 과중하여 기초생활수급자로 전락할 가능성이 높은 만성질환자와 희귀난치성질환자 등 지속적인 의료비 부담으로 생계에 어려움을 겪는 대상자들을 위해 차상위 의료급여 사업을 시행하고 있다.

※ 의료급여법에 따른 수급권자

"국민기초생활 보장법"에 의한 수급자 "재해구호법" 에 의한 이재민, "의사상자 등 예우 및 지원에 관한 법률"에 따른 의상자 및 의사자유족, "입양촉진 및 절차에 관한 특례법"에 의하여 국내에 입양된 18세 미만의 아동, "독립유공자 예우에 관한 법률" 및 "국가유공자등 예우 및 지원에 관한 법률"의 적용을 받고 있는 자와 그 가족으로서 국가보훈처장이 의료급여가 필요하다고 요청한자 중 보건복지부장관이 의료급여가 필요하다고 인정한 자, "문화재보호법"에 의하여 지정된 중요무형문화재의 보유자(명예보유자를 포함한다) 및 그 가족으로서 문화재청장이 의료급여가 필요하다고 요청한 자중 보건복지부장관이 의료급여가 필요하다고 인정한 자, "북한이탈주민의 보호 및 정착지원에 관한 법률"의 적용을 받고 있는 자와 그 가족으로서 보건복지부장관이 의료급여가 필요하다고 인정한자 "5.18민주화운동 관련자 보상 등에 관한 법률" 제8조의 규정에 의하여 보상금 등을 받은 자와 그 가족으로서 보건복지부장관이 의료급여가 필요하다고 인정하는 자, 그 밖에 생활유지의 능력이 없거나 생활이 어려운 자로서 대통령령이 정하는 자

(3) 노인장기요양보험제도

노인장기요양보험제도는 2005년 7월부터 2008년 6월까지 3년간의 시범사업 후 2008년 7월부터 본격적으로 시행되었다. 노인장기요양보험법은 고령이나 노인성 질병 등의 사유로 일상생활을 혼자서 수행하기 어려운 노인등에게 제공하는 신체활동 또는 가사활동지원 등의 장기요양급여에 관한 사항을 규정하여 노후에 건강증진 및 생활안정을 도모하고 그 가족의 부담을 덜어줌으로써 국민의 삶의 질을 향상하도록 함을 목적으로 한다.

장기요양보험사업은 보건복지부장관이 관장하고, 장기요양보험사업의 보험자는 공단으로 한다. 장기요양보험의 가입자는 국민건강보험법에 따른 가입자로 한다. 공단은 외국인근로자의 고용 등에 관한 법률에 따른 외국인근로자 등 대통령령으로 정하는 외국인이 신청하는 경우 장기요양보험가입자에서 제외할 수 있다.

2) 우리나라의 의료수가 제도

우리나라의 건강보험의 진료비 지불제도는 행위별 수가제를 기본으로 7개 상병 입원에 대해서는 포괄수가제가 노인요양병상에 대해서는 일당제가 병행되고 있다. 행위별 수가제에서 서비스 행위별 가격은 단위 행위별 상대가치와 점수당 단가 환산지수로 구성된다. 우리나라 건강보

험 수가의 가장 중요한 특징은 의료서비스를 기술행위와 물질로 나누어 원가 계산을 하였다는 것이다. 기술행위에는 진찰, 검사, 진단, 수술, 치료, 재활 및 물리치료, 정신치료, 출산치료 등으로 대분류한 후 다시 행위를 세부적으로 분류하고 각각의 행위에 대하여 수가를 결정하는 것이다. 물질은 약품을 비롯한 검사재료, 치료재료, 엑스선 필름과 병, 의원 운영에 소요되는 행정비용이 포함된다. 진료비 중 약값이 차지하는 비중이 높아 약품 가격은 별도로 결정하여 고시한다.

(1) 행위별 수가

행위별 수가(fee for service)는 간호 개별행위 각각에 수가를 산정하여 환자가 간호서비스를 많이 이용할수록 간호수가가 많이 부가되게 하는 방법이다.

행위별 수가제는 현재 우리나라 병원간호수가에서 일당수가와 함께 방문간호서비스에서 방문당 수가와 함께 병행하여 쓰이면서, 일당수가나 방문당 수가가 환자 중증도와 관계없이 평균비용으로 일괄 적용되는 것을 보완해 주고 있다.

(2) 상대가치수가제도

상대가치수가제도(Resource-Based Related Value System, RBRVS)란 미국의 자원기준 상대가치(RBRVS)에 기반하여 의료행위 간 가치를 상대적으로 비교하여 화폐단위가 아닌 '점수'로 표현한 것이며 의료행위 건강보험 수가는 매년 보건복지부 장관이 정하여 고시하는 건강보험요양급여비용인 점수 당 단가(환산지수)를 곱한 비용을 뜻한다. 즉 요양급여에 소요되는 시간·노력 등 업무량, 인력·시설·장비 등 자원의 양과 요양급여의 위험도를 고려하여 산정한 요양급여의 가치를 각 항목 간에 상대적 점수로 나타낸 것이다. (국민건강보험법시행령 제21조) 국민건강보험법에 따라 국민건강보험공단 이사장과 의약계 대표로 구성된 요양급여 비용협의회 위원장이 계약을 통해 보험수가를 결정하도록 한다. 상대가치 점수는 의사업무량, 상대가치점수, 진료비용 상대가치 점수, 위험도 상대가치 점수로 구성되어 있다.

표 3-10 상대가치 의료수가 예시표

분류번호	코드	분류	점수
요-51	AB500	요양병원 입원료	270.04
요-52	AF500	낮병원 입원료	270.04
요-53	AJ500	중환자실 입원료 (1) 요양병원 의과 (2) 요양병원 한방과	1,077.71 1,072.42

(3) 포괄수가제

① 제도의 의의

포괄수가제(Diagnosis Related Group, DRG)는 환자에게 제공되는 의료 서비스의 양과 질에 상관없이 미리 정해진 진료비를 의료기관에 지급하는 제도이다. 모든 입원환자들이 주 진단명, 부상명, 수술명, 연령, 성별, 진료결과 등에 따라 진료내용이 유사한 질병군으로 분류된다. 미국 예일대학 팀에 의해 1960년대 말부터 10여년에 걸쳐 병원경영개선을 위한 환자 특성 및 진료 특성을 반영하여 개발된 입원환자분류체계이다. 이 제도는 국민의 의료비 절감과 함께 재정적 혜택을 누릴 수 있도록 전체적인 의료비용의 감소를 유도하게 되는 제도이다.

가. 제도의 장점

- 불필요한 진료서비스 수량의 절대적인 감소가 일어난다.
- 지불단위가 하나하나의 행위에서 여러 행위들의 묶음으로 포괄함에 따라 진료비의 청구 심사와 지불절차가 간단해진다.
- 심사업무량이 지금보다 대폭 감소되어 관련행정 업무량이 줄게 된다.
- 의료인과 보험자 간의 마찰이 준다.
- 의료기관의 자발적인 경영 효율화를 기대할 수 있다.
- 과잉진료와 의료의 오남용 등의 왜곡된 진료형태의 교정이 가능하다.
- 적정진료가 정착될 수 있어 총체적인 의료비용의 절감이 가능하다.

나. 제도의 단점

- 의료서비스의 제공량이 최소화될 수 있다.
- 의료의 질이 저하될 수 있다.
- 새로운 기술의 개발이나 임상분야의 발전에 장애가 예상된다.
- 환자와의 마찰이 예상된다.
- 병원당국이 비용절감을 이유로 간호사의 적절한 채용을 기피하여 결국은 간호사의 임무가 많아지고 이직률을 높일 수 있다.

② 포괄수가제도 사업현황

우리나라에서의 포괄수가제도는 1997년 2월 4개 진료과, 5개 질병군에 대한 1차 시범사업을 시작으로 해서 5년간 시범사업을 하였고, 2002년 의료기관의 선택참여를 원칙으로 4개 진료과

표 3-11 포괄수과 적용대상 질병군

진료과	질병군
안과	백내장 수술(수정체 수술)
이비인후과	편도선 수술 및 아데노이드 수술
외과	항문 수술(치질 등), 탈장 수술(서혜 및 대퇴부), 맹장 수술(충수절제술)
산부인과	제왕절개분만, 자궁 및 자궁부속기(난소, 난관 등) 수술

7개 질병군에 대하여 10년간 본 사업을 실시하였다. 이후 2012년 7월부터는 의원과 병원급을 대항으로 맹장·탈장·치질·백내장·편도·제왕절개·자궁부속기수술 등 7개 질병군 포괄수가제를 실시하였고, 2013년 7월부터 종합병원 이상급까지 확대해서 시행하고 있다.

③ 신포괄수가제

신포괄수가는 의료 공급자의 포괄수가에 대한 인식을 제고하고 포괄지불방법에 대한 우회적 확대전략이다. 기존의 포괄수가제와 다른 점은 수술·내시경 등 의사행위와 10만원 이상의 행위·약제·재료에 대하여 행위별로 보상한다는 점과 진료비 열외군에 대하여 별도 보상한다는 점이다. 보험자병원 및 국공립병원을 우선으로 하여 2009년부터 시범사업을 거쳐 2022년부터 전국으로 확대 시행될 예정이다.

(4) 일당수가제

일당수가는 가장 전통적인 방법으로서 환자간호에 들어간 총 비용을 환자의 총 재원일수로 나누어 환자 1인당 1일 평균비용을 산출하는 방법이다.

현재 우리나라의 병원 입원환자에게 적용되는 '간호관리료'가 일당수가제의 예이다. 일당수가제는 수가를 산정하는데 쉽고 간단한 방법이나, 서로 다른 간호요구량을 가지는 각 환자에 대한 비용을 정확히 산정하여 반영하지 못한다는 단점이 있다.

즉, 병원 간호수가의 경우 입원환자에 대한 포괄적 간호관리 행위를 '간호관리료'라는 별도의 항목으로 구분하고 있으며, 의료기관의 등급에 따라 가중치가 적용되고 있고, 기타의 간호행위는 제공행위자의 구분에 관계없이 일반 진료수가가 공통으로 적용되고 있다. 현재 모든 환자에게 일률적으로 적용되는 간호관리료는 1차, 2차, 3차 의료기관에 따라 다소의 차이가 있다.

2007년 4월부터 간호등급 가산율을 상향 조정하고 적정 기준 이하 등급의 의료기관에는 입원료를 감액하는 새로운 간호등급가산제가 시행되었다. 간호등급가산제는 간호사 비율(간호사 1인당 담당병상수)에 따라 입원료를 10~50% 가산하는 수가제도이다 보건 복지부는 이 같은 내용을 담은 '국민건강보험법 시행령 제24조 제2항 및 국민건강보험요양급여의 기준에 관한 규칙 제8조 저 12항 및 제4항의 규정에 의한 건강보험 요양급여 행위 및 그 상대가치점수'를 2006년 12월 18일 개정 고시했다.

새 간호등급가산제에서는 기존 '기본 입원료 대비 입원료 가산 방식'이 '직전 등급 대비 입원료 가산 방식'으로 변경됐다. 종합병원 3등급과 병원 5등급의 입원료 가산율을 10%에서 15%로 높였다.

계약직 간호사 1명을 정규직과 동일하게 간주하던 기준도 계약직 간호사 3명을 정규직 간호사 2명으로 인정토록 변경했다 또한 현행 6등급(간호사당 병상 수 종합전문요양기관 4.0 이상, 그 외 의료기관 4.5 이상) 의료기관 중 간호사 당 병상 수 6.0 이상인 기관은 입원료의 5%를 감액하는 네거티브 등급인 7등급을 신설했다. 이는 1999년도부터 시행되었던 간호등급가산제에서 6등급 이하 의료기관들이 간호사를 고용하는 계기가 되어 간호사 확충 및 간호사 추가 고용에 따른 인건비 증가분을 보상해 줌으로써 양질의 간호서비스가 제공될 수 있도록 하기 위한 것이다.

(5) 방문 당 수가제

방문 당 수가는 가정간호와 같은 지역사회 간호분야에서 자주 쓰이는 방법으로, 총비용을 총 방문 수로 나누어 환자 1인당 방문 당 수가를 산출한다.

현재 우리나라 가정간호수가는 기본방문료, 교통비, 개별행위료로 구성된다.

노인장기요양 방문간호수가는 수가형태를 방문 당 정액제로 한 가정간호수가에서 시간당 정액수가로 변경하였다.

4 간호수가

1) 간호수가의 개념

간호수가란 간호사가 제공한 간호행위의 대가로 지불을 청구할 수 있는 금액을 말한다. 또한 간호원가란 간호사가 입원환자의 요구에 부응하여 수행한 간호행위에 필요한 비용 또는 경비이다. 여기에는 간호인건비, 간호용품과 간호행정 및 교육비 등이 포함된다. 엄격히 말하자면, 간호원가는 간호서비스를 제공하기 위해 소모된 제반 비용, 즉, 원가를 의미하고, 간호수가는 간호서비스를 이용한 소비자에게 요구되는 가격의 의미로서, 간호원가에다가 일정액의 이익을 추가한 금액을 의미한다.

외국의 간호수가 현황을 살펴보면, 연구가 활발하게 진행되고 있는 미국도 간호수가는 몇몇 경우를 제외하고는 병실료에 간호서비스가 포함되어 일당수가의 형태로 산정되어 환자 입원계산서에 간호서비스라는 항목으로 따로 나타나 있지 않다.

2) 간호수가 산정의 필요성

- 간호대상자는 자신이 받은 직접적인 간호서비스가 금전적의 가치가 있는 행위임을 깨닫기 시작한다.
- 간호활동에 대한 비용을 책정함으로써 환자는 자신이 제공받은 서비스에 대해 비용을 지불하게 된다.
- 간호대상자들이 병원의 의료서비스 비용을 이해하고 이상적으로는 그 가치를 책정하게 한다.
- 간호가 비용보다는 수익을 창출하는 분야임을 알게한다.
- 간호수가 책정은 간호업무의 전문의식을 고취한다.
- 간호인력의 사용을 증가시키고 생산성을 자극하여 병원경영 이익을 극대화할 수 있다.
- 현대의 질병 양상과 보건의료 소비 형태 변화가 기존의 병원 서비스가 아닌 다양한 형태의 간호서비스를 요구하고 있다.
- 간호 행위가 병원 의료의 대체 서비스로 총 진료 절감의 조절인자로 작용하고 있다.
- 간호의 양적, 질적 기여도가 높아져 보다 전문적인 지식과 기술을 갖추고 있다.

현행 간호수가 문제점

- 실제의 간호원가를 반영하지 못하고 있다.
- 현행 간호관리료는 공급자 중심으로 의료비 지불의 공정성이 결여되어 있다.
- 간호부서가 병원 및 의료서비스 원가를 산정하는데 원가중심 부서에서 제외되어있다.
- 대다수의 간호행위들은 '처치 및 수술료 항목에 기재되지 않은 간단한 처치 및 수술의 비용은 기본 진료료에 포함되므로 산정하지 않는다'는 원칙에 따라 별도의 수가로 인정받지 못하고 있다.

3) 간호원가 산정방법

원가란 특정재화나 용역을 얻기 위해서 포기한 경제적인 자원을 화폐가치로 측정한 것이며, 비용은 손익계산상의 개념으로 일정기간에 발생한 수익에서 그 수익을 획득하기 위하여 소비된 경제가치로써 그 기간의 순 손익을 산정함을 목적으로 한다. 원가분석이란 일반적으로 경영활동의 실태를 파악하기 위하여 원가수치를 분석하는 것이며 이를 통해 계획과 통제를 위한 의사결정의 경제적 효과의 예측, 손익결정과 자산평가 그리고 가격의 결정 등을 수행하는 것이다.

(1) 환자분류군을 이용한 간호원가 산정

환자분류체계에 의한 간호원가 산정방식은 환자의 위급 상태에 따라 경환자군, 중환자군 그리고 위독환자군으로 나누어 각 군에 대한 간호원가를 산정하는 방법이다.

이 방법으로 간호원가를 산정하기 위해서는 먼저 환자분류도구 및 결정지침을 개발하여 환자의 중증도를 정확하게 판정하여야 한다. 또한 환자에게 제공되는 모든 간호행위는 병원이나 간호사마다 수행하는 간호서비스의 질과 양에 있어서 변수를 최소화하는 표준화 작업이 선행되어야 하며 아울러 각 병원에서는 환자 수 대비 간호사 수의 기준을 확보하여야 한다. 또한 병동관리를 전산화하여 환자분류에 따른 업무의 양을 줄이고 동시에 정확성을 확보하여야 한다.

환자분류체계에 의한 간호원가 산정방법의 장점과 단점

- 행위별 수가제에 따른 과잉 간호서비스의 가능성을 배제할 수 있다.
- 특히 환자분류체계는 환자의 상태에 따른 차등화된 간호를 제공함으로써 간호자원의 효율적 관리를 유도할 수 있다.
- 환자의 중증도에 따라 간호기술이나 전문 수준의 폭을 넓힐 수 있다.
- 소비자의 경우 환자의 상태에 따라 간호료가 차등 지불됨으로써 간호료 지불에 대한 투명성을 확보할 수 있어 소비자와 공급자간에 갈등을 해소할 수 있다.
- 단점으로는 환자의 중증도를 수시로 파악하기 위해 간호사가 환자분류 사정업무를 추가적으로 수행해야 하는 번거로운 단점이 있다.

(2) 진단명 기준 환자군을 이용한 간호원가 산정

진단명 기준 환자군(Diagnosis Related Group, DRG)은 일반산업에서 제품을 분류하는 개념을 의료기관의 입원진료에 적용하여 미국의 예일대학팀에 의해 1960년대 말부터 10여년에 걸쳐 환자특성 및 진료특성을 반영하여 개발된 입원환자 분류체계이다.

포괄수가제도는 환자가 어떤 질병의 진료를 위해 입원했는가에 따라 미리 책정된 일정액의 진료비를 지급하는 포괄수가 제도이므로 비용절감을 이룩한 의료기관은 그만큼의 재정적 혜택을 누릴 수 있게 되고 비효율적이고 불필요한 서비스를 제공하는 병원은 재정적인 불이익을 감수 할 수밖에 없게 된다.

따라서 포괄수가제도는 의료공급자 스스로 불필요한 의료서비스의 제공을 억제하고 효율적인 의료행위와 진료방식을 채택함으로써 의료비 절감과 함께 재정적 혜택을 누릴 수 있도록 유인하기 때문에 전체적인 의료비용의 감소를 유도하게 되는 포괄수가제도이다.

이 방법이 성공적이기 위해서는 환자 수 대비 간호사 수의 기준을 확보하여야 함은 물론 질병군별 간호표준화가 이루어져야 하는데 간호표준화가 이루어진다면 환자의 중증도에 따른 간호수준을 차등화 할 수 있어 독립된 간호수가체계를 구성하는데 상당한 도움이 될 것이다.

반면에 포괄수가체계는 선불지불제도이기 때문에 간호료가 질병군마다 이미 산정되어 있어 간호의 질이 떨어질 위험성을 항상 가지고 있다.

간호관리료에 포함되는 행위

- 수혈간호료, 무균술
- 항암제 투여 관리, 고용량 주입 약재 관리료, 고영양 수액제 투여 관리
- 주사약제 과민성 검사, 혈청제제 과민성 검사
- 냉온 찜질팩, 열전등, 전기요법, 체위배액, 흉부운동
- 호흡자극기 사용(간호사가 실시 또는 교육하는 행위)
- 급습처치(humidifier), 미온수 마사지(tepid water massage)
- 수동식 운동 돕기
- 신생아 체위변경, 신생아 감시
- 신생아 및 영아 인공수유료
- 일반병실 집중 환자 간호관리료
- 체온 감시, 활력 증후 측정(1일 4회 이상), 사지혈압 측정, ICU 특별활력징후 측정
- 복위 측정, 체중 측정
- I/O check
- 위생간호
- 운동신경 및 감각 관찰, 구강간호, 눈간호, 손발톱 정리, 전적인 식사보조

- 수면안정처치, 성인배설기능장애 간호
- 낙상예방
- 간호상담(정신과 환자 대상의 일반적 간호상담)

출처 : 건강보험심사평가원

(3) 자원기준 상대가치를 이용한 간호원가 산정

자원기준 상대가치(Resource-Based Relative Value Scale, RBRVS)는 1980년대 후반 미국 하버드 대학 샤오(Hsiao) 교수 등에 의해 개발된 방법으로 의료 행위에 투입되는 자원의 양을 기준으로 다른 의료 행위와 비교하여 부여한 가치를 의미한다. 이때 투입되는 자원은 행위를 제공하는 의사의 육체적, 정신적 노력 및 간호사 등 임상 인력의 참여시간, 사용되는 장비와 소모되는 재료의 비용, 진료서비스 제공을 위한 건물, 사무인력 등의 간접비용이 포함된다. 자원기준 상대가치 점수는 미국 메디케어에서 의사비용에 대한 보상제도로 사용되고 있으며 민간보험에서도 폭넓게 사용하고 있다.

(4) 활동기준 원가를 이용한 간호원가 산정

활동기준원가(Activity Based Costing, ABC)는 전통적인 원가계산 방법이 수행된 활동이나 특정자원을 반영하는데 한계가 있음을 극복하기 위하여 소개되었다. 활동기준원가계산은 「제품은 활동을 소비하고 활동은 자원을 소비한다」는 가정에 따라 원가를 추적하는 방식이다.

활동기준원가를 구성하는 요소는 활동을 수행하기 위해 사용되는 인원 재료 설비 등 경제적 요소인 자원, 원가를 발생시키는 기본적인 분석단위인 활동, 최종적으로 원가를 산정하고자 하는 제품 또는 서비스인 원가대상, 원가대상에 의해 소비되는 활동의 양을 측정하기 위한 기준인 원가동인(cost driver)이며, 원가동인은 다시 자원동인(resource driver)과 활동동인(activity driver)로 구분되어 5가지 주요요소가 있다. 활동기준원가계산의 절차는 활동분석－활동별 원가집계－원가동인의 규명－원가동인의 단위당 원가 산출－원가계산 등의 단계로 진행된다. 즉, 요소별 원가를 원가중심점별로 집계한 후 활동수준 단위별로 원가변동을 설명할 수 있는 원가동인을 파악하여 이를 제품이나 서비스에 배분하는 것이다.

병원의 전체적인 활동은 진료와 관련된 각종 지원활동을 포함한 제반 단위활동의 집합체로서 각각의 단위활동에 대한 가치사슬을 제대로 파악하는데 활동기준원가계산이 적절한 방법이며, 국내에서도 2000년 이후부터 간호 분야의 원가분석에 적절한 방법으로 고찰되고 있다.

(5) 간호등급가산제의 인력 및 수가기준 비교(보건복지부 고시 제2006-106호)

표 3-12 간호관리료 차등제 등급

<table>
<tr><th>구분</th><th colspan="6">설명</th></tr>
<tr><td>정의</td><td colspan="6">• 요양기관 종별과 인력(간호사) 확보수준에 따라 등급별로 가감하여 차등 지급하는 제도(일당수가제)</td></tr>
<tr><td rowspan="12">일반
병동
간호
관리료</td><td>등급
구분</td><td colspan="5">• 서울, 광역시구지역, 경기도의 구가 있는 시 = 병상수 : 간호사수
• 지방 130개 시·군·구 병원급 의료기관 = 환자수 : 간호사수(*단, 상급의료기관제외)</td></tr>
<tr><td>일반병동
기준</td><td colspan="5">• 응급실, 신생아실, 분만실, 회복실, 중환자실, 격리실, 무균치료실, 인공신장실, 납차폐특수치료실, 낮병동 등을 제외한 입원 병상</td></tr>
<tr><td rowspan="10">가산
방식</td><td colspan="5">• 상급종합병원 & 병원/치과/한방병원 & 의원/치과/한의원/보건의료원 = 기본입원료 : 입원료
• 종합병원 = 직전등급 : 입원료</td></tr>
<tr><td>등급</td><td>상급종합병원</td><td>종합병원</td><td>병원/치과/한방병원</td><td>의원/치과/한의원/보건의료원</td></tr>
<tr><td>1등급</td><td>소정점수의 50% 가산</td><td>직전등급 점수의 10% 가산</td><td>소정점수의 70% 가산</td><td>소정점수의 50% 가산</td></tr>
<tr><td>2등급</td><td>소정점수의 40% 가산</td><td>직전등급 점수의 10% 가산</td><td>소정점수의 55% 가산</td><td>소정점수의 40% 가산</td></tr>
<tr><td>3등급</td><td>소정점수의 30% 가산</td><td>직전등급 점수의 15% 가산</td><td>소정점수의 45% 가산</td><td>소정점수의 30% 가산</td></tr>
<tr><td>4등급</td><td>소정점수의 20% 가산</td><td>직전등급 점수의 10% 가산</td><td>소정점수의 30% 가산</td><td>소정점수의 20% 가산</td></tr>
<tr><td>5등급</td><td>소정점수의 10% 가산</td><td>소정점수의 10% 가산</td><td>소정점수의 20% 가산</td><td>소정점수의 10% 가산</td></tr>
<tr><td>6등급</td><td>소정점수</td><td>소정점수</td><td>소정점수</td><td>소정점수</td></tr>
<tr><td>7등급</td><td>소정점수</td><td colspan="2">• 서울시 및 광역시 구지역 : 소정점수의 -5%
• 기타지역 : 소정점의수 -2%
• 의료취약지역 : 감산없음</td><td>소정점수</td></tr>
<tr><td colspan="5"></td></tr>
<tr><td rowspan="4">중환자실
간호
관리료</td><td rowspan="4">가산
방식</td><td>구분</td><td>상급종합병원</td><td>종합병원</td><td>병원/치과/한방병원</td><td>비고</td></tr>
<tr><td>신생아
중환자실</td><td colspan="2">1~6등급(5등급기준)</td><td>1~5등급(4등급기준)</td><td>신생아ICU : 특등급신설</td></tr>
<tr><td>소아
중환자실</td><td colspan="3">1~4등급(3등급기준)</td><td></td></tr>
<tr><td>일반
중환자실</td><td>1~5등급
(4등급기준)</td><td colspan="2">1~9등급(7등급기준)</td><td></td></tr>
</table>

보험심사 간호사

1989년 보험심사간호사회가 발족되었고 의료기관에 근무하는 간호사와 건강보험심사평가원에 근무하는 간호사로 대별할 수 있다.

보험심사 간호사들이 수행하는 역할은 다음과 같다.

- 의료이용 심사관리자로서의 역할
- 정보제공자와 조정자 역할
- 진료비 산정자로서의 역할
- 의료서비스 질 평가와 질 향상 촉진자 역할

(6) 간호·간병 통합서비스 제도

간호·간병 통합서비스제도란 가족간병으로 인한 국민들의 사회·경제적 부담을 경감시키고 입원서비스의 질 제고를 위해 간호에 필요한 모든 입원서비스를 병원이 제공하는 것으로 2013년 7월 '포괄간호서비스'라는 명칭으로 공공병원에서 시범사업이 시작됐다. 그 이후 개선사항을 수합하여 2015년 12월 의료법 제4조의 2(간호·간병 통합서비스 제공 등)이 신설되었고, 2016년 9월부터 이 제도가 시행됨에 따라 전국적으로 400여개의 병원에서 현 제도를 운영 중에 있으며 지속적으로 사업을 확대하여 2018년에는 전체 기관으로 확대되었다. 하지만 아직 간호인력 수급문제, 환자 안전문제 등 제도의 문제점이 제기되고 있다. 다음은 이 제도에 대한 전문가들의 문제점으로 제기된 내용을 정리한 것이다.

표 3-13 의료기관 종별에 따른 간호인력 및 간병지원인력 배치

<table>
<tr><th rowspan="2">종별</th><th colspan="2">간호인력</th><th rowspan="2">간병지원인력</th></tr>
<tr><th>간호사 당 환자수</th><th>간호조무사 당 환자수</th></tr>
<tr><td>상급종합</td><td>1:5 이하(상향)
1:6 이하
1:7 이하</td><td>1:30 이하
1:40 이하</td><td rowspan="3">4명까지
수가 지원</td></tr>
<tr><td>종합병원</td><td>1:8 이하(상향)
1:10 이하(표준)
1:12 이하</td><td rowspan="2">1:25 이하
1:30 이하
1:40 이하</td></tr>
<tr><td>병원</td><td>1:10 이하(상향)
1:12 이하(표준)
1:14 이하</td></tr>
</table>

- 간호사 인력투자를 위한 병원들의 노력 부족
- 간호관리료는 전체 건강보험수가의 3%에도 미치지 못하는 불합리한 보상체계라는 제도적 한계
- 일반병동을 통합서비스 병동으로의 시설개선 및 투자 필요
- 간호인력의 수도권 쏠림현상으로 인한 지방병원의 간호인력 수급문제
- 현재 기준에 의한 간호인력 배치로 낙상사고 발생 우려
- 간호인력의 감정노동 악화 등

Ⅵ 간호서비스마케팅

1 마케팅의 개념

1) 마케팅의 정의

마케팅은 소비자의 필요와 욕구를 충족시키기 위해 시장에서 교환이 일어나도록 하는 일련의 활동들이다. 마케팅의 정의를 1985년 미국마케팅학회(American Marketing Association, AMA)는 "개인과 조직의 목적을 충족시키기 위한 교환을 창출하기 위해 아이디어, 제품 및 서비스의 개념 정립, 가격결정, 촉진 그리고 유통을 계획하고 실행하는 과정"이라고 정의했다. 이후 마케팅 환경이 변화함에 따라 2004년 미국마케팅학회는 고객관계(Customer Relationship Management, CRM) 마케팅 정의를 새롭게 설정했으며, 그 내용은 다음과 같다.

> "마케팅은 조직과 이해관계 당사자들에게 이익이 되는 방법으로 고객에게 가치를 창조하고 알리고, 전달하며 또한 고객관리를 관리하기 위한 조직의 기능과 일련의 과정을 말한다."

이러한 마케팅은 영리를 목적으로 하는 일반 기업이나 조직뿐 아니라 정부나 지방자치 단체, 병원, 학교 등 비영리 조직에서도 적용이 가능하며 유형과 무형의 모든 제품이나 서비스가 마케팅의 대상이 되고 있다. 그러므로 경쟁이 심화되고 소비자들의 권리가 강화된 오늘날 보건의료시장에서도 마케팅의 필요성이 급증하고 있다.

마케팅의 정의와 관련된 이에 대한 핵심개념은 소비자의 욕구(wants)와 필요(needs), 소비자의 만족, 교환, 시장 등이 있는데, 이에 대한 설명은 (그림 3-14)와 같다.

(1) 소비자의 필요 욕구

마케팅은 인간의 필요와 욕구에서 시작한다. 인간은 생존하기 위해 음식, 옷, 주택 등을 필요로 한다. 인간의 필요는 기본적인 만족의 결핍을 느끼고 있는 상태이다. 이 같은 필요들은 사회나 마케팅에 의해 만들어지는 것이 아니라 인간이 생리적으로 갖고 있거나 인간의 존재조건 그 자체에 의해 생겨난다. 소비자가 갖고 있는 필요들을 만족시킬 수 있는 구체적인 제품이나 서비스에 대한 바람을 욕구라고 한다. 욕구는 문화나 사회에 따라 다르며 이러한 욕구가 구매의사와 구매능력이 뒷받침될 때 수요라고 한다.

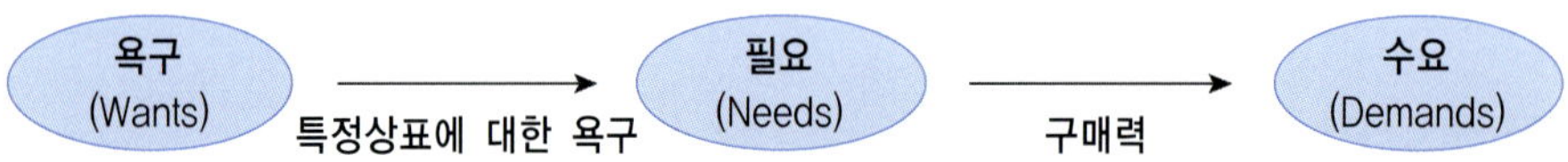

욕구 (Wants)	• 어떤 기본적인 만족이 결핍됨을 느끼는 상태 • 의식주, 안전, 소속감, 존경 등에 대한 욕구
필요 (Needs)	• 기본적 욕구를 충족시킬 수 있는 구체적인 것에 대한 바람 • 식(食) : 된장찌개, 햄버거, 의(衣) : 폴로, 빈폴 • 충족 방식이 각기 다름
수요 (Demands)	• 제품을 구입할 능력과 의지에 의해서 뒷받침되는 특정 제품에 대한 필요 • 필요가 구매력이 뒷받침될 때 수요가 됨

그림 3-14 마케팅의 주요 개념

(2) 소비자의 만족과 가치

소비자들은 제품이나 서비스를 가지고 그들의 필요나 욕구를 충족시킨다. 하지만 이 외에도 어떤 대안을 얻기 위해 지불해야 하는 대가를 동시에 생각한다. 소비자들이 제품을 선택하는데 있어 지침이 되는 개념을 가치라 한다.

(3) 교환

교환은 가치 있는 제품이나 서비스의 대가를 제공하고 획득하는 행위를 말한다. 교환이 일어나기 위해서는, 교환의 조건이 교환의 당사자들이 교환 이전 상태보다 나은 상태로 만들어

줄 수 있어야 한다. 즉, 교환은 가치를 창출하는 과정이라 할 수 있다.

(4) 시장

시장은 제품과 서비스의 실제와 잠재적 구매자들의 집합을 의미하는 뜻으로 쓰이고 있다. 옛날에는 시장이라는 개념이 물건을 파는 사람과 물건을 사는 사람이 만나 교환이 일어나는 곳으로서 장소적인 의미를 갖는 것으로 인식되었다. 그러나 현대는 교통과 통신의 발달에 따라 판매자와 구매자 간에 물리적인 만남 없이도 교환이 일어날 수 있다.

2 마케팅 철학의 변화

생산개념은 소비자들이 기본적으로 제품이용 가능성과 낮은 가격에 관심을 갖는다는 가정을 한다. 이것은 제품에 대한 수요가 공급을 초과한 상태에서 제품은 만들어지기만 하면 팔리던 시대의 개념이다. 소비자들은 제품의 특성이나 장점보다는 획득 자체에 관심을 가졌기 때문에 공급자는 생산을 증가시키는 방법에 집중하게 되었다. 그리고 좀 더 많은 소비자들로 하여금 제품을 획득하게 하기 위해서는 현재의 제품원가를 낮추는 대량생산을 통하여 시장 확장을 꾀하려고 하였다.

1) 제품개념 : 생산지향단계(제품개념 중심)

제품개념은 생산개념 뒤에 나타난 개념으로, 생산개념으로 인하여 많은 소비자들이 제품을 획득하였고 사용하였다. 그래서 이제까지처럼 생산하기만 하면 판매가 되었던 시절은 끝이 났다.

이제 소비자들은 손쉽게 제품을 획득할 수 있게 되었기 때문에 획득 자체에는 더 이상 관심을 나타내지 않고 제품 중에서도 좋은 제품만을 선택하게 되었다. 그래서 이제 기업들은 좀 더 좋은 품질, 좀 더 좋은 성능, 좀 더 혁신적인 특성을 가진 제품을 만들어내기 위해 노력하게 되었다.

그 결과 기업은 제품지향적이 되었고 제품지향적 관리자들은 시장이 변화한다는 사실을 예상하지 못하고 좋은 제품만을 고집하는 '마케팅 근시안(Marketing Myopia)'적 사고에 빠지기도 하였다.

2) 판매개념 : 판매지향단계(판매개념 중심)

판매개념에서 소비자들은 타성에 젖었으나 마지못해 제품을 구입하는 존재라고 생각한다. 그러므로 판매자는 이들을 끊임없이 설득하고 이용 가능한 보다 효과적인 판매방법과 촉진도구를 활용해야 한다고 생각한다. 보통 기업들은 과잉생산 시대가 도래 하였다고 판단되면 판매개념을 도입하게 되는데 그래서 그들은 판매할 수 있는 것을 만드는 것이 아니라 그들이 만든 것을 판매하려고 한다.

3) 마케팅 개념 : 고객지향단계(마케팅 개념 중심)

마케팅 개념은 앞서 열거한 세 가지 개념 이 도래한 다음에 나타난 기업철학으로 그 중심적인 개념은 1950년대 중엽부터 구체화되었다. 이 당시 마케팅 개념은 다음과 같이 표현되었다.

- 시장의 욕구를 유익하게 충족시켜라.
- 제품이 아니라 고객을 사랑하라.
- 고객을 1등으로 모셔라.
- 이익을 창출하기 위해 고객을 동반자화 하여라.

이와 같이 표현되는 마케팅 개념은 표적시장, 고객욕구, 통합적 마케팅 및 수익성이라는 네 가지 축을 근거로 하고 있다.

표 3-14 판매와 마케팅의 차이

판매	마케팅
제품자체의 강조	소비자 욕구의 강조
판매량 중시	이익 중시
조직은 먼저 제품을 만든 후 그것을 어떻게 이익을 올리며 판매하느냐를 연구	조직은 먼저 소비자가 원하는 바가 무엇인가를 확인하고, 그를 만족시키키기 위해 어떤 제품을 생산하고 조직에 이익에 맞게 어떻게 유통시킬 것인가를 연구
내부 지향적, 조직 지향적	외부 지향적, 시장 지향적
판매자의 욕구나 필요의 강조	소비자의 욕구, 필요의 강조
소비자 주의, 소비자 운동을 조직에 대한 위협으로 보며 부정적인 태도로 대하기 쉬움	소비자 주의, 소비자 운동을 조직에 대한 도전으로 보며 자기 교정의 기회로 인식하여 긍정적인 태도를 취하게 함

4) 사회지향적 마케팅 개념 : 사회적 책임 지향 단계(사회지향적 마케팅 개념 중심)

어떤 사람들은 환경오염, 자원부족, 폭발적인 인구증가, 세계적인 기아와 빈곤, 그리고 사회적인 서비스가 무시되는 시대에 있어 마케팅 개념이 과연 적절한 기업철학인지에 대해서는 의문을 제기하고 있다.

즉, 소비자 개인을 만족시키는데 탁월한 기업이 과연 소비자 집단 전체나 사회의 장기적이며 최적인 관심사를 위해 제대로 활동할 수 있는가?에 대해 의문을 제기하고 있다.

패스트푸드, 청량음료, 세척제 등과 같은 기업들에 대해 마케팅 개념을 확대한 새로운 개념이 요구되고 있는데 이러한 요구를 '인도주의적 마케팅', '생태학적 마케팅', '그린마케팅' 또는 '사회지향적 마케팅'이라 부른다.

사회지향적 마케팅이란 조직의 목적을 표적시장의 욕구와 관심에 집중하여 소비자의 복지와 사회복지를 보존 또는 향상시키는데 다른 조직보다 효율적이고 효과적으로 충족시키려는 것으로 사회지향적 마케팅 관리자는 사회적, 윤리적 고려를 통해 마케팅 활동을 실천하며 조직의 이익, 소비자의 욕구충족, 대중의 이익과 복지가 균형이 되도록 노력한다. 그 예로 많은 기업에서 환경캠페인, 문화행사 후원, 매출액의 1% 기부 등 다양한 활동들을 통해 기업의 이미지를 제고하고 고객기반을 넓히고 있다.

표 3-15 마케팅 관리 철학의 시대적 변천과정

연대	1750	1930	1950	1980
• 시대특성	• 생산지향단계	• 판매지향단계	• 고객지향단계	• 사회적 책임 • 지향단계
• 마케팅 관리철학	• 생산개념 • 상품개념	• 판매개념	• 마케팅 개념	• 사회지향단계 • 사회적 책임

3 서비스 마케팅의 특성

1) 무형성

서비스의 기본 특성은 형태가 없다는 것이다. 객관적으로 누구에게나 보이는 형태로 제시할 수 없으며 물체처럼 만지거나 볼 수 없다. 따라서 그 가치를 파악하거나 평가하는 것이 어렵다. 서비스의 무형성(intangibility)은 두 가지 의미를 갖는다. 첫째, 실제를 보거나 만질 수 없다는 객관적 의미이다. 둘째, 보거나 만질 수 없기 때문에 그 서비스가 어떤 것인가를 상상하기 어렵게 된다는 주관적 의미이다. 이러한 서비스의 무형성으로 인해 서비스 상품은 진열하기 곤란하며 그에 대한 커뮤니케이션도 곤란하다.

2) 비분리성

비분리성(inseparability)이란 동시성(simultaneity)이란 말로 대치되어 사용되는 특성으로 이것은 서비스가 생산과 동시에 소비되는 것을 의미한다. 즉, 서비스 제공자에 의해 제공되는 것과 동시에 고객에 의해 소비되는 성격을 가진다. 제품의 경우에는 생산과 소비가 분리되어 일단 생산한 후 판매되고 나중에 소비된다. 그러나 서비스의 경우 생산과 동시에 소비되기 때문에 소비자가 서비스 공급에 참여해야 하는 경우가 많다.

3) 이질성

이질성(heterogeneity)이란 동일한 서비스라 하더라도 그 서비스를 누가, 언제, 어디서 제공하느냐에 따라 제공된 서비스의 질이나 성과가 다르다는 것을 의미하는 것으로 서비스의 표준화나 품질관리의 어려움을 나타내기 때문에 노동집약적인 서비스의 경우 특히 중요한 문제가 되는 특성이다.

서비스의 이질성은 서비스 표준화와 품질관리를 어렵게 만들기 때문에 소비자 만족을 유도하고 일관성 있게 서비스를 제공하기 위해서는 서비스 질관리의 중요성을 강조하는 것과 함께 소비자의 다양한 요구에 대응할 수 있는 서비스 개별화를 낳기도 한다.

4) 소멸성

소멸성(perishability)은 생산과 소비의 비분리성이라는 서비스 고유의 특성에 기인하는 것으로 서비스는 저장될 수 없다는 것이다. 즉, 텔레비전 세트는 팔리지 않아도 계속 재고로 남게 되지만 연주회, 항공기의 빈 좌석, 병원 입원실의 빈 침상의 이용기회와 같은 판매되지 않은 서비스는 사라지며 재고로 보관할 수 없다. 서비스의 생산에는 재고와 저장이 불가능하므로 재고조절이 곤란하다.

따라서 서비스를 생산, 제공할 수 있는 능력이 있다 할지라도 서비스에 대한 수요가 낮으면 서비스의 생산능력은 이용되지 못한다.

서비스의 특성별 문제점과 해결전략은 다음과 같다.

표 3-16 서비스의 특성별 문제점 및 해결전략

	문제점	해결전략
1. 무형성	• 저장이 불가능하고 진열하거나 설명하기 어렵다. 자격설정기준이 모호하다.	• 유형적 단서를 강조한다. • 구전활동을 적극 활용한다. • 강력한 기업이미지 창출을 한다. • 중요한 고객의 접촉빈도를 제고한다. • 구매 후에도 커뮤니케이션을 강화한다.
2. 소멸성	• 저장 및 재판매가 불가능하고 수요 및 생산에 고객이 참여한다.	• 수급 및 제공 능력을 동시 조절한다. • 비수기의 수요변동에 대해 대비한다.
3. 비분리성	• 서비스 생산에 고객이 참여하여 직접 판매만 가능하고 집중화된 대규모 생산이 곤란하다.	• 조직구성원 선발 및 교육에 비중을 둔다. • 서비스 제공자의 자동화를 강화한다. • 세심한 고객관리가 필요하다. • 여러 지역에 서비스 망을 구축한다.
4. 이질성	• 표준화 및 품질통제가 곤란하다.	• 서비스 표준을 설계하고 수행한다. • 서비스의 기계화, 산업화를 강화한다. • 서비스의 맞춤화를 시행한다.

4 의료서비스의 특성

의료서비스란 의료의 본질적 행위인 진단, 치료 및 처방과 투약뿐만 아니라 의료행위로 인해 부가적으로 생성되는 의료외적 행위들을 개념화 한 것으로 사람을 수혜대상으로 하는 유형적 행위로서 지적 전문업을 의미한다. 이러한 의료 서비스를 구매하는 소비자는 근본적으로 의사의 전문적 진료행위 및 병원의 전반적인 서비스를 구매하게 되는 것이다. 의료서비스는 전통적으로 하나의 서비스 유형으로 인식되고 있어 유형상품과 대비되는 특성을 갖고 있기 때문에 고객 맞춤형 형태로 발전하고 있으며 고객과 제공자에 의해서 의료서비스 가치가 결정되는 특징이 있다.

의료서비스는 전문적 지식이나 면허를 취득한 전문 서비스로서 특성을 가진다.

전문 서비스 특성은 다음과 같다.

1) 제3자에 대한 책임

의료인은 일반고객에게만 만족을 제공할 수는 없다. 예를 들면, 고통을 호소하는 고객 요구에 의해 고통을 해소시켜주기 위해 중독성 향정신성 의약품이나 마취제를 지속적으로 사용하도록 처방할 수 없다. 이처럼 의료인은 특정한 유형의 환자에게 봉사할 때에는 지역사회, 이 사회, 보험회사와 같은 제3자에게도 봉사할 책임이 있다.

2) 엄격한 윤리적·법적 제약

의료인은 사람의 고귀한 생명과 건강을 보전하는 일을 다루는 만큼, 이윤 동기보다 서비스 동기가 우선되어야 한다. 이는 의사의 윤리강령에도 잘 나타난다. "의사는 의료행위에 있어 영리적 동기의 영향을 받지 아니하며, 부당한 보수를 받지 아니하며, 의사의 품격을 훼손시키는 자기선전 및 광고를 하지 않는다."

또한 의료인의 의료행위에 대해서도 행정기구, 보건관계기관, 노동조합, 금융기관 그리고 의학협회 등 여러 유관기관들이 여러 측면에서 견제, 보호, 감시를 수행하고 있다.

3) 고객이 느끼는 불확실성

고객은 유·무형 상품 구매에 있어 불확실성에 직면하게 되는데, 이러한 불확실성은 전문 의료서비스의 구매에서 특히 심하게 나타난다. 전문 의료서비스와 마찬가지로 의료서비스는 구매와 사용 전에 서비스의 상품을 평가하기 곤란할 뿐만 아니라 구매와 사용 후에도 평가하기 어려운 문제가 있다.

4) 경험의 중요성

전문서비스 구매자들은 경우에 따라 선정하는 기준에 대하여 불확실하지만, 두드러지게 사용하는 기준 중의 하나가 '과거와 유사한 상황의 경험'이다. 의료서비스 구매자들은 자신이 오랫동안 거래해 온 의료인 또는 특정 분야 수술로 유명한 의료인을 선호하게 된다.

5) 차별화 제한

유형재와 달리 의료서비스 차별화는 상당한 제한이 따른다. 특히 의료서비스의 경우에는 더욱 뚜렷하다. 의료서비스의 전달성 방법도 제한되어 있을 뿐만 아니라 구매에 따른 불확실 때문에 고객들에게 의료서비스의 진정한 차이를 인식시키고 자각시키기가 매우 곤란하다.

6) 서비스 품질관리 문제

유형재 상품은 그것이 고객 구매요청에 의해 정당한 절차에 의해 전달되기 전에 품질기준에 따라 평가할 수 있으나, 의료서비스는 실제상황 하에 서비스의 최종적인 조립이 고객에게 전달된다. 그 결과 실수와 미비한 점을 숨기기가 어렵게 된다. 또한 의료서비스 종사자는 면전에서 가변성이 일어나게 된다.

7) 전문직 종사자의 시간관리

대부분 의료서비스는 실시간으로 제공되기 때문에 의료서비스를 제공받기 위해서는 기다려야 한다. 고객들이 의료서비스를 제공받기 위해 얼마나 기다려야 하는가는 한계가 있다. 따라서 고객이 또한 의료서비스를 제공받는데 더 이상 시간을 소비하지 않도록 전문직 종사자의 시간관리가 반드시 필요하다.

8) 광고효과 불확실성

의료서비스의 광고는 최근에 도입된 것으로 그 동안 의료서비스의 광고가 제한적으로 이루어졌으며, 그 효과 또한 불확실하다. 그리고 의료서비스를 촉진하기 위해 사용할 효과적인 도구와 매체 등이 아직 개발되지 못하고 있는 실정이다.

5 간호서비스의 마케팅

1) 개념

간호서비스 마케팅(marketing)이란 간호대상자에게 양질의 간호서비스를 제공함으로 환자만족을 도모하여 동시에 병원의 목적에 부합하도록 이루어지는 관리활동을 말한다. 간호사가 제공하는 서비스의 종류, 유익을 알리고 적정서비스를 제공하여 대상자는 비용 효과적 서비스를 이용할 수 있으며 전문직인 간호전문성, 생산성이 가시화 되므로 상호만족이 된다.

2) 간호에서 서비스 마케팅의 필요성

- 경제적 압박이 가중되는 의료환경으로 인해 보건의료 조직들은 안녕이나 건강관련 활동으로의 전환을 모색하게 되었으며 동시에 비용절감을 강조하고 있다.

- 소비자들의 보건의료 의사결정에 대한 참여 욕구가 증가하고 있다.
- 과거 영리조직 중심으로 발전해왔던 마케팅은 오늘날 병원과 같은 비영리조직에도 적용의 필요성이 증대되고 있다.
- 소비자가 지각하는 간호의 질은 현재와 미래의 보건의료 분야의 양을 결정하는데 유용한 자료이므로 간호의 마케팅은 병원의 존재 지속을 보장하는데 도움을 준다.
- 간호의 역할이 건강관리 전문인인데 비해 수요자에게 제대로 알려져 있지 않은 현실이므로 간호서비스 마케팅이 필요하다.

6 간호서비스 마케팅의 과정

서비스 마케팅에서는 마케팅 활동을 조직과 고객, 그리고 내부고객 간의 관계에 초점을 둔 내부마케팅과 내부고객과 고객과의 관계에 초점을 둔 관계마케팅에도 관심을 둔다. 의료기관 내 간호부서는 간호마케팅 과정을 이용하여 의료소비자의 만족과 간호조직의 효과성과 효율성을 증대시킬 수 있다고 본다.

간호조직체의 마케팅 수행은 먼저 시장 기회를 분석하고, 표적시장을 선정하며, 선정한 표적시장에서 최상의 목표를 달성하기 위한 마케팅 믹스(marketing mix)를 설계하고, 이를 실천에 옮기는 과정을 의미한다. 간호마케팅 과정은 다음과 같다.

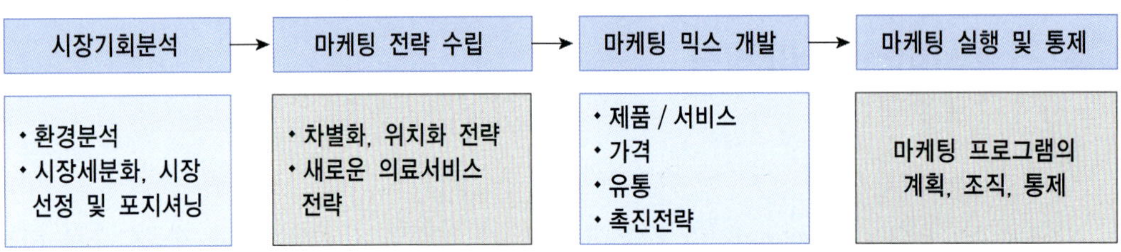

그림 3-15 간호서비스 마케팅 과정

1) 1단계 : 시장기회 분석

(1) 환경분석

시장기회 분석에는 환경 분석과 시장 세분화, 표적시장 선정 및 포지셔닝이 포함된다. 환경분석은 거시환경 분석과 경쟁환경 분석으로서 거시환경을 분석함에 있어서 인구사회학적 환경, 경쟁적 환경, 기술적 환경, 정치적·법적 환경, 문화적 환경이 포함되고 경쟁 환경에는 소비자, 경쟁병원, 공급자 등이 포함된다.

(2) 시장세분화

시장 세분화란 하나의 시장을 구매자의 특성에 따라 몇 개의 집단으로 구분하는 것으로 세분화할 기준이 있어야 한다. 세분화에 쓰이는 변수에는 지리적 변수, 인구통계학적 변수, 행동분석적 변수 등이 있다.

① 효과적인 시장세분화 요건

시장 세분화는 마케팅의 효율성을 높이는 좋은 방법이지만 그렇다고 무조건 시장 세분화가 좋은 것만은 아니다. 시장 세분화가 효과적으로 이루어지기 위해서는 다음과 같은 조건이 충족되어야 한다.

- 측정 가능성 : 각 세분시장의 규모나 구매력은 마케팅 관리자에 의해 측정이 가능해야 한다.
- 접근가능성 : 선정된 시장에 조직의 마케팅 활동이 효과적으로 집중될 수 있어야 한다.
- 실질적 규모 : 선정된 시장의 규모가 크고 수익성이 커서 별도의 시장으로 개척할 가치가 있어야 한다.
- 실행가능성 : 선정된 시장에 대한 마케팅 믹스전략이 효과적으로 실행될 수 있어야 한다.

② 시장 세분화의 기준

소비자들의 이질적인 욕구를 세분화할 수 있는 기준은 한두 가지가 아니나 대체로 다음과 같은 정도의 기준을 가지고 시장을 세분화 할 수 있다.

- 지리적 특성 : 지리적 특성이나 규모별로 표적시장을 선정하는 방법
- 인구통계학적 특성 : 연령, 성, 가족 규모, 소득, 직업, 학력, 종교, 가족생활주기 등에 의해 표적시장을 선정하는 방법
- 심리분석적 특성 : 사회계층, 라이프스타일, 개성 등에 의해 표적시장을 선정하는 방법
- 행태적 특성 : 지식, 태도, 사용정도, 반응정도 등에 따라 표적시장을 선정하는 방법

이상과 같은 시장 세분화에 대한 개념을 가지고 간호서비스 시장을 분류해 볼 수 있는데 이를 기준으로 시장을 세분화하면 다음과 같이 6가지로 분류될 수 있다.

- 간호고객 시장 : 간호서비스 시장 중 가장 중요한 시장으로 환자 및 가족, 개인, 지역사회, 일반대중 등이 있다.

- 간호내부 시장 : 간호사, 간호관리자, 의사, 병원행정가, 타 직종의 직원들, 기타 간호사와 함께 일하는 관련 직원들이 있다.
- 영향자 시장 : 간호서비스 활동에 영향을 미치는 국회, 정부기관, 정치집단, 소비자 단체, 건강보험공단 등이 있다.
- 간호서비스 의뢰 시장 : 병원협회, 간호사협회, 의사협회 등과 같은 의료관련 전문단체와 간호서비스를 이용하도록 대상자에게 소개하는 분야이다.
- 공급업자 시장 : 의료용품 제조업자 및 공급업자, 의료업 관련 각종 용역업자 등이 있다.
- 간호사 모집시장 : 현재의 간호학생, 장래 간호사를 지망한 학생, 간호교육기관 등이 있다.

(3) 시장 선정 및 포지셔닝

① 표적시장 선정

여러 가지 기준을 토대로 시장을 세분화한 다음에는 세분화된 각 시장 부분을 평가하고 표적시장을 선정해야 한다. 표적시장을 선정하는 데에는 시장의 특성을 바탕으로 접근할 수 있지만 시장의 특성과 의료 서비스의 특성을 결합하여 표적시장에 접근할 수도 있다. 예를 들어 의료기관의 시장을 연령에 따라 세분화하여 소아, 성인, 노인으로 구분하고 의료기관이 제공하는 의료서비스를 외래 의료서비스, 단기입원 의료서비스, 장기요양 서비스로 구분한다면 의료기관의 시장을 6개의 시장으로 구분 할 수 있다.

표적시장 선정 전략

조직은 전체 시장을 평가한 후 시장을 몇 개의 세분시장으로 나눌 것인지 그리고 어떠한 세분시장 또는 몇 개의 세분시장을 표적시장으로 선정할 것인지에 대해 결정해야 한다. 이를 표적시장(target market) 선정이라 하는데 조직이 선택할 수 있는 시장 커버리지 전략은 다음과 같은 네 가지가 있다.

1. 비차별화 마케팅

비차별화 마케팅(undifferentiated marketing)은 잠재고객들이 동질적 선호패턴을 나타낸다고 생각한다. 전체시장에 대해 한 가지 마케팅 믹스 전략을 적용하기 때문에 대량 생산, 대량 유통, 대량 광고 등이 이용되어 이를 대량 마케팅(mass marketing)이라고도 한다.

이 전략의 가장 큰 장점은 비용을 절감할 수 있다는 것으로 조직은 가장 큰 세분 시장을 표적으로 하여 상품이나 서비스를 개발한다.

2. 차별화 마케팅

차별화 마케팅(differetiated marketing)은 잠재고객들이 군집화된 선호패턴을 나타낸다고 생각하고 전체시장을 몇 개의 세분시장으로 나누고 그 세분시장을 표적시장으로 선정하여 그 표적시장에 적합한 제품이나 서비스를 제공하는 것이다. 이 전략의 장점은 비차별화 마케팅보다 총매출은 보다 많이 달성할 수 있지만 차별화에 따른 경비가 함께 증대된다는 문제점이 있다.

3. 집중화 마케팅

집중화 마케팅(concentrated marketing)은 차별화 마케팅과 같은 개념이나 비차별화 마케팅이나 차별화 마케팅은 두 가지 모두 전체시장을 표적시장으로 삼는데 반해 집중화 마케팅은 한 개 혹은 소수의 세분시장만을 표적시장으로 삼고 표적시장 내에서의 시장 점유율을 확대하려는 전략이다. 이것은 조직의 자원이 제한적일 때 구사할 수 있는 전략으로 조직이 세분시장을 잘 선정하면 높은 수익률을 올릴 수 있으나 정상적인 경우보다 위험 부담률이 높다는 문제점이 있는데 그 예로는 갑자기 표적시장이 붕괴되는 것이다.

4. 일대일 마케팅

일대일 마케팅(one to one marketing)은 잠재고객들이 확산된 선호패턴을 나타낸다고 생각하고 고객은 누구나 개별적으로 독특하여 하나의 시장을 구성한다는 전제하에 개별고객을 별도의 세분시장으로 간주하여 표적시장을 정밀하게 조정한 것이다. 이 전략의 장점은 고객만족을 극대화시킬 수 있다는 것이나 이에 따른 경비가 증대된다는 점이 가장 큰 문제점으로 대두된다. 그러나 요즘은 정보, 생산, 유통기술의 발달로 주문생산에 드는 비용이 크게 감소하여 일대일 마케팅을 가능케 하고 있다.

② 포지셔닝

표적시장이 선정되면 그 다음 단계는 표적시장 내에서 해당 의료기관이나 서비스를 고객의 마음속에 어떤 위치로 할 것인가를 결정하여야 한다. 포지셔닝(positioning)이란 의료기관이나 특정한 의료서비스가 고객의 마음속에서 경쟁기관이나 경쟁기관의 의료서비스와 비교되어 차지하는 위치를 말한다.

의료서비스는 유형의 제품과 달리 눈에 보이지 않는 무형성 때문에 차별화나 포지셔닝을 하기가 어렵다. 실제로 고객은 어떤 의료기관이 제공하는 의료서비스와 다른 의료기관에서 제공하는 의료서비스의 차이점을 크게 인식하지 못한다.

특별한 시술이나 처치를 제외하고는 일반적으로 각 의료기관의 진료수준이 대동소이하며 의료기관의 시설, 직원들의 태도, 진료비 등이 비슷하기 때문이다. 그러나 의료서비스의 차별화에 성공하여, 고객들이 다른 의료서비스와 다르다는 점을 인식하기 시작하면 그 성과는 매우 크며 제품보다 오랫동안 지속된다.

2) 2단계 : 마케팅 전략수립

(1) 차별화 전략

고객의 욕구를 만족시키려면 시장기회를 분석하고 표적시장을 선정한 후 자신의 상대적인 위치를 분석해야 한다. 자원을 효과적으로 적합시켜 마케팅 전략을 개발해야 한다.

(2) 새로운 의료서비스 전략

새로운 서비스의 개발이나 새로운 사업 영역에 다른 의료기관보다 먼저 진출하는 전략이 적용될 수 있을 것이다. 이렇게 시장 포지셔닝과 마케팅 전략의 수립이 끝나면 마케팅 믹스를 개발할 준비가 완료된 것이다.

3) 3단계 : 마케팅 믹스 개발

마케팅 믹스(marketing mix)는 마케팅관리자가 표적시장에서 마케팅 목적을 달성하기 위하여 사용하는 통제 가능한 마케팅 수단들의 집합이다.

마케팅 목표를 달성하기 위해서는 효과적인 마케팅 전략이 수립되어야 하고, 효과적인 마케팅 전략 수립을 위해서는 각종 마케팅 도구를 어떻게 활용하며 동시에 이러한 이용 가능한 마케팅 도구 전체를 어떻게 조합하면 마케팅 목표 달성에 가장 유리할 것인가를 결정하여야 한다.

여기에서 이러한 활용 가능한 도구들의 결합을 마케팅믹스라고 부른다.

마케팅 믹스의 요소는 제품(product), 가격(pricing), 유통(distribution), 촉진(promotion)으로 구성되는 것으로 일반적으로 받아들여지는데, 매카시(E. J. McCarthy)는 유통 대신 장소(place)의 개념을 사용하여 4개의 P로서 제안하였으며 이를 4P's라고 한다.

전통적 마케팅 믹스인 4P(제품, 가격, 장소, 촉진)는 오늘날에도 여전히 잘 적용되고 있는 전략이며 이것은 서비스 분야에서도 마찬가지다. 서비스에 마케팅 믹스를 적용한 전략은 고객의 특별한 욕구를 만족시키기 위한 것으로 구체적인 내용은 다음과 같다.

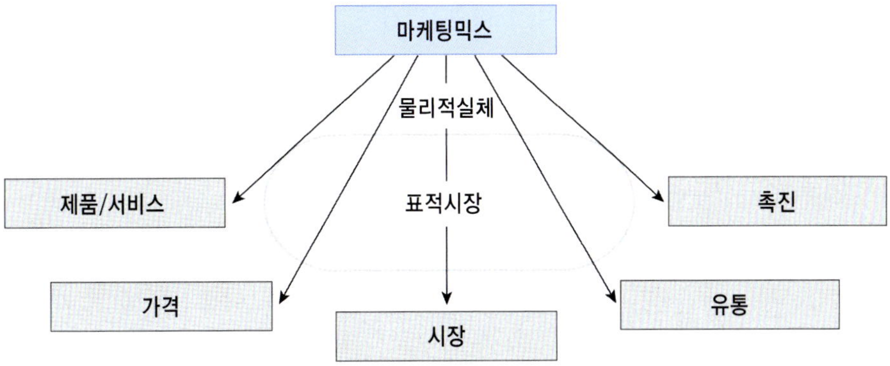

그림 3-16 마케팅 믹스

(1) 제품(상품)전략

간호사가 의료소비자에게 직접 제공하는 간호서비스나 프로그램 자체가 바로 제품이다. 즉, 간호서비스의 질과 양을 향상시켜 질 평가와 질 보장을 통한 질 관리 등을 하는 것이다.

간호서비스 제품의 예는 다음과 같다.

- 만성퇴행성 질환, 노인질환 간호서비스
- 암센터, 종합검진센터, 심장병센터, 재활센터, 노인병센터
- 당일 수술병동, 주간치료센터, 호스피스센터, 통증관리센터 등 특수 클리닉 개설 등이 있다.

(2) 수가(가격)전략

현재 우리나라는 간호등급에 따른 차등관리료가 시행되고 있으나 원가나 비용에 따른 합리적인 가격이 이루어지고 있지 않다. 양질의 간호서비스를 제공하기 위해 간호의 경제적 가치를 충분히 반영하는 수준으로 수가가 결정되어야 한다. 또한 의료보험 수가로 적절하게 책정되어야 한다. 이 문제는 간호계의 오랜 숙원이자 빨리 풀어야 하는 숙제이다. 특히 간호사는 대상자에 대한 봉사정신만을 앞세워 수가문제를 간과하고 있으므로 최선의 간호서비스를 제공하고도 제대로 받지 못하는 불합리에 대해 모든 간호사들이 해결하도록 노력해야 할 것이다.

(3) 유통전략

유통이란 서비스가 생산자로부터 소비자에게 용이하게 전달되도록 지원하는 활동으로 주로 고객 접근성과 관련되는 개념이다. 현재에는 전화 및 통신의 발달로 언제 어디서든 이용이

가능하여 고객의 접근성이 크게 확대되고 있다. 고객 접근성에는 물리적 접근성, 정보적 접근성, 시간적 접근성이 있다.

- 물리적 접근성 : 원격진료 시스템, 병원 입지(병원의 위치, 주차장 여건, 교통망), 진료시간 확장(공휴일 진료, 야간진료)
- 정보적 접근성 : 상담, 설명, 조언, 제공자의 전문성 수준, 서비스 전달체계의 종류와 방식
- 시간적 접근성 : 대기시간, 전화나 인터넷 이용 가능 여부, 야간진료 실시, 예약

(4) 촉진 전략

촉진이란 간호서비스의 가치를 가시화하여 대중에게 전달하고 인정받으며 기존의 이미지를 향상시키는 것을 뜻한다. 즉 간호 조직의 목표와 시장의 요구를 일치시키도록 의사소통을 전개하는 것이다.

간호조직의 촉진의 예로는 다음과 같다.

- 간호사의 친숙하고 친절한 인상 등과 같은 모습과 태도
- 간호사의 전문적인 지식과 기술

표 3-17 간호서비스 마케팅 전략

제품(product)	가격(price)	유통 또는 장소(place)	촉진(promotion)
• 새로운 종류와 유형의 간호서비스 개발 • 간호서비스 질 보장 및 관리(CQI, TQM) • 전문적이고 고급의 간호서비스 개발 • 암센터, 재활센터, 당일수술센터, 전문화된 상급 간호서비스	• 기존 가격조정(가치비용분석) • 가격차별화 • 새로운 가격개발(개별화된 간호서비스) • 보험수가 책정(경제적, 합리적 적정 가격)	• 물리적 접근성(장소의 다양화, 원격 진료 등) • 정보적 접근성(상담, 설명, 조언 등) • 시간적 접근성(대기시간, 예약, 야간 진료) • 의료전달체계 개선 • 편의성 강조	• 이미지 제고 및 향상(친절함, 책임감, 전문적인 인상) • 소비자 만족(고객 접점) • 브로셔 소책자 발간 • 홍보 및 광고(표적시장, 매체 선정 등) • 보호자 없는 병동 운영 • 퇴원 환자 전화방문

향·상·학·습

1. 기획과 계획의 차이점을 설명하시오.

2. MBO의 장점과 단점을 설명하시오.

3. 개인적 의사결정과 집단적 의사결정의 특성을 기술하시오.

4. 간호원가 산정 방법을 세 가지의 특성을 기술하시오

심·화·학·습

1. 간호현장에서 투약 오류를 10% 감소시키자는 목표를 설정하였다.
이에 대한 간호 기획과정을 기술하시오.

2. 병동에서 기존의 간호복을 새롭게 바꾸고자 한다. 의사결정과정 중 대안탐색 과정에서 할 수 있는 활동을 기술하시오.

참|고|문|헌

R·E·F·E·R·E·N·C·E

- 고영(2016). 간호간병통합서비스 정책 도입과 현황. 한국간호행정학회 동계 학술대회.
- 김인숙 외(2016). 최신 간호관리학. 현문사.
- 김진현(2009). 전국민 건강보험 20년의 평가와 발전방향. 한국사회복지정책학회 추계학술대회.
- 박성애, 김진현 외(2010) 간호관리학-간호경영과 정책-. 군자출판사.
- 박영우(2016). 간호간병통합서비스 제공을 위한 간호인력배치기준과 간호전달체계. 한국간호행정학회 동계 학술대회.
- 송상엽(2010). IFRS 원가관리회계.
- 엄영진(2010). 한국 신의료 기술평가의 미래 및 국제 HTA의 현황. 2010년도 추계 학술대회(3), pp.92-99.
- 염영희 외(2014), 학습성과기반 간호관리학. 수문사.
- 이병숙 외(2012), 간호관리학. 정담미디어.
- 이은화, & 안성희(2010). 목표관리를 적용한 간호사 성과평가 핵심 지표개발과 가중치 산정. Journal of Korean Academy of Nursing, 40(1), pp.69-77.
- 이종수 외(2012) 새행정학. 대영문화사.
- Cooper, R., & Kaplan, R. S. (1998). Cost and effect. Harvard Business School Press, Boston.
- Douglas, S. P., & Craig, C. S. (1996). Global portfolio planning and market interconnectedness. Journal of International Marketing, 93-110.
- Drucker, P., Smiddy, H., & Greenwood, R. G. (1954). Management by objectives. The Academy of Management Review, 6(2).
- Glueck, W. F. (1972). Business policy: Strategy formation and management action. McGraw-Hill.
- Hsiao, W. C., Braun, P., Dunn, D., & Becker, E. R. (1988). Resource-based relative values: an overview. JaMa, 260(16), 2347-2353.
- McCarthy, T. (1981). The critical theory of Jurgen Habermas.

인터넷 사이트

- 건강보험심사평가원 홈페이지 http://www.hira.or.kr/intro.jsp
- 국민건강보험공단 홈페이지 http://www.nhic.or.kr/portal/site/main
- 매일노동뉴스 http://www.labortoday.co.kr/news/articleView.html?idxno=139246
- http://blog.naver.com/ksk20024/220265708137

04장

조 직

학|습|목|표

1. 간호조직의 조직 기능을 설명한다.
2. 간호조직에서 조직화의 원리가 적용되는 상황을 이해한다.
3. 권한의 개념을 정의한다.
4. 권한위임 시 고려해야 할 사항을 열거한다.
5. 간호조직에서 권함위임의 사례를 파악한다.
6. 조직구조의 유형을 열거한다.
7. 조직구조의 결정요인을 열거한다.
8. 간호조직에서 공식, 비공식조직의 적용사례를 확인한다.
9. 간호조직에서 라인조직과 스탭조직의 적용사례를 확인한다.
10. 간호조직에서 직능조직의 적용사례를 확인한다.
11. 간호조직에서 매트릭스 조직의 적용사례를 확인한다.
12. 간호조직에서 프로젝트 조직의 적용사례를 확인한다.
13. 간호조직에서 위원회의 활동을 열거한다.
14. 직무설계의 개념을 정의한다.
15. 직무설계방법을 열거한다.
16. 직무분석의 개념을 정의한다.
17. 직무분석 과정을 설명한다.
18. 간호직급별 직무기술서, 명세서를 설명한다.
19. 직무평가의 개념을 정의한다.
20. 직무평가의 방법을 열거한다.
21. 간호전달체계의 유형을 설명한다.
22. 조직변화의 개념을 정의한다.
23. 간호조직에서 계획적 조직변화를 설명한다.
24. 조직문화의 개념을 정의한다.
25. 간호조직문화가 간호사의 직무만족에 미치는 영향을 파악한다.
26. 간호조직문화가 조직의 효율성에 미치는 영향을 파악한다.

주요용어 이해

Nursing Management

- **조직**(Organization) : 공통의 목적을 성취하기 위해 업무가 분담되고 계층화된 권한을 가지고 함께 일하는 사람들의 집단
- **권한**(Authority) : 조직 규범에 의해 정당성이 인정된 권력
- **공식화**(Formalization) : 조직목적을 달성하는 업무들의 표준화
- **조직화**(Organizing, Systematization) : 조직목표를 가장 효과적으로 성취할 수 있도록 만들어 가는 과정
- **조직문화**(Organizational culture) : 조직구성원들이 공유하는 기본 전제나 가치, 신념체계
- **조직변화**(Organizational change) : 조직이 한 상태에서 다른 상태로 이동하는 것
- **조직유효성**(Organizational effectiveness) : 조직의 목적달성 정도를 의미하는 동태적, 사회적, 행정적, 목적적 개념
- **직무설계**(Job design) : 구체적 상황에서 조직이 최적화 될 수 있도록 조직 유형을 구성하고 선택하는 것
- **직무분석**(Job analysis) : 조직의 특정 직위에 요구되는 책임을 수행하기 위해 필요로 하는 지식, 태도, 기술, 성격요건 등을 규명하는 것
- **직무평가**(Job evaluation) : 특정 직무를 조직 내외의 관점에서 다른 직무들과 비교하여 그 직무의 상대적 가치를 측정하는 것
- **직무기술서**(Job descriptions) : 조직 내 특정 직무의 특징을 설명하는 것으로 다양한 사항들을 계량화하여 구체적으로 서면화한 것
- **직무명세서**(Job specification) : 조직 내 특정 직무를 수행하는 데 필요로 하는 인적 특성이나 자격을 계량화하여 구체적으로 서면화한 것

I 조직의 개념

1 조직의 정의

인간은 조직 속에서 영향을 받으며 살아가고 있다. 특히 현대사회는 변화속도가 매우 빠르고 인간의 생활 속에서 조직이 차지하는 비중이 점점 커져서 현대인을 조직인이라고 부르기도 한다. 조직이란 동일한 목표를 가진 둘 이상의 사람들이 모인 사회의 가장 기본적인 기능단위이다. 그러므로 조직의 관리자가 조직의 목표 달성을 위해서 조직구조를 체계적으로 설계하는 것은 필수적인 일이다.

조직은 과정과 구조라는 두 가지의 개념을 동시에 포함하고 있다. 과정이라는 관점에서 보면 '조직화(organizing)'는 혼돈된 상황에 질서를 부여하는 것을 의미하는 것으로 구성원의 행위를 예측할 수 있도록 만드는 과정이고 이러한 과정의 결과로 만들어진 결과가 '조직(organization)'이라는 배열구조로 나타난다. 조직화는 동태적인 표현으로서 기능적인 의미를 내포하고 있는 반면, 조직은 정태적 표현으로 조직화의 결과 발생한 형태나 구조의 의미를 갖는다.

1) 조직에 대한 학자들의 정의

조직에 대한 여러 학자들의 정의를 살펴보면 다음과 같다.

표 4-1 조직에 대한 학자들의 정의

학자	정의
막스 웨버 (Max Weber)	조직은 협동집단으로 폐쇄되어 있거나 규칙에 의해 외부인의 가입이 제한되어 있는 사회관계이며, 특정인들에 의해 질서가 유지되는 관계이다.
파아슨(Parson)	조직은 특정한 목적을 가진 사회적 시스템이다.
에치오니(Etzioni)	조직은 고전이론과 인간 관계론을 연계시키는 구조론자들의 견해로 공식적으로 분화된 구조, 권력의 중추와 통제 활동, 조직목표, 구성원과는 대별되는 조직의 실체 등 일정한 환경하에서 특정한 목표를 추구하며 이를 위해 일정한 구조를 지니는 사회적 단위이다.
틸만과 킥패트릭 (Tilman & Kirkpatric)	조직은 특정한 목적을 달성하거나 어떤 과제를 성취하기 위해 개인들이 체계적이고 효과적으로 협동하도록 하는 집단이다.
힉과 굴렛 (Hicks & Gullett)	조직은 목적달성을 위해 인간들이 상호작용하는 일종의 구조화된 과정(structured process)이다.
쉐인(Schein)	조직이란 공통의 명시적 목적 내지 목표달성을 위해 노동과 기능의 분화를 통해서 그리고 권한과 책임의 계층을 통해서 많은 사람의 활동을 합리적으로 조정하는 것이다.

이상의 정의를 살펴보면 조직은 인간이 사회적으로 가장 기본적으로 기능하는 기능단위이자 목적지향적인 활동단위이다. 개인적으로는 인간의지의 실현도구이며 또한 그의 삶 전반에 걸쳐 의미 있고 광범위하게 영향을 미치는 것이다. 조직은 인간집단의 신념이나 철학의 표현이자 실천단위이고 기구이기도 하다.

조직의 성격과 구성요소

1. 조직의 성격
   - 구체적인 수단을 동원하여 능률적, 효과적으로 목표를 달성하려고 한다.
   - 비교적 안정적이고 지속적인 형태의 구조를 가지고 있다.
   - 목표 달성을 위해 관리라는 수단을 활용한다.
   - 구성원의 행동이 조직유효성 결정에 가장 중요한 영향을 미친다.
   - 환경과 끊임없는 역동적 상호작용 관계를 유지하고 있다.
2. 조직의 구성요소
   - 업무 : 목표의 성취에 필요한 활동으로 어떤 조직이든 사람이나 장소보다는 수행할 업무를 중심으로 성립되어야 한다.
   - 사람 : 생산성을 향상시키기 위해 담당할 사람의 능력과 기술을 고려한다.
   - 장소 : 환경이나 업무를 수행하는데 필요한 시설, 설비 기구가 포함한다.

2 조직의 특징

조직이란 개인이나 특정 구성요소들이 집단을 이루어 필요로 하는 활동이나 물품, 재원 및 사람을 준비시키고 분류하며 유기적으로 결합시켜 목적을 달성하도록 하는 것이다. 그러면서 조직은 이들을 운영하는데 필요로 하는 기준이나 규칙, 규율 등을 갖게 되는데 그 목적을 사회가 받아들이고 운영이 효과적·효율적이면 조직은 계속해서 살아남을 뿐만 아니라 성장과 발전을 지속할 것이고 그 목적을 사회가 받아들이지 않거나 운영이 비효과적·비효율적이라면 조직은 더 이상 존재할 수 없게 된다.

간호부서에 있어서 조직 기능이란 간호부서가 환자에게 필요한 간호활동을 확인하고 필요한 인력, 물적 자원을 최대한 확보하여 업무를 묶어 간호단위를 조직화하는 기능이다.

조직의 특징은 다음과 같다.

- 조직은 복수의 개념이다.
- 조직은 일반적으로 계층구조를 가지고 있다.
- 각 조직은 나름대로 추구하는 사명이나 목적을 가진다.
- 목적 달성을 위해 고유한 운영법칙이나 규율을 가진다.
- 조직은 합리성의 지배를 받는다.
- 조직은 수명을 갖는다.
- 조직에는 분화와 통합에 대한 공식적 구조와 과정이 있다.
- 조직은 사회적 단위로서 환경과 상호작용한다.

3 조직과 관련된 기본 개념

1) 집권화와 분권화

집권화와 분권화는 권한이 조직 전체에 어떻게 배분, 분산되는지를 나타내는 개념으로 의사결정의 집중도가 어디에 있느냐에 따라 나눠진다. 집권화(centralization)란 권력이나 권한의 중심화로 조직의 중요한 의사결정이 조직의 한 부분인 주로 상층에 집중되어 있는 것을 의미하고 분권화(decentralization)는 권력이나 권한이 조직의 좀 더 많은 장소로 분산되어 있는 것을 의미한다. 집권화는 그 정도가 높을수록 조직의 모든 의사결정이 통합되고 조정되기 때문에 조직 전체의 일관성을 유지하기가 좋고 분권화는 그 정도가 높을수록 하위계층이 의사결정에 참여할 수 있는 기회가 많아짐으로써 조직 내의 많은 일이 자율적으로 처리되어 환경변화에 신속하게 적응할 수 있다.

집권화와 분권화에 영향을 미치는 요인은 다음과 같다.

- 조직규모 : 조직이 클수록 분권화가 잘 일어난다.
- 조직환경 : 조직환경이 급변하고 동태적일수록 분권화가 요구된다.
- 조직구조 : 조직이 기능별로 구성되었을 때 기능별 통합이 필요하므로 집권화가 요구된다.
- 비용 : 비용이 많이 들수록 통제를 위해 집권화하려는 경향이 있다.
- 관리자의 능력 : 조직 분권화를 주도해 나갈 관리자가 조직에 얼마나 있느냐에 따라 분권화의 정도가 달라진다.

분권화의 장·단점

1. 분권화의 장점
- 개인으로 하여금 창의력을 발휘할 수 있게 한다.
- 비공식적이며 민주적인 관리체제를 발전시킬 수 있다.
- 최고 관리자로 하여금 중대한 결정에 충분한 시간을 갖고 숙고할 수 있게 한다.
- 부서간, 기능간 또는 부서내, 기능 내 구성원들 간의 인간관계를 증진시킨다.
- 구성원이 조직에 기여하고 있다는 느낌을 가짐으로써 일에 대한 동기부여를 높인다.
- 하부 관리자가 자율성을 갖게 되고 실무변화에 신속히 대응할 수 있다.
- 조직의 반응시간을 줄임으로써 급변하는 조직환경 변화에 빠르게 대처한다.

2. 분권화의 단점
- 조직이 조정되지 않고 통제가 불가능할 수도 있다.
- 조직 전체로는 업무통합이 이루어지지 않아 비용이 많이 든다.
- 조직 전체에 적용할 수 있는 방침을 일관성 있게 유지하기가 어렵다.

2) 책임과 책무

(1) 책임

책임(responsibility)의 사전적 의미는 어떤 일에 관련되어 그 결과에 대하여 지는 의무나 부담 또는 그 결과로 받는 제재를 의미한다. 책임은 사람이 조직에서 자신의 직위와 관련해서 해야 할 임무와 의무를 말하는 것으로 일반적으로 직위에 따라 수행되어져야만 하는 업무를 의미한다. 즉, 조직구성원이 조직 내의 자신의 직위에 따라 맡겨진 또는 수행해야만 하는 의무를 지칭하는 말이다.

하지만 일반적으로는 권한의 반대개념으로 사회 전반에 걸쳐 포괄적이며 광범위하게 의무라는 의미로 사용되는 일반적인 말이다.

(2) 책무

책무(accountability)는 책임보다는 좀 더 특수하고 협의적인 의미로 많이 사용되며 주로 직위나 직무에 따른 임무를 수행한 결과에 대해서 책임을 지는 것을 의미한다.

책임이 자신에게 부과된 직위에 따라 마땅히 수행해야 할 의무를 지칭하는 일반적인 말이라면, 책무는 부과된 직위의 업무를 수행하고 나서 자신이 수행한 일의 결과에 대해서 책임을 지는 것으로, 구성원이 자신이 수행한 직무결과에 대해 책임을 지는 것을 의미한다. 즉 책무는 업무결과로 발생하는 상벌이 본인에게 귀속되는 특징 때문에 인사평가의 근본을 형성한다. 그리고 그 업무에 대해 의사결정 할 수 있는 권한이 부여되었을 때에만 비로소 성립될 수 있는 개념이다.

3) 직위와 역할

(1) 직위

직위(position)란 직무에 따라 규정되는 사회적·행정적 위치이다. 조직학적 입장에서 직위란 어느 한 집단이나 조직이 달성해야 할 직무들의 체계적인 계층 속에 개인이 일정기간에 걸쳐 점유하고 있는 상대적인 가치와 서열을 뜻한다. 즉, 조직의 총체적 직무체계 배열 속에 차지하고 있는 위치를 의미하는 말로, 직무간의 일련의 권리와 의무를 나타내는 계층적 구조이자 직위를 점하고 있는 사람들 간의 적절한 관계 및 행위의 내용을 설명한다.

(2) 역할

역할(role)은 자기가 마땅히 하여야 할 맡은 바 직책이나 임무이다. 역할은 개인이 특정 사회에서 차지하는 지위 또는 직위와 관련하여 나타내는 행동유형으로 조직 내에서 일정한 위치를 차지하는 사람에게 기대되는 특정한 행동 형태를 말한다. 여기에서 기대는 그 사람이 차지하고 있는 위치에 대한 것이지 그 사람 개인에 대한 것은 아니다.

4) 라인과 스태프

(1) 라인

라인(line)은 계선이라고 부르기도 한 것으로 조직 내에서 상하의 수직적 계층구조를 가지며 상층의 관리자가 하층의 부하에게 지시, 명령, 감독을 할 수 있는 관계이다. 즉 라인은 조직 활동을 직접 집행하며 조직의 효율성 제고와 생산성 향상에 목표를 둔다. 또한 조직의 최고 책임자로 부터 수직적 권한관계로 이어지는 집행조직으로서 구체적인 집행 및 명령권을 행사한다.

(2) 스태프

스태프(staff)는 막료라고도 불리며 일반적으로 명령을 할 수는 없지만 라인 부문을 보좌·촉진하는 업무를 담당한다. 라인의 기본적인 직능에 대해 조언과 조력을 함으로써 라인 활동을 보다 더 효과적으로 촉진시키는 역할을 수행한다. 과거에는 이를 막료라고 불렀으며 조직 활동의 목표를 달성하는데 간접적으로 기여하고 있다.

4 조직화의 기본원리

조직의 목적에 맞는 조직구조를 형성해 나가는 데 적용되는 원칙이 조직화의 기본원리이다. 고전적인 조직이론가들이 공통적으로 제시한 조직화의 기본원리는 다음과 같다.

1) 계층제의 원리

계층제의 원리란 조직구성원들을 권한, 책임, 의무의 정도에 따라 계층별로 배열하여 집단화한 뒤 각 계층 간에 권한과 책임을 배분하고 명령계통과 지휘, 감독의 체계를 확립하는 것을 계층제라 한다. 계층제는 기능적으로는 비전문적인 단순 작업으로부터 고도의 전문적인 작업에 이르는 다양한 직무의 등급체계와 함께하지만, 구조적으로는 권한과 책임의 수직적 위임에 따른 계층적 명령체계를 가지고 있다.

이것은 피라미드 구조로 나타나며 맨 위에 한 사람이나 하나의 권한이 있고 그 밑에 몇 사람 또는 몇 개의 권한이 있다. 또한 그 밑에는 더 많은 사람들과 권한들이 존재하여 계층적 배열을 이루고 있는 것이다. 간호조직도 계층제의 형태를 띠고 있다. 간호부의 최고 수장인

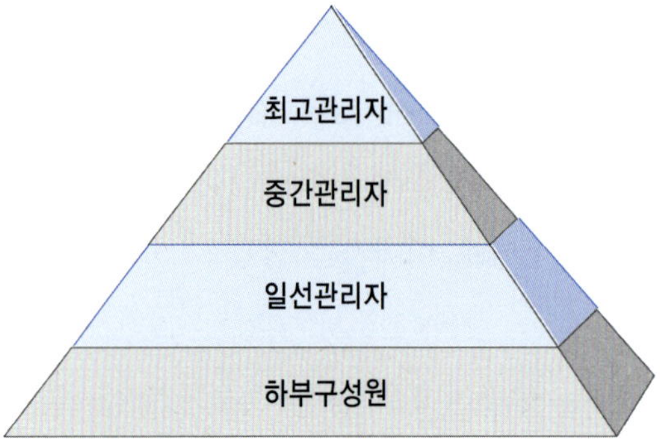

그림 4-1 조직의 계층

간호이사, 간호부장 등이 피라미드 구조에서 제일 위를 차지하고 있으며 그 아래 간호과장, 간호팀장, 수간호사, 책임간호사, 평간호사 순서로 명령계통과 지휘, 감독의 체계가 형성되어 있다.

계층제의 원리의 장점과 단점

1. 장점
   - 권한과 책임의 위임통로가 된다.
   - 조직 내 명령을 통일시킨다.
   - 조직 내 의사소통의 통로가 된다.
   - 조직의 내부 통제의 경로가 된다.
   - 지휘 감독을 통한 조직의 질서유지 통로가 된다.
   - 조직 내부의 분쟁 조정과 해결의 수단이 된다.
2. 단점
   - 변화하는 조직 환경에 신축적으로 대응하는 것이 어렵다.
   - 의사소통의 왜곡과 자유롭고 융통성 있는 인간관계 형성의 저해로 인해 조직의 경직성이 초래된다.
   - 하위 계층의 창의력을 저해하며 인간의 개성을 상실하게 한다.
   - 동태적인 인간관계의 형성을 방해한다.
   - 조직구성원이 비합리적인 관계로 변질되기 쉬우며 이로 인해 조직에 대한 소속감 저하와 이직 등이 유발되기 쉽다.
   - 의사소통 시 직원에게 과중한 부담을 주어 의사소통의 왜곡이나 누락, 편중 등의 현상이 나타난다.

2) 명령통일의 원리

명령통일의 원리는 명령일원화라고도 한다. 이 원리는 조직 질서를 유지하기 위해 명령체계의 확립을 요구하는 원칙이다. 즉, 한 사람의 하위자는 한 사람의 직속상사에게서 지시, 명령을 받아야 조직 질서가 유지될 수 있다는 것이다. 조직의 각 구성원은 한 명의 상관으로부터만 명령과 지시를 받고 또 보고해야 한다는 원리로 한 명의 조직구성원이 두 명 이상의 상관으로부터 명령을 받거나 보고를 하게 되어서는 안 된다는 원칙이다.

간호조직에서 간호사들은 각 간호단위의 수간호사로부터 명령과 지시를 받고 보고한다. 또한 수간호사는 간호부의 간호부장이나 간호과장에게 지시, 명령을 받는다.

이러한 원칙이 잘 지켜진다면 조직 내 갈등은 적어질 것이며, 결과에 대한 개인적 책임은 더욱 커질 것이다. 오늘날에는 전문화를 강조하는 조직이 증가되어 명령통일의 원리는 엄격하게 적용되지 않고 있다. 명령계통이 일원화되어 있지 못하여 둘 이상의 상사로부터 명령을 받게 되면 조직의 질서와 체계는 혼란해지고 책임소재가 불명확하게 되어 책임감도 결여될 것이다. 그러나 명령통일화를 너무 강조하면 조직의 움직임이 느려져서 조직의 성과를 저해할 정도로 융통성이 저하될 경우도 있다.

명령통일의 원리의 장점과 단점

1. 장점
   - 조직구성원의 책임소재가 명확하며 조직의 책임자가 조직을 전체적으로 조정할 수 있다.
   - 상급자와 하급자 사이에 명령과 보고의 대상이 명확하다.
   - 조직상 의사소통의 혼란을 최소화시킬 수 있다.
   - 업무의 혼란과 비능률, 무책임 등을 감소한다.
2. 단점
   - 의사소통 시 하급자가 심리적 부담을 과도하게 받는다.
   - 기능 전문가의 영향력 감소로 시행착오 및 업무지연이 발생할 수 있다.
   - 계층적 권위가 과도하게 노출될 수 있다.

3) 통솔범위의 원리

통솔범위의 원리란 한 사람의 통솔자가 효과적으로 지도, 감독할 수 있는 부하직원의 수와 범위가 한정되어 있다는 원칙이다. 조직의 통솔자가 직접 감독할 수 있는 범위를 초과해서는 안 된다는 원리이다. 즉, 인간의 지식과 능력의 한계 때문에 한 사람의 관리자가 직접적이고 효율적으로 지도 감독할 수 있는 부하직원의 수는 일정한 범위를 넘어서는 안된다는 것이다.

이 원리는 심리학적 개념인 인간의 주의력 범위를 관리에 적용시킨 것으로 통솔범위가 너무 광범위하면 의사전달이 곤란하고 능률이 저하되어 관리상의 실패가 와서 통솔범위가 좁을수록 좋다는 것이 전통적인 관리이론이었다.

통솔범위가 좁으면 조직의 계층 수가 늘어나고 반대로 통솔범위가 넓으면 조직의 계층수가 줄어든다. 오늘날의 현대조직은 다양한 정보관리 기술의 발달로 점차 통솔범위는 넓어지고 계층의 수는 줄어드는 추세이다.

이때 관리자의 통제의 폭을 결정할 때 가장 중요하게 고려해야 할 점은 가능한 관계의 수가 아니라 실제적인 관계의 사람 수를 의미한다.

(1) 통솔자의 통솔범위에 영향을 미치는 요인

① 조직 방침의 명확성

조직의 계획이 명확하게 수립되어 있고 방침이 잘 규정되어 있으면 관리자의 통솔범위가 넓어진다. 또한 이러한 조직은 권한의 위임도 잘되어 있어 부하가 무엇을 해야 하는지를 분명하게 이해한다. 이런 경우 관리자는 의사결정에 많은 시간을 쓰지 않아 통솔범위는 넓어진다.

② 부하의 업무 성격

부하의 업무가 일상적이고 반복적이며, 비전문적 과업일수록 통솔범위는 넓어진다. 반면 전문적인 과업일수록 통솔범위는 좁아진다. 그 과업을 수행하도록 하는데 관리자가 부하들을 직접 접촉해야 할 필요성이 적기 때문이다.

③ 정보전달 능력 및 기법

모든 계획·지시·명령 또는 조직의 모든 문제를 구두로 직접 전달할 경우 관리자는 과중한 시간부담을 갖게 되어 통솔범위는 좁아진다.

④ 전문스태프의 이용 가능성

전문스태프에게서 업무상의 조언과 지원을 많이 받을수록 보고서 작성과 같은 일상적인 작업에서 벗어날 수 있으므로 관리자의 통솔범위는 넓어진다.

⑤ 지역적 위치

부하들이 지역적으로 분산된 경우 의사소통문제 때문에 지역적으로 같은 장소에 집중된 경우보다 통솔범위는 좁아진다.

⑥ 객관적 표준의 이용 가능성

부하의 업무수행 결과에 대한 객관적 평가기준이 명확할수록 감독의 필요성이 적어지므로 통솔범위는 넓어진다.

⑦ 부하의 능력

부하들이 유능하고 경험이 많으며 훈련이 잘되어 있으면 권한위임이 수월하고 관리자의 지도도 많이 요구하지 않으므로 통솔범위가 자연히 넓어진다.

⑧ 기획조정 기능

관련부서와의 업무조정 등 관리자의 경영관리 기능이 많고 복잡할수록 통솔범위가 좁아진다.

통솔범위에 따라 조직계층의 수가 달라지므로 통솔범위는 조직구조와 매우 깊은 관계가 있다. 통솔범위를 넓게 하면 계층의 수는 적어지므로 조직형태가 옆으로 퍼진 모양을 하는 이른바 평면구조(수평적 구조)를 이루고, 이와는 반대로 통솔범위를 좁게 하면 계층의 수가 많아져 조직구조가 상하로 길게 늘어지는 고층구조(수직적 구조)를 이룬다.

표 4-2 통솔범위와 계층구조의 관계

통솔범위	구조적 특징
• 좁음	• 수직적·집권적·통제적
• 넓음	• 수평적·분권적·자율적

출처 : 조직행동론 : 이론과 사례연구

4) 분업 및 전문화의 원리

분업 및 전문화의 원리란 각 노동자가 일정한 작업에 종사하여 그 노동에만 전문화하는 일을 뜻한다.

즉, 조직의 업무를 종류와 성질에 따라 나누어 조직구성원들에게 한 가지 주된 업무를 분담함으로써 조직의 합리성과 관리상의 능률성을 향상시키려는 원리이다. 조직 규모가 확대되고 업무처리의 전문성이 증가할수록 분업이 요청된다.

사람의 능력에는 한계가 있고 모든 사람의 성격과 기술에도 차이가 있기 때문에 분업 및 전문화가 필요하다. 조직의 규모가 확대될수록 업무내용과 특성이 복잡해지기 때문에 조직의 합리성을 높이기 위해서는 조직의 업무를 종류와 내용별로 나누어 분담시키는 분업 또는 전문화가 필요하다는 원리이다.

전체 과업을 유사한 것끼리 묶는 방법에 관한 것으로 전문화를 통한 분업의 가장 큰 이유는 경제적, 사회적 이유이다. 사회가 점점 산업화되고 도시화됨에 따라 가내 수공업 생산 방식에서 거대한 공장에서의 대량생산은 전문화에 따른 경제적 이득에 근거를 둔 것이며, 조직은 전문화된 노동력을 얻을 수 있는 가장 효과적인 수단이다. 다시 말해 분업화는 효율성과 생산성에 초점을 맞춘 것이다.

분업 및 전문화의 원리의 장점과 단점

1. 장점
- 업무의 단순화 및 기계화가 가능하다.
- 업무의 기계화를 통해 개인적 차이를 해결하게 된다.
- 업무를 가장 신속하게 수행할 수 있는 최선의 방법을 발견할 수 있다.
- 업무가 분업 및 전문화가 될수록 보다 효과적, 능률적으로 일할 수 있다.

2. 단점
- 업무의 기계화가 가속됨에 따라 비인간화를 초래할 수 있다.
- 지나친 분업의 강조로 전체적으로 업무의 중복을 초래할 수 있다.
- 재정적 낭비와 책임회피를 초래할 수 있다.
- 단순한 업무의 반복으로 흥미와 창의력이 상실되어 능력개발을 저해할 수 있다.
- 조직 단위 간에 통합과 조정이 힘들어진다.

5) 조정의 원리

조정의 원리란 조직이 공동목표를 달성하기 위해 조직구성원들의 행동을 통일시키고 집단의 노력을 질서 있게 배열함으로써 조직의 존속과 효율화를 도모하는 것이다. 즉 조직 내의 모든 구성원들이 자신의 조직과 부서의 목적 달성을 위해 합심하여 같이 기여해야 한다는 원칙이다.

조정의 원리는 조직과 환경의 균형을 유지함으로써 조직의 존속을 도모하려는 조직의 창조적 기능으로 분업, 전문화의 원리와 밀접한 관련성이 있기 때문에 분업이 일어나면 비례하여 조정도 행해져야 한다.

특히 현대의 병원과 같이 분업과 전문화가 매우 심화된 조직은 조직을 하나의 시스템으로 보고 각 하부시스템 간에 시너지 효과가 극대화 될 수 있도록 이들을 효과적으로 하기 위해서는 다음과 같은 방법들이 사용되고 있다.

최근에 중간간호관리자의 역할 중 업무조정자의 역할이 부각되는 이유는 간호조직의 계층 간, 부서 간 업무 조정이 중요하기 때문이다.

효과적인 조정방법은 다음과 같다.

- 조직목표를 설정하고 목표를 달성하기 위한 계획을 수립한다.
- 평소 조직의 일상적인 업무에 대해 조정과 통합을 실시한다.

- 위원회 및 막료기구를 활용한다.
- 조직 수평부서 간의 업무활동을 구조적 기능적으로 통합해 나간다.
- 조직의 모든 구성원이 따를 수 있는 규정과 절차를 마련한다.
- 조직의 정보체계를 확립하여 명령계통을 단일화시킨다.

5 집단의 이해

1) 집단의 기본 개념

집단이란 공동 목적을 달성하기 위해 구성원 사이에 상호작용을 하며, 이러한 상호작용을 통해 서로간의 이익과 손해를 함께 나누는 조직체이다. 즉, 두 사람 이상이 모여 어떤 공동목표를 달성하기 위해 공통의 규범, 서로의 역할과 신분을 인정하면서 상호작용하며, 유기적인 관계를 형성하고 있는 개인들의 집합체를 말한다.

집단의 조건을 살펴보면 조직의 개념과도 비슷하다. 그러나 집단에서는 구성원들 간의 상호작용이 조직에서보다 빈번하고 직접적이다. 그리고 그 규모도 조직에 비해 훨씬 적어서 혹자는 3~20명이라고 하지만 그 이상일 수도 있다. 그러므로 조직이라는 하나의 커다란 시스템의 하위시스템으로서 집단을 보는 것이 편리하다.

조직 내 과업의 대부분이 집단을 통해서 수행되는 이유는 개인 혼자 과업을 수행하는 것보다 타인들의 협조를 얻어 과업을 수행하게 되면 높은 성과를 얻을 수 있기 때문이다. 즉 집단을 구성해서 과업을 수행하거나 문제를 해결하면, 집단의 성과는 개인 성과들의 단순한 합 이상을 나타내는 효과를 얻을 수 있다. 또다른 인간이 집단을 형성하는 근본적인 이유는 특정집단에 소속되었을 때 그 집단이 자신의 욕구를 충족시켜 줄 것이라는 기대감 때문이다.

집단은 다양한 경과를 거치면서 성장하는데 일반적 단계로는 형성단계, 갈등단계, 규범확립단계, 과업수행단계가 있다.

2) 집단의 유형

집단의 형태를 분류하면 가장 일반적으로 사용되는 분류기준이 공식 집단과 비공식 집단의 구분이다. 공식 집단은 구성원 사이의 커뮤니케이션이 공통목표를 지향하는 집단활동을 효율화하고 목표를 달성하기 위해 의도적으로 미리 정해진 계획에 의해 만들어 놓은 집단을 말하며 비공식 집단은 구성원들이 조직목표와 무관하게 구성원 개인들의 만족을 위해서 자생적으로 형성한 집단을 말한다. 조직에서도 공식 집단은 외부에서 쉽게 볼 수 있고 관찰이 가능하지만, 더 많은 비공식 집단이 공식 집단의 기저에 자리하고 있다. 따라서 조직은 이러한 공식 집단과 비공식 집단이 합해진 전체로서 존재하는 것이다.

조직 내에서 공식 집단과 비공식 집단은 수면 아래 잠겨 있는 빙산에 비유해 볼 수 있다. 즉 빙산은 바깥에서 볼 때 물 위에 드러난 1/10 가량만 보일 뿐 나머지 부분은 물 안에 가라앉아 있게 마련이다.

공식 집단은 명령집단과 과업집단으로 구성된다.

(1) 공식 집단

공식 집단이란 조직 내에서 지위나 계층 등을 가지고 형성된 집단으로 조직의 특정한 과업을 수행하기 위하여 이루어지는 집단이다.

① 명령집단

명령집단이란 보통 조직도에서 나타나는 구조와 같이 하부자와 감독자로 구성되는 형태의 집단으로 우리가 흔히 볼 수 있는 기업체의 조직과 유사하다. 조직의 공식적인 목표를 달성하기 위해 구성된 집단이기 때문에 다른 명령과의 상호작용이 활발하게 일어난다. 예를 들어, 기업체의 어느 한 부서의 관리자가 명령을 내리면 그 명령을 받은 하부 구성원들은 명령에 따라 과업을 수행하고 수행한 내용을 상급관리자에게 보고하게 된다. 또한 전체 조직의 목표를 달성하기 위해 다른 부서와 중요한 정보를 서로 공유하면서 목표를 수행해 나가게 된다. 이러한 집단 형태를 명령집단이라고 한다.

② 과업집단

과업집단이란 특정한 과업이나 프로젝트를 수행하기 위하여 조직 내에서 새로 구성 되는 집단을 말한다. 즉 어떤 사업 계획을 달성하기 위하여 기존 부서와는 별도로 설치하는 임시조직으로 최근 관심을 모으고 있는 애드호크라시라고도 한다. 이러한 집단을 흔히 프로젝트팀 또는 과업집단이라고 한다. 과업집단의 구성원들은 일반적으로 원래 자신들이 소속해 있던 집단에서 벗어나 조직의 공통목표를 달성하기 위해 새로운 집단에 소속하게 된다. 비록 다른 집단에서 모여든 구성원들이지만 구성원들 간의 상호교류는 다른 형태의 집단보다 활발히 이루어진다.

(2) 비공식 집단

비공식 집단은 조직 내에서 공식목표나 과업에 관계없이 자연적으로 형성된 집단으로 조직 전체의 만족보다는 구성원 개개인의 만족을 위하여 구성된다. 이러한 집단의 형태로는 이익 집단과 우호 집단이 있다.

과거에는 비공식 집단에 대한 경영층의 시각이 부정적이었지만 요즈음은 권장하는 기업들도 많이 늘어가는 추세이다.

① 이익집단

조직 내에서 구성원들의 개인적인 목표나 이익을 얻기 위해 참여하게 되는 집단을 이익집단이라고 한다. 전체 조직의 목표보다는 자신 또는 자신들이 속한 이익집단의 목표를 우선하여 행동하게 된다. 예를 들어 조직 내에서 구성원들이 좀 더 나은 대우를 얻기 위해서 압력단체를 형성한다면 전체 조직에 악영향을 미칠 수 있으나 이 집단을 조직의 목표와 적절히 조화를 시키고 구성원들과 잘 화합하게 된다면 좋은 성과를 가져올 수 있게 된다.

② 우호집단

우호집단이란 조직의 구성원들 사이에서 공통된 특성인 연령, 취미, 정치적 성향들이 비슷한 사람들끼리 모여 구성하는 집단을 뜻한다. 즉 조직 내의 목표보다는 개인적인 관심사에 따라 행동하게 되는 집단이다.

3) 집단행동과 성과의 영향요인

집단을 생성시키고 그 특성을 규정하고 작용하는 요인은 많으나, 이 중에서 집단유지의 핵심이 되고 집단행동과 성과에 영향을 주는 요인은 집단의 규모, 집단구성원의 특성, 지위와 역할, 규범, 집단응집력, 리더십 등 6개 요소이다.

(1) 집단의 규모

집단의 규모(크기)란 집단구성원의 수를 말하며, 집단구조 중 가장 근본적인 변수이다. 예를 들면 경영규모가 집단규모의 한 종류이다. 이러한 집단규모의 증가로 나타나는 결과들은 집단의 규모가 커질수록 각 구성원들 의사결정에 참여할 시간이 줄어들게 되고, 자신의 의견을 제시할 기회를 상실하게 된다.

(2) 집단구성원의 특성

집단구성원들의 능력, 지능, 성격, 가치관 그리고 교육수준, 성별, 나이 등도 집단행동에 영향을 주게 된다.

집단을 구성하고 있는 구성원들이 동일한 특성 즉, 집단구성원들의 나이, 성별, 능력, 학력, 개성, 기대감, 외모, 문화적 배경을 공유하는 정도가 같은 동질적 집단과 그 반대인 이질적 집단으로 구분할 수 있다.

(3) 지위와 역할

① 지위

지위(status)란 집단에서 한 개인이 차지하는 상대적인 위치나 서열을 의미하며 개인의 사회적 신분에 따르는 위치나 자리를 뜻한다. 이러한 지위는 구성원의 행동에서 일종의 동기부여가 될 뿐만 아니라 집단 내 구성원의 행동을 이해하는 데 중요한 요소가 된다.

② 역할

집단구성원은 자신에게 주어진 역할을 수행하게 되는데, 이때 역할(role)이란 어떤 직위를 가진 사람이 해야 할 것으로 기대되는 행위패턴을 가리키며 자기가 마땅히 하여야 할 맡은 바 직책이나 임무를 뜻한다. 지위와 역할의 개념을 비교해 볼 때 서열·위치의 정적인 측면이 지위라면, 실천적·동적인 측면은 역할이라고 할 수 있다.

(4) 규범

규범이란 판단, 행위, 평가 등의 기준이 되는 행동양식이다. 모든 집단에는 집단활동을 원활하게 수행하는 데 필요한 질서를 확립하기 위하여, 집단 구성원들이 지켜야 하는 행동의 표준 또는 규칙이 있다. 이때 집단의 구성원들 간에 공유되고 통용되고 있는 행동의 기준을 집단규범(group norm)이라고 한다.

(5) 집단응집력

집단응집력(group cohesiveness)이란 집단 구성원들의 개인차나 개인적 동기를 초월하는 '우리' 위주의 정신이며 집단을 유지하는데 필수적인 힘이다. 집단 구성원 간에 느끼는 매력과 집단의 구성원으로 남아 있으려는 정도를 가리킨다. 응집력을 증가시키는 요소로는 집단

목표에 대한 수용, 상호작용의 빈도 증가. 개인적인 매력, 집단 간 경쟁, 호의적인 평가 등이 있으며 감소 요소로는 목표에 대한 배척, 집단크기의 거대화, 불만족스러운 경험, 집단 내 경쟁, 독재적인 지배 등이 있다.

높은 응집력을 지닌 집단의 구성원들은 낮은 응집력을 지닌 집단 구성원들보다 높은 만족도와 높은 효율성을 보이는 경향이 크다.

(6) 리더십

리더십은 공식 집단이나 비공식 집단에서 집단구성원들에게 많은 영향력을 미치는 요인이다. 리더십은 공식적인 직무 배정에 의하여 발휘되는 공식 리더십과 자생적인 지위 신분에 의하여 발휘되는 비공식 또는 자생적 리더십이 있다.

6 팀(Team)의 이해

1) 팀의 개념

팀의 사전적인 의미는 '어떤 일 또는 활동과 연관되어 함께 일하는 사람들'이다. 일반적으로 팀이란 상호 관련되어 있고 의존적인 인간의 상호작용을 총체적으로 이해하게 해주는 시스템, 또는 일반적인 목표를 성취하기 위해 함께 작업하는 상호 연관된 사람들의 관점이다.

요즈음은 팀 중심의 조직 구성이 세계적으로 각광을 받고 있다. 미국의 보잉사는 보잉 777기를 개발하면서 전 조직에 팀제를 도입한 결과 보잉 747을 만들 때에 절반가량의 인력밖에 소요되지 않았다.

그런데 팀이 효과적으로 구축되지 못하거나 제 기능을 발휘하지 목하면, 목표를 효율적으로 달성할 수 없을 뿐 아니라 자원의 낭비와 갈등 유발 등의 다양한 문제가 발생할 수 있다. 그러므로 팀을 효과적으로 구축하고 운영하기 위해서는 팀에 대한 올바른 이해가 필요하다.

2) 팀의 유형

현재까지 알려진 팀의 유형이 너무 많아 다 열거하기는 힘들다. 과거에 '부' 혹은 '과'로 불리던 조직들이 '팀'으로 불리기 시작한 지 오래이다. 일반적인 팀 유형으로는 과업팀, 임시팀, 작업집단, 단순 기능팀 등이 있다.

3) 팀 구축

(1) 팀 구축의 단계

① 팀 사명과 활동 규칙의 설정

팀원이 공유할 수 있는 동일한 목표를 설정하고, 팀의 사명이나 역할, 세부목표와 우선순위를 설정한다. 그다음 팀의 행동규칙을 정한다. 즉, 팀 활동을 건전하게 수행하는 데 필요한 행동방식과 효과적 운영을 위해 지켜야 할 지침을 정한다. 먼저 브레인스토밍을 실시하여 아이디어를 얻고 인과관계도 등을 작성하여 제시된 아이디어를 분석한 뒤 팀 사명과 목표에 대한 기술서를 작성하고 그 내용을 서로 공유한다.

② 팀원의 역할과 책임을 규정

팀의 효과성을 높이기 위해 팀원의 역할과 책임을 명확하게 정한다. 즉, 누가 팀을 이끌 것인가, 각 팀원은 어떤 역할과 과제를 맡을 것인가를 결정한다. 이때 모든 팀원을 포함시켜서 각 팀원의 역할에 대한 기대를 표명하게 한 후, 가능하면 역할과 책임에 대한 내용을 세밀하게 객관화시킨다.

③ 팀워크의 촉진

팀워크는 팀 구성원이 협동하여 행하는 활동 또는 그들 상호 간의 연대를 말한다. 팀워크를 촉진하기 위해서는 피드백을 장려하여 공동목표에 대한 연대감을 가질 수 있게 하고, 갈등을 해결한다. 창의력을 조성하기 위해 노력해야 하며, 팀 내 의사결정 시 참여적 의사결정을 할 수 있어야 한다.

④ 팀 성과의 확인과 동기 유지

팀의 성과를 확인하고 공유한다. 즉, 공동 목표의 달성 정도, 팀원의 의사소통 수준 갈등해결과 팀워크의 유지수준, 결정사항에 대한 팀원의 만족도 등에 대해 평가하고 성과를 공유한다. 또한 팀원의 동기를 계속 유지시키기 위해, 팀원의 직책을 서로 바꿈으로써 팀원의 참여를 지속적으로 고무시키고, 또한 팀원의 관심을 유지시킬 수 있는 과제를 발굴하여 팀에 활력을 불어넣는다.

(2) 팀 구축과 운영을 위해 고려해야 할 사항

- 팀의 규모를 결정한다.
- 팀원 구성을 어떻게 할 것인가를 고려한다.
- 팀에 주어지는 권한을 확대할 필요가 있다.
- 팀 운영의 성패는 신뢰의 구축에 달려 있다.
- 팀 리더의 역할을 명확히 해야 한다.

Ⅱ 조직구조

1 조직구조의 구성요인

조직학자들이 조직을 연구하고 분류하는데 있어 가장 기본적으로 사용하는 방법은 조직을 구조적으로 보는 것이다. 많은 조직학자들이 조직구조를 결정하는 구성요인으로 복잡성(complexity), 공식화(formalization), 집권화(centralization)를 핵심적인 요소로 꼽고 있다.

1) 복잡성

복잡성(complexity)이란 조직 내에 존재하는 분화의 정도를 이르는 말로 하위단위로 세분화된 정도를 말한다. 업무량이 증대됨에 따라 조직은 보다 많은 부서화인 수평적 분화가 이루어지며, 계층수가 많아지면서 수직적 분화가 이루어진다. 또한 공간적 분산 내지는 지역적 분산으로도 나눠진다.

조직구조의 복잡성이 높아지면 높아질수록 관리자는 의사소통, 조정 및 통제상의 제 문제를 다루는데 있어 그만큼 더 많은 주의를 기울여야 된다.

복잡성의 종류와 특징

1. 수평적 분화

수평적 분화(horizontal differentiation)란 단위 부서들이 조직원의 지향성, 과업의 성질 및 조직원의 교육과 훈련의 특성을 기준으로 하여 나누어져 있는 정도를 이르는 말이다. 조직내에 전문적인 지식이나 기술을 필요로 하는 직무의 수가 많을수록 조직의 복잡성은 증대되고 직무의 전문화는 수평적 분화를 초래한다.

2. 수직적 분화

수직적 분화(vertical differentiation)란 조직구조의 깊이를 가리키는 말로, 권한 계층의 최상층에서부터 시작하여 최하층에 이르기까지의 계층수를 말한다. 계층의 수가 많아지게 되면 의사소통의 왜곡 가능성은 더 커지게 되고, 의사결정을 조정하기도 그만큼 어려워지므로 관리자는 의사소통, 조정 및 통제상의 문제를 다루는 데 있어 더 많은 주의를 기울여야 한다. 수직적 분화는 조직의 원리 중 명령 통일의 원리와 밀접한 관련성을 갖고 있다.

3. 지역적 분산

지역적 분산(spatial dispersion)은 그 조직의 사무실, 공장 및 인력이 지역적 내지는 지리적으로 분산되어 있는 정도를 말하는 것으로 물리적인 분리 그 자체만으로도 조직구조의 복잡성을 증가시킬 수 있다.

지역적 분산은 수평적, 수직적 분화가 확대된 차원으로 과업과 권력중심점을 지리적으로 분산시킨 것이라고 생각할 수 있다.

2) 공식화

공식화(formalization)란 조직 내의 업무가 표준화되어 있는 정도를 이르는 말로 구성원들이 업무를 수행하는데 취할 수 있는 수단 및 행동과 관련된 사항이 얼마나 구체적으로 제시되어 있는가 하는 정도를 말한다. 즉 공식화란, 똑같은 투입물을 똑같은 방법으로 처리하도록 기대하고, 그 결과 일정하고 동일한 표준의 산출물을 생산하도록 하는 것을 뜻한다. 공식화는 문자로 가시화되는 것뿐만 아니라 암묵적으로 구성원들에게 인식되어 있는 규정 및 절차도 포함된다.

공식화는 조직구성원들의 개인별 경험과 지식, 성격이 차이에 따라서 나타날 수 있는 업무행위의 편차를 최소화하고 업무흐름의 일관성, 명확성을 높여 생산의 효율성을 향상시키는데 기여한다.

조직에 공식화가 필요한 이유는 다음과 같다.

- 조직구성원의 행동을 정형화함으로써 통제를 더욱 용이하게 한다.
- 공식화의 정도가 높을수록 조직 내에 어떤 행동이 있을 수 있고 그 결과가 어떠하리라는 예측 가능성이 높아진다.
- 조직 내 활동을 고도로 표준화할 경우 어떤 상황에서 어떤 행동을 해야 하는 것을 알게 되므로 혼란을 막을 수 있다.
- 공식화는 조정활동을 촉진시키며 자유재량을 감소시켜 비용을 줄이게 한다.

3) 집권화

집권화(centralization)란 의사결정의 권한이 조직을 통해 얼마나 분산되었는가를 의미하는 것으로 조직구조를 구성하는 구성요소 중 가장 문제가 되는 부분이 집권화이다. 일반적으로 조직 상층부에 의사결정권이 집중되어 있으면 집권화의 정도가 높은 것이고 하층부로 의사결정권이 분산되어 있으면 집권화의 정도가 낮다고 말하는데 이런 경우는 분권화라고 한다.

집권화의 특성은 다음과 같다.

- 집권화는 결정의 자유재량을 겨냥한 개념이다.
- 집권화는 공식조직과 관련된 것이지 비공식조직과 관련된 것은 아니다.

기계적 조직과 유기적 조직

1. 기계적 조직

기계적 조직(mechanical organization)이란 구조가 복잡하고 공식화와 집권화 정도가 높은 조직으로 관료제적 조직 설계원칙을 그대로 적용하여 직위가 높을수록 의사결정이 집중된다. 기계적 조직은 관리자의 통솔범위가 적으며 명령계통이 일원화되고, 수직적 위계질서에 의해 관리자에게 권한이 부여되는 특성을 갖는 조직이다.

2. 유기적 조직

유기적 조직(organic organization)은 조직구조가 단순하고 공식화와 집권화 정도가 낮은 조직을 유기적 조직이라고 하는데 이 조직의 형태는 수평적으로 의사결정의 권한을 부여하고 일을 표준화하지 않으며 많은 규칙을 필요로 하지 않는다.

2 조직구조의 결정요인

조직구조에 영향을 미치는 요인으로는 전략, 규모, 기술, 환경, 권력-통제가 있다.

1) 전략

전략이란 군대의 용어로 조직의 장기목적을 설정하고 행동의 방침 내지는 방향을 채택하여 조직목적을 달성하는데 필요로 하는 자원을 배분하는 것으로 수단과 목표를 동시에 포함하는 개념이다.

전략은 조직의 중요한 결정의 흐름 속에서 시간의 경과에 따라 하나의 패턴으로 발전하는 미래지향적인 성격을 띠고 있으며 조직의 권한과 의사소통 유형을 결정하고 목표달성을 위한 기획 및 정보 흐름에 큰 영향을 미치고 있다.

2) 규모

대부분의 학자들이 조직규모를 '조직원의 총수'로 정의내리고 있는데 이것은 인적자원을 측정한 측정치가 다른 요소로 조직규모를 측정한 측정치와 고도의 상관관계를 나타냈기 때문이다.

조직의 규모가 커지면 부서가 많아지고 부서 간의 이질화도 심화되어 이에 대한 통합과 조정의 필요성도 커진다.

3) 기술

기술이란 '조직 내에서 투입물을 산출물로 변형시키는 과정 혹은 방법'을 가리키는 말로 기술에 대한 의견 중 대체로 일치를 보이는 것은 기술이라는 개념이 '기계적' 내지는 '제조'라는 의미를 내포하고 있다.

기술이 복잡할수록 관리하는 관리자의 수와 계층의 수가 증가하고 대량 생산 기술은 다른 형태의 기술을 사용하는 것보다 일선 관리자가 감독해야 할 부하의 수를 증가시켜 조직구조에 직접적인 영향을 미치고 있다.

4) 환경

환경이란 '조직업적에 영향을 미치는 기관이나 제 세력으로 구성된 것이지만 조직은 이를 직접 통제하거나 거의 통제할 수 없는 것'이라는 정의에서 보듯이 환경이란 '조직을 둘러싸고 있는 모든 요소들'이라고 할 수 있다.

환경은 조직구조의 중요한 결정요소이자 조직의 존폐에까지 영향을 미칠 수 있는 세력이지만 조직이 이를 직접 관리하거나 통제할 수 없다. 그러므로 관리자는 통제나 관리가 불가능한 환경의 영향을 제거하거나 최소화시키려 한다.

5) 권력－통제

권력－통제의 관점이란 조직구조에 대한 의사결정이 조직의 특별한 이해 집단이나 연합체들 간의 권력투쟁의 결과라고 보는 것으로 조직이 생각했던 방향과 형태로 변화하지 않고 처음에 의도했던 것과는 전혀 다른 각도로 조직이 구조화되는 일이 종종 있다. 이 모든 이유는 조직 구성원들의 상호 이해관계에 얽힌 권력－통제의 요소가 중요한 요소로 작용했기 때문이다.

일반적으로 조직구조는 전략, 규모, 기술, 환경이라는 네 가지 변수가 결정하는데 이들 네 가지 요인이 조직구조 변화에 영향을 미치는 것은 50～60%에 지나지 않고 나머지는 조직 내의 정치적 활동, 즉 조직구조에 대한 권력－통제의 관점에서 설명되어지는 경우가 대부분이다. 권력－통제력을 가진 사람은 복잡성이 낮고 공식화나 집권화가 높은 조직구조를 선택한다.

3 조직구조의 유형

모든 조직에는 공식 조직과 비공식 조직이 있다. 이 둘은 상반되는 개념이자 상호보완적인 개념이다. 어느 조직이나 자신의 조직 속에 이중 어느 한 가지 조직만을 가질 수는 없다. 즉 이들은 조직을 구성하는데 있어 중요한 구성요인이자 어느 조직에서나 항상 동시에 존재하는 조직인 것이다.

공식적 조직구조는 계획되고 공식화된 조직 구조로 직위를 공식적으로 배열한 것이다. 간호부서의 공식적 구조는 간호부서 내의 각 직위가 다른 직위와 어떤 관계가 있으며 간호부서가 병원의 다른 부서와 어떤 관계가 있는지를 명시하는 공식적으로 인정된 기구 조직표상에 나타나 있는 관계이다.

조직의 비공식적 구조는 직원들 사이의 비공식적이며 사적인 관계로서 기구 조직표에 나타나 있지 않은 자연발생적인 관계이다. 비공식적 구조는 조직에 미치는 영향이 크기 때문에 간호관리에서 중요하게 인식되어야 한다.

1) 공식 조직

공식 조직이란 법령 또는 규정에 의해 공식화된 조직으로 부서 사이에 분담되는 업무와 배열되어 있는 직위가 그 조직 사람들에 의해서 제도적으로 인정된 조직을 말한다. 공식 조직을 통해 조직은 효과적인 업무체계와 의사소통의 통로를 마련하고 개인과 조직에게 정체감을 제공하며 직무만족이라는 결과를 가져오고자 한다. 공식 조직은 기획에 의해서 결정된 행정적 의사결정을 따르는 조직으로 사람과 직위 간의 관계를 보여주고 권한, 직무, 직무책임, 이들 간의 직접적인 상호관계를 나타낸다.

공식 조직의 특징은 다음과 같다.

- 계층 및 부서 간의 권한 및 책임과 의사소통의 경로를 분명하게 밝혀준다.
- 기능과 권한의 측면에서 직무 지향적이다.
- 모든 구성원에게 구체적으로 직무가 할당되며 지위, 신분의 체계가 문서화된다.
- 경직된 분위기를 조성하며 의사소통이 부족하다.
- 조직의 수명이 지속적이며 목적을 달성하기 위해 의도적으로 구성된 조직이다.

또한 공식 조직은 조직기구표 또는 조직도를 통해 잘 파악할 수 있다. 조직기구표는 조직 내의 다양한 구성요소, 조직의 직위, 업무부서, 업무기능, 기본적인 분업체계, 공식적 권한 관계, 의사소통 통로, 조정의 흐름 등을 연결시키는 조직구조를 그림으로 보여준 것이다.

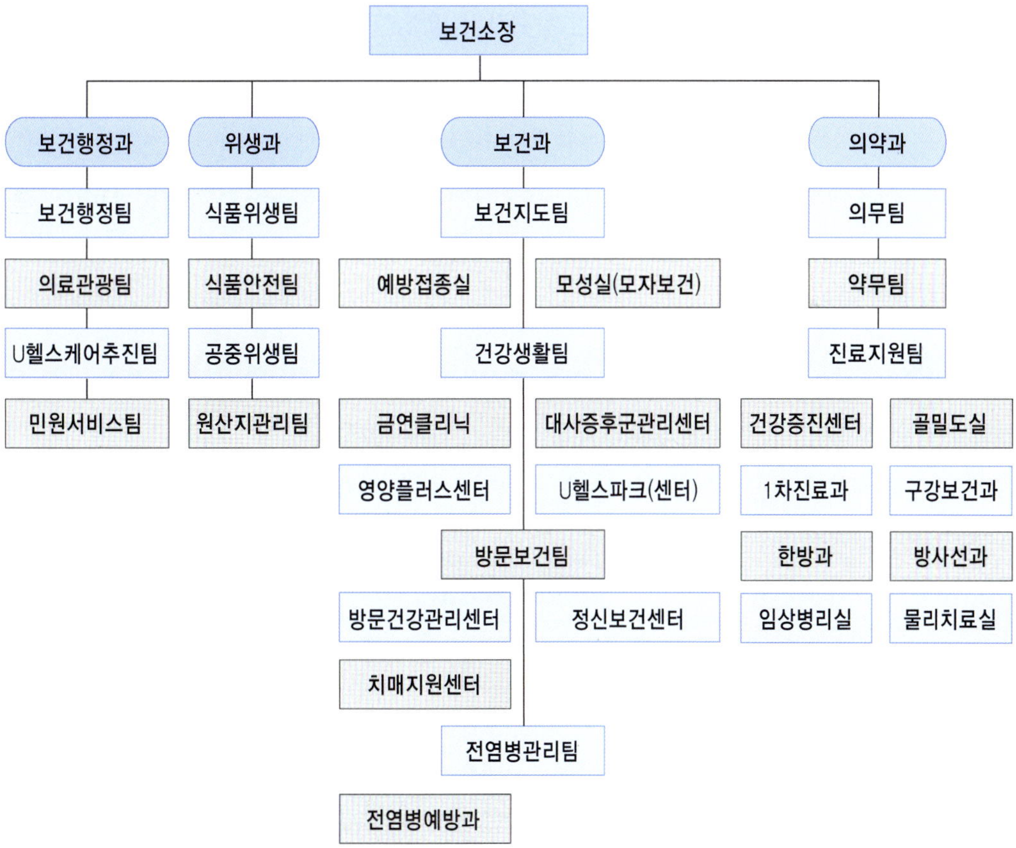

그림 4-2 G 보건소의 조직도

조직 기구표에서 알 수 있는 정보

- 분업 : 조직표상에 사각형으로 표시된 부분으로 구성원 각자가 할 일이 할당되어 있다.
- 의사소통의 경로 : 도표상의 선은 정보와 공식적 흐름이 조직 전체를 통해 어떻게 이루어지고 있는가를 보여준다.
- 직무유형 : 각 지위에 할당된 직무의 특성과 직위명칭을 알 수 있다.
- 상사와 부하와의 관계 : 누가 누구에게 보고하는지를 알려준다.
- 하위집단 구성 : 하위집단이 누구의 관리 하에 함께 일하는가를 보여준다.

(1) 정태적 조직의 유형

주로 관료제로 불리며 보수성을 띤 전통적인 조직형태에서 많이 찾아볼 수 있다. 이 조직은 피라미드형의 조직구조를 하고 있으며 상위자의 명령, 지시에 따라 하위자가 움직이고 중요한 의사결정은 상위계층에서 이루어지며 표준화된 고정적 구조, 복잡성, 계층적 구조와 집권화를 그 특징으로 하고 있다. 단점으로는 대규모의 조직을 효과적, 효율적으로 운영하기 위해 만들어진 조직구조이나 조직을 둘러싼 정치, 사회, 경제적 환경변화에 빠르게 적응하지 못하는 것이다.

① 라인조직(계선조직)

라인조직(line organization, 과거에는 이를 계선조직이라고도 부름)은 공식 조직의 가장 오래되고 단순한 조직구조로서 관리자와 부하 간의 수직적 관계를 보여준다. 즉, 관리자의 지시와 명령이 위에서 아래로 직선으로 전달되는 것을 조직기구표를 통해 확인할 수 있다.

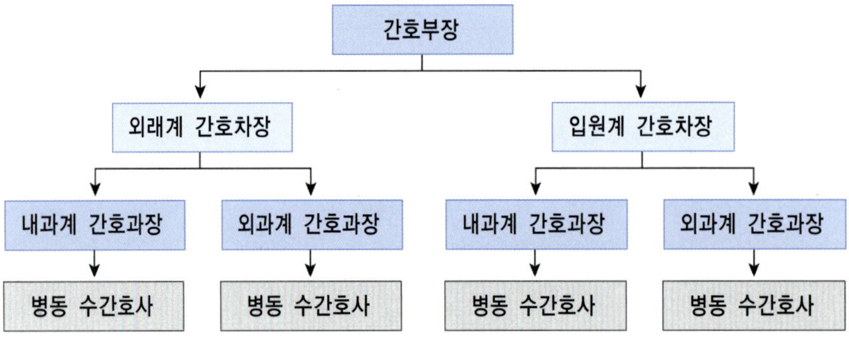

그림 4-3 라인조직의 예

마치 군대의 지휘·명령 관계와도 같이 상사의 명령이 곧바로 부하에게 전달되도록 편성된 조직으로 이 조직의 예는 조직의 부·국·과·계 등의 상하서열에 의한 계층적 모습이다. 관리자들은 라인조직을 통해 업무추진을 위한 결정, 집행, 명령, 감독 등 조직이 목적을 달성하기 위해 필요로 하는 영향력을 직접적으로 행사할 수 있다.

라인조직의 장점과 단점

1. 장점
   - 권한과 책임의 소재와 한계가 분명하다.
   - 의사결정이 신속하게 이루어진다.
   - 관리자는 부하에게 강력한 통솔력을 발휘할 수 있다.
   - 이로 인해 조직운영에 효율을 기할 수 있다.
2. 단점
   - 업무가 의사결정자의 독단으로 처리될 수 있으며 조직이 경직화되어 있다.
   - 라인조직 바깥의 전문적인 지식이나 기술이 활용되기 어렵다.
   - 환경변화에 민감하게 적응하기 어렵다.

② 라인-스태프 조직

조직이 대규모화되고 업무내용이 복잡해지면 라인 관리자만으로는 해결하기 어려운 문제들이 발생하게 되는데 이로 인해서 라인 관리자의 업무를 지원해주고 조언해주는 스태프(staff, 막료)의 기능이 설치된 라인-스태프 조직(line-staff organization)이 생겨났다.

이때 스태프는 전문적인 지식은 있으나 구체적인 집행권이나 명령권은 없으며 라인 관리자가 의사결정을 할 때 조언, 지원, 조성, 촉진, 협조 등을 하는 조직으로 조직이 목적달성을 잘 할 수 있도록 간접적으로 기여한다.

스태프의 기능으로는 조언 기능과 정책 및 통제 기능이 있다. 조언 기능으로는 관리자들이 필요한 정책과 수단을 개발할 수 있도록 조언과 상담을 할 수 있는 전문능력을 발휘하는 것이고 정책 및 통제 기능은 스태프의 전문성과 역할이 강화됨에 따라 특정 분야에 따라 정책을 입안하고 통제하는 것이다.

스태프의 유형으로는 제공되는 서비스의 종류에 따라 개인스태프, 일반스태프, 특별스태프로 나누어진다. 개인 스태프는 관리자의 신변상의 문제나 중요하지 않은 일을 돌보고 처리하

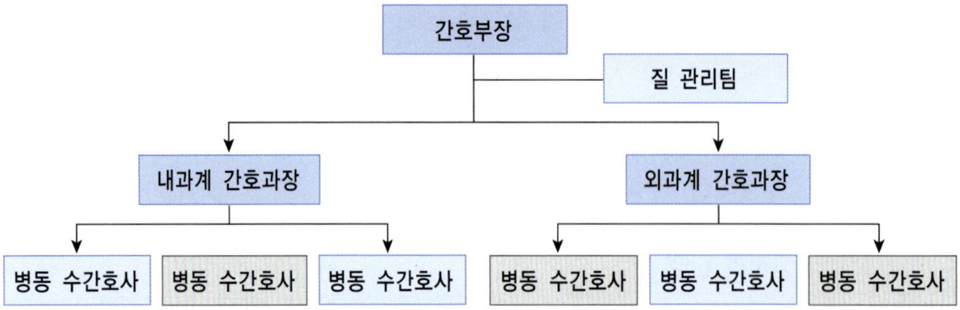

그림 4-4 라인–스태프 조직의 예

기 위해 설치된 막료로 조직의 정책이나 업무문제에 대해서는 관여하지 않고 일반스태프는 기획, 인사, 예산 등 조직의 전반적인 관리문제를 다루고 지원하는 막료를 말한다. 특별스태프는 라인 관리자에게 전문적 지식이나 기술을 제공하는데 주로 기관의 책임자나 특정기술 분야를 위해서 설치된다.

라인–스태프 조직의 장점과 단점

1. 장점
    - 의사결정자의 독단을 막음으로써 조직이 의사결정을 합리적으로 할 수 있다.
    - 조직 활동에 대한 조정이 비교적 용이함으로써 조직에 신축성을 기할 수 있다.
    - 라인조직 바깥의 전문적인 지식과 경험을 활용할 수 있다.
2. 단점
    - 라인과 스태프 간에 갈등이나 알력이 생길 수 있다.
    - 라인과 스태프 간에 권한과 책임의 소재, 한계가 불분명할 수 있다.
    - 조직 내 의사소통이 혼란에 빠질 수 있다.
    - 행정의 지연이나 지출경비가 증가될 수 있다.

③ 직능조직

조직이 작고 단순할 때는 라인조직만으로도 잘 운영된다. 그러나 조직이 점차 복잡해지고 대규모화되면 라인조직의 관리자는 만능인이 되어 조직 내의 모든 일을 다 처리해야 하는데 이는 사실상 불가능한 일이다. 이 경우 직무를 비슷한 유형별로 통합시켜서 기능적으로 조직을 부문화하는데 이 때 나타나는 조직이 직능조직(functional organization)이다.

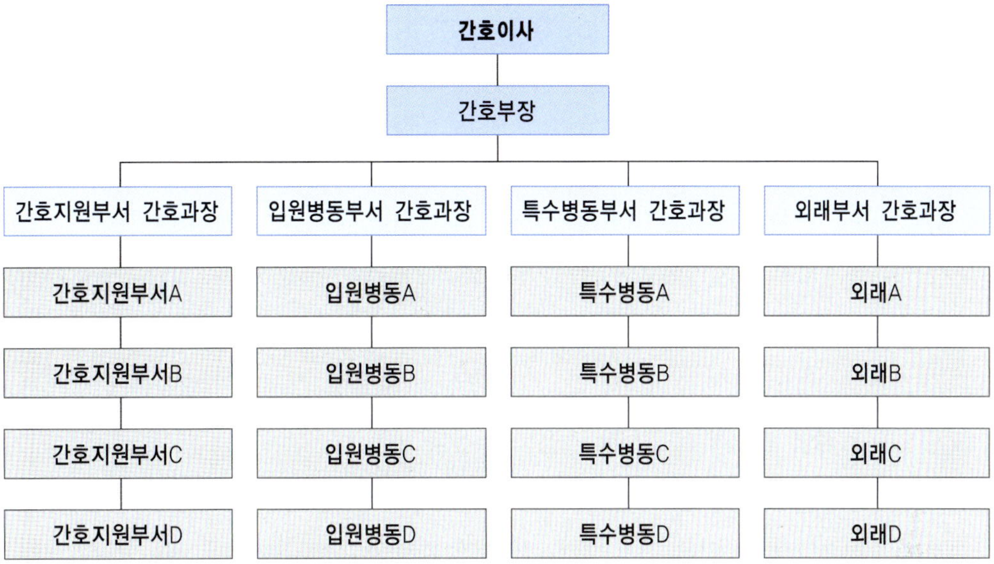

그림 4-5 직능조직의 예

직능조직의 장점과 단점

1. 장점
   - 자원이 효율적으로 이용된다.
   - 중앙집권식 의사결정으로 조직의 통합성 유지가 가능하다.
   - 같은 업무의 반복으로 기술적 발전 및 기능적 숙련도의 발전이 가능하다.
   - 기능 간에 조정력이 강화된다.
2. 단점
   - 기능을 초월할 때 조정력이 약화될 수 있다.
   - 의사결정 시 중앙집권화로 인한 시간소모가 많다.
   - 환경변화에 효율적으로 대처하지 못한다.
   - 다기능적인 업무를 수행할 때 책임소재가 불분명하다.

이 구조는 기본적으로 전문화의 이점을 살리고 계선조직의 결점을 보완하기 위해 만들어져, 관리기능을 전문화하여 관리자의 부담을 경감시킨다. 그러나 상관과 부하 간의 관계가 매우 복잡하여 지휘, 명령계통이 일원화될 수 없으며 책임과 권한도 명확하지 못하게 되는 단점이 있다.

이 유형의 조직은 조직이 안정되고 확실한 환경에 처해 있을 때, 조직이 중소규모일 때, 조직의 기술이 관례적이고 상호의존성이 낮을 때, 기계적 효율성과 기술적 질을 중요하게 여길 때 효과적인 조직형태이다.

(2) 동태적 조직의 유형

동태적 조직은 주로 애드호크라시(Adhocracy)로 불리는 조직으로, 애드호크라시라는 말은 특정 사건을 해결하기 위한 방향으로 움직이는 조직구조라는 것을 알 수 있다. 이때 특정 사건이란 안정된 환경 아래에서 일상적으로 일어나는 사건이 아니라 불안정한 환경 아래에서 비일상적으로 일어나는 사건을 의미한다. 즉 구성원의 자발성, 창의적인 행동을 중심으로 하기 때문에 구조적인 면에서 융통성과 적응도가 높다.

동태적 조직은 구조가 복잡하지 않고 공식성에 얽매이지 않으며 의사결정권이 분권화되어 있는 것을 특징으로 하고 있어 정치, 사회, 경제적 환경 변화에 신속하게 적응할 수 있는 장점이 있는 반면, 대규모 조직에서는 변화가 빠르지 않기 때문에 정태적 조직구조가 더 효율적이다.

① 프로젝트 조직

프로젝트 조직 또는 테스크 포스는 어떤 특정 목표 내지 과업을 달성하기 위해 비일상적으로 만들어진 임시조직으로서 일반적으로 다양한 전문가들로 구성된다.

오늘날 기업환경이 다양하게 변화하고 기술적 혁신이 급격하게 이루어짐에 따라 기업은 종래의 정태적인 조직만으로는 이와 같은 상황변화에 신속하고 합리적으로 대응하지 못하게 되었고 이에 따라 출현하게 된 새로운 적응형태의 조직이 바로 프로젝트 조직이다.

프로젝트 조직은 조직에 기동성을 부여하는 일종의 대체 조직으로, 어떤 특정 과제 내지 목표를 달성하기 위해 창설되는 임시적 동태적인 조직으로 원래 특정한 군사 목적이나 임무를 수행하기 위해 임시로 편성되었던 기동부대(Task Force Team, TFT)에서 유래하였다.

프로젝트 조직은 달성해야 할 분명한 조직목적과 완성해야 할 분명한 마감 시간이 있으며 조직목적을 달성하기 위하여 각 분야의 전문가들이 함께 모여서 협력하는 조직이다. 이 조직은 거의 완전한 수평적 조직으로 편성되어 조직구성원의 책임, 권한 관계도 상하의 관계가 아닌 수평적 관계를 보이고 목적을 완성하기 위해 멤버들은 기존의 조직에서 빠져나와 함께 일하다가 프로젝트가 완료되고 나면 해산되어 다시 원래 조직으로 돌아가는 탄력성이 있는 조직이다.

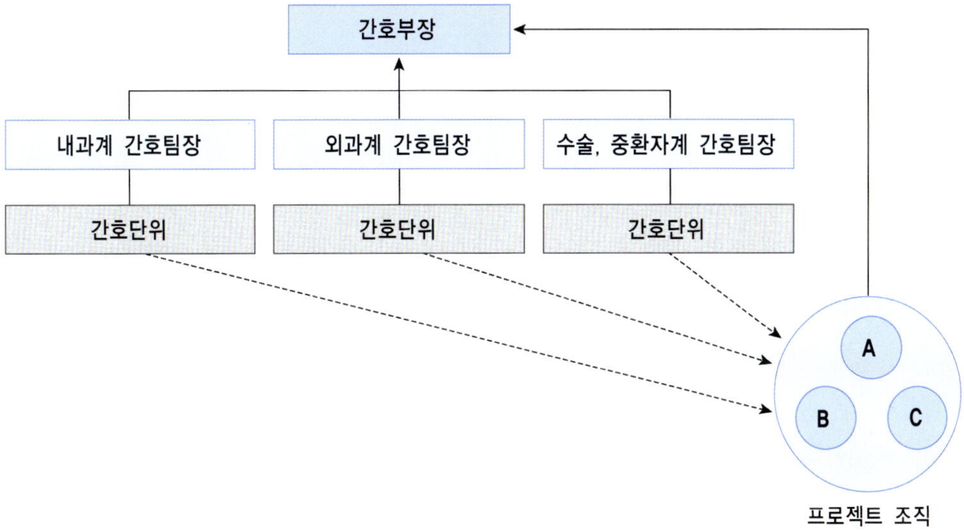

그림 4-6 프로젝트 조직의 예

프로젝트 조직의 장점과 단점

1. 장점
   - 프로젝트의 특성에 따라 인적 및 물적 자원을 탄력적으로 운영할 수 있다.
   - 조직목적이 분명하고 조직원 각자의 정체성이 확인된다.
   - 조직에 기동성을 부여하고 업무를 신속·정확하고 효과적으로 수행할 수 있다.
   - 조직의 환경변화에 민감하여 기술개발, 신규사업, 경영혁신 등에 적용될 수 있다.
2. 단점
   - 일시적, 한정적인 혼성조직이므로 관리자의 관리능력에 의해 결과가 크게 좌우된다.
   - 기존 조직에 대한 명령 통일성과 충성심을 약화시킬 수 있다.
   - 한시적 조직이므로 추진하는 업무에 일관성을 유지하기 힘들다.

프로젝트 조직이 적합한 경우는 다음과 같다.

- 과업의 성공 여부가 조직에 결정적인 영향을 미치는 중요한 과업일 경우
- 특정한 과업이 구체적인 시간적 제약과 성과 기준을 가지고 있을 경우
- 특정 과업이 예전의 과업과 비교하여 독특하고 생소할 경우
- 특정 과업이 상호의존적인 기능을 필요로 할 경우 등에 적용하는 것이 좋다.

② 매트릭스 조직

매트릭스 조직이란 행렬조직 혹은 그리드 조직(grid organization)이라고 하는데 이 조직의 특징은 기능구조와 생산구조가 분리된 것이 아니라 두 구조가 섞인 형태로 프로젝트 조직이 계층적인 라인조직에 완전히 통합된 형태이다. 즉 한 조직의 구성원이 세로로는 계층적인 기능적 업무로 묶이고 가로는 프로젝트인 생산이나 서비스 측면의 업무로 묶이는 형태이다.

매트릭스 조직은 현대사회 조직에서는 그 활용도가 매우 높은 조직구조로 그 중요성이 점점 더 커지고 있으나 각 개인은 기능 관리자와 생산 관리자 모두의 명령을 받고 보고도 해야 하기 때문에 두 관리자들끼리 갈등이 유발되기도 하지만 또한 그들끼리 문제를 해결하기도 한다. 이 조직은 생산과 기능, 모두에 중점을 두는 이중적인 조직이기 때문에 불확실한 환경변화에 적합한 조직이다.

이 조직의 특성은 기능과 생산의 이중권한이 존재하기 때문에 조직구성원에게 역할갈등을 유발할 수 있고 관리자는 탁월한 인간관계 기술을 갖추고 타협과 협상을 해야 한다.

조직구조표 상에는 그림처럼 한 사람이 종과 횡으로 각기 다른 직능 조직에 속해 있게 된다.

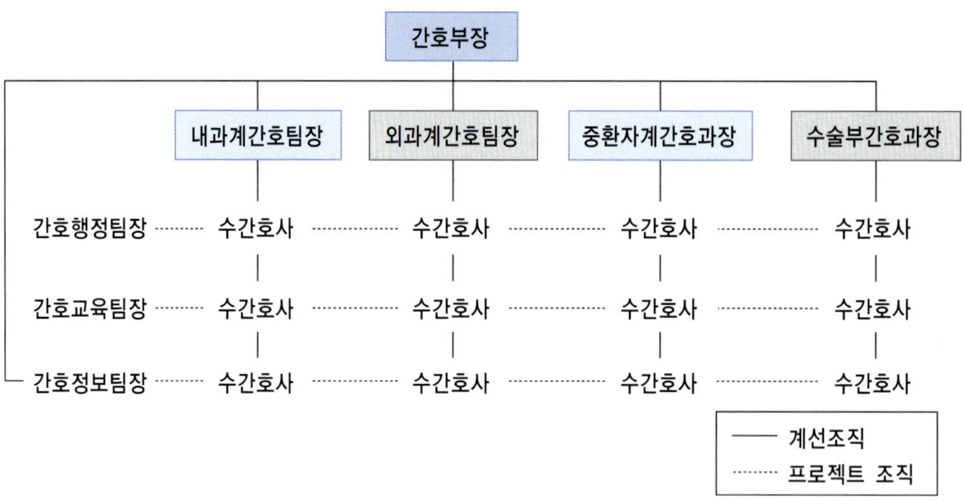

그림 4-7 매트릭스 조직의 예

매트릭스 조직의 장점과 단점

1. 장점
   - 조직의 자원이용이 효율적이다.
   - 조직이 환경변화에 잘 대처한다.
   - 조직의 관리기술을 발전시킬 수 있다.

2. 단점

- 관리자 간의 권한문제를 해결하기 위한 시간이 필요하며 결과적으로 관리비용이 증가한다.
- 조직의 이중권한으로 구성원에게 좌절과 혼란을 가중시킬 수 있다.
- 관리자의 권한-라인 간에 마찰이 생길 수 있고 이들 간의 권한균형이 어렵다.
- 관리자 간의 인간관계 기술을 높이기 위한 특수훈련이 필요할 수도 있다.

③ 위원회 조직

위원회(committee)라는 것은 단독제에 대응되는 개념으로 조직의 문제를 해결하는데 법제상 정책결정을 단 한 사람이 하는 것이 아니고 분화된 업무의 각 담당자들이나 또는 부문 간의 협조와 조정을 통해 전사적인 입장에서 의사결정을 하기 위해 구성되는 조직구조의 형태를 말한다.

위원회의 기능은 업무 조정이나 충고, 정보수집, 분석과 의사결정의 책임이 있으며 실제 위원회 조직이 성립되기 위한 요건은 일정한 과제가 임시적이 아니라 일정기간 존속해야 한다. 또한 반드시 문제의 조정을 목적으로 해야 한다. 따라서 아무런 준비 없이 임시적으로 모이는 회의는 비록 의견수렴을 거치고 복수에 의해서 의사결정을 내린다 하더라도 위원회가 아니다.

바람직한 위원회의 조건은 복수 구성원의 합의에 의해 의사결정 하는 합의성, 특정 문제를 위해 해결하는데 다수인의 토의과정을 거쳐나가는 민주성, 계층제의 약화를 통한 행정의 능률성과 조직의 형태를 유지하기 위한 적절한 규제 장치 등이다.

위원회 조직의 적용은 의사결정 시 폭넓은 경험과 소양이 요구될 경우, 의사결정에 의해 영향받는 사람들이 그 의사결정에 참여할 수 있을 때 보다 광범위한 업무분담이 바람직한 경우, 그리고 어느 한 개인이 조직을 이끌어 갈 수 없는 조직의 전환기인 경우에 적용하는 것이 좋다.

간호조직에서 쉽게 볼 수 있는 위원회의 종류로는 간호업무 위원회, 질 향상 위원회 등이 있다.

위원회 조직의 장점과 단점

1. 장점
   - 집단적 결정으로 합리적인 결정을 할 수 있다.
   - 보다 많은 사람들의 지지와 만족감을 얻어낼 수 있다.
   - 개인의 편견이나 경솔한 결정을 막을 수 있다.
   - 집행에 안정성과 지속성을 부여한다.
   - 각 부서나 집단 간에 조정을 촉진한다.
   - 조직에 대한 충성을 유도할 수 있다.
2. 단점
   - 일이 지연되고 책임을 전가하기 쉽다.
   - 위원회가 독립적일 때에는 조직 전체가 통합성을 유지하지 못하는 수가 많다.
   - 시간과 에너지, 재정 등의 낭비가 많다.
   - 의사결정이 타협안이 될 가능성이 높다.
   - 부하에 대한 지도력이나 통솔력이 감소한다.

2) 비공식 조직

비공식 조직이란 인간상호관계를 바탕으로 하여 형성되는 조직으로 조직의 공식적 조직기구표상에는 나타나지 않는 조직이다. 비공식 조직은 조직구성원 간의 인간적 접촉이나 친근성, 현실적인 인간관계 등을 바탕으로 하여 자연발생적으로 발생하며 집단형성 자체가 목적이 되는 자생적 조직이다. 비공식 조직은 조직 내에서 공식목표나 과업에 관계없이 자연적으로 형성된 것으로 조직 전체의 만족보다는 구성원 개개인의 만족을 위하여 구성된다. 이러한 조직의 형태로는 이익조직과 우호조직이 속해있다.

예를 들면 낚시 동호인 모임, 요가 모임, 테니스 혹은 수영하는 사람들의 모임을 들 수 있다.

공식 조직과 비공식 조직은 서로 상호보완적이기 때문에 간호관리자는 공식 조직의 단점을 보완하기 위해 비공식 조직을 적절히 활용할 필요가 있다.

비공식 조직의 특징은 다음과 같다.

- 조직구성원들의 과업 달성에 도움을 준다.
- 조직구성원들이 서로 지원하고 보호하게 해준다.
- 조직구성원에게 일체감과 소속감, 만족감을 갖게 해준다.
- 조직 내 의사소통을 원활하게 해주어 문제해결을 돕는다.

표 4-3 공식 조직과 비공식 조직의 비교

	공식 조직	비공식 조직
성격	• 구성원 간 역할과 권한에 대한 법령 / 규정이 마련된 조직	• 자연발생적으로 맺어진 자생 집단 • 공식적 조직의 단점을 보완하기 위해서 활용되어야 함
장점	• 권한, 의사소통, 책임이 분명 • 직무, 지위체계가 문서화 • 의도적으로 구성된 조직(목적 달성) • 조직의 수명이 길다.	• 사회문화적 가치를 영속화 • 조직구성원에게 소속감, 만족감 제공 • 의사소통 촉진 • 문제해결에 도움
단점	• 경직된 분위기 조성 • 의사소통 부족	• 사적 관계를 강조 • 본연의 업무 수행을 저해 • 부당한 정보/소문의 유포로 사기 저하

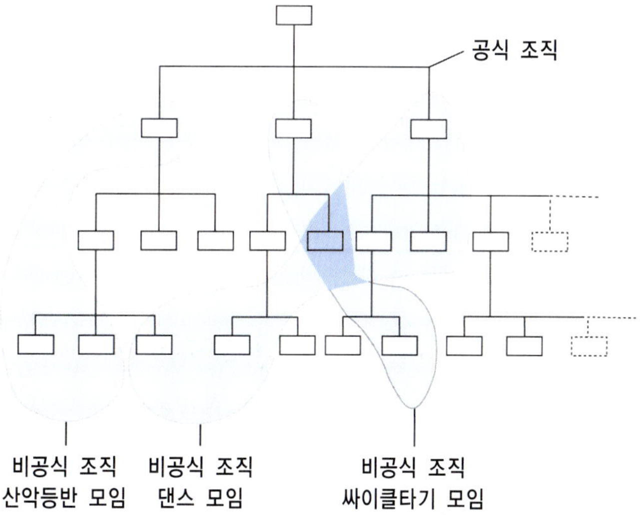

그림 4-8 공식 조직과 비공식 조직

3) 현대의 조직

조직 상황에 유연하게 적응할 수 있도록 고안된 새로운 조직의 형태로 최근에는 학습조직, 팀 조직, 프로세스 조직, 네트워크 조직 등이 운영되고 있다.

(1) 학습조직

학습조직은 조직 내·외적으로 정보를 발굴, 입수하여 조직의 전 구성원이 공유함을 물론 일상적 업무활동에 적용함으로써 새로운 지식을 창출하고 이를 조직 전체에 전파 보급함으로 급변하는 환경에 대처할 수 있는 능력과 경쟁력을 향상시키고 조직의 성장과 발전능력을 배가시킬 수 있도록 지속적으로 학습활동을 하는 조직이다.

학습조직의 특징은 다음과 같다.

- 정보를 가치 있는 지식으로 변환시키고 변환된 지식을 장기적인 적응능력 증대로 지속시킴으로 생산성 향상을 도모한다.
- 지속적인 과정을 통해 지식을 점진적으로 축적시킨다.
- 학습조직은 인간존중을 기본정신으로 하면서 구성원의 창의성과 적응을 위한 의도적인 조직이다.
- 격변하는 외부환경에 대처하고 조직의 내적 능력을 극대화하기 위해 끊임없이 학습을 추구하고 구성원의 행동을 변화시킨다.
- 한번 축적된 지식은 쉽게 바뀌지 않으며 지식은 특정기업, 특정집단, 특정개인에게 독점된다.
- 학습활동은 단기간의 투자를 통한 부분적 혁신활동이 아니라 장기적인 측면에서 구성원 전체의 학습능력을 높여 조직의 경쟁력을 확보하는데 더 많은 관심을 갖는다.

(2) 프로세스 조직

프로세스(process) 조직이란 프로세스라는 단어가 '미래를 향한'이라는 뜻을 지닌 라틴어 '프로세데레(Procedere)'에서 유래하듯 미래를 생각하고 앞으로 무엇이 가능하고 또 무엇을 해야 하지를 고민하는 조직으로 고객가치를 가장 이상적으로 반영할 수 있도록 직무를 근본적으로 다시 생각하고 리엔지니어링 하는 조직이다. 또한 프로세스 조직은 반복적이고 정형적이며 안정적이고 특징적인 프로세스가 존재하며, 기존의 업무처리 방식과 조직시스템이 근본적으로 재설계된다.

프로세스 조직은 고객의 가치를 가장 이상적으로 반영할 수 있도록 조직구조, 직무특성, 인적조건, 조직문화 등 전체 조직시스템을 기존의 방식과는 다른 새로운 형태로 변화시킨다.

프로세스 조직에서는 고객 요구에 대한 신속한 대응관리, 간접인력의 축소, 경영성과의 획기적 향상, 고객에 대한 초우량 서비스 제공과 조직구성원의 삶의 질 향상 등을 기대할 수 있다.

프로세스 유형

1. 가치창출 프로세스

   가치창출 프로세스란 고객의 요구에 의해 공급자로부터 고객의 가치로 전환하기까지 직접적 가치를 창출하는 프로세스로 물류 프로세스, 생산 프로세스, 재원조달 프로세스, 판매 프로세스 등이 있다.

2. 지원 프로세스

   지원 프로세스란 가치창출 프로세스에 필요한 정보, 기술, 물자들을 제공하여 직접적으로 지원하는 프로세스로 경영정보 프로세스, 생산기술 프로세스, 시장조사 개발 프로세스 등이 있다.

3. 자산창출 프로세스

   자산창출 프로세스란 조직의 기본자산이 자금, 인력, 생산설비 등을 창출 관리하는 프로세스로 설비 생산 프로세스, 인적자원 프로세스, 자금조달 프로세스 등이 있다.

4. 조정 통합 프로세스

   조정 통합 프로세스란 프로세스 간 조정 내지는 다른 프로세스에 지침을 제공하여 통합을 유도하는 프로세스로 경영계획 프로세스, 내부평가 프로세스, 생산계획 프로세스 등이 있다.

(3) 네트워크 조직

네트워크 조직이란 환경에서 야기되는 복잡한 문제를 해결하기 위해 수직적 통합뿐 아니라 수평적, 공간적으로 공식적인 조직경계를 뛰어넘는 통합 메커니즘을 갖춘 조직을 말한다.

네트워크 조직은 전통적인 피라미드 조직의 경직성을 극복하기 위한 대안으로 나온 조직구조로서, 조직구성원 개개인의 전문적 지식에 근거한 자율권을 기초로 개인능력 발휘의 극대화를 꾀하고 외부지원의 활용을 통해 유연성을 확보하기 위한 조직이다. 조직을 합병해 거대한 조직으로 만드는 것이 중요한 것이 아니라 네트워크를 연합해 창조적이고 효율적인 조직으로 나아가야 한다는 것이다. 미래사회는 덩치가 큰 것이 강한 것이 아니라 작으면서도 네트워킹이 잘된 조직이 강력하다. 그래서 거대조직들은 보다 작고 자율적인 조직들의 연합으로 바뀌어야 한다.

네트워크 조직은 매우 분권화된 구조를 갖고 있어 뚜렷한 경계가 존재하지 않고, 기존의 수직적 피라미드 조직에서 흔히 볼 수 있는 위계시설이 파괴되어 있으며, 조직구성원 개개인의 전문성에 근거한 자율권을 기초로 융통성 있게 설계된 조직이다.

네트워크 조직에서는 현장의 정보가 분석 판단되어 의사결정을 거쳐 이것이 다시 현장으로 피드백 되는 시간을 최소화하며 전문가로 구성된 팀을 활용함으로써 여러 기능과 관련된 핵심 업무를 동시에 할 수 있다. 그러므로 네트워크 조직은 스피드와 상호 연결성 측면에서 그 어떤 조직구조보다 신속하고 효율적이며 획일성, 수직성, 동질성이 배제되고 극단적인 분권화, 수평화, 이질성이 지배되는 조직구조이다.

(4) 팀 조직

팀 조직이란 공동목표를 가진 두 사람 이상의 사람들이 모여 시너지 효과를 얻기 위해 만든 조직으로 환경변화에 대응하기 위하여 수평적 조직 원리를 바탕으로 하는 조직이다. 불확실하고 변화무쌍한 환경변화는 조직의 유연성을 요구하므로 조직들은 단일 통제에 의한 관료주의적 계층구조보다는 높은 자율성과 팀 형태의 조직구조에 많은 관심을 가진다.

팀 조직은 의사결정 단계의 단축, 과잉 관리업무의 축소, 중복 업무의 통합, 업무 영역의 조정 등으로 인해 의사결정의 신속성을 높일 수 있다. 또한 팀의 자율성 확대로 팀 내의 자유로운 의견 교환, 정보의 공유, 자발적인 업무 참여와 권한 부여, 능력 및 창의력 발휘 기회 제공 등을 통해서 업무에 대한 보람과 긍지를 갖게 되어 생산성을 향상시키는 장점을 지니는 조직이다.

팀 조직은 환경변화에 대응하기 위한 동태적 조직의 대표적인 형태로 팀 조직의 기능을 전통적 조직과 비교해 보면 전통적 조직은 명령, 지시 위주로 조직이 운영되는데 반해 팀 조직은 상호협력하고 정보를 공유하면서 신속하게 의사결정 할 수 있고 전통적 조직은 조직목표를 상층에서 결정하는데 반해 팀 조직은 팀 조직 내에서 설정하며 전통적 조직은 보상이 개인주의, 연공주의 중심으로 이루어지나 팀 조직은 팀의 성과에 따라 팀 별로 이루어진다.

표 4-4 전통 조직과 팀 조직의 비교

요소	전통 조직	팀 조직
조직구조	계층적 / 개인	수평적 / 팀
직무설계	단일 업무	전체 업무, 다수 업무
목표	상부에서 지시	스스로 찾아냄, 자율적
지도자	강하고 명백한 지도자	리더십 역할 공유
지시, 전달	지시, 명령	상호 충고, 전달, 토론
정보흐름	폐쇄, 독점	개방, 공유
보상	개인주의, 연공주의	팀, 능력주의
책임	개인 책임	공동 책임
평가	상부조직에 대한 기여도	팀이 의도한 목표 달성도
통제	관리자가 계획, 통제, 개선	팀 전체가 계획, 통제, 개선

오늘날 팀 조직이 많은 조직에 도입되는 이유는 조직의 계층을 단축시킬 수 있고 그로 인해 팀 조직의 중견간부를 실무 담당자로 유용하게 활용할 수 있으며 직능이나 기능조직에 비해 부서 이기주의를 탈피할 수 있고 조직 전체를 동태적, 생동감 있는 조직으로 바꿀 수 있다는 이유 때문이다.

표 4-5 현대적 조직의 형태

구분		팀 조직	프로세스 조직	네트워크 조직	학습조직
배경		• 신속한 대응 • 관료주의 타파	• 시간 경쟁 • 다양한 고객 요구	• 조직의 비대화 • 전략적 제휴	• 지식 경쟁 • 미래에 대한 불예측
특성	전체	• 계층단축 • 수평구조 • 특성별 조직	• 프로세스별 조직화 • 수평적 구조	• 느슨하게 연결된 공생적 네트워크	• 자기 조직화 • 내부 네트워크
	구조적	• 고도의 분권화 • 적은 조직 계층 • 조정위원회	• 고도의 분권화 • 적은 조직 계층 • 프로세스 관리자	• 고도의 분권화 • 조직 계층 • 네트워크 및 상호 신뢰 관계 • 네트워크 통합시스템	• 고도의 분권화 • 적은 계층수 • 정보기술과 네트워크의 결합 • 지식관리 전담팀
조직원 자질		• 창의성 • 다기능성 • 협조성	• 창의성 • 다기능성 • 협조성	• 신뢰성 • 다기능성 • 협조성	• 창의성 • 개방성 • 신뢰성
기대효과		• 팀워크를 통한 시너지 • 의사결정 • 전체 해소	• 스피드의 효과 • 고객 욕구의 충족 • 지원부문의 간소화	• 네트워크를 통한 시너지 효과 • 조직 간소화 • 외부 자원의 활용	• 지식의 효과 • 위기 대응력 향상 • 개인의 성취감
장점		• 특정과업 수행 방법 제시 • 명확한 업무 구분 • 책임, 권한의 명확 • 단위 조직 운영방안	• 고객 가치의 조직 내부화 • 조직 기본원리의 제시	• 집단 간의 혹은 조직 간 관계 양식 제시 • 외부자원의 조직화 방안 제시	• 개방적 조직 풍토 • 인적자원에 대한 체계적인 관리 방안 제시 • 예측 불가능한 환경 적응 방안 제시
단점		• 전체조직 내에서의 통합 문제 • 비직책 보직자의 사기저하 • 고도의 분권화에 따른 통제의 문제	• 프로세스팀 간의 통합 문제 • 직능 단절문제 (정보 기술 접목 한계) • 고객지향조직 정의의 모호성 • 분권화에 따른 통제 문제	• 특정집단 혹은 조직 내 운영방안에 대한 제시가 미흡 • 분권화에 따른 통제의 문제	• 구체적인 조직설계 기준이 미흡 • 구체적인 조직유형 제시가 미흡 • 고도의 분권화에 따른 통제의 문제

출처 : 경영학이야기

또한 팀 조직은 창조적 학습조직에 바탕을 두고 외부로부터 새로운 지식을 습득하고 체계화하는 것이 기업의 생존과 직결되기 때문에 조직의 구성원들은 학습과정을 통해 외부 적응능력을 기른다.

성공적인 팀이 되기 위한 조건은 다음과 같다.

- 소수의 인원으로 구성하되 획일적인 사람들보다 보완적인 기능과 능력을 가진 사람들로 구성한다.
- 팀 구성원 간의 긴밀한 상호작용과 협조를 통해 업무수행을 한다.
- 팀원들을 하나의 방향으로 모으기 위해 협의를 통해 도출된 공동목표가 있어야 한다.
- 팀 구성원 간의 신뢰를 바탕으로 경쟁과 인간관계를 유지한다.

4 의료기관 조직과 간호조직

1) 의료기관 조직의 특성 및 기능

의료기관 조직은 국민의 보건향상과 기타 경영의 목적을 달성하기 위해 의료인력을 비롯한 여러 구성원들이 협동하여 환자진료, 의학교육, 의학연구와 공중보건활동을 수행하는 사회단위의 하나이다. 또한 전문적 인력과 시설을 가진 복잡한 조직으로 주민에게 양질의 의료를 제공하기 위해 의료인력과 보조인력들이 모여 각기 일정한 행동규범에 따라 일정한 업무를 분담하고 수행함으로써 환자를 진료하는 조직이다.

국제보건기구(WHO)는 병원조직에 대하여 사회 및 의료조직에 필수불가결한 역할을 수행하는 기관으로 지역주민에게 치료와 예방을 통합하는 완전한 보건의료를 제공하고 가족의 건강증진은 물론 가정환경의 개선 노력까지도 포함하며 보건의료관계 종사자들이 훈련받고 생물학적, 사회적인 연구를 하는 중심기관이라고 하였다.

(1) 의료기관 조직의 특성

의료기관은 여러 가지 특성을 지닌다. 의료 자체는 비영리적이며 독점적이고 노동집약적이다. 많은 직종과 직급을 가진 의료요원들이 모여 있는 곳으로 특히 고급인력이 많다. 각종 면허와 자격을 가진 요원들이 많아 계속적으로 팀워크를 이루어야만 하고 독자적인 판단과 업무수행을 하기가 어려우며 항상 협조하고 조정을 해야 효율적으로 의료서비스가 제공되는 것이 가능한 아주 독특한 조직체이며 복잡한 조직으로 구성되어 있다.

의료기관 조직이 복잡한 이유는 다음과 같다.

- 의료기관이나 조직이 추구해야 하는 명확한 조직목적의 설정이 어렵고 진료의 특성 때문에 계량적인 목표설정이 어렵다.
- 의료기관 구성원은 환자진료, 교육, 호텔과 같은 서비스, 진료과정에 각기 다른 형태로 참여하고 책임진다.
- 구성인력이 질적, 양적으로 다양하며 고도로 숙련된 기술 및 지식을 갖춘 인력에서부터 단순 노동인력에 이르기까지 다양한 질적 수준의 인력 구성원들이 다양한 형태로 협동하며 일하는 조직이다.
- 구성원 대부분은 두 가지 이상의 계층에서 동시에 지휘를 받는다. 즉 관리자로부터 관리적 통제를 받는 것과 동시에 의료에 대한 책임도 진다.
- 의료기관 조직이 산출해내는 서비스의 진정한 척도를 제시하기 어렵다.

의료기관 조직의 특성

1. 경영상의 특성

- 고도의 자본집약적이면서 노동집약적인 경영체이다.
- 다양한 사업목적(의료사업, 연구, 기술개발, 공중보건증진 등)을 가진 조직체이다.
- 복잡한 전환과정을 거쳐 서비스를 생산하는 조직체이다.
- 생산된 서비스의 품질관리나 업적평가가 극히 어려운 조직체이다.

2. 조직상의 특성

- 경영목적이 상호상충적이다. 즉 최고의 의료서비스 제공과 최소의 비용이라는 목적을 함께 추구하기가 매우 힘든 조직체이다.
- 구성원이 매우 다양한 조직체이다.
- 과업이 불확실하고 불확정적이어서 표준화하기가 힘든 조직체이다.
- 지배구조가 이원적이다.

3. 환경상의 특성

- 의사의 자유개업이 보장되고 전문의가 되기 위한 전공의 교육을 병원이 맡고 있다.
- 의료수가가 병원 외부(정부)에서 통제된다.
- 의료기사는 의사의 지도 아래 검사를 수행한다.
- 병원에서 수행되는 직무 대부분이 면허를 가진 자에게만 허용된다.
- 노사분규의 소지는 높으나 분규 시 사회적 비난의 강도가 높다.
- 24시간 연중무휴로 업무가 계속된다.

- 사람의 건강과 생명에 직접적으로 영향을 미친다.
- 도덕적, 윤리적 덕목을 중요시한다.
- 서비스 제공의 불안정성이 높아 계획통제가 어렵다.
- 서비스 제공결과가 많은 타 직종 간의 유기적 결합에 의하는 경우가 많아 단일 직종별 성과측정이 어렵다.

(2) 의료기관 조직의 기능

- 환자에 대한 진단, 간호 및 치료 서비스 제공의 기능
- 전문적 및 기술적 교육·훈련의 기능
- 학문적·과학적 연구의 기능
- 주변 인구집단에 대한 사회봉사적 차원의 보건서비스 제공의 기능

(3) 의료기관 조직의 환경

의료기관 조직의 내부환경 요인은 의료기관 관리자의 의지, 능력, 노력에 의해 그 문제점을 해결해 나갈 수 있는 미시환경이므로 병원조직의 내부환경은 병원의 경제적 지위, 행정개념의 가치, 조직체의 법규, 의료기관 관리자의 리더십, 구성원들의 가치관 등을 포함한다.

이러한 내부환경 요인인 병원업무의 변화, 재정 수요의 증대, 병원조직원의 의식구조의 변화, 의료기관조직의 풍토인 분위기 등에 많은 영향을 주고 있다. 의료기관 조직의 외부환경은 다양하며 세법상으로는 서비스 업종이고 의료법상으로는 비영리기관으로 되어 있다. 또한 의료기관 조직의 소비자는 환자들이고 제공자들의 업무는 대상자의 생명과 건강에 직결되기 때문에 외부환경에 의한 제약은 매우 엄격하다.

의료기관 조직에 영향을 미치는 주요한 외부요인으로는 인구증가에 따른 환자 수, 노령인구의 증가, 정부의 의료에 관한 제반 법규, 병원 표준화 사업, 의사와 환자 사이의 관계 변화, 의료기술의 개발 및 향상, 지역사회 주민의 참여도 증가, 의료사고에 따른 분쟁 등이 있다.

2) 간호조직

의료기관의 간호조직은 기관이 설정한 목적달성을 위해 필요한 제반 간호업무를 전담하는 하나의 행정적 단위이자, 의료기관 내 타부서와 끊임없이 상호 협동하는 협력적 기능단위이다. 동시에 변화하는 지역사회의 요구에 부응하여 계속적으로 질 높은 간호서비스를 제공해

야 하는 일종의 개방체제이다.

간호조직의 기본 기능은 간호직원의 만족, 질적인 간호 제공, 간호생산성을 위한 합리적 관리과정을 효과적, 효율적, 경제적으로 운영하는 것이다.

또한 간호조직의 부서장은 간호조직의 대표로서 제반 간호업무에 대한 모든 권한과 책임을 공식적으로 갖는 자이다. 그러므로 그는 간호조직의 근본적 목적인 질적 간호의 제공을 기반으로 하여 간호업무 전반의 계획과 조정 및 관리기능을 효과적·능률적·경제적으로 수행할 수 있도록 지휘·감독하는 자이다. 즉 간호조직의 장은 의료기관 조직이 요망하는 계획된 목적을 달성하기 위해 간호인력들의 공식적인 역할구조를 만들어 나가고 관리하는 자이다.

의료기관 조직에서 의료서비스 소비자인 환자들과 가장 직접적이면서도 지속적인 관계를 맺는 사람이 간호사이고 환자들이 지각하는 의료기관 의료서비스의 만족 여부에 결정적인 영향을 미치는 사람도 간호사이다. 또한 그로 인해 의료기관의 이미지 형성에도 중요한 역할을 하는 사람 역시 간호사이며 의료기관의 의료서비스에 대한 환자들의 피드백 활동도 간호사를 통하여 하는 경향이 늘어나기 때문에 현대 의료기관에서 간호조직의 위치와 역할은 점점 더 커지고 있다.

(1) 간호조직의 목표

- 대상자에 대한 질적 간호제공으로 모든 간호직원들은 대상자들의 변화하는 요구에 맞추어 질 높은 간호를 제공한다.
- 간호조직은 모든 간호직원들의 직업의 장이자 생활의 장이므로 간호직원들이 자신의 직무에 만족할 수 있도록 간호조직을 잘 관리·운영해야 한다.
- 간호업무를 효과적, 효율적으로 수행되도록 간호관리과정이 구성되어야 한다.

(2) 간호조직의 기능

- 간호조직의 철학과 이념을 수립한다.
- 간호업무 수행을 위한 기본방침과 표준을 제공한다.
- 간호업무 내용에 대한 평가와 발전을 위한 지침마련을 한다.
- 간호인력에 대한 계획 및 이들의 직무만족을 위한 인사기능을 한다.
- 의료기관 내·외의 타 부서 및 타 조직과의 상호조정 기능을 한다.
- 간호직원, 간호학생 및 대상자에 대한 교육활동을 한다.
- 간호학문의 계속적인 발전을 위한 연구기능을 한다.

Ⅲ 직무관리

조직구조를 구성하는 직무를 설계하여 직무체계를 형성하고 각 직무분석을 통해 과업내용과 직무를 수행하는 구성원의 자격조건을 결정하고, 직무를 평가하는 직무설계, 직무분석, 직무평가와 관련된 활동을 말한다.

1 직무설계

1) 직무설계의 개념

직무설계는 전통적으로 몇 개의 과업을 묶어서 한 사람이 담당할 일을 구성하기 위한 설계를 말하는 것으로 여기에는 작업 수행의 절차, 사용하는 기구의 종류, 책임범위 등에 대한 규정이 포함된다. 그러나 오늘날에는 이와는 다른 의미에서 사용되고 있는데 직무설계란 경영효율의 유지 또는 개선을 위해 직무의 내용이 직원 개개인의 능력 및 희망과 가능하면 일치하도록 작업, 작업 환경 및 노동조건을 조직화하는 것이다.

2) 직무설계의 목적

직무설계는 직원의 동기부여에 중요한 영향을 미치며 아무리 뛰어난 직원이라도 직무설계가 잘못되면 높은 성과를 올릴 수 없고 맡은 직무에 불만을 갖게 된다. 그러므로 관리자는 직원의 만족을 증대시키고 조직 전체의 성과를 향상시킬 수 있는 방향으로 직무를 설계해야 한다.

즉, 직무설계가 조직의 목표를 달성하고 직무를 맡고 있는 담당자의 개인적 욕구를 만족시키기 위한 직무내용, 직무 기능 및 직무 간의 상호관계를 결정하는 것이라면 직무설계의 목적은 모든 계층의 조직구성원으로 하여금 직무 자체에서 만족과 의미를 부여받도록 하여 직원의 동기부여와 생산성을 향상시키려는 데 있다.

3) 직무설계의 방법

(1) 전통적 접근방법에 의한 직무설계

전통적 접근방법에는 과학적 관리방법에 의한 직무설계가 대표적이다. 즉 과업을 최대한 가능한 요소로 세분화하고, 단순화, 표준화, 전문화하는 것에 초점을 두고 직무의 전문성과 능률성, 합리성과 생산성을 우선적으로 강조하였다.

① 직무단순화

직무단순화란 한 사람이 담당할 과업의 수를 최대한으로 줄여 직무를 단순화시키는 것을 말하는 것으로 직무 단순화는 과학적 관리의 원리와 산업공학에 근거를 두고 있다.

직무를 수행하는데 있어 어려운 부분을 제거시켜 직무를 더 잘할 수 있도록 하는 방법으로 단순하고 반복적이고 표준적으로 설계하여 각 직원들은 일상적이고 반복적인 직무를 수행한다.

예를 들어 정맥주사를 잘 하는 간호사를 고용하여 다른 간호사들로 하여금 정맥주사를 하는 수고를 덜어줌으로써 그들로 하여금 다른 업무를 많이 할 수 있도록 하여 업무의 효율화를 높이는 방법, 혹은 투약 또는 활력징후 측정 담당 간호사를 두어 한 두 가지의 간호업무를 각 간호사가 수행하도록 하는 기능적 분담방법이 여기에 속한다.

직무단순화의 장점과 단점

1. 장점
   - 직무에서 복잡성을 제거시킴으로써 작업자는 동일한 일상적인 업무를 능률적으로 수행할 수 있다.
   - 직무의 전문성과 능률성, 합리성, 생산성을 강조한다.
   - 기술수준이 낮은 직원도 단순화된 직무를 수행할 수 있으며 조직 전체적으로는 능률이 크게 향상된다.
   - 약간의 훈련만으로도 기술을 습득할 수 있고 약간의 판단력만 있으면 충분히 과업을 수행할 수 있기 때문에 직원 간에 호환성이 높다.
2. 단점
   - 직무의 단조로움으로 지루함을 유발시킬 수 있다.
   - 업무를 덜게 된 만큼 다른 일을 더 많이 맡게 될 수도 있으므로 직무 만족도면에서 크게 의미가 없다.
   - 사람들은 누구나 일상적이고 반복적인 업무를 싫어하기 때문에 사보타지(Sabotage), 결근, 노동조합결성 등과 같은 부작용이 발생한다.

(2) 과도기적 방법

① 직무순환

조직구성원들을 한 직무에서 다른 직무로 체계적으로 순환시킴으로써 다양한 과업을 수행할 수 있도록 하는 것을 말한다. 직무의 단조로움을 줄이고 새로운 지식과 기술을 배울 수 있는 기회를 부여하기 위해 직무를 수평적으로 확대시키는 방법이다.

직무순환의 전제는 직무수행자에 의한 여러 과업은 호환성이 있어 과업의 순환이 가능하다는 것이다. 따라서 직원들을 다른 직무들 사이에 순환시킴으로써 다른 기능을 개발할 기회를 갖도록 하며 전체 생산과정에 대한 시야를 넓힐 수 있어 권태감과 단조로움을 줄일 수 있다고 보는 것이다.

예를 들면 근무시간을 바꾸던가 근무할 장소나 간호할 대상자를 바꾸어서 근무하게 하는 방법으로 내과병동에서 근무하던 간호사를 외과병동에 근무하게 하는 방법이 있다.

직무순환의 장점과 단점

1. 장점
   - 업무능률을 향상시키면서 직원들에게 다양한 경험과 자극을 줄 수 있다.
   - 단조로움을 줄이고 새로운 지식과 기술을 배울 수 있으며 직무를 조직전체의 관점에서 생각할 수 있다.
2. 단점
   - 직원들이 새로운 직무에서 처음에는 흥미를 느끼나 그 업무에 익숙해지고 나면 곧 싫증을 느끼게 된다.
   - 직무의 계속성을 보장할 수 없고 업무에 대한 잦은 불연속성으로 인해 근무자가 무력감이나 좌절감을 느낄 수 있다.
   - 새로운 직무에 익숙해 질 때까지 작업진행의 방해요인이 될 수 있어 조직 전체의 비용이 증가할 수 있다.

② 직무확대

직무확대란 여러 가지의 과업을 묶어서 하나의 새롭고 넓은 직무로 결합하는 것을 말하는 것으로 여러 사람이 나누어 처리하던 여러 가지 과업을 한 사람에게 모두 맡기는 방법이다. 즉, 직무의 수와 종류를 증가시키는 것이다. 직무확대의 목적은 반복적인 직무수행에서 느끼는 권태감이나 단조로움을 줄여 흥미를 유발시키는 데 있다. 직무확대는 과도한 전문화를 통한 작업의 비인간화와 관련된 비판에 대응하여 조직구성원의 보다 많은 능력을 이용하도록 직무내용을 확대함으로써 직무에 대한 만족도를 높이고 결근이나 이직이 줄어들 것이라고 보는 것이다.

또한 직무확대는 분업이나 전문화에 의해 발생될 수 있는 문제점을 개선하기 위해 고안된 수평적 직무설계 방법 중의 하나이다.

직무확대의 장점과 단점

1. 장점
   - 지나친 직무의 단순화로 인한 조직구성원들의 실증을 해소시키는데 효과적이다.
   - 직무의 다양화를 통해 조직구성원의 도전감을 증대시킬 수 있다.
   - 직무의 단순성과 지루함을 줄일 수 있어 직무 만족도가 높아져 결근율, 이직률이 감소할 수 있다.
2. 단점
   - 자존심, 자아실현 욕구가 높은 사람에게는 적합하나 그 반대의 사람에게는 불만이 늘어날 수 있으며 할 일만 더 추가되었다고 불평할 수 있다.
   - 직무의 범위를 늘이기 위해서는 보다 긴 오리엔테이션 기간이나 작업의 적응기간이 필요하다.

(3) 현대적 접근방법

① 직무충실화

직무충실화는 허즈버그의 2요인 이론에 기초한 것으로 직무의 내용과 환경을 재설계하는 방법으로 개인의 동기를 유발하고 자아실현의 기회를 부여하는 이론이다. 이 이론은 조직구성원의 적극적인 동기유발을 위해 직무가 동기부여 요인(만족요인)을 충족시킬 수 있도록 재구성하는 방법을 말한다. 즉, 직무내용 자체가 직원에게 도전감, 성취감, 안정감, 책임, 발전 및 성장에 대한 기회를 제공할 수 있도록 재구성되어야 한다는 입장이다. 따라서 직무충실화는 더 높은 수준의 직무관련 지식과 기술이 구성원들에게 요구된다.

보다 높은 수준의 지식과 기술을 요하며 직원들이 직무를 수행함에 있어 계획, 지휘, 통제에 대한 자주성과 책임감을 보다 많이 가질 수 있도록 직무수행자 스스로 그 직무를 계획하고 통제하도록 관리적 기능까지 위임하는 것으로 직무를 질적으로 재정의, 재구성 하는 것이다. 이를 수직적 직무확대 혹은 직무충실화의 수직적 측면이라고 한다.

직무충실화의 장점과 단점

1. 장점
- 직무수행의 결과 성취감이나 안정감을 느끼고 개인적인 성장을 경험하게 된다.
- 새로운 지식획득 기회제공, 근무시간 조정, 결과에 따른 피드백을 제공함으로써 심리적 만족을 유도할 수 있도록 동기유발을 하거나 개인이 자아실현을 할 수 있는 기회를 제공해 준다.

2. 단점
- 직무에 대한 높은 개인적 자질이 요구되기 때문에 이를 따라가지 못하는 사람에게는 불안, 갈등, 착취된다는 느낌을 갖게 할 수 있다.
- 관련 직무에 대한 전면적인 검토가 필요하기 때문에 비용이 많이 듦으로 비용보다 이점이 많을 때 실시하도록 한다.

② 직무특성모형

핵크만과 올드햄(Hackman & Oldham)은 직무설계에 관한 연구결과를 종합하여 직무특성모형을 개발하였다. 이 방법은 개인 간의 차이에 의한 다양성을 고려하여 어떤 직무가 어떤 사람에게 적합하며, 어떻게 최상의 동기부여를 하게 하고, 이러한 결과를 어떠한 방법으로 측정하고 평가할 것인가를 살펴봄으로써 동기부여를 고려하여 직무를 설계하는 이론이다. 즉, 직무충실화의 문제점을 보완하기 위해 개발한 이론이다.

이 설계방법은 직원들에게 더 많은 책임, 자율 및 그들의 직무에 대한 통제권을 주기 위해 직무충실화를 주장하고 있다. 이 이론은 핵심 직무특성의 핵심요소, 중요 심리상태(심리적 요소), 개인 및 직무성과(결과)의 세 부분으로 구성되어 있으며 개인 및 직무성과는 중요 심리상태에서 얻어지며, 중요 심리상태는 핵심 직무특성 차원에서 만들어진다고 보는 것이다.

직무특성 모형의 장점과 단점

1. 장점
- 직무충실화의 개념적이고 추상적인 점을 벗어나 종업원의 개인차를 고려하여 직무특성과 성과변수 사이의 관계를 제시한 실질적인 직무설계로 평가받고 있다.
- 성장욕구가 높은 사람은 다양성, 자율성, 피드백, 과업정체성이 높은 직무에 다 호의적으로 반응하고, 핵심적 직무가 높은 직무를 수행하고 있는 사람은 그렇지 않은 사람들보다 더 동기 유발되고 더 만족해하며 더 생산적이며 작업자의 가치체계가 직무차원들에 대한 반응에 영향을 미친다.

- 직무설계에 있어서 맹목적으로 모든 종업원들의 직무를 확대하거나 충실화하기 보다는 직무의 여러 가지 특성과 종업원의 반응 및 개인적인 차이를 고려해야 한다는 것을 일깨워 준 모형이다.

2. 단점

단점은 직무특성모형은 욕구나 동기와 같은 개인적 특성은 대부분 변화무쌍한 것이어서 욕구구조에 조그만 변동이 있어도 작업자의 직무에 대한 반응은 만족에서 불만족으로 돌아설 수 있고 직무에 대한 의미나 내적 동기부여 같은 개념들에 대한 정확한 의미나 이의 관련성이 분명하지 않으며, 개인특성에 대한 측정조차 아직도 조잡한 상태에 있다.

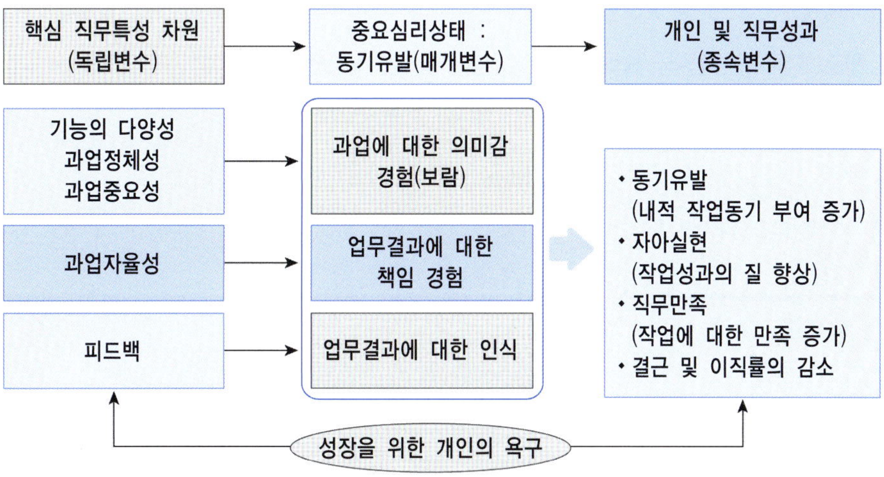

그림 4-9 직무특성 모형

2 직무분석

1) 직무분석의 개념

직무분석이란 직무를 구성하는 구체적인 과업을 설정하고 직무에 필요한 기술과 지식, 책임 등 직무수행에 관한 기본 정보자료를 수집, 분석하는 과정을 말한다. 직무분석은 인적자원관리의 가장 기본적인 기능의 하나이기도 하다. 조직체에서 요구되는 인적자원은 무엇보다도 직무분석에서 확정된 직무내용과 정보자료에 의해 확보되고, 구성원의 임금설정과 그의 직무수행에 대한 평가도 직무분석을 통한 직무내용을 중심으로 이루어지며, 구성원의 능력향상과 개발에 있어서도 역시 직무내용이 중요한 기준이 된다. 이와 같이 직무분석은 모집과 선발,

인사고과, 보상, 교육훈련, 조직체 계획과 직무설계 등 여러 인적자원관리에 기본적으로 필요한 자료를 제공하며, 직무내용과 자격조건 등 직무분석 자료가 없이는 이들 인적자원관리 기능이 제대로 발휘할 수 없다.

직무분석의 개념을 정리하면 다음과 같다.

- 직무내용이 무엇이고, 그 직무에 어떤 사람(능력과 경험 면에서)이 적절한 지를 알아내는 절차이다.
- 직무를 확인하거나 평가, 재설계할 때 일차적으로 실시되는 것으로 이를 통해 확인된 결과는 보통 직무기술서나 직무명세서로 서면화 된다.
- 직무분석은 직무의 특성을 연구, 분석하는 것과 그 직무를 수행하는데 필요로 하는 지식과 기술, 태도, 적성 등 주로 개인적 특성을 연구, 분석하는 것으로 분류된다.
- 직무분석의 결과는 신규직원의 모집, 채용, 오리엔테이션, 직원개발프로그램, 근무성적평정, 배치, 전근, 승진, 급료, 법적 자료 등으로 사용되기 때문에 관리과정 전체에 미치는 영향이 매우 크다.

2) 직무분석의 목적

직무분석의 목적은 직무에 대한 공식적인 개요를 작성하는 데 필요한 모든 정보자료를 수집하고 이를 분석하는 것이다. 따라서 지식, 기술, 능력, 책임, 직무조건, 직무환경, 조직관계 등 직무와 관련된 기본 사항들이 직무분석의 분석대상 정보자료들이다.

직무분석에서 정리된 자료는 직무기술서와 직무명세서를 작성하는데 사용되고 직무평가의 기본 자료로도 사용된다.

직무분석의 목적을 정리하면 다음과 같다.

- 직무담당자와 관리자가 그 직무의 내용과 요구사항을 이해하는 데 도움을 준다.
- 모집과 선발과정에서 자격 조건을 명시하고, 취업희망자에게 직무에 관한 필요정보를 제공한다.
- 상하연결, 보고, 책임, 관리 등 조직 관계를 명시한다.
- 직장훈련과 지도를 포함한 교육훈련에 도움을 준다.
- 조직체 계획과 인적자원계획에 도움이 되는 자료를 제공한다.
- 직무설계와 과업관리의 개선에 도움을 준다.

- 직무가치 평가자료를 제공하여 직무평가를 통하여 임금구조의 균형을 달성하도록 한다.
- 경력경로와 진로의 선정 등 경력계획의 기본 자료를 제공한다.
- 노사 간에 특정 직무에 대한 상호이해를 증진시킨다.
- 합리적 채용, 배치, 이동, 승진 등의 기초자료 제공한다.
- 인사고과 및 업무개선을 위한 기초자료 제공한다.
- 직원 교육훈련과 직무급 등의 임금결정, 안전관리, 작업조건 개선의 기초자료로 활용한다.
- 직원의 훈련 및 개발의 기준으로 삼는다.
- 직급의 도입을 위한 기초 자료로 이용한다.

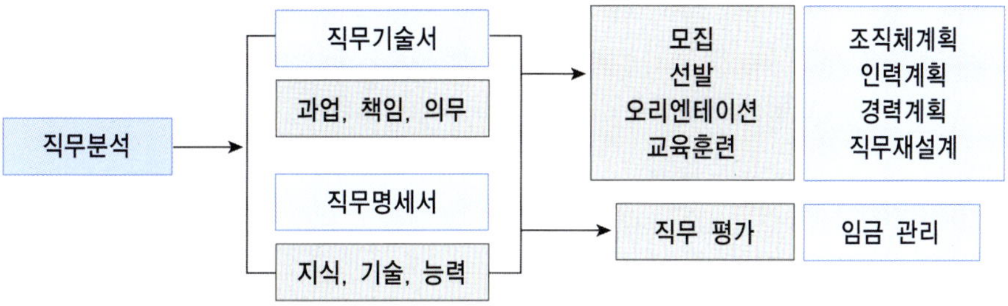

그림 4-10 직무분석의 이해

3) 직무분석의 절차

(1) 1단계 : 배경정보의 수집

이 단계는 예비조사의 단계에서 대부분 이루어진다. 조직도표, 업무분담표, 현존 직무기술서 및 직무명세서와 같이 이용 가능한 배경정보를 수집한다.

(2) 2단계 : 분석되어야 할 대표 직위의 선정

모든 직무를 분석할 수도 있지만 시간과 비용의 문제가 있기 때문에 일반적으로 대표 직위를 선정하여 그것을 중점적으로 분석한다.

(3) 3단계 : 직무정보의 획득

이 단계를 보통 직무분석이라고 한다. 여기서 직무의 성격, 직무수행에 요구되는 직원의 행동, 인적 요건 등을 구체적으로 분석한다.

직무관련 정보 수집방법

1. 관찰법

- 직무분석 담당자가 특정 직무가 수행되고 있는 것을 직접 관찰하고 기록하는 방법으로 가장 간단하여 사용하기 쉬우며, 관찰자가 풍부한 경험과 통찰력이 있을 때 유용하다.
- 많은 시간과 비용이 들며 정신적 활동의 관찰 불가능 혹은 직무의 내부구조를 이해하기 어렵다.
- 작업을 방해할 수 있고 관찰자의 주관 개입으로 왜곡 가능성이 있다.

2. 설문지법

- 직무수행자에게 설문지를 배포하고 응답하게 함으로써 직무에 대한 정보를 획득하는 방법으로 조사 대상의 폭이 넓고 빠른 자료수집이 가능하다.
- 관찰법으로는 얻기 어려운 정보수집이 가능하다.
- 면접보다 적은 비용으로 가능하나 설문지 개발과 테스트에 시간과 비용이 많이 든다.
- 신뢰도 및 커뮤니케이션에 문제가 발생한다.

3. 면접법

- 직무분석 담당자가 해당 직무 수행자에게 면접(면담)을 실시하여 직무에 관한 정보를 획득하는 방법으로 면접기술이 필요하다.
- 가장 많이 활용되며 많은 시간과 비용이 들고 해당 직무에 대한 정보제공을 기피할 우려가 있다.

4. 중요사건 방법

- 직무수행자의 직무행동 가운데 성과와 관련하여 효과적인 행동과 비효과적인 행동을 구분하여 그 사례를 수집하고, 이러한 사례로부터 직무성과에 효과적인 행동패턴을 추출하여 분류하는 방법이다.
- 많은 시간과 노력이 소요된다.

5. 작업기록법

- 직무수행자가 매일 작성하는 작업일지나 메모사항을 가지고 해당 직무에 대한 정보를 수집하는 방법으로 작업일지법이라고 한다.
- 관찰이 어려운 직무분석에 많이 활용된다.

6. 작업표본방법

- 단순한 관찰법을 보다 세련되게 개발한 것으로 전체 작업과정 동안 무작위적인 간격으로 많은 관찰을 행하여 직무행동에 관한 정보를 얻은 방법이다.
- 전문적인 작업연구자들이 주로 많이 활용하나 면접과 토의에 의해 보완되어야 한다.
- 직무성과가 외형적일 때 잘 적용될 수 있는 방법이다.

(4) 4단계 : 직무기술서의 작성

앞에서 얻은 정보를 토대로 직무기술서를 작성하는 단계이다. 이는 직무의 주요한 특성과 함께 직무의 효율적 수행에 요구되는 활동들에 관하여 기록한 문서를 말한다.

(5) 5단계 : 직무명세서의 작성

이 단계에서는 직무기술서를 직무명세서로 전환시킨다. 이는 직무수행에 필요한 인적 자질, 특성, 기능, 경험 등을 기술한 것을 말한다. 이것은 독립된 하나의 문서일 수도 있고 직무기술서에 같이 기술될 수도 있다.

(6) 6단계 : 직무분석 자료의 계속적인 보완

직무에 변화가 있는 경우 해당 직무기술서에 이를 반영시킴으로써 직무분석 자료를 현실화한다. 직무기술서와 직무명세서를 현실화하는 것은 매우 힘든 일이지만 대체로 3년마다 직무분석 자료를 현실화하는 것이 바람직하다.

4) 직무분석의 결과

(1) 직무기술서

직무기술서(job description)란 직무의 특성에 대한 일종의 설명서로 채용, 급여결정, 승진, 배치, 훈련 등의 인적자원관리의 기초가 된다. 즉 직무를 수행하는데 요구되는 다양한 사항들을 계량화해서 구체적으로 서면화한 것이다.

직무기술서는 직무담당자와 감독자는 물론 이에 관계되는 사람들뿐만 아니라 조직원 모두가 이해하기 쉽도록 정확하고 명백하며 간결하게 표현되어져야 한다. 또한 그 내용은 조직원 모두에게 공개되어야 한다. 또한 직무기술서는 직무의 내용과 개요를 담고 있으며 특정 직무를 통해 이루어지는 활동이나 과제, 작업조건이 기술되어 있다. 직무기술서는 해당 직무를 정확하고 포괄적으로 묘사함으로써 직무기술서를 읽는 사람들이 해당 직무를 잘 이해할 수 있도록 도움을 주어야 한다. 직무기술서에 포함되어야 할 내용으로는 다음과 같다.

- 직무의 정의 : 직무명칭, 급수, 조직 내 명칭, 보고체계, 임금
- 직무의 개요 : 직무의 목적, 사명, 내용, 주요 과업
- 직무 환경 : 직무가 이루어지는 물리적, 심리적, 정서적 환경
- 직무 내용 : 구체적인 직무의 수행방법, 수행기간, 직무 절차

(2) 직무명세서

직무명세서(job specification)는 특정 직무에 필요한 자격요건을 직무기술서에서 찾아내어 더욱 상세하게 기술한 것으로 직무를 적절하게 수행하는데 필요한 어떤 특별한 인적 특성, 즉 인적 요건(교육, 경험 등)을 기록한다. 즉 그 직무를 수행하는 사람의 성격요건, 경험, 지식, 체력, 교육수준 등을 구체적으로 계량화하여 명시하는 것이다.

직무명세서 역시 직무기술서와 마찬가지로 이해되기 쉽고 정확하며 간결하게 표현되어져야 하고 조직원 모두에게 공개되어져야 한다.

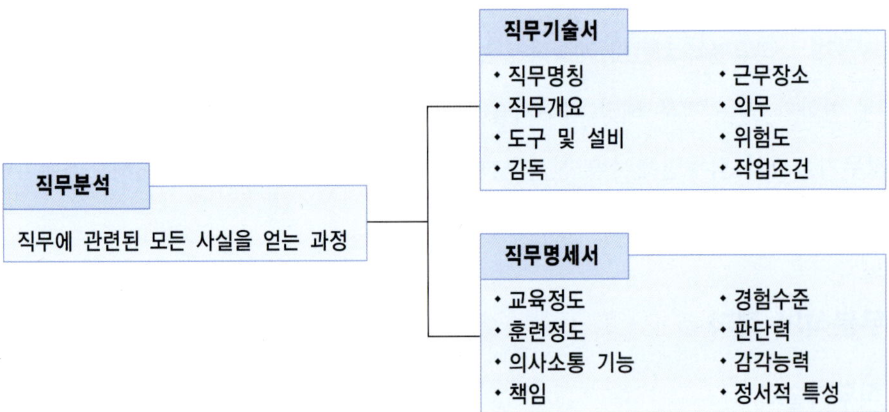

그림 4-11 직무분석의 결과

주의할 점은 직무기술서와 직무명세서의 구분, 규정 및 그 구조가 절대적인 것이 아니며 각 조직에 맞는 형태를 개발하고 각각의 관리목적에 맞도록 작성되어야 한다는 점이다. 직무명세서는 주로 모집과 선발에 사용되지만 직무기술서와 함께 직무개선과 재설계, 경력계획, 경력 상담에도 사용된다.

5) 직급별 직무기술서와 직무명세서

(1) 직급별 직무기술서

일반적으로 간호조직에는 최고 책임자인 부장, 간호이사, 간호부원장 등이 있고 차장, 과장, 임상전문간호사, 수 간호사, 책임간호사, 일반간호사 등의 직급이 있다. 이 모든 직급에는 간호사 면허가 필수적이다. 위치, 직무와 책임은 직무기술서에 해당되고 자질과 자격은 직무명세서에 해당된다.

① 최고 간호관리자[간호이사, 간호부원장, 간호부(과)장]

가. 위치

- 의료기관 운영자의 한 사람으로서 간호부서를 대표한다.
- 전반적인 간호업무를 기획, 조직, 관리, 조정한다.

나. 직무

- 간호의 질 향상을 위해 끊임없이 연구한다.
- 전문화 시대에 따른 인력개발 프로그램의 전문화 및 다양화를 실시하여 각종 프로그램을 강화한다(유도훈련, 오리엔테이션, 실무교육, 특수교육 등).
- 간호의 전산화에 대해 대비한다.
- 부하직원의 인격적 특성을 이해한다.

② 중간 간호관리자(간호과장 또는 간호팀장)

가. 위치

- 두 개 이상의 간호단위 업무를 책임진다.
- 분야별, 시간별로 나뉘는 경우도 있다.

나. 직무

- 행정자로서의 역할
  - 병동 내 특수 문제를 보고한다.
  - 각종 회의에 참석할 권한과 의무가 있다.
  - 병실순회 및 관찰을 한다.
  - 환자문제에 대해 협의한다.
  - 간호단위에서 환자의 요구를 파악한다.
  - 직원의 역할을 감독한다.
  - 직원의 업무를 분담 및 배치한다.
  - 병동 내 직원 간의 인화를 도모한다.
  - 비품의 문제점을 파악하고 보고한다.
  - 안전사고 예방에 힘쓴다.

- 교육자로서의 역할
  - 기록 및 보고양식 등 개선을 위해 연구한다.
  - 간호발전을 위한 연구 및 조사에 참여한다.
  - 신규 직원에게 실무교육 및 오리엔테이션을 실시한다.
  - 환자 및 보호자에게 교육을 실시한다.

③ 일선 간호관리자(수간호사 또는 유닛매니저, 책임간호사)

가. 위치

하나의 간호단위 혹은 특수부서의 간호업무를 책임진다.

나. 직무

- 간호 업무를 지휘한다(신규 간호사, 간호학생, 간호조무사 등의 업무수행 지도).
- 예비교육과 현장훈련을 실시한다.
- 간호업무를 통제한다.
- 일선 간호관리자 및 간호사 회의에 주기적으로 참석하여 간호의 질적 향상을 도모한다.
- 환자 간호 및 간호단위 관리를 위한 집담회를 주관한다.
- 필요한 비품이나 공급품을 신청하고 교환 및 재고 목록을 작성한다.
- 환자상태와 간호사의 근무현황을 중간 간호관리자에게 보고한다.
- 간호기록을 점검하고 병원방침에 따르도록 교육한다.
- 간호단위 예산을 통제한다.
- 단위 내의 문제가 있을 시 문제를 파악하고 해결하기 위해 중간 간호관리자에게 협조를 요청한다.

④ 일반 간호사

가. 위치

간호단위의 목적과 목표에 따라 업무를 행하며 환자에게 양질의 간호를 제공하는 자들이다.

나. 직무

- 주어진 업무분담 방법에 따라 간호를 실시한다.
- 간호학생과 간호조무사를 지도한다.
- 병원의 정책 및 목적에 따라 환자에게 질적인 간호를 제공한다.

- 환자의 투약과 치료에 대한 반응 및 환자 상태를 필요 시 일선 간호관리자와 담당 의사에게 보고한다.
- 수행한 환자 간호를 평가하고 진단을 위한 검사나 치료 활동을 준비한다.
- 물품과 약품을 체크한다.
- 물리적 환경을 관리한다.

(2) 직급별 직무 명세서

① 최고 간호관리자

가. 자질

- 민주적인 리더십과 의사소통술이 요구된다.
- 민주적 의사결정력이 요구된다.
- 교육자, 촉진자, 팀 구축자, 자문자로 변화되어야 한다.

나. 자격

- 학위는 석사학위 이상이 바람직하며 졸업 후 과정에서 행정학을 이수한 자를 요구한다.
- 각 기관에서 요구하는 일정 기간 이상의 임상경력이 소지되어야 하며 일선 간호관리자나 중간 간호관리자의 경력이 필요하다.

② 중간 간호관리자

가. 자질

- 인내력과 이해심이 있어야 하며 지적이고 학습능력이 있어야 한다.
- 대인관계를 중요시해야 하며 증진시킬 수 있는 역량이 있어야 한다.
- 새로운 기구나 비품을 사용할 수 있어 다른 사람에게 분명히 가르칠 수 있는 능력이 있어야 한다.
- 지도력이 풍부해야 하고 간호계의 최근 동향이나 새로운 경향을 파악하고 이 정보를 타인에게 전달할 수 있는 능력이 있어야 한다.

나. 자격

- 각 기관에서 요구하는 일정 기간 이상의 실무 경력과 중간 간호관리자로서의 교육적, 행정적 경력이 요구된다.
- 일정기간동안의 간호관리자로서의 특수전공 과정을 마친 자가 바람직하다.

표 4-6 수간호사의 직무기술서와 직무 명세서의 예

직무명	수간호사			성 명	
소속부서	암병동	직 종	간호직	직책/직위	간호단위관리자
제정일		개정일		검토주기	
직무개요	암 병동의 실무 책임자로써 병동 환자의 의료서비스 향상을 위한 간호관리 업무를 수행하고 간호단위의 효율적인 관리를 도모하여 병원 경영 이념에 입각한 간호부의 정책이 간호단위에서 이루어지도록 노력한다.				

1. **직무내용**

NO	직무내용	세부내용	해당여부
1	간호전문가로서의 업무	1. 환자를 순회하여 상태 및 간호를 점검하고 지시 2. 의사의 처방을 점검하여 그 수행을 지시, 확인	
2	문제해결자로서의 업무	1. 간호직원 간의 대인관계 관찰하고 갈등해결 2. 문제 직원과의 개인 상담 및 해결	
3	암 환자 관리 업무	항암치료, 방사선 치료, 온열 치료, 대체요법 환자의 관리	
4	인력개발자로서의 업무	1. 신규직원의 간호단위 예비교육을 실시, 평가, 보고 2. 간호집담회를 주관하여 직원의 자질 향상	
5	물품, 병원 비품 및 약품 관리	1. 물품 및 약품의 재고량 파악, 적정량 유지관리 2. 의료소모품, 병원 비품 및 소독물품 관리 3. 물품 및 약품의 출입 관리	
6	인력관리 및 스케줄 관리	1. 출퇴근 관리 2. 직원 휴무 및 연차관리, 스케줄 관리	
7	각종 시설 관리	1. 병원의 각종 시설 및 기능에 대한보고 및 관리 2. 의사랑 및 각종 프로그램 관리	
8	자료 관리	1. OCS, EMR 등의 관리 2. HIS 관리	
9	예산관리	1. 간호단위 물품, 간호장비 예산 관리 2. 간호인력 예산 관리	
10	직원 교육관리	1. CONFERENCE 교육 및 관리 2. 외부 교육 및 관리	

2. **자격요건(직무명세서)**

기초학력	대졸 이상	전공과목	간호학
학 위	석사 이상	자격/면허	간호사 면허증
경 력	임상실무 10년 이상		
교 육	간호학과 관련된 교육		

표 4-6 수간호사의 직무기술서와 직무 명세서의 예 (계속)

3. 권장사항(직무명세서)

	종 류	세부내용
지 식	간호학 이론 간호학 연구 리더십 실무 및 과정	1. 경력 간호업무 및 보건교육 업무 2. 전문직 지식체를 확립할 수 있는 이론 업무 3. 리더십 이론 및 실무와 관련된 학점 이수
기술/능력	간호실무	1. 간호실무 및 연구, 통계 관리 2. 워드 및 문서작성 프로그램 관리
교 육	암환자 관리 관리자 교육	1. 암환자 치료 및 간호와 관련된 교육 2. 관리자로서의 교육

③ 일선 간호관리자

가. 자질

중간 간호 관리자의 자질에 준한다.

나. 자격

- 각 기관에서 요구하는 일정 기간 이상의 임상경력이 요구된다.
- 간호단위 관리, 감독 및 지도성의 원리를 이해해야 하며 실천할 수 있어야 한다.
- 일정기간 중간 간호관리자가 되기 위한 특수 전공자가 바람직하다.

④ 일선 간호사

가. 자격

- 정규 간호교육 기관을 졸업한 간호사 면허를 소지한 자여야 한다.
- 인격적 자질에 특히 중점을 둔다.

6) 직무분석의 최근 동향

직무의 변화속도가 빠른 현대 조직에서는 직무기술서에 얽매이지 않고 직무가 변화함에 따라 유연하게 대처함으로써 경쟁력을 제고하고자 한다. 따라서 직무라는 개념보다는 일의 개념을 더 중시하는 경향으로 인해 직무기술서에서 규정된 조건을 충족시키지 않는다고 하더라도 근본적으로 일을 잘하고 즐기는 사람을 위주로 선발하려는 추세이다.

일상적이고 정규적 직무를 중심으로 정태적으로 직무를 분석하는 종래의 방식에서부터 문제해결과 혁신중심으로 동태적 직무분석을 시도하는 경향이 두드러지고 있다. 실제로 조직 내에서는 일상적인 일 이외에 비일상적인 일이 자주 발생하고 있으며, 비일상적인 일이 발생할 때 누가 어떻게 이것을 해결하는가가 매우 중요해지고 있다.

직무를 과업중심에서 역할 중심으로 분석하려는 노력이 보이고 있다. 과업 중심의 직무 분석은 부서 내에서 인적 구성과 수직적, 수평적 관계와 상관없이 전체 직열이나 직무의 어떤 부분이 어디에서 수행되는지에 관심을 기울이는 것이다. 이에 비해 역할 중심의 직무분석은 부서 내 사람과 사람간 관계성에 초점을 두고 수직적인 상하관계, 수평적 동료관계 속에서 과업이 누구를 통해 어떻게 흘러가는가에 초점을 두고 분석하게 되어 직무분석을 통해 조직 내 구성원 간 역할 관계가 규명될 수 있다는 장점이 있다.

3 직무평가

1) 직무평가의 개념

직무평가란 직무분석의 결과로 작성된 직무기술서나 직무명세서를 기초로 하여 조직 내 각종 직무의 중요성, 직무 수행상의 곤란도, 복잡성, 위험도, 책임 정도 등을 평가하여 다른 직무와 비교한 각 직무의 상대적 가치를 정비하는 체계적인 방법이다.

직무평가를 통해 조직 내 직무 간의 상대적 가치를 결정하여, 이에 따라 공정한 지위체계와 급여 체계, 승진 등에 활용한다.

직무평가의 목적은 임금의 공정성을 확보하고, 인력 개발의 합리성을 제고하며, 인력 확보 및 인력배치의 합리성을 제고하는 것이다.

2) 직무평가의 방법

(1) 서열법

서열법은 각 직무를 상대적인 숙련, 노력, 책임, 작업조건 등의 요소를 기준으로 종합적으로 판단하여 전체적으로 순위를 정하는 가장 오래된 방법이다. 이 방법은 각 직무간 차이가 명확한 경우, 그리고 평가자가 모든 직무를 알고 있는 경우에 적용 가능하다.

최상위 직무와 최하위 직무를 선정하여 나머지 직무의 서열을 상대적으로 정하거나 조직도표를 이용해서 도표에 나타난 직무의 서열을 서열화의 기준으로 삼는다. 이 방법의 장점은 간단하고 사용이 쉽고 등급을 신속하게 매길 수 있으나 단점은 직무의 어떤 요소를 특별히 가치 있게 받아들이느냐에 대한 보편적인 지침이 없다는 점이다. 즉 각각의 직무에 대한 판단기준이 없으며 어떠한 가정 아래 등급이 이루어졌는가를 알 수 없다. 또한 직무가 많을 때는 서열을 매기는 것이 불가능하다.

(2) 직무등급법

이 방법은 서열법에서 더 발전한 것으로 분류법이라고도 하는데 직무를 사전에 만들어 놓은 여러 등급(1급, 2급, 3급)에 적절히 판정하여 맞추어 넣는 평가방법이다. 이 방법은 사전에 등급기술서를 작성해야 한다. 직무등급법의 장점은 비교적 간단하고 간편하며, 서열법보다 직무차이를 구체적으로 밝혀줌으로써 이해하기 쉬운 반면 주요 단점은 등급을 정의함에 있어 전반적인 직무를 측정하고 있기 때문에 여러 직무를 포함하기 위해서는 광범위하게 일반화된 척도를 사용해야 한다는 것이다. 그러므로 해석을 하는데 있어서 논란이 있게 된다.

표 4-7 직무평가 기준 점수표 예시

평가요소		단계				
		I	II	III	IV	V
숙련(250)	지식	14	28	42	56	70
	경험	22	44	66	88	110
	솔선력	14	28	42	56	70
노력(75)	육체적 노력	10	20	30	40	50
	정신적 노력	5	10	15	20	25
책임(100)	기기 또는 공정	5	10	15	20	25
	자재 또는 제품	5	10	15	20	25
	타인의 안정	5	10	15	20	25
	타인의 직무수행	5	10	15	20	25
직무조건(75)	작업조건	10	20	30	40	50
	위험성	5	10	15	20	25

출처 : 전략적 인적자원 관리

(3) 점수법

이 방법은 직무의 가치를 점수로 나타내어 평가하는 것으로 먼저 각각의 평가요소에 점수를 부여한다. 그리고 이 점수를 해당 평가요소에 부여된 가중치의 점수로 전환시켜 합산한 총점으로 각 직무의 상대적 가치가 결정되는 방법이다. 평가요소로는 숙련, 노력, 책임, 작업조건 등이 사용되고 있다. 장점으로는 평가자에 의해 왜곡될 우려가 적고 직무의 상대적 차등을 명확하게 할 수 있어 평가결과에 대한 이해와 신뢰를 얻을 수 있으나 적절한 평가요소의 선정과 평가요소별 가중치를 결정하는 것이 어려우며 타 방법보다 비용이 많이 든다.

(4) 요소비교법

요소비교법(factor comparison method)은 서열법에서 발전된 기법으로 서열법이 여러 직무를 포괄적으로 가치를 평가하고 서열을 매기는 반면, 요소비교법은 직무가 갖고 있는 평가요소별 직무 간의 서열을 정하는 데서 시작한다. 보통 사용되는 평가요소의 기준으로는 정신적 요건, 기술적 요건, 신체적 요건, 책임, 작업조건 등이 있다. 요소비교법의 장점으로는 직무에 지급되는 급료를 합리적으로 평가할 수 있으며 측정 척도를 설정해 놓으면 타 직무를 평가하는 데 용이한 반면, 적절한 평가 요소의 선정과 평가요소별 가중치 결정이 어려워 많은 노력과 시간이 들고 실제 적용이 어렵다는 단점이 있다.

표 4-8 요소비교법의 예시

직무기준	평가요소 / 임금(천원)	정신적 노력	숙련	육체적 노력	책임	작업조건
A	1,016	(1) 452	(6) 156	(9) 60	(1) 300	(9) 48
B	1,012	(2) 380	(3) 184	(5) 132	(2) 240	(5) 76
C	984	(3) 360	(4) 180	(4) 156	(3) 204	(4) 84
D	768	(4) 340	(5) 176	(8) 72	(5) 120	(7) 60
E	764	(5) 232	(7) 84	(3) 240	(4) 74	(6) 64
F	744	(6) 200	(1) 276	(7) 96	(7) 60	(2) 112
G	672	(7) 180	(2) 260	(6) 108	(6) 72	(8) 52
H	652	(8) 160	(9) 64	(1) 184	(8) 36	(3) 108
I	604	(9) 120	(8) 72	(2) 164	(9) 24	(1) 124

( )는 평가요소별 서열순위

출처 : 전략적 인적자원 관리

Ⅳ 간호전달체계

1 간호전달체계의 개념

간호전달체계란 간호대상자들에게 효율적이고 효과적으로 간호를 제공하기 위해 구조적인 업무분담방법을 통해 실제 간호업무를 어떻게 수행할 것인지를 제시하는 모형이다. 즉, 대상자들의 요구를 충족시키기 위해 간호를 조직하고 제공하는 방법이다.

간호전달체계는 효율적인 자원의 활용과 다른 부서와의 조화로운 활동을 목표로 한다. 따라서 어떤 유형이 가장 좋다고 할 수 없으며, 각 의료기관과 간호부의 철학과 목적, 경제적 측면, 환경적 측면 등을 고려하여 선택해야 한다. 또한 의료기관 내에서의 간호전달체계는 각 기관의 특성과 대상자 요구의 복합성을 고려해 볼 때 하나의 체계만을 고집하기보다는 각 간호단위의 상황에 맞게 몇 가지 방법들을 병합하는 것이 바람직하다.

간호조직에서 하위관리자나 중간관리자가 단위 또는 부서의 업무를 처리하는 관리과정에 미치는 영향력은 대단히 크다. 그들은 업무가 어떻게 이루어져야 하는가를 계획하여 간호전달체계를 조정하며, 실행과정에서 적절히 통제하는 역할을 한다. 그러나 선택한 간호전달체계가 효과적일 수 있도록 필요한 자원을 지원하는 일은 최고경영자에게 달려있다. 최고경영자의 이해와 적절한 지지가 없다면 아무리 좋은 의도로 고안된 간호전달체계도 무용지물이 될 수 있다.

2 간호전달체계의 유형

간호전달체계의 유형은 시대적 요구에 따라 다르게 개발되고 적용되어 왔다. 1차 세계대전 이전에 대부분의 간호사는 사례방법에 따라 각 환자를 분담하는 개별간호를 하였으나 1940년대 후반에 들어 간호사가 부족해지면서 기능적 분담방법이 보편화되었다. 1950년대에는 전문적인 간호사의 기술을 효과적으로 이용하기 위해 팀 간호법이 대두되었으며 최근에는 병원 공급자 위주의 운영체계에서 소비자 위주의 운영체계로의 전환으로 사례관리가 제시되고 있다.

1) 전인간호방법

전인간호방법(total care nursing)은 사례방법(case method) 또는 독간호(private duty nursing)라고도 하며, 간호전달체계 중 가장 오래된 방법이다. 이 방법은 '한 명의 간호사에게 한 명의 환자만 할당'되고, 전인적 간호를 수행하는 것으로 정의할 수 있다.

전인간호방법의 장점과 단점

1. 장점
   - 근무시간 동안 환자에게 총체적인 간호를 제공한다.
   - 근무시간 동안 환자와 간호사 간의 계속적인 상호작용으로 원만한 인간관계가 형성된다.
   - 개별화된 간호가 가능하다.
   - 질적인 간호 관련 정보수집이 가능하다.
   - 다른 모형에 비해 단순하고 직접적이어서 업무분담계획이 간단하고 책임한계가 명확하다.
2. 단점
   - 환자를 분담할 때 비전문 간호직원을 활용할 수 없다.
   - 간호사의 개인별 능력과 경험 등의 차이로 인해 환자 입장에서는 우수한 간호사로부터 간호를 제공받는 것에 형평성이 결여되는 경우가 있다.
   - 다양한 전문간호를 요구하는 환자에게 한 간호사가 완벽한 간호를 제공하기가 힘들다.
   - 환자 입장에서는 비용이 많이 든다.
   - 간호사들의 숙련도에 따라 간호직원을 분담하여 활용할 수 없다.

2) 기능적 분담방법

기능적 분담방법(functional method)은 분업전문화에 기초하여 간호수행의 효율성을 높이기 위한 것이며, 2차 세계대전의 결과로 환자 수가 급증하고 병원 설립이 확산되어 간호사가 부족하게 됨에 따라 나타나게 되었다.

이 방법은 '기능이나 업무 중심의 할당'으로 각 간호사는 근무시간 동안 일정한 업무를 담당하여 그 업무만 수행하는 것으로 정의할 수 있다. 즉, 수간호사가 병동의 책임을 맡고, 한 간호사는 모든 환자의 투약을 담당하며, 또 다른 간호사는 모든 환자에게 처치를 실시하고, 간호조무사는 모든 환자의 개인위생과 식사를 돕는 것과 같은 형태이다.

즉, 양질의 간호와 전인간호를 필수적으로 고려하지 않는다는 전제에서 분업전문화에 기초하여 간호수행의 효율성을 높이기 위한 것으로 각 간호사가 일정한 업무를 담당하여 그 업무만 효율적으로 수행하는 것이다.

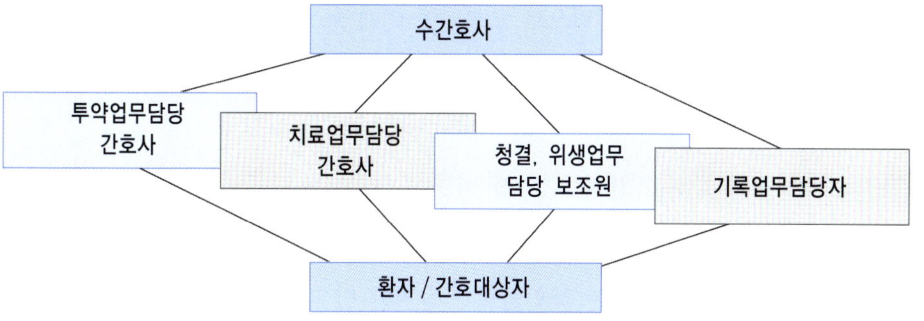

그림 4-12 기능적 분담방법의 예

기능적 분담방법의 장점과 단점

1. 장점
   - 기능적 분담방법의 주 장점은 효율성이 높다는 것이다.
   - 간호사는 동일한 업무를 반복적으로 수행함으로써 업무에 숙달되어 업무수행 속도가 빨라진다.
   - 적은 간호인력으로 많은 업무를 수행하고자 할 때 사용된다.
   - 물품과 시간이 절약되며, 숙련도가 낮은 저임금의 간호인력을 활용할 수 있으므로 경제적이다.
   - 분담된 업무의 수행이 완료되었는지를 확인하기가 용이하다.

2. 단점
   - 환자간호가 단편적으로 제공되므로 간호의 일관성이 부족하고, 총체적 간호 수행이 어렵다.
   - 환자는 자신의 담당 간호사가 누구인지 모르므로 불안감을 느낄 수 있고, 환자의 요구를 간과하기 쉬우므로 환자의 만족도가 낮다.
   - 간호사는 업무의 단조로움으로 인한 싫증을 느끼기 쉽고, 능력개발을 위한 동기부여 정도가 낮다-환자간호에 대한 책임이 분산되어 책임 소재가 불분명하다.
   - 간호사들의 동기유발 정도가 낮아 업무 만족도가 낮을 수 있다.
   - 간호사들의 활동에 대한 많은 조정이 필요하다.

3) 팀 간호법

팀 간호법(team nursing method)은 기능적 분담방법의 단편적인 간호를 개선하기 위해 1950년대에 개발되었다. 2차 세계대전 이후 간호사의 수가 부족해짐에 따라 간호보조 인력이 대두되고 이들에게 간호업무의 일부를 위임하고 감독하면서 전체적인 간호업무의 효율성일 높이고자 도입되었다.

이 방법은 '다양한 간호인력이 팀을 구성하여 환자 그룹을 간호'하는 것으로 정의할 수 있다. 팀은 팀 리더, 간호사, 보조 인력으로 구성되며 이때 보조 인력은 팀 리더의 지휘 아래 간호팀의 일원으로서 활동한다. 환자의 요구와 업무량에 따라 다르나 팀 리더는 첫째, 전문직 간호사로서 팀 간호 제공의 중추적 역할을 수행하며 둘째, 팀원의 지식과 능력 등에 따라 업무를 적절히 분담하여야 하고 셋째, 팀원과 더불어 간호계획을 수립하고, 직접간호를 제공하며 마지막으로 팀원의 간호활동을 감독·조정하고 필요 시 교육과 훈련을 실시하여야 한다. 수간호사는 기능적 분담방법보다는 책임범위가 작지만 팀 리더를 선정하고 팀의 책임 한계를 설정하며 간호단위의 전반적인 관리와 직원의 교육에 대한 중요한 책임을 가지고 있다.

효과적인 팀 간호를 위해서는 활발한 의사소통이 중요하므로 팀 리더는 적절한 리더십을 발휘하여 팀원과 상호작용해야 하며, 환자도 팀원의 일부로서 간호계획의 수립과정에 참여시켜야 한다.

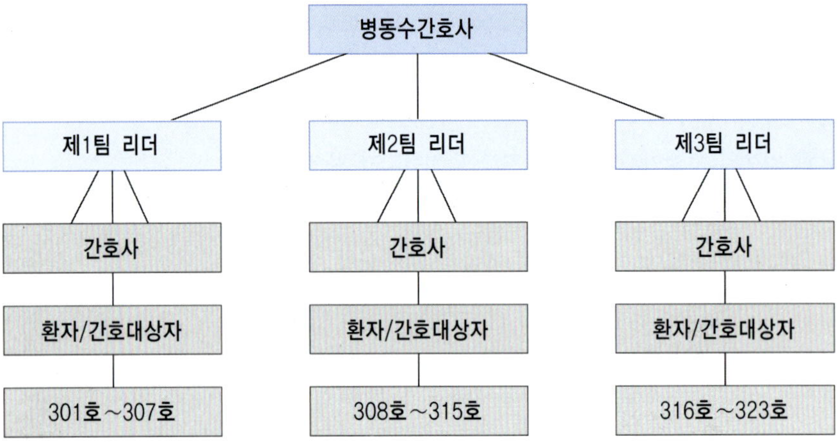

그림 4-13 팀 간호법의 예

팀 간호법의 장점과 단점

1. 장점

- 팀 기능이 적절하게 발휘되면 포괄적이고 총체적인 간호를 제공할 수 있다.
- 기능적 분담방법보다는 환자간호가 덜 단편적으로 이루어지므로 환자의 만족도가 증가한다.
- 팀원 개인의 특별한 능력이나 기술을 발휘할 수 있으며 동료를 교육하거나 동료에게서 배울 기회를 갖게 되어 개인의 능력을 향상시킬 수 있다.
- 팀원의 참여의식과 소속감이 높아지고 협동과 의사소통이 증진됨으로써 사기가 높아진다.
- 저임금의 보조 인력을 효율적으로 활용함으로써 경제적 측면에서 효율성을 높일 수 있다.

2. 단점

- 담당 환자가 매일 달라질 수 있으므로 개별적이고 지속적인 간호를 제공하기 어렵다.
- 팀원이 매일 달라질 수 있으므로 팀 리더가 팀원 개인의 지식과 능력을 파악하여 업무를 지시하는데 한계가 생길 수 있다.
- 책임과 실수의 소재가 불분명하다.
- 팀원 간의 협력과 의사소통이 요구되고, 팀 리더가 팀원들의 활동을 조정·감독하는데 많은 시간과 능력이 요구된다.
- 팀 리더는 전문직 간호사이지만 팀원 중에는 비전문직 구성원도 포함되어 있으므로 업무수행에 착오나 실수 또는 혼란이 생길 수 있다.

4) 모듈 간호법

모듈 간호법(modular nursing method)은 팀 간호법의 변형으로 발전되었으며, 가정간호, 호스피스간호와 같은 상황에 적합한 간호전달체계로써 일본에서 많이 사용되고 있다. 또한 일차간호방법을 실행할 간호사가 부족하거나 재정난과 잦은 인원변동으로 인한 어려움이 있는 병원에서 질적 간호와 전문적 간호를 증진하여 보다 효율적인 간호를 제공하기 위해 사용되고 있다.

이 방법은 팀 간호를 용이하게 하기 위하여 지역적 단위로 간호인력을 구성하는 것으로 정의할 수 있다. 지리적으로 환자를 할당하여 간호 인력을 침상 곁에 보다 가까이 있게 하면서 동시에 가능한 한 적은 인원의 팀을 구성하여 의사소통의 단계를 줄이고 직접 환자 간호시간을 늘려서 질적 간호를 제공하고자 하는 방법이다. 임상에서는 하나의 모듈은 한 복도를 따라 이어져 있는 5~6개의 병실이 포함되며 그 위치는 간호사실 주위의 한 구역이 된다. 고정된 지리적 구역은 전형적으로 한 모듈 당 10~12명의 환자를 담당하도록 되어 있으며 팀원은 간호사, 간호조무사, 보조원 등으로 구성된다.

모듈 간호법은 간호사가 환자의 입원부터 퇴원 후까지 간호를 책임진다는 면에서 일차간호와 유사하며 전문직 간호사와 비전문직 보조 인력(간호조무사, 보조원 등)이 팀을 이룬다는 점에서 팀 간호법과 유사하다.

팀 간호법에서는 팀 리더가 환자의 간호를 이끌어 나가지만 모듈 간호법에서는 각각의 간호사가 일정 수의 환자들에게 직접 간호를 전달하고 보조 인력으로부터 도움을 받는다. 또한 간호사는 간호제공 뿐만 아니라 모듈 내의 모든 환자를 돌보고 간호의 기술적인 면에 대하여 보조 인력들을 지도한다.

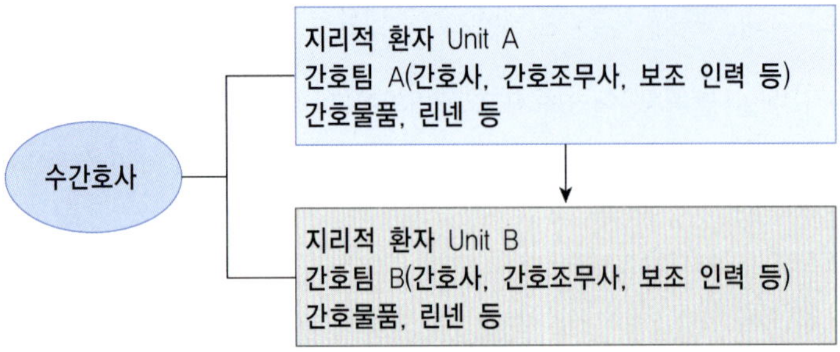

그림 4-14 모듈 간호법의 예

모듈 간호법의 장·단점

1. 장점
- 비전문직 간호직원을 활용할 수 있어 경제적이다.
- 환자의 입원부터 퇴원 후는 물론 재입원까지 책임지므로 총체적 간호를 할 수 있다.
- 일차간호를 수행할 간호사의 부족, 직원이동, 높은 이직률과 같은 문제에 효율적으로 대처하여 질적 간호를 제공할 수 있다.

2. 단점
- 팀 내의 의사소통이 원활하지 않으면 환자나 간호직원의 만족도가 낮아질 수 있다.
- 책임과 의무의 한계가 불분명하여 간호계획을 세우거나 의사결정을 할 때 어려움이 있다.
- 간호물품을 모듈별로 제공하여야 하므로 비용이 증가할 수 있다.
- 간호제공 환경이 넓은 경우(예 : 복도가 지나치게 긴 경우 등) 동선이 길어지므로 적용이 어렵다.

5) 일차 간호방법

일차 간호방법(primary nursing method)은 병원에서 사용하도록 고안되었으나 그 구조상 가정 간호, 호스피스 간호, 그리고 다른 보건의료전달체계에서도 적용될 수 있다.

이 방법은 '한명의 일차간호사(primary nurse)가 1~5명 정도의 환자를 입원 또는 치료의 시작부터 퇴원과 치료의 종결까지 24시간 간호를 계획하며 수행하는 책임'을 갖는 것으로 정의할 수 있다. 즉, 일차간호사가 환자의 입원부터 퇴원까지 간호계획을 수립하며 업무시간 동안 환자에게 전인적인 간호를 직접 제공하며, 일차간호사가 비번일 때는 이차간호사(associate nurse)가 일차 간호사가 세운 간호계획에 준하여 간호를 제공한다. 수간호사는 팀 간호법이나 기능적 분담방법과는 달리 감독자로서의 역할보다는 조언가적 역할을 수행한다. 일차간호사와 이차간호사의 교대근무에 맞는 스케줄을 작성하고, 새로 입원한 환자를 일차간호사의 능력에 맞게 배정하며, 간호실무의 표준을 개발 및 유지하고, 일차간호사가 환자의 입원부터 퇴원까지의 환자간호에 대한 결과를 평가하도록 한다.

일차 간호방법의 장점과 단점

1. 장점
   - 일차간호사는 자율성과 책임감이 높다.
   - 일차간호사는 담당한 환자 간호에 대해 총체적인 책임을 지고 전문적인 역할을 수행하게 된다.
   - 직업에 대한 만족감이 높아지며 동기부여가 된다.
   - 환자 측면에서도 입원기간 동안 담당간호사가 있으므로 전인적이고 총체적인 간호를 제공받게 되어 안정감과 만족감이 높아진다.
   - 다른 간호전달체계보다 일차간호를 제공받은 환자의 재원기간과 합병증 발생이 감소될 확률이 높다.
2. 단점
   - 일차간호사와 이차간호사의 업무 구별과 보상구별 등의 문제를 조정해 줄 수 있는 행정적 지원이 필요하다.
   - 일차간호사의 재능이 그의 담당환자에게만 국한되어 인력관리 면에서 효율성이 낮다.
   - 일차간호를 원활하게 수행하기 위해 독립성, 책임감, 판단력, 전문적 능력을 갖춘 준비된 간호사를 확보하기 어렵다.

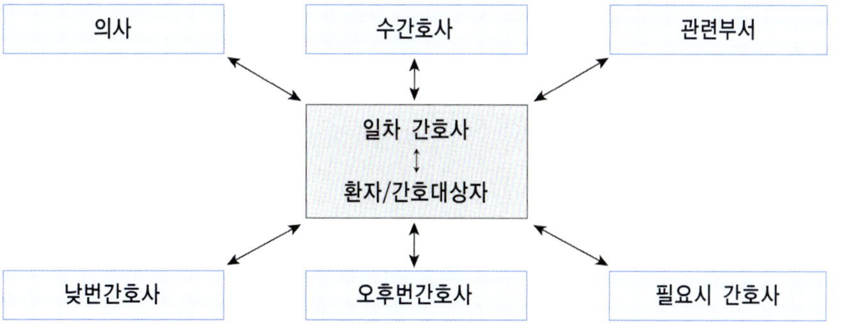

그림 4-15 일차 간호방법의 예

6) 사례관리

미국의 경우 1970년대에서 1980년대에 이르러 의료비 상환제도가 DRG에 의한 포괄수가제로 바뀌면서 의료서비스의 질과 비용의 적절한 균형이 중요한 이슈로 등장하게 되었다. 사례관리(case management)는 보건의료전달체계의 중심에 대상자를 두어 환자에게 제공하는 간호의 질을 높이면서도 비용을 절감하여 의료결과와 대상자의 만족도를 모두 높일 수 있는 방법으로 인정받고 있다.

사례관리란 환자가 최적의 기간 내에 기대하는 결과에 도달할 수 있도록 다 학제적 접근을 하며, '보건의료의 여러 서비스나 상황을 사정, 계획, 적용, 조정, 감시, 그리고 평가'하는 것으로 정의할 수 있다.

사례관리는 사례관리자와 표준진료지침서 또는 주임상경로가 중요한 요소이다. 사례관리자는 환자 중심적이고 성과지향적인 업무를 수행한다. 간호서비스를 비용 효과적으로 제공하고 환자와 가족의 옹호자 역할을 수행하며, 바람직한 성과를 달성하기 위해 의사, 간호사, 다른 건강전문가들과 의사소통하고 나아가 환자의 재원일수를 줄이기 위해서 협력한다.

주임상경로는 사례관리자가 이용하는 도구이다. 이는 입원한 환자들이 매일매일 성취해야 될 기준이나 주요 계획들의 윤곽을 그린 조직망으로 이 안에 포함되는 요소는 질병군별 서비스에 근거하여 작성된다. 모든 돌봄 제공자들은 주임상경로나 돌봄지도에 따라 업무를 수행함으로써 돌봄의 질을 증진시키고, 재원기간을 줄이며, 효율성·성과향상과 비용절감이라는 목표를 달성하게 된다.

일차 간호방법과 다른 점은 첫째, 환자 간호를 위해 다 학제간 조정을 사례관리자가 한다는 것과 간호과정의 적용을 하되 적용의 이차적 목적이 간호를 계획하고 조정하고 평가하기 위함이다. 둘째, 일차 간호방법과는 다르게 사례관리법에서는 모든 환자가 사례관리자를 필요로 하지 않는다는 점이다.

사례관리의 목적은 아래와 같다.

- 의료비용의 절감
- 의료의 분열 감소
- 대상자의 삶의 질 증진
- 대상자의 자기간호 능력 향상
- 새로운 서비스 창출의 촉진
- 의료의 연속선 상에서 양질의 의료제공

사례관리의 장점과 단점

1. 장점
- 입원환자의 재원기간을 단축시키고 비용을 감소시킬 수 있다.
- 의료서비스의 지속성을 확보하고 간호의 질을 보장하며, 대상자의 자가간호능력을 향상시키게 됨으로써 대상자와 가족의 만족도가 높아진다.
- 의료팀 간의 의사소통이 촉진되고, 치료계획의 공유와 협조적 분위기가 조성되어 직원들의 직무만족도가 높아진다.
- 환자간호에 대한 표준설정의 기틀을 마련할 수 있다.
- 간호사의 책임감과 자율성이 증가된다.
- 다학제적인 접근을 통하여 전인간호를 제공할 수 있다.
- 신규 간호사나 학생들의 교육을 위한 자료로 활용될 수 있다.

2. 단점
- 주임상경로 적용에 따른 표준화가 진료의 자율권을 침해할 수 있다.
- 목표를 달성하지 못한 환자의 조기 퇴원으로 인한 의료과실 발생 위험이 있고, 의료서비스의 질 저하를 초래할 수 있다.

V 조직변화와 조직문화

1 조직변화

1) 조직변화의 개념

현대 조직의 특징 중 하나가 지속적인 변화를 하지 않고서는 생존을 보장받을 수 없다는 점이다. 조직변화는 조직 내 개인이나 집단의 변화, 조직 차원의 포괄적 변화 등으로 구분되는데 개인의 변화란 조직구성원 개인의 행동, 몰입, 가치관, 만족도 등의 변화를 목표로 하며 집단의 변화란 소집단의 과정 손실을 최소화하고 집단 활동에서 얻어질 수 있는 여러 가지 장점들을 최대한 활용하는 것을 목표로 한다. 조직의 변화는 조직 내 외적인 변화의 압력을 고려하여 한 개체로서의 조직의 생존력을 높이려는 것으로서 개인이나 집단의 변화까지를 포함할 수 있다.

즉, 조직을 구성하는 사람, 구조, 기술 등의 변화를 뜻하며 이들 각각은 모두 조직시스템을 이루는 구성요소이자 독립된 부분으로 변화를 이룬다. 하지만 한 부분의 변화가 다른 부분의 변화를 유발하여 궁극적으로는 조직 전체의 변화를 가져온다.

조직은 개방체제이기 때문에 언제나 같은 모습으로 존재하는 것이 아니므로 주변의 상황이나 내부의 변화에 의해서 끊임없이 바뀌는 존재이다. 그러므로 관리자는 조직이 존재하는 사회의 경제, 정치, 문화와 같은 외적 요인과 조직문화, 조직원의 요구와 같은 내적 요인 또 조직 스스로의 혁신 의욕, 제도화된 자극 등 조직변화에 영향을 미치는 제반 사항들을 잘 관리하여 조직변화를 긍정적으로 유도해야 한다.

이러한 변화의 요구에 부응하여 다양한 조직변화의 기법들이 제시되고 있는데 대표적인 예가 리엔지니어링, 학습관리, 지식경영, 벤치마킹, 아웃소싱, 전사적 자원관리(Enterprise Resource Planning, ERP) 등의 기법들이 있다.

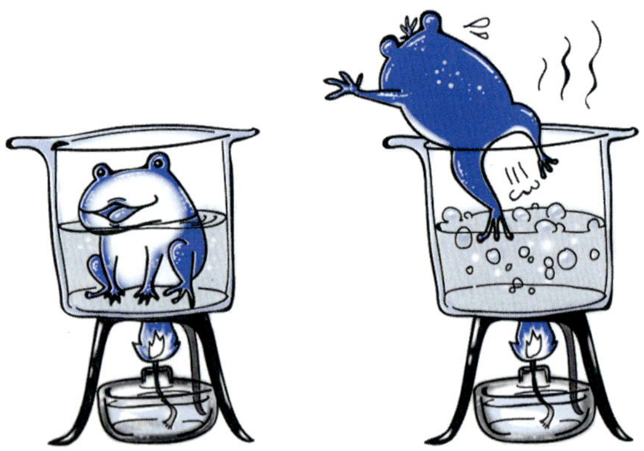

그림 4-16 삶아진 개구리 증후군(Boiled Frog Syndrome) : 서서히 닥쳐오는 위기가 더 무섭다는 점과 위기를 감지했을 때 최선을 다해 이를 벗어나야 한다는 점을 말함

2) 조직변화의 과정

조직은 항상 변화한다. 즉 좋든 싫든 간에 환경이 변화함에 따라 조직은 변화할 수밖에 없다. 조직변화를 설명하는 대표적인 이론으로 레윈(Lewin)의 이론을 들고 있는데 그에 따르면 조직은 해빙기, 움직임기, 재결빙기라는 3단계를 거쳐 변화한다.

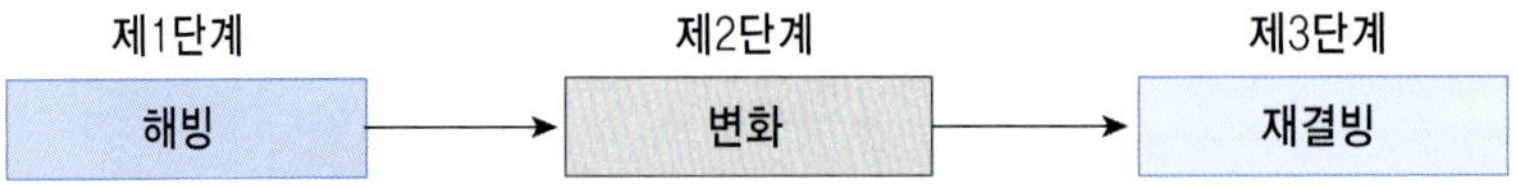

그림 4-17 레윈의 조직변화 모델

(1) 해빙기

이 단계는 조직원에게 변화의 필요를 인식시키기 위해 개인에게 작용하고 있는 힘을 재편성하는 과정, 즉 '얼음이 녹아 풀리듯이 태도나 감정이 차차 누그러지는 과정'이다.

해빙기(unfreezing)는 변화의 필요성과 문제를 인식하고 문제해결을 통해 변화하고자 하는 동기를 갖는 단계이다. 즉 조직 내의 현재 상태와 조직이 바라는 미래 상태와의 차이를 인식하는 시기이다. 또한 이 단계에서는 변화를 추진하는 세력과 변화에 저항하는 세력이 힘겨루기를 하게 된다. 현재의 위치와 혜택을 영구화하려는 현상유지 세력이 변화의 필요성을 인식하고 조직변화를 시도하려는 세력에 제동을 걸게 됨으로써 갈등이 발생하게 되는 단계이다.

(2) 움직임기

움직임기(changing, 변화 또는 변동)는 변화를 위한 대안을 구체적으로 탐색하고 목적과 목표를 설정하며 이를 어떻게 달성할 것인지에 대해 결정하고 선택된 대안을 실천해 나가는 단계이다. 이 단계에서는 여러 가지 기법들을 사용하여 계획된 변화를 실천에 옮기는 과정으로 변화의 대상이 개인의 가치관이나 태도였다면 그에 걸맞은 프로그램을 만들어 추진해야 하며 조직구조의 변화가 목표인 경우에는 규정을 분석, 조정하든가 불필요한 규정, 규칙, 정책 등을 개정하도록 해야 한다. 일단 개인이 변화에 대해 동기화가 되고 나면 이는 곧 새로운 행동패턴을 받아드릴 준비가 된 것을 의미하는데 이 과정은 동일시와 내면화 중 어느 한쪽에 의해 일어날 가능성이 높다.

동일시는 개인의 환경 내에 하나 또는 그 이상의 모델이 제공되고 개인이 자기를 그 모델과 동일시하여 그 모델처럼 되려고 노력하는 것에 의해 새로운 행동 패턴을 배우면서 일어나는 변화이고 내면화는 개인이 어떤 상황에 처해 있을 경우 그 상황에 성공적으로 대처하기 위해 새로운 행동이 요구되어질 때 나타나는 것으로 이때 개인은 자신이 중요하게 생각하는 가치를 기반으로 하여 새로운 행동패턴을 나타낼 뿐만 아니라 대처하는 행동이 필요하기 때문에 행동하게 된다.

(3) 재결빙기

재결빙기(refreezing)는 일어난 변화를 안정시키는 단계로 변화기에서의 변동상태를 유지, 증진시키는 것을 말한다. 즉, 새로이 획득된 행동이 개인의 인지, 성격 등에 자연스럽게 정형화된 행동으로 굳어지는 과정을 말한다.

이 과정에서 주의해야 할 점은 일단 변화가 일어난 후에도 계속적인 노력을 경주하지 않으면 사람들은 다시 변화 전의 상태로 되돌아갈 수 있다는 점이다. 즉 변화의 상태는 본래의 상태로 회귀하려는 성향을 가지므로 보다 강력한 재결빙이 필요하다는 것이다. 그러므로 이 단계에서는 변화가 정착되도록 지지하고 통제하는 것이 필요하다. 이때 변화를 정착시키기 위해서는 연속적인 강화나 보상, 체계적인 계획 등을 통한 훈련방법이 가장 많이 사용되고 있다.

3) 조직변화의 유형

(1) 강압적 변화

권력분배의 불균형으로 인해 한쪽의 일방적인 목적설정에 의해서 일어나는 변화이다.

(2) 경쟁적 변화

각 조직부서 간에 권력에 대한 동일시와 경쟁에 의해서 촉진되는 변화이다.

(3) 주입식 변화

상관과 부하가 함께 목표를 설정하여 일어나는 변화이나 부하가 상관의 신념을 주입 받은 불균형 상태에서 이루어지는 변화이다.

(4) 상호작용적 변화

상관과 부하가 상호 대등한 입장에서 목표를 수립하지만 충분히 숙고한 뒤에 일어나는 변화라기보다는 무의식중에 다른 사람의 의견을 좇아서 일어나는 변화이다.

(5) 사회적 변화

이 변화는 개인이나 집단이 그가 속한 사회 혹은 집단의 요구에 의해서 일어나는 변화로 이때 권력자의 생각이 반영되면 주입식 변화가 된다.

(6) 기술 관료적 변화

자료를 수집하고 해석함으로 일어나는 변화로 변화가 일어나도록 자료분석의 결과를 보고한다.

(7) 계획적 변화

상관과 부하 간의 공동목표를 설정, 대등한 입장, 충분한 숙고에 의해서 일어나는 변화이다.

계획적 조직변화

'계획적'이라는 말에는 행위의 과정을 조직의 유효성이 증대되는 방향으로 설계하고 추진한다는 의미가 있기 때문에 계획적 변화는 사전적·의도적·전략적 동태적인 성격을 띠고 있다. 즉 사전에 바람직한 목표를 설정하고 이를 효율적으로 달성하기 위해 전략과 전술을 개발하며 외부환경에 탄력적으로 적응할 수 있도록 행동이 개입되기 전에 계획을 수립하고 피드백을 계속하면서 변화를 이루어나가는 과정이다.

계획적 변화가 조직이 요구하는 바람직한 방향으로 개인이나 집단의 행위를 개선시키는 계획된 프로그램이자 변화 담당자와 고객, 양자 간에 이루어지는 신중하고도 협동적인 과정이다. 관리자가 의도적으로 야기하는 바람직한 변화는 계획적인 변화이다.

변화는 조직이 한 상태에서 다른 상태로 옮겨가는 모든 종류의 변화를 총망라하는 가치중립적인 개념이나 계획적 변화는 가치개입적이라는 점에서 차이가 있다. 계획적 변화는 조직변화라는 큰 틀의 한 영역을 차지하며 계획적 변화 속에는 조직개발(OD, Organization Development)도 포함되어 있다.

4) 계획적 조직변화를 위한 전략

다양한 변화유형 중에서 가장 바람직하다고 할 수 있는 것은 계획적 변화이다. 이때 변화의 대상은 업무, 인간, 기술, 구조, 제도, 방침 등 다양하다. 조직에서 변화 대상의 폭이 넓고 심도가 깊어질수록 이에 대한 저항도 커지기 때문에 이를 효율적으로 계획하고 집행할 수 있도록 계획적으로 변화시키는 것이 중요하다.

(1) 경험적-합리적 전략

이 전략은 사람은 합리적으로 생각하며 자신에게 유리한 쪽으로 행동한다는 것을 가정한다. 이 전략에 의하면 사람들은 변화로 인해서 어떤 이득을 볼 수 있을지를 알 수 있고 확신할 수 있을 때에만 변화하므로 관리자가 이 전략을 선택한다면 직원들에게 변화로 인해서 생기는 개인과 기관의 이득을 구체적으로 보여주어야 한다.

(2) 규범적-재교육적 전략

이 전략은 사람들은 사회 문화적 규범에 따라서 행동한다는 것을 가정한다. 따라서 이 전략에서는 사람들의 합리성과 논리성은 고려되지 않고 오직 태도나 가치관과 같은 요인들만이 고려되면서 사람은 교육에 의해서 이러한 가치관과 태도가 변화될 수 있다고 가정한다.

(3) 권력–강제적인 전략

이 전략은 사람들은 자기보다 권력–강제력이 많은 사람의 지시와 계획에 따른다는 것을 가정한다. 이 전략에서는 사람의 이성과 합리성 가치관이나 태도의 중요성도 부인되며 오직 변화를 유도하는 권력만이 부각된다. 파업, 노사협상, 행정적 의사결정, 규칙제정 등에서 권력–강제적 전략이 사용되는 것을 흔히 볼 수 있다.

(4) 동지적 전략

이 전략은 모든 구성원들을 동등하게 대해주고 서로 알도록 하여 집단의 결속력을 증진시키는 전략이다. 이 전략은 높은 사회적 욕구와 자존심을 필요로 하는 사람들을 변화시키는데 효과적이다.

(5) 학문적 전략

지식추구와 같은 학문적 요소가 일차적 영향요소가 되어 변화를 유도해 나가는 전략이다. 이 전략은 일종의 경험적–합리적 전략으로 불리는 것으로 변화를 유도하기 위해서 연구결과나 학문의 이론을 활용한다.

(6) 경제적 전략

이 전략은 물품이나 자원, 자본, 금전적 보수 등과 같은 경제적 요소를 활용하여 변화를 시도하는 것이다.

(7) 정책적 전략

이 전략은 공식적·비공식적 권력구조를 확인하여 변화를 유도하는 전략이다. 즉 권력구조를 확인하여 변화를 위한 정책을 결정하고 이를 실행에 옮기는데 영향력이 있는 사람을 이용하여 변화를 유도하는 방법이다.

(8) 공학기술적 전략

이 전략은 환경 내의 개인을 변화시키기 위해서 환경을 변화시켜야 한다는 전략이다. 예를 들어 병실구조를 바꾸어 간호사로 하여금 대상자 곁에 더 많이 머물 수 있게 함으로써 직접 간호시간을 늘리고 질적으로 우수한 간호를 제공하도록 하는 것이다.

2 조직유효성

1) 효과성과 효율성의 개념

조직은 항상 조직목적을 달성하기 위해 깨어 있어야 하고 보다 효율적이어야 한다. 조직의 목적달성을 평가하는 것과 관련해 깊은 관계가 있는 개념은 바로 '효과성'이다. 이때 조직유효성이란 조직목적의 달성 정도를 의미할 뿐 아니라 업적과 관련되는 개념으로 조직의 업적은 조직목적과 관련된 개념인 동시에 효과성과 효율성에 의해 평가된다.

효율성이란 수단을 목적으로부터 분리한 상태 하에서 제한된 자원과 중립적인 수단을 사용하여 산출의 극대화를 기하는 것을 의미하는 정태적, 경제학적, 수단적 개념이고 효과성란 목적과 수단을 연결한 상태에서 현실적인 산출이 당초의 목적을 어느 정도 충족시켰는가 하는 목적의 달성 정도를 의미하는 동태적, 사회적, 행정적, 목적적 개념이다.

2) 조직유효성의 결정요인

리커트(Likert)는 조직유효성에 관계되는 변수들을 인과(요인)변수·매개변수·산출변수라는 3개의 군으로 나누어 분류하였다.

(1) 인과(요인)변수

조직 내 발전과정과 그 결과 및 업적에 영향을 미치는 요인으로 조직관리에 의해 변경 가능하다.

(2) 매개변수

인간자원에 영향을 미치는 리더십 전략 및 행태 등의 인과변수와 조직 내 매개변수들이 여기에 속하며 조직의 내적 상태를 나타낸다.

(3) 산출변수

조직업적을 나타내는 종속변수이다.

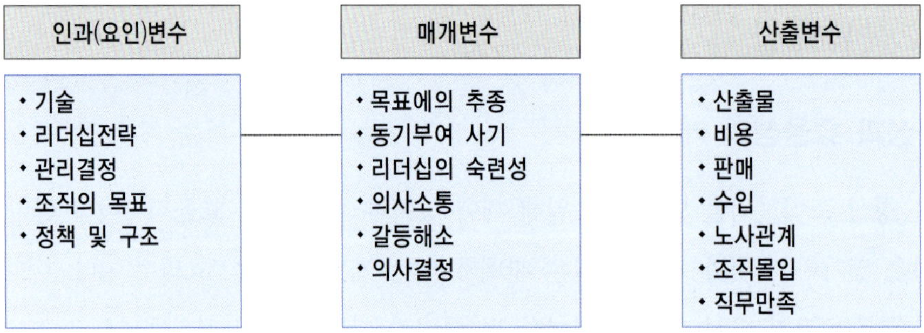

그림 4-18 조직유효성 관계변수 및 특성

3) 조직유효성 평가에 대한 접근법

조직의 존재 여부는 조직유효성에 의해 결정되며 조직의 유효성을 평가하는 방법은 다음과 같다.

(1) 목적-달성적 접근법

목적-달성적 접근법은 수단보다는 목적 달성에 의해 조직의 유효성을 측정·평가하는 방법이다. 널리 사용되는 '목적-달성'의 기준의 예로는 기업에서는 이윤의 극대화, 군대에서는 적군의 항복, 운동경기에서는 경기의 승리, 병원에서는 환자의 건강회복 등이 있다. 즉 '목적-달성'기준의 공통분모는 조직이 달성하려는 목적으로 '목적달성'의 효과가 측정기준인 것이다.

이 접근법이 활용되려면 몇 가지의 가정이 설정되어야 한다.

- 조직이 궁극목적을 가져야 한다.
- 조직목적은 내용이 명확해야 한다.
- 조직목적의 수는 관리 가능한 정도의 개수이어야 한다.
- 목적은 조직의 합의와 의견일치로 설정되어야 한다.
- 목적을 향한 진행 과정은 측정 가능해야 한다.

(2) 시스템 접근법

시스템 접근법이란 투입, 변환, 산출이라는 여러 부문이 상호작용하여 운영되는 구조와 과정 전체를 평가하는 방법이다. 즉, 조직의 유효성을 목적-달성으로만 정의 내리면 조직시스템의 일부인 산출물만을 측정하는 것이 되므로 조직의 투입물 획득능력, 변환 과정의 능률,

산출물의 유통능력 및 조직안정과 균형 유지력 등을 함께 평가하는 것이 조직유효성을 제대로 평가하는 것이라는 주장으로 특정목적 보다는 그 목적을 달성하는 데 필요한 수단에 더 초점을 맞춘다.

(3) 전략–환경요소적 접근법

이 접근법의 기본적인 가정은 조직은 다양한 이해집단으로부터 빈번하고 경합적인 요구를 받으나 이들이 모두 똑같은 정도로 중요하지는 않다는 것과 조직은 중요하고 결정적인 환경요소를 확인할 능력이 있고 환경요소들은 조직에게 자신의 요구를 충족시키게 하는 능력이 있다는 것이다.

이 방법의 문제점은 광범위한 환경에서 전략적인 환경요소를 찾아내기가 쉽지 않다는 것과 환경은 급속하게 변화하기 때문에 어제의 시점에서 중요한 것이 오늘에는 그렇지 못하다는 것, '중요한' 전략요소와 '상당히 중요한' 전략요소를 어떻게 구분해 낼 것인가 하는 점과 전략적인 환경요소들이 조직에 대해 가지는 기대를 어떻게 확인해 낼 수 있는가 하는 점 등이다.

(4) 경합–가치적 접근법

이 접근법은 유효성을 측정하기 위한 '통합적인 틀'을 제시한다. 조직활동의 성과로 가치가 있다고 생각되는 것, 즉 투자수익, 시장점유, 신제품 개발, 직무안정 등은 당사자들의 이해관계에 달려있다. 이 접근법은 모든 조직에는 단 한 가지의 유일한 목표란 있을 수 없다는 것과 유효성을 측정할 기준은 평가자의 가치체제에 달려있다는 것을 기본 가정으로 하여 조직의 융통성 정도와 통제 정도에 초점을 맞춘 유연성–통제의 기준, 조직성원들의 복지 및 발전을 강조하여 조직의 번영과 발전을 강조하는 조직초점의 기준, 조직의 최종목표에 달성하는 과정과 목표달성 자체를 강조하는 수단–목표의 기준이라는 세 가지 조직유효성을 측정하는 기준을 채택하여 조직의 유효성을 통합적으로 측정하는 접근법이다.

이 방법의 문제점은 아직까지 이 방법의 타당성을 충분히 입증할만한 실증적인 연구가 부족하다는 것과 조직의 발전단계에 따라 각기 다른 평가 기준을 적용해야 하는데 대상조직이 지금 어느 성장단계에 도달해 있는지를 정확하게 판단하는 것이 매우 어렵다는 점 등이다.

조직유효성이 높은 조직의 특징

- 조직 내의 리더 개발이 용이할 수 있도록 조직되어 있다.
- 조직구조가 분명하여 구성원이 자신이 속한 부서와 지원부서 등을 명확히 알 수 있다.
- 조직목적이 분명하고 목적변화가 적으며 목적달성을 위한 관리단계도 최소화함으로써 조직 내의 알력, 스트레스, 타성 등을 없앤다.
- 조직구성원이 조직전체의 업무 속에서 자신의 위치와 업무를 확인할 수 있다.
- 조직응집력을 강화시키고 의사소통을 원활히 하도록 조직되어 있다.
- 조직은 조직업적이 최대화되도록 의사결정하는 것을 촉진시키는 구조로 되어 있다.
- 조직구성원의 단결력과 소속감을 강화시키는 비공식적 집단이 있다.

4) 조직유효성과 조직변화와의 관계

끊임없이 변화하는 환경에 적절히 대응한다는 것은 조직도 끊임없이 변화한다는 의미이고 그러면서도 계속 생존하기 위해서는 변화가 조직유효성을 높이는 방향으로 이루어져야 한다는 것을 의미한다. 즉 조직이 환경변화에 따라 변화하는데 그 변화가 효과적·효율적이지 못하면 조직유효성이 낮아지고 결국 조직은 더 이상 존재하지 못하게 된다.

그러므로 조직은 동태적 환경 속에서 계획적이고 의도적이며 행동지향적인 변화로 조직유효성을 높여나가야 한다. 모든 조직은 하나의 시스템으로 환경과 끊임없이 투입과 산출을 교환하며 생존해 가고 있다. 지구상의 모든 생물체가 그러하듯이 변화하는 환경에 적응하지 못한 생명체는 멸종해버렸다. 그러므로 조직도 끊임없이 변화하는 환경에 적절히 대응하지 못하면 결국 살아남지 못한다.

3 조직문화

1) 조직문화의 개념

사람마다 각기 개성이 있고 사회마다 문화가 있듯이 조직도 각기 나름대로 독특한 특성을 나타내는 조직문화(organization culture)가 있다. 조직문화란 일정한 패턴을 갖는 조직활동의 기본가정으로 이들은 특정 집단이 외부 환경에 적응하고 내적으로 통합해 나가는 과정에서 고안, 발견, 또는 개발한 것들이다. 이러한 가정들은 오랜기간 동안 조직구성원들이 타당한 것으로 여겨왔기 때문에 당연한 것으로 받아들여지며 새로운 구성원들에게도 조직의 문제를 해결하는 올바른 방법으로 학습되어진다.

조직문화는 조직구성원 모두가 함께 공유하는 가치와 신념, 규범과 전통, 지식과 이념, 습관과 기술 등을 포괄하는 종합적이고 총체적인 것으로 기업에서는 이를 기업문화라고도 부른다. 최근 조직들은 조직문화에 많은 관심을 가지는데 이는 문화가 가지는 상징성과 효과성 때문으로 조직이 어떤 상징 또는 가치를 추구하느냐에 따라 조직의 성격이 달라지고 조직이 어떤 문화를 지향하느냐에 따라 조직의 앞날이 달라진다.

조직문화에 대한 학자의 정의는 다음과 같다.

표 4-9 학자에 따른 조직문화의 정의

학자	정의
세인(Shein)	조직구성원들이 공유하는 보다 심층적인 기본전제와 신념
데니슨(Denison)	조직의 관리체계에 기반이 되는 저변의 가치, 신념 그리고 원리뿐만 아니라 그런 원리들을 구현하고 이를 강화하는 관리작용과 행태
호프스티드(Hofsted)	한 조직의 구성원을 다른 조직의 구성원과 다르게 만드는 집합적 정신 프로그램
메리너 토미 (Maniner-Tomey)	조직의 모든 구성원에 의해서(신참자는 그들이 채용되고 투입되기 전에 반드시 학습되거나 적응되어) 공유되는 사고방식이나 행동방식
스완슨버그 (Swansburg)	'조직의 신념, 규범, 가치, 철학, 전통 등을 전체적으로 요약해 놓은 것'이라 하면서 조직문화를 조직원에게 효과를 나타내는 모든 전망, 가치, 가정, 심볼, 언어 그리고 행동을 포함시킴

즉 조직문화는 공식적·비공식적 의사소통의 네트워크일 뿐만 아니라 조직구성원과 고객을 연결시키는 지위나 구조, 심지어는 조직의 관리 스타일까지도 포함하는 거시적이고 복합적인 개념이며 조직문화는 조직이 속해 있는 문화권, 최고경영자의 철학, 조직역사, 조직 환경 그러고 대체문화의 존재 유무 등에 의하여 크게 영향을 받는다.

이때 대체문화란 조직이 현재 추구하고 있는 문화를 대신할 대안적 문화를 말하는 것으로 대체문화가 있을 경우 조직은 자신만의 독특한 문화를 형성하기가 어렵다.

조직문화와 유사한 용어로 조직분위기라는 개념이 있다. 조직문화와 조직분위기는 그 내용이나 구성요소에서 어느 정도 유사성이 있으나 다음과 같은 차이가 있다.

- 원래 기상학적 용어인 조직분위기는 여러 조건과 요인에 의해 자연적으로 조성되는 성격을 가지고 있는데 비해 조직문화는 바람직한 가치관의 실현을 위한 주체적인 노력의 결과로서 형성되는 성격을 띤다.

- 조직분위기가 감정적이고 변화하기 쉽다면 조직문화는 지속적이고 변화에 대해 저항적이다.
- 조직문화는 조직구성원과 전체 조직 행동에 영향을 주는 기본가치와 전제를 강조하는 반면 조직분위기는 조직구성원이 지각하는 조직에 대한 인상을 강조한다.
- 조직분위기가 소집단의 사기나 동기부여와 관련된 문제라면, 조직문화는 조직의 환경적응 또는 전략과 같은 거시적 현상과 관련하여 사용되는 경우가 많다.

2) 조직문화의 특성

- 조직문화는 구성원들 상호 간의 학습 과정을 통해 공유되는 가치관, 상징물, 그리고 이상(ideal)이다. 따라서 조직문화는 구성원들을 인지적, 사회적으로 결집시키는 힘을 갖는다.
- 조직문화는 인간의 사고와 행동을 결정하는 요인이다.
- 조직문화는 사람이 만든 것이며 사람들은 이를 학습하고 공유하는 것으로 문화는 본능이 아니라 배워서 익히는 것이다.
- 조직문화는 구성원들 간의 결집의 정도에 따라 강한 문화와 약한 문화로 나눌 수 있는데 응집력이 강하고 가치관이 통일되어 있으며 집단목표에 대한 구성원들의 몰입이 강한 경우에는 강한 문화가 발생하며 그렇지 않을 경우에는 약한 문화가 나타날 수 있다. 그러나 강한 문화가 반드시 더 좋다고 볼 수는 없는데 이는 강한 문화의 경우 조직 변화 시도에 대해 그만큼 강력히 저항하는 힘으로 작용할 수 있기 때문이다.
- 어느 한 시점에서 특정 조직의 문화는 그 조직이 변화해 온 과거의 역사, 현재의 문제를 해결하면서 겪고 있는 고민, 그리고 조직구성원들의 미래에 대한 희망이나 기대가 혼합적으로 존재하게 된다. 미래에 대한 희망과 도전 의지로 충만한 조직이 과거의 영광에 안주하고 있는 조직보다 더 발전하리라는 사실은 자명한 이치이다.
- 한 조직의 문화는 공통성과 상이성을 동시에 갖는다. 즉, 조직 전체 차원에서 구성원들 간의 공통적 가치관, 신념, 행동양상 등을 발견할 수 있지만 동시에 부서나 본부와 같은 하부조직들도 나름대로의 문화적 특성을 가질 수 있다.
- 한 조직의 문화적 특성은 구성원들의 가치관, 믿음 등을 직접 조사하여 밝힐 수도 있지만 그들이 공유하는 사물들, 공통의 용어(어휘, 언어, 보편화된 행동이나 감정) 등을 분석함으로써 도출할 수도 있다. 보다 구체적으로는 의례, 의식, 신화, 무용담, 전설, 일화, 민담, 상징, 언어, 제스처, 물리적 환경, 인조물 등을 분석함으로써 얻어질 수 있다.

- 조직문화는 스스로 통합성을 유지한다. 통합성이 없다면 조직문화의 정체성을 인정할 수 없다. 그러나 조직문화는 기본적으로 통합성을 유지하면서도 여러 하위문화를 포용하고 문화갈등을 내포하기 때문에 그 양상이 복잡하다.
- 조직문화는 비교적 안정적이고 계속적이며 변화저항적 특성을 지닌다.
- 조직문화는 각기 독특한 특성을 지니고 있지만 그 상위문화인 사회문화와 공유하는 것도 많다.

3) 조직문화의 구성요소

(1) 파스케일과 피터스(Pascale & Perters)의 분류

조직문화를 구성하는 요소로 파스케일과 아토스(Pascale & Athos) 그리고 피터스와 위터맨(Peters & Waterman)은 다음과 같이 일곱 가지의 S를 제시하였는데 이들은 서로 연관되어 있으며 공유된 가치가 가장 중심적인 위치를 차지한다고 주장한다.

① 공유된 가치

조직체 구성원 모두가 공동으로 소유하고 있는 가치관, 이념, 전통적 가치, 기본 목적 등이 포함된다.

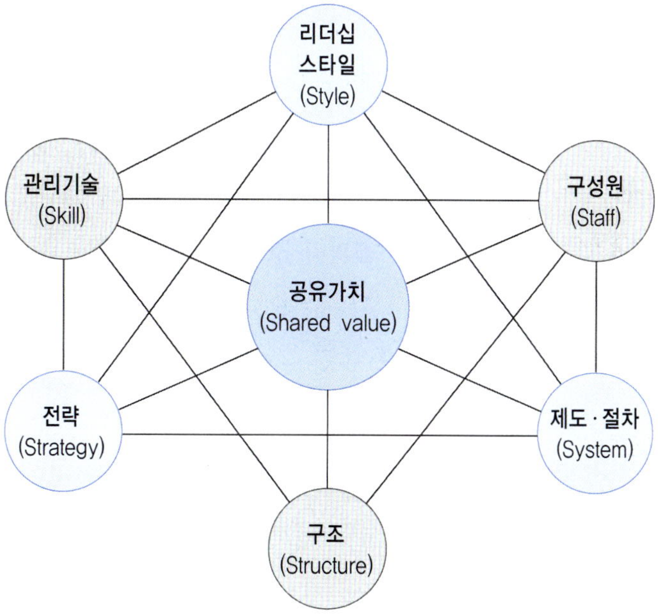

그림 4-19 7S모델

② 전략

조직이 추구하는 장기적인 방향과 기본적인 성향을 결정하는 것으로 조직의 장기 목적과 계획, 그리고 이를 달성하기 위한 장기적인 차원의 자원분배 패턴이 포함된다.

③ 구조

조직이 전략을 수행하는데 필요한 틀로서 조직구조와 직무설계, 권한관계와 방침규정 등 구성원들의 역할과 그들 상호 간의 관계를 지배하는 공식적인 요소가 포함된다.

④ 관리 시스템

조직의 일상적인 운영과 과정에 관련된 커뮤니케이션 시스템, 의사결정 시스템, 관리정보 시스템, 보상 시스템, 목표설정 시스템, 조정과 통제 시스템 등 조직의 목적과 전략을 실제로 달성하는 데 필요한 모든 시스템이 포함된다.

⑤ 구성원

조직의 인력 구성과 구성원들의 능력과 전문성, 가치관과 신념, 욕구와 동기, 지각과 태도, 그리고 그들의 행동패턴 등을 의미한다.

⑥ 기술

각종 기계, 장치, 컴퓨터 등의 생산 및 정보처리 분야의 하드웨어는 물론이고 이를 사용하는 소프트웨어 기술이 포함되며 구성원들에 대한 동기부여와 행동 강화 갈등관리와 변화관리, 목표관리와 예산관리 등 조직운영에 적용되는 관리기술과 기법도 포함된다.

⑦ 리더십 스타일

구성원들을 이끌어 나가는 전반적인 조직관리 스타일이 포함된다.

(2) 딜과 케네디(Deal & Kennedy)의 분류

딜과 케네디는 조직문화 형성과정에 작용하는 중요한 구성요소로 환경, 가치, 중심인물, 의례와 의식 그리고 문화망이라는 다섯가지 요소를 제시하였다.

① 환경

조직이 일상적으로 부딪치는 외적 환경으로 조직문화 형성에 대단히 큰 영향을 미친다. 조직의 제품, 고객, 기술, 시장경쟁, 정부, 금융기관 그리고 법규 등 내부경영에 영향을 주는 외적 환경요인에 따라서 조직은 이에 적합한 문화를 형성해 나간다. 따라서 어떤 조직에서는 마케팅이 중요하고 어느 조직에서는 기술개발이 중요하다.

② 가치

이것은 파스케일과 피터스가 언급한 공유된 가치, 곧 조직구성원 모두가 공동으로 소유하고 있는 신념과 기본관념을 말하는 것으로 보통 기업의 가치는 사시, 사훈 또는 경영이념에 의해 잘 나타난다.

③ 중심인물

조직의 가치를 확립하고 구현하는 영웅이다. 창업자나 전문 경영자들이 이에 해당되는데 이들은 조직체의 이념과 목적 설정 그리고 중요한 경영자의 선택을 통해 조직의 기본 가치와 전제를 형성해 나가며 모범을 보인다.

④ 의례와 의식

가치의 공식적인 표현양식으로 구성원들이 구체적, 규칙적으로 지켜나가는 관습이나 행동이다. 조회, 회의진행 방법, 보고 방식, 과업처리 방식, 상하 간의 관계 등을 예로 들 수 있는데 의례와 의식은 조직의 기본적인 문화가치를 행동으로 옮기고 강화시켜준다. 의례와 의식이 분명하게 이해되면 될수록 조직문화도 강해질 수 있다.

⑤ 문화망

조직문화의 생성과 유지에 영향을 미칠 수 있는 기본적인 틀을 말하는 것으로 기업 가치나 창업자의 업적을 이야기화한 것이 전설, 무용담 등의 형태로 전해진다. 문화망은 중심인물의 측근자나 추종자들에 의해 형성되며 기업의 가치나 창업자의 업적을 실감나는 이야기로 구체화시켜 기본가치를 확산시키고 강화시키며 정착시킨다.

4) 조직문화의 중요성

- 조직문화는 조직의 공식적, 비공식적 운영과정에 광범위하게 영향을 미칠 수 있기 때문에 중요하다. 일을 처리하는 일상적 과정 속에서도 관행과 같은 문화적 요소가 배어 있으며 상호 간의 교류, 갈등 그리고 무엇보다도 결정과 선택의 순간에 옳고 그름에 대한 조직원들의 가정과 믿음이 작용하게 된다. 따라서 조직문화에 대한 올바른 이해는 효율적 관리

나 경영의 가능성을 높여준다.

- 조직문화는 조직의 전략 과정에 영향을 미치기 때문에 중요시된다. 전략의 방향을 선택할 때도 조직문화는 이념의 형태로 그 과정에 작용할 수 있으며 전략을 수립하고 추진하는 과정에서도, 때로는 전략담당자들의 관점을 제한함으로써 작용할 수 있다.
- 조직문화는 경쟁력의 원천이 될 수 있다. 조직 또는 기업의 경쟁력에는 자금이나 자산과 같이 가시적인 것만 포함되는 것이 아니라 현상이나 정보를 정확히 이해하여 개념화하고 적기에 결정을 내려줄 수 있는 인지적 과정까지도 포함된다. 올바른 문화를 가진 조직은 장기간에 걸쳐 경쟁우위를 점할 수 있다.
- 조직문화는 바람직한 기업문화를 창조하고 조직의 유효성을 높일 수 있는 바탕을 마련한다.
- 조직문화는 조직철학을 성립시키고 직무와 함께 인간이 중요하다는 신념을 심어준다.
- 조직문화는 성원의 가치체계 형성 및 변화에 영향을 미친다.

5) 조직문화의 기능

조직문화는 구성원들에게 행위의 기준을 제시함으로써 그들을 결합시키는 사회적 접착제 역할을 함과 동시에 그들의 행위나 태도에 강력한 영향을 미친다.

- 조직문화는 조직구성원들에게 소속 조직원으로서의 정체성을 제공한다. 조직원들이 일반적으로 공유하는 행동적, 심리적 또는 지식이나 태도를 잘 관찰해보면 그 사람의 소속 집단이나 직업을 추측할 수 있는 경우도 있다. 이것은 문화적 동질화의 결과이다.
- 조직문화는 집단적 몰입을 가져온다. 조직문화는 가치관, 믿음, 행동의 통일을 가져옴으로써 조직구성원들의 집단에 대한 몰입의 결과를 낳는다. 일종의 집단학습 효과라고 볼 수도 있다.
- 조직 체계의 안정성을 높이는 결과를 가져온다. 많은 경우, 문화적 동질성을 강화하기 위한 규범과 통제가 증가하게 되며 한계를 벗어난 행동에 대해서는 제재가 가해진다. 그리고 구성원들은 이 같은 강한 통제에 대해 일종의 감정적 애착을 갖게 된다.
- 조직문화는 조직원들로 하여금 조직의 이모저모에 대해 학습토록 함으로써 구성원들의 행동을 원하는 방향으로 이끌어간다. 즉, 조직문화는 일종의 학습도구로서의 기능을 수행한다.
- 조직문화는 조직구성원으로 하여금 자기보다 큰 어떤 것에 투입하는 것을 촉진한다.

6) 간호 조직문화

병원의 조직문화는 일반기업의 조직문화와는 다르다. 일반기업과 비교해볼 때 병원조직은 그 설립목적이나 구조, 과정에 있어서 많은 차이점을 가지고 있다. 간호조직은 병원 이용자인 환자와 가장 밀접하게 접근한 상태에서 일하는 조직이며 병원 인력 전체에서 40~50%를 차지하는 매우 큰 조직이기 때문에 간호 조직문화는 병원조직이나 건강관리 조직의 능률성과 효과성에 지대한 영향을 미친다. 그러므로 간호 조직문화는 간호직원의 조직에 대한 긍지와 직무에 대한 만족감에 영향을 미쳐서 조직유효성 및 생산성에도 크게 영향을 미친다.

특히 한국의 간호 조직문화는 한국사회의 전통적인 가치관 속에서의 여성의 역할과 의료문화, 간호조직의 상위시스템인 병원문화 등을 고려하여 이해되어야 한다. 병원에서 전체 조직문화와 간호 조직문화 간의 불일치 정도가 심하고 조직의 공동목표 추구를 위한 협력이 이루어지지 않거나 조직 발전을 위한 변화 노력이 방해를 받는다면 간호관리자의 적극적인 중재가 필요하다.

간호조직 내에는 여러 가지의 다른 하부 조직문화가 있으며 이 하부 조직문화는 직종 간, 직위 간, 협력집단 간에 존재하며 이러한 하부조직의 문화간 차이를 어떻게 고려하여 다루는가에 따라 간호조직 전체의 생산성이 차이가 난다.

이렇게 간호조직에 하부 간호 조직문화가 존재하는 이유는 수행하는 업무가 다르기 때문에, 간호단위 지도자 및 간호사 개인의 특성과 성격이 다르기 때문에, 해당 간호단위에서 발생하는 중요한 사건들이 다르고, 간호단위의 물리적 시설과 설비 등의 환경이 다르기 때문이다. 그러므로 간호 조직문화를 관리하고자 할 때에는 이러한 여러 가지 하부문화의 특성을 고려하여 각 간호 조직문화별로 차별화된 전략을 구사해야 할 것이다.

간호 조직문화가 영향을 미치는 간호조직 측면

- 간호조직의 효과성, 효율성, 생산성
- 간호사들이 공유하는 가치나 신념
- 간호사의 태도와 행동, 일상 업무수행
- 간호사의 조직에 대한 적응, 몰입, 직무만족도
- 간호조직의 외부(대상자) 및 내부 고객(간호조직의 간호직원)의 만족도
- 간호사들의 지각, 조퇴, 결근 및 이직률
- 간호서비스의 질 보장, 질 향상 및 총체적 질 관리

향·상·학·습

1. 병원조직에서 적용되는 있는 조직화의 원리에 대해 사례를 통해 설명하시오.

2. 간호조직의 직무기술서, 직무명세서를 한 직무를 선택하여 설명하시오.

3. 실습병원의 간호조직표를 그려보고 어떤 조직인지 제시하시오.

4. 병원의 공식조직과 비공식조직의 예를 들어 설명하시오.

심·화·학·습

1. 실습병원의 간호조직 변화의 과정을 예로 제시하여 설명하시오.

2. 실습병원의 간호조직의 간호전달시스템을 분석하고 장단점을 논하시오.

3. 실습병원의 간호관리자 위치와 타 부서(의료진, 행정부서 등)의 관리자 위치를 비교 분석하시오.

참고문헌

R·E·F·E·R·E·N·C·E

- 김인숙 외(2015). 최신 간호관리학(제4판). 현문사.
- 박성애 외(2010). 간호경영과 정책.
- 박성애, 이상미(1995). 간호관리학. 한국방송대학교 출판부.
- 신유근(2006). 조직행위론. 다산출판사.
- 염영희 외(2014). 간호관리학(5판). 수문사.
- 이병숙 외(2016). 간호관리학(3판). 정담미디어.
- Ann Marriner Tomey(2009). Guide to Nursing management and leadership. 8th Ed. Mosby Elsvier.
- Donnelly, J. H., Gibson, J. L., & Ivancevich, J. M.(1998). Fundamentals of management. 10th Ed.Iwin McGraw-Hill.
- Marriner-Tomey. A(2000). Guide to nursing management and leadership. 6th Ed. St.Louis : Mosby.
- Mintzberg, H.(1989). Mintzberg on management. New York: Free Press.
- Plunkett W. R. & Attner, R. F.(1998). Introduction to management. 5th Ed. Belmont, california: Wadsworth company.
- Stuart GW(1986). An organizational strategy for empowering nursing. Nursing Economics 4(2).
- Sullivan, & Decker.(1992). Effective leadership and management in nursing. Prentice-Hall.
- Swansburg, R. C.(1993). Introductory Management and Leadership for Clinical Nurses. Bostion: Jones and bertlett Publishers.

NURSING MANAGEMENT

05 장

인적자원관리

학습목표

1. 인적자원관리의 개념을 정의한다.
2. 간호업무량 측정의 개념과 간호업무량 측정에 영향을 미치는 요인을 열거한다.
3. 환자분류체계의 개념, 목적을 이해하고 접근방법을 설명한다.
4. 간호인력 산정의 접근방법과 적정 간호인력 산정방법을 이해하고 적용한다.
5. 간호 인력의 모집과 선발방법 및 간호인력 배치의 원칙을 설명한다.
6. 간호인력 개발의 필요성과 프로그램의 유형을 열거한다.
7. 직무수행평가의 목적과 방법을 이해하고, 구성요소를 열거한다.
8. 보상관리의 개념을 이해하고 종류를 열거한다.
9. 문제직원 관리의 개념을 정의하고 직원고충처리 활동을 설명한다.
10. 이직의 요인과 조직에 미치는 영향을 설명하고 이직 감소 방안을 제시한다.

주요용어 이해

Nursing Management

- **인적자원관리**(Human resource management) : 조직의 목표를 효율적으로 달성하기 위해 조직의 인력 자원을 계획, 확보, 활용, 보존하여 직무의 행동에 대해 보상과 개발까지 담당하는 관리활동
- **확보**(Secure) : 자질과 역량을 겸비한 우수한 인력을 적정한 수만큼 공급하는 활동으로서 수요예측, 모집, 선발, 배치를 포함
- **개발**(Development) : 직원이 조직문화에 잘 적응하여 개인의 능력을 발휘할 수 있도록 직업적 지식, 기술, 태도를 개발하는 제반관리활동
- **인력배치**(Manpower arrangement) : 선발된 간호사를 적재적소의 원칙에 따라 적합한 직무와 소임지에 배치시키는 것
- **경력개발**(Career development) : 입사로부터 퇴직에 이르기까지 간호사의 경력경로를 개인과 조직이 함께 계획하고 관리하여 개인의 욕구와 조직의 목표를 효과적으로 달성해 가는 총체적 활동
- **보상**(Reward) : 조직의 목표달성에 기여한 대가로 지급되는 모든 것

I 인적자원관리의 개념

1 인적자원관리의 정의

인적자원관리(Human Resource Management, HRM)란 조직의 목적을 달성하기 위하여 조직에서 관리자들이 구성원을 관리하는 것과 관련된 철학, 제도, 기술이 합쳐진 통합된 관리체계이다. 인적자원관리는 조직체 경영의 한 관리과정으로서, 사회 환경의 변화로부터 직접 또는 간접적으로 영향 받고 있어 그에 대응하는 인적자원관리가 필요하다.

인적자원관리의 개념적 의미로 플리포(E. B. Flippo)는 조직의 목표가 달성되도록 인적 자원의 확보, 개발, 보상, 통합, 유지, 이직 등의 업무적 기능을 계획, 조직, 지휘, 통제하는 것이라고 정의하였다. 인적자원관리는 조직체의 인적자원을 관리하는 경영의 한 부분 또는 하위과정이다. 이 관리기능은 인력관리와 노사관계를 포함하는 총괄적인 개념으로 현대 조직에서는 조직의 성과와 직결되기 때문에 중요하게 다루어지고 있다. 또 조직의 목표 달성을 위해서 모든 조직구성원을 관리하기 위한 필수기능이므로 조직의 최고 관리자에서 하부 일선관리자에 이르기까지 모든 관리자들이 갖추어야 할 기본적인 기능이다. 선진국에서는 1960년대부터 인적자원관리로 불려오고 있으나 우리나라에서는 오랫동안 인사관리(personal management)로 불려왔다. 하지만 인적자원관리 개념이 인사관리 개념에 비해 인적자원의 중요성과 인적자원의 개발을 더 강조하고 있어 인적자원관리는 현대적인 인사관리라고 할 수 있다.

2 인적자원관리의 특징과 목적

1) 인적자원관리의 특징

인적자원관리란 해당 부서 소속 직원들을 더욱 효과적으로 도와 능력이상의 업무효과를 거두도록 하는 것으로 크게는 인간의 개성존중, 잠재능력 개발, 최신의 학문과 기술의 습득, 유지, 원만한 인간관계의 정립 등이라는 점에서 다른 관리의 운영과는 다른 특징이 있으며, 인간이 대상이라는 점에서 어려움도 따른다. 그러므로 현대의 인적자원관리는 경력중시, 조직과 개인의 조화, 노사관계의 수용, 기능과 기술 축적 등의 부분을 강조하는 특징을 지니고 있다.

2) 인적자원관리의 목적

인적자원관리의 목적은 조직의 성과 향상과 개인의 목표를 달성하는 데 적합한 구성원을 선발하고 육성해서 그들이 조직을 위해 열심히 일을 하도록 만드는 것이다. 또한 조직의 구성원들로 하여금 자발적으로 조직의 목표달성에 적극적으로 기여하게 함으로써 조직의 발전과 함께 개인의 안정과 성장을 도모하도록 한다.

3 인적자원관리의 최근 동향

1) 다양성과 창의성을 중시하는 인적자원관리를 전개

확대되는 인력의 다양화 시대를 맞이하여 제도, 문화, 전략 측면에서 구성원들의 다양성을 인정하고 효과적인 인력관리 혹은 인사관리 정책을 펼쳐 나가야한다.

2) 인적자원개발 지표의 활용

조직체의 인적자원개발에 대한 투자가 조직의 경쟁력 확보와 지속적 성장의 원천이라는 인식에 근거하여 민간 기업들은 경영의 효율성 향상을 위해 투입과 산출이라는 개념을 축으로 하는 효율성 측면에서의 인적자원관리 지표를 자체적으로 개발하여 인사정책에 활용하고 있다.

3) 인적자원개발 우수기관 인증제를 운영

선진국에서는 국가적 차원에서 인적자원개발 표준을 마련하여 기업의 가치와 생산성을 높이기 위해 지원체계를 구축해 오고 있는데 우리나라에서는 2006년부터 국가적 차원에서 인적자원개발 우수기관인증제도(Best Human Resources Developer, Best HRD)를 운영하여 인적자원개발 우수기업에 대한 인증마크를 부여하고 있다. 인적자원개발 우수기관인증제도는 기업에서 능력을 중심으로 인재를 채용하고, 재직 중 학습을 통해 직원의 능력을 향상시키는 등 인적자원개발이 우수한 기업에 심사를 통해 인증마크를 부여하는 제도이다. 인증을 받은 기업은 'Best HRD'마크를 홍보 및 상품에 표기해 기업의 브랜드이미지를 높이는데 사용할 수 있다.

4 간호인적자원 관리

1) 간호인적자원관리의 정의

간호인적자원관리는 간호부서의 인적자원의 능력을 최대한 발휘시키고 성과를 확보하도록 함으로써 개인과 간호조직의 상호성장을 최대로 이끌어내는 것을 의미한다. 이 관리기능은 구체적으로 의료기관에서 설정한 간호표준에 따라 간호를 제공하기 위해 필요한 간호 인력의 규모와 형태를 예측하고 설정하여 활동하는 것이다.

간호인적자원관리는 간호의 생산성과 서비스의 질을 향상하고자 하는 간호조직 목표를 달성하기 위해 인적자원을 확보, 개발, 보상, 보유하는 통합적인 관리체계로 간호관리자는 조직구성원의 요구를 적극적으로 반영하고 지지하여 구성원의 능동적인 참여와 헌신을 지속적으로 유도함으로써 합리적이고 혁신적인 인적자원관리를 수행해야 한다.

2) 간호인적자원관리의 기능

길리스(D. A. Gilles)는 다음과 같이 인적자원관리의 기능을 제시하였다.

- 제공되어야 할 간호의 형태와 범위 확인
- 필요한 간호제공을 위해 요구되는 간호인력의 형태(기준)
- 요구되는 간호인력의 수적인 규모 예측
- 각 지위에 적합한 인원충원을 위한 모집
- 지원자 중에서 필요한 직원의 선발
- 각 간호단위와 근무교대에 따른 간호인력의 배치조정
- 환자간호를 위한 업무분담 등이다.

3) 간호 인적자원관리의 중요성

의료기관 조직에서 인적자원관리가 중요한 이유는 업무의 특성상 다양한 직종의 인력을 필요로 하며 노동집약적이고, 운영비 중 인건비가 차지하는 비중이 50% 내외나 되기 때문이다. 간호 부서에서는 효율적인 간호업무 수행을 위해 과학적이고 합리적인 간호인적자원관리가 필수적이며, 이것은 관리자의 치밀한 계획과 구성원의 원만한 인간관계 없이는 성과를 거두기 어렵다. 따라서 간호사들의 근무 의욕과 사기를 고취시켜 병원 간호업무의 능률향상에 도움이 되는 민주적·전문적인 방침의 수립과 공정성이 따라야 한다.

또한 간호조직에서 가장 중요한 것은 인적자원으로, 의료인력 자원 중 간호분야가 가장 많은 수를 차지하고 있으므로 의료기관 인적자원관리의 중요한 부분이 된다.

간호업무는 간호직원과 대상자와의 상호작용이 그 성과에 지대한 영향을 미치므로 간호인적자원관리는 매우 중요하다. 따라서 간호인적자원관리는 복잡한 의료기관 조직 내에서 간호직원의 간호업무성과를 높이고 이들의 직무만족도를 높이며 간호직원의 발전을 위한 방안을 강구하는 활동으로 간호인적자원관리의 중요성은 크다.

4) 간호인적자원관리의 필요성

(1) 간호인적자원의 확보 및 유지

구성원의 이직에 의해 조직에서 인력이 이탈되면 새로운 인력의 모집, 선발, 훈련에 따른 많은 비용과 시간을 소모해야 하므로 조직에 큰 손실을 초래하게 된다. 간호사의 높은 이직률은 재직 간호사의 업무량을 증가시키게 되고 이는 재직 간호사의 무력감으로 이어지게 된다. 이러한 간호인력의 절대부족은 간호업무의 질적 저하를 초래하여 결과적으로 간호전문직의 사회적 위상을 떨어뜨리게 된다. 특히 대상자 간호에 악영향을 미치게 되는 것이 가장 심각한 문제이므로 적정한 간호인적자원의 확보와 유지는 간호인적자원관리의 핵심적 요소이다.

(2) 개인과 조직의 합리적인 공존

과거에는 조직의 목적과 철학이 개인의 가치와 욕구에 앞서 고려되었으나 현재는 개인의 욕구와 태도, 만족감에 따라 성과가 달라진다는 견해가 보편화되면서 개인과 조직 간의 조화롭고 합리적인 공존이 중요시되는 추세이다. 따라서 이직률이 높은 간호조직에서도 구성원을 전폭적으로 지원하고 간호사들이 자발적으로 조직의 목적 달성에 적극적으로 참여할 수 있도록 이끌어주려면 조직의 발전과 함께 개인의 안정과 성장을 도모하도록 하는 합리적인 인적자원관리가 요구되고 있다.

(3) 간호인적자원의 역량 강화

간호조직의 구성원은 높은 수준의 도덕과 윤리, 지식과 기술, 자질과 품성이 요구되므로 간호전문직 수행에 필요한 지식과 기술을 지속적으로 개발하고, 개인의 잠재력을 이끌어 내어 확장하며, 간호수행에 필요한 인성을 키우는 인적자원관리가 필요하다.

5) 간호인적자원관리의 과정

(1) 직무관리

조직구조를 구성하는 직무를 설계하여 직무체계를 형성하고 각 직무분석을 통해 과업내용과 직무를 수행하는 구성원의 자격조건 설정 및 직무 평가의 기능을 포함한다. 그 내용으로는 직무설계, 직무분석, 직무평가와 관련된 활동을 포함한다(제5장 조직 참고).

(2) 확보관리

확보(secure)란 유능한 인적자원을 조직 내부로 끌어들여 확보하는 것을 말하며, 그 내용으로는 간호인력의 예측 및 계획, 모집 및 선발, 인력배치에 관한 활동을 포함한다.

(3) 개발관리

개발(development)은 인적자원의 능력을 개발하여 증대시키는 것을 말하며, 그 내용으로는 인력개발, 승진 및 전보, 경력개발, 직무수행평가에 관한 활동을 포함한다.

(4) 유지관리

유능한 인적자원이 조직 내에 장기간 머물도록 유지하는 것을 말하며, 그 내용으로는 보상관리, 직원훈육, 결근 및 이직관리, 노사관계 관리와 협상과 관련된 활동을 포함한다.

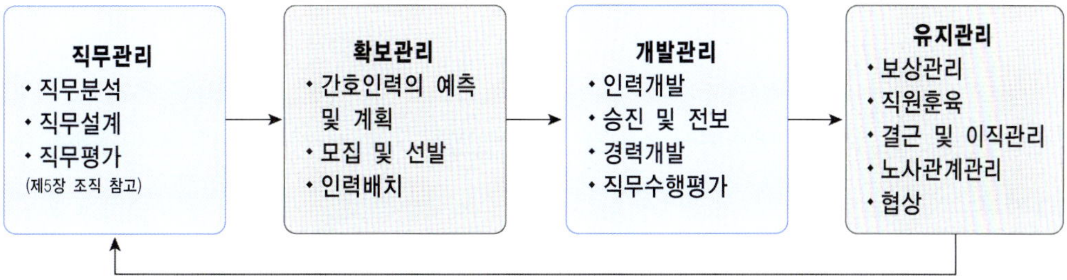

그림 5-1 간호 인적자원관리의 과정

6) 간호인적자원관리의 목표

(1) 유지목표와 생산성 목표의 균형

'유지의 목표'란 조직구성원의 인간적인 욕구와 가치를 존중하는 것으로 구성원들에게 만족감을 주고 생활의 안정을 느낄 수 있는 작업 조건을 만들어 주는 것이다. 이것은 조직이 필요로 하는 훌륭한 자질을 갖춘 인적 자원을 끌어들일 수 있는 장점이 있는 반면 조직이 추구하는 목표의 달성이 지연될 수 있다는 단점이 있다.

'생산성 목표'란 조직의 이익과 가치를 우선시하는 것으로서 개인의 가치와 욕구보다 조직의 목표 달성을 강조하는 것으로 한정된 자원으로 최대 효과를 산출하는 장점이 있지만 조직구성원의 불만을 유발하고 사기를 저하시켜 조직의 목적 달성에 수동적으로 참여하게 되는 단점이 있다. 따라서 생산성 목표와 유지 목표는 각각의 장·단점을 이용하여 균형을 이룰 필요가 있다.

(2) 능력주의와 연공주의의 조화

일반적으로 조직과 구성원 사이에서 갈등을 일으키는 원인이 되는 것이 승진과 임금에 관한 정책이며, 이것의 기본이 능력주의와 연공주의이다.

능력주의는 개인이 창출하는 생산성과 업무 능력을 중요한 평가요소로 삼는 직무중심 체계로서 개인의 자기계발을 확대시키고 조직의 활성화를 도모하는 장점이 있다. 반면 조직구성원 간의 지나친 경쟁으로 소속감과 안정감을 해치고 개인의 능력을 객관적으로 평가하는데 한계가 있는 단점이 있다.

이에 반해, 연공주의는 구성원의 승진, 승급 체계에서 연령, 학력, 근속연수 등의 요소를 우선시 하는 것으로서 장점으로는 평가요소를 객관적으로 측정할 수 있으며, 조직구성원에게 안정감을 제공하고 이직률을 감소시킬 수 있다.

(3) 직무환경의 향상

생산성만을 강조하면서 발생되는 소외감, 과도한 경쟁, 인간성 상실 등과 같은 문제를 조직 내에서 최소화하고 직무수행 과정에서 발생하는 스트레스를 줄이기 위한 직무환경향상 전략들이 필요하다. 예를 들면 정당하고 공정한 보상, 안전하고 건전한 작업조건, 성장의 기회, 유대감과 소속감을 주는 조직 분위기 등을 제공해야 한다.

Ⅱ 확보관리

간호인적자원의 확보는 수요를 예측한 후 진행되는 것으로서 모집, 선발, 배치를 위한 의사결정을 통해 이루어진다. 따라서 간호인적 자원 확보의 초점은 소요 인력을 분석하고 유능한 인재에 대한 공급원을 개발하며 선발관리의 유효성을 높이려는데 있다.

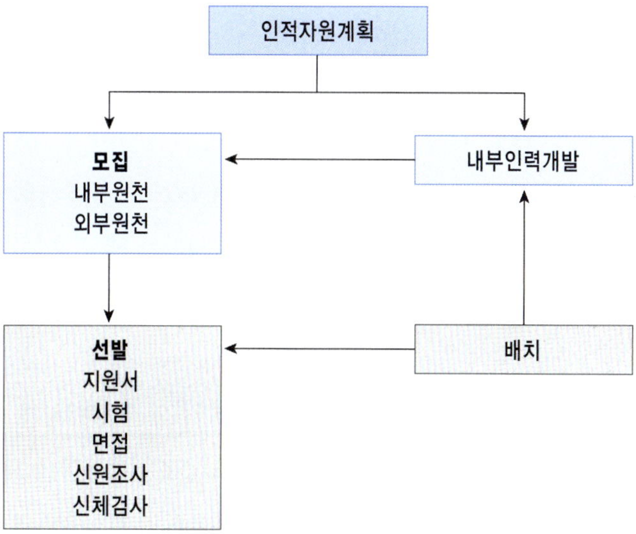

그림 5-2 인적자원의 확보과정

1 간호인력의 수요 예측

1) 인력예측 및 계획의 의미

인력계획은 조직이 필요로 하는 인력의 규모와 형태를 사전에 예측·결정하며, 이를 기초로 조직 내외의 공급인력을 계획하는 것이다. 먼저 필요한 인력의 수에 관한 예측이고 다음은 필요한 인력의 자격요건, 즉 인력의 질에 대한 예측이다. 즉 어떤 자격요건을 갖춘 인력이 얼마나 필요한가를 예측하는 것이다. 이 단계가 끝나면 인력의 공급 능력을 분석하여야 한다.

2) 간호인력 수요 예측 시 고려사항

간호인력을 예측하는데 다음과 같은 요소들이 고려되어야 한다.

- 조직의 철학과 가치

- 의료시장의 동향
- 노동시장의 동향
- 대상자와 직원의 욕구
- 보유 인적자원
- 이용 가능한 기타 자원

2 적정 간호인력산정에 대한 이해

국내에서는 처음으로 1999년 11월 15일부터 간호인력 확보 수준에 따라 간호관리료가 차등 지급되는 제도를 도입하여 시행해 왔으며 2007년 4월 1일부터 간호등급 가산율을 상향 조정하고 적정기준 이하 등급의 의료기관에는 입원료를 감액하는 새 간호등급 가산제로 바뀌었다. 이러한 제도의 도입으로 환자 당 간호하는 간호사 수가 증가되어 간호서비스의 질 향상이 기대된다.

환자에게 질적인 간호를 위해서는 간호업무량과 간호인력의 적정배치가 조화를 이룰 수 있도록 간호인력의 확보와 효과적인 인력관리가 필요하며, 간호행정가들은 환자분류에 따른 간호업무량을 측정함으로써 객관적인 간호인력 수요를 예측하려는 노력들을 시도하고 있다.

1) 간호관리료 차등제

간호관리료 차등제는 입원환자에 대한 간호서비스의 질을 향상시키기 위해 간호사 확보수준에 따라 입원환자에 대한 간호관리료를 차등지급하는 방식이다. 간호등급 가산율을 상향 조정하고, 적정기준 이하 등급 의료기관에는 입원료를 감액하는 제도이다.

일반병동의 직전 분기 평균 병상 수 대비 당해 병동에서 간호업무에 종사하는 직전 분기 평균 간호사 수(병상 수 대 간호사의 비율)에 따라 간호인력 확보수준을 1등급에서 7등급으로 구분한다. 2007년 개선된 등급 가산제는 종합병원 3등급과 병원 5등급의 입원료 가산율을 10%에서 15%로 높여서 간호사 추가 고용에 따른 의료기관의 인건비 증가분 보상이 상당부분 가능해졌다.

또한 간호사당 병상 수 6.0 이상인 기관은 입원료의 5%를 감액하는 네거티브 등급인 7등급을 신설함에 따라 그동안 6등급 이하에서는 간호사 수와 무관하게 동일 입원료가 산정되어 간호사 확충 동기를 느끼지 못한 의료기관들의 간호사 고용을 유도할 수 있게 되었다. 더불어 계약직 간호사 1명을 정규직과 동일하게 간주하던 기준도 계약직 간호사 3명을 정규간호사 2명으로 인정하도록 변경해 간호사들의 고용 안정을 도모하였다.

2007년 10월 1일부터 신생아-중환자실 간호사 확보 수준에 따라 입원료에 대한 건강보험 수가를 차등지급하는 제도가 추가로 시행되었다. 신생아 중환자실 상대가치점수가 20% 상향 조정되었으며, 간호사 대 병상수가 1 : 1.5~1 : 2.0을 기준으로 총 4등급으로 나눠 15~30% 가산하거나 25% 감산한다. 이어서 2008년 7월 1일부터는 중환자실 차등수가제가 시행되었다. 중환자실 등급은 간호사 수 대비 병상 수에 따라 1 : 1.25~1 : 1.5를 기준등급(7등급)인 9단계로 나눴다. 1~6등급은 등급별로 보험수가를 가산하고, 8~9등급은 감산하게 된다.

2) 간호인력 산정을 위한 접근방법[길리스(Gillies)의 접근방법]

(1) 서술적 방법

서술적 방법(descriptive Method)은 경험 있는 간호사에게 간호한 환자의 유형을 질문하고 간호표준을 설정한 뒤 필요한 간호사 대 환자의 비율을 결정하는 방법이다. 우리나라 현행 의료법의 입원환자 5명에 간호사 2명이라는 인력산정방법이 서술적 방법에 속한다.

장점으로는 산정과정이 비교적 쉽고 빨리 수행된다는 점이다. 단점으로는 환자의 중증도와 그에 따른 간호인력 요구의 증감을 반영할 수 없다는 점이다.

(2) 산업공학적 방법

산업공학적 방법(industrial engineering approach)은 간호업무와 간호시간에 의한 간호인력 산정방법으로 간호기록, 직접관찰, 시간동작분석 등을 기초로 환자에게 제공되는 간호행위를 확인하고, 순서적으로 업무를 배열한 후, 그 결과 추정되는 소요시간과 평균 빈도를 근거로 간호인력의 수요를 산정한다. 이 방법은 간호활동의 양이나 질에 대한 조사 없이 이루어지므로 전문직 간호사와 비전문직 보조 인력의 배치 비율이 합리적이 될 수 없다.

- 1일 평균 환자 1명의 실 간호시간 : 환자 한 명에게 실제 소요되는 간호시간
- 간호 보조인력의 부담률 : 전체 간호량에서 간호사가 실시해야 하는 분량과 간호조무사가 실시해야 하는 분량을 퍼센트로 표시한 것
- 연간 간호사 시간 수 : 1일 기준 업무시간이 8시간이라 해도 1주의 비번, 공휴일, 연가,

병가 등의 시간을 제외하므로 여기에 해당되는 일수를 제외한 시간 수가 산출되어야 한다.

(3) 관리공학적 방법

관리공학적 방법은 종합적인 데이터에 근거해서 인력을 결정하는 것으로 환자의 유형에 따라 간호표준을 기술하고 표준에 따라 업무수행의 빈도와 난이도를 기초로 간호사 대 환자의 비율을 결정한다. 이 데이터 안에는 간호의 질, 돌보아야 할 환자의 유형과 수, 그리고 병원의 인원이나 병상 수용능력, 운영예산과 같은 병원의 특징에 관한 정보가 포함되어 있다.

이 방법으로 계속적인 평가와 질적 통제 방식에 따라 필요한 인원을 모집하고 선발할 수 있다.

- 1일 총 간호업무량 = 1일 총 직접간호활동+1일 총 간접 간호 활동시간+1일 총 개인시간
- 적정 간호사 수 = 간호단위 근무 간호사 실제 수×1.36
  = (간호단위 총 직접 간호 시간+간호단위 총 간접 간호 시간/평일근무시간(8시간))
  ×1.36
- 간호단위 근무 간호사 실제 수 : 간호단위 근무표에 비번을 감안하지 않은 간호사 실수
- 정수 1.36 : 교대 근무 간호사의 월평균 근무일 22일 기준으로 비번, 각종 휴가 처리 인력으로 30%를 가산한 것이다.
- 직접 간호활동시간 : 환자에게 직접 제공되는 간호활동으로 영양, 위생, 운동, 측정 및 관찰, 의사소통, 투약, 처치 등에 소요되는 시간으로 11개 간호영역의 59항목이 해당된다.
- 간접 간호활동시간 : 환자에게 제공되는 직접 간호를 준비하거나 실행하기 위해 일어나는 활동으로 기록, 확인, 물품관리, 의료팀 혹은 관련부서와의 의사소통, 각종 교육 및 훈련 식사 배선참여, 의사 오더 확인 등 7개 영역의 간호활동에 소요되는 시간이 해당된다.
- 개인시간 : 근무시간 내에 수행하는 직접간호활동과 간접간호활동이 포함되지 않는 시간으로 식사시간이나 휴식시간이 해당된다.

3) 간호업무량 예측

필요한 간호인력을 예측하기 위해서는 먼저 간호에 소요되는 간호업무량을 예측해야 한다. 간호업무량의 측정에는 환자에게 직접간호를 제공하는 직접간호활동 시간과 직접간호를 수행하기 위해 준비하는 일련의 활동으로 간접간호활동시간, 그리고 비생산적인 활동을 개인시간으로 포함시켜 세 가지를 합산하는 것이 인정되고 있다.

간호 단위 업무량에는 환자의 수요, 환자 간호요구량, 환자 체류시간, 간호업무 분담방법 등이 영향을 미친다.

(1) 환자 간호요구

- 직접 간호활동 : 환자에게 직접 제공되는 간호활동으로 간호표준으로 설정된 각 진단적 범주에 따라 제공되는 간호기능의 소요시간이다. 신체적, 정신적 요구와 관련하여 환자에게 제공하는 간호행위이다.
- 간접 간호활동 : 환자에게 제공되는 직접 간호를 준비하거나 수행하기 위해 일어나는 일련의 활동으로 환자가 없는 상황에서도 이루어질 수 있다. 기록, 간호순회, 보고, 인수인계, 물품관리, 각종 의사소통, 교육 및 훈련 등이 포함된다.
- 건강교육 : 환자나 가족들에게 환자간호와 퇴원 후의 건강관리에 대한 정보를 제공하고 지도하는 모든 활동을 총칭하는 것으로 간호부서는 이 방법을 운영하는데 소요되는 교육시간을 측정해야 한다.

(2) 간호인력 수요에 영향을 미치는 요인

간호인력 수요 결정에 영향을 주는 요인으로는 직무분석, 간호전달체계, 간호부서의 철학, 목적, 환경적 요인이나 시설, 환자의 침상 수, 간호요원의 수준, 근무스케줄 등이 있다. 또한 공휴일, 휴가, 병가, 결근율, 오리엔테이션 기간, 실무 교육 횟수 등을 반드시 고려해야 한다.

이 외에도 병원의 정책 및 규정, 병원의 간호환경(건축구조와 시설), 직원의 종류, 진단에 따른 처치, 수술의 종류와 수, 병상점유율, 간호사의 임상경력 등이 간호인력 수요에 영향을 미친다.

4) 환자분류체계

환자분류체계란 환자의 간호요구에 따라 환자를 분류한 후 환자 분류군에 따라 필요한 간호시간을 산출하여 간호인력 산정의 근거로 사용하는 환자분류 방법이다. 즉, 환자분류체계는 지정시간 동안 간호요구의 복합도, 양에 따라 환자를 분류군으로 나누는 관리기법이다.

(1) 환자분류체계의 목적

환자분류체계는 환자들의 다양한 간호요구를 합리적으로 결정하여 간호인력산정 및 배치, 그리고 병원표준화 실현에 활용하는 것이 초기의 목적이었다. 하지만 자원의 부족으로 인한 효율성에 대한 관심이 증가하면서 환자분류체계의 유용성이 확대되어 생산성 감지 기능, 간호수가산정, 간호비용분석, 예산 수립, 간호의 질 평가 등 중요한 정보의 원천으로 사용되고 있다.

(2) 환자분류체계의 방법 및 분류기준

환자분류를 위한 기준을 이해하기 위해서는 먼저 환자를 분류하는 도구와 그 방법에 대한 이해가 있어야 한다. 압델라(Abdella)와 레빈(Lewin)은 환자분류를 위한 접근방법으로 원형평가(prototype evaluation)와 요인평가(factor analysis evaluation)의 두 가지로 구분하였다.

원형평가는 환자를 3~4개로 나누어 범주별로 간호요구량을 광범위하게 기술하고 결정적인 특징들의 유사성에 기초하여 환자를 분류함으로써 각 범주를 대표하는 환자의 특성을 평가하는 것이다. 사용방법이 쉽고 시간이 적게 걸리는 장점이 있으나, 요구되는 간호의 양에 대해 서열척도의 관점에서 등급화 하는 개념으로 간호의 절대량을 제시하지 못하고, 분류하는 데 있어서 객관성과 정확성이 부족하다.

이에 반해 요인평가는 직접 간호요구의 대표적 지표를 설정하여 평가하는 방법으로 간호의 특수한 요소가 분류되고 특수한 요소와 관련된 각각의 업무를 시행하는 데 사용된 시간을 측정하고 각 업무에 대한 평균 수행 시간을 계산함으로써 간호요구량을 예측하는 것이다. 요인평가는 분류하는데 시간이 많이 걸리는 단점이 있지만 객관성과 정확성의 측면에서 강점을 지니고 있어 오늘날 주로 사용되어지고 있다.

① 원형평가

원형평가란 전형적인 특성을 나타내는 환자를 기준으로 간호의 범주를 분류하여 3~4개의 군으로 나누어 범주별로 간호 요구량을 기술한 것으로 분류자의 주관성이 개입되어 신뢰성에 제한이 있는 평가방법이다.

- 범주 Ⅰ : 돌연히 급성질환이 걸린 환자, 또는 질병이 걸리기 이전의 상태로 회복될 수 있는 질병을 가진 환자로, 간호의 목표는 현재의 건강문제를 완전히 제거하는 것이다.
- 범주 Ⅱ : 급성질병에 대하여 만성질병을 함께 가진 환자이며 질병에 걸리기 이전의 기능을 회복할 수 있는 가능성을 가지고 있는 환자로, 간호의 목표는 환자의 가족이 기관의 도움을 받지 않고도 만성적 건강문제를 해결하는 것을 말한다.
- 범주 Ⅲ : 만성질병이나 불구를 가진 환자로 질병에 걸리기 이전의 기능을 회복할 수 없지만 기능수준을 증진시킬 수 있는 가능성이 있는 환자로 간호의 목표는 기관의 계속적

인 도움을 통하여 최대한의 기능수준으로 재활하는 것을 말한다.

- 범주 Ⅳ : 만성질병이나 불구를 가진 환자로서 기관의 도움을 받지 않고는 집에서 머무를 수 없는 상태의 환자로, 간호의 목표는 기관의 도움을 받으면서 가정에서 최대한의 기능 수준을 유지하는 것을 말한다.

표 5-1 환자분류체계

환자분류	항목	내용
Ⅰ군 (경환자)	1	• 개인위생 간호(목욕, 샴푸, 구강간호 등)를 스스로 할 수 있음
	2	• 식사를 스스로 할 수 있음
	3	• Active Exercise를 스스로 할 수 있음 • 체위변경을 필요로 하지 않음
	4	• T.P.R. 측정간격이 6시간 이상 또는 BP측정 간격이 8시간 이상임
	5	• 의식이 명료하여 의사소통 시 논리가 정연하고 장애가 없음
	6	• 투약 전·후 특별한 관찰을 요하지 않음
	7	• Routine Lab. 단순한 검사가 있음 • 드레싱(소)
	8	• 환자 / 가족이 특별한 정서적 지지를 필요로 하지 않음
Ⅱ군 (아중환자)	1	• 부분적으로 도움을 받아 침상을 벗어나서 개인위생 간호를 할 수 있음
	2	• 식사 시 약간의 도움과 격려를 요함
	3	• 부분적인 도움을 받거나 보조기구를 사용하여 운동 및 활동을 할 수 있음
	4	• T.P.R. 측정간격이 4~6시간 또는 BP 측정간격이 6~8시간임 • 삽관(L-tube, T-tube 등) 후 3일 이상 경과함
	5	• 의식과 지남력이 있으나 가끔 의사소통이 원활치 못하여 부분적으로 도움을 요함
	6	• 1일 3회 정규 투약 시간 외에 투약변경이 있거나 추가약이 있음
	7	• 1일 2회 정도의 검사물(혈액) 채취를 요함 • 드레싱(중) • 배변을 위한 관장 • 감염을 동반치 않은 COPD 환자
	8	• 환자 / 가족이 정서적 지지를 가끔씩 필요로 함 • 입·퇴원 시 단순 질환자 및 가족의 교육
Ⅲ군 (중환자)	1	• 도움을 받아 침상 내에서 개인위생 간호를 할 수 있음
	2	• 음식을 씹고 삼킬 수 있으나 식사시간동안 도움이 계속 필요함
	3	• Passive Exercise를 필요로 함 • 침상 내에서 안정을 취해야 하며 도움을 받아 체위변경을 할 수 있음

표 5-1 환자분류체계 (계속)

환자분류	항목	내용
Ⅲ군 (중환자)	4	• T.P.R. 측정간격이 2~4시간 또는 BP 측정이 4~6시간임 • 삽관 후 2일 이내로 관찰과 측정을 요함
	5	• 질문이나 자극에 반응이 부적절하며 의사소통 시 어려움이 있어 도움을 계속 필요로 함 • 가끔씩 의식이 혼미함
	6	• 투약간격이 4시간 이내이며 투약 전·후 주의 깊은 관찰을 요함 • K.V.O.(Keep Vein Open)
	7	• 1일 3~5회 정도의 검사물(혈액) 채취를 요함 • 드레싱(대) • 치료 상 흡인요법이나 산소요법을 요함 • 2~4시간 간격의 냉·온찜질 • 치료목적의 관장 • 호흡보조를 위한 가습기 사용 • 수술부위의 삭모(Shaving) • 감염을 동반한 COPD 환자
	8	• 퇴원 시 교육이 반드시 필요하며 불이행 시 부작용이 있을 수 있음 • 수술 전·후 교육 • 환자 / 가족이 불안감, 고립감, 부정 등으로 정서적 지지를 필요로 함
Ⅳ군 (위독환자)	1	• 개인위생 간호를 스스로는 전혀 할 수 없고, 완전히 도움을 받아야 함
	2	• 식사를 스스로는 전혀 할 수 없음 • 식사 시 치료목적으로 완전히 도움을 받아야 함
	3	• 치료상 절대 안정을 취해야 함 • 특수도구를 필요로 함 • 운동 및 활동을 스스로는 전혀 할 수 없고, 체위변경 시 완전히 도움을 받아야 함
	4	• T.P.R. 측정간격이 2시간 이내 또는 BP측정 간격이 4시간 이내임 • 섭취량 / 배설량(I & O) 측정시간이 6시간 이내임 • 계속적으로 주의 깊은 관찰을 요함(EKG monitoring, 급성출혈, CPR 후 48시간 이내 등)
	5	• 무의식 상태 또는 지남력 없음 • 치료행위에 협조를 전혀 할 수 없음 • 불안정(irritability)상태가 심하여 안전 간호를 필요로 함
	6	• 투약 전·후 주의 깊은 관찰과 조절을 요함 • 1일 3000cc 이상의 정맥요법 • 정맥요법 시 정확한 수액조절을 필요로 함 • 진통제 투여간격이 4시간 이내임 • 응급수혈, TPN(Total Parenteral Nutrition)

표 5-1 환자분류체계 (계속)

환자분류	항목	내용
Ⅳ군 (위독환자)	7	• 1일 5회 이상의 검사물(혈액) 채취를 요함 • 산소마스크 또는 산소텐트 사용 • 잦은(30분에 1회 이상) 흡인요법 요함 • 특수검사나 시술 전 세심한 준비와 설명을 요함 • 인공호흡기 사용(Ventilator, I.P.P.B.) • 30% 이상 화상부위 드레싱, fresh burn 드레싱 • Acute P.D. 환자
	8	• 환자 / 가족의 심한 정서불안으로 지속적인 지지와 교육을 요함

표 5-2 간호인력산정기준

환자 분류	1일 직접 간호 요구 사항	1일 간접 간호 요구 시간	비고
Ⅰ군	환자 수 × 1.4시간	총 환자 수 × 1.6시간	(병동별 총 간호 소요시간 ÷ 8시간) × 1.36* = 1일 간호단위의 실제 소요 간호사 수
Ⅱ군	환자 수 × 2.5시간		
Ⅲ군	환자 수 × 4.1시간		
Ⅳ군	환자 수 × 6.2시간		

* 1.36 : 교대 근무 간호사의 월 평균 근무 일수 22일

② 요인평가

요인평가체계란 객관적으로 환자를 간호해야 함에 있어 특정한 요소나 질병의 위급정도를 나타내는 요소를 이용하여 환자를 분류하는 것이다. 간호의 위급성 요인을 설명하고, 간호에 대한 환자의 간호의존도의 몇 가지 요인을 찾아내어 각 요인별 간호의존도 점수를 내고, 그 총점으로 환자를 분류하는 것을 말한다.

이때 각 요소는 하부요소로 나누어지고, 각 하부요소에 수적인 가치나 비중을 매김으로써 달성해야 할 표준시간을 정해놓는 방법이다. 표준시간은 환자를 분류하는데 사용되는 요소와 간호사의 행동으로 관찰하고 측정할 수 있는 것이어야 한다.

표 5-3 의료기관 평가용 환자분류체계

항목(대/중분류)	항목(소분류)	환자명 점수	1	2
1. 위생관리	스스로 위생관리 가능(구강간호 / 목욕 / 배설)	1		
	부분적 도움으로 침상 외에서 가능	2		
	부분적 도움을 받아 침상에서 가능	3		
	전적인 위생간호	4		
2. 영양	스스로 식사 가능	1		
	식사 준비 등 부분적 도움	2		
	완전 도움으로 spoon feeding	3		
	계속적으로 관찰하면서 tube feeding	4		
3. 배설	스스로 배뇨·배변 가능	1		
	일시적 도움으로 배뇨·배변 가능 (일시적 관장, 일시적 단순도뇨 등)	2		
	장기적인 도움으로 배뇨(유치도뇨)	3		
	완전배뇨 불가능하며 전적인 도움이 필요	4		
4. 운동 및 활동	스스로 능동적 운동 가능	1		
	부분적 도움이나 보조기구 이용	2		
	침상 내에서 부분적 도움으로 수동적 운동	3		
	부동 상태에서 전적 의존의 수동적 운동 혹은 체위변경	4		
5. 교육 및 자문	입·퇴원시 기본적인 교육 필요	1		
	처치에 대한 설명과 교육이 필요	2		
	질병관리에 대한 교육, 설명이 자주 필요	3		
	고도의 처치와 자가관리가 많이 필요	4		
6. 정서적 지지	자신의 상태에 대해서 인정	1		
	가끔씩 질병으로 인한 우울이나 분노를 표현	2		
	우울이나 분노가 자주 관찰	3		
	무기력상태나 정서불안으로 지속적 지지 필요	4		
7. 의사소통 및 의식상태	지남력이 명확하고 의사소통 명확함	1		
	의식과 지남력은 있으나 의사소통 시 부분적 도움필요 (노인, 통증이나 튜브 삽입 등)	2		
	질문에 대한 반응 시간이 걸리고 반복적으로 천천히 설명해야 함	3		
	의식변화가 심하거나 무의식 상태로 의사소통이 불가능	4		

표 5-3 의료기관 평가용 환자분류체계 (계속)

항목(대/중분류)	항목(소분류)	환자명 점수	1	2
8. 치료 및 검사	기본적인 단순 검사 및 치료	1		
	검사 및 치료 전후 약간의 준비와 설명이 필요	2		
	검사치료 전후 충분한 설명과 치료 후 6시간 동안의 세심한 관찰이 필요	3		
	세심한 준비와 관찰 및 설명 필요, 검사 후 12~24시간 동안 세심한 관찰 필요	4		
9. 투약	기본적인 정규투약 및 특별한 관찰 필요 없음	1		
	3회 / 1일 이상의 투약 및 관찰이 필요	2		
	q4h 이내의 투약간격과 관찰이 필요	3		
	특수투약과 계속적인 관찰 필요	4		
10. 측정 및 관찰	기본적인 활력증후 측정	1		
	V/S, q4h 혹은 매일의 1/O	2		
	V/S q2h 혹은 I/O q6h	3		
	V/S q1h 혹은 I/O q2h 이내, 계속적인 환자상태 모니터	4		
11. 환자관리를 위한 부서간 조정	필요없음	1		
	기본적인 급식관리 및 주치의 상담	2		
	영양사, 치료사 등의 상담 필요, 타과 의뢰	3		
	잦은 타과 의뢰, 치료사 및 사회복지사 등과 환자관리 논의 많음	4		
12. 전동관리	기본적인 퇴원 교육	1		
	타 병동으로 이동 위한 환자 및 보호자 관리	2		
	퇴원 후 지역사회 기관의 의뢰를 위한 조정활동 및 환자와 보호자 관리	3		
	상태악화로 중환자실 이동시 환자 및 보호자 관리	4		

분류군(Ⅰ군 : 12~17점, Ⅱ군 : 18~29점, Ⅲ군 : 30~41점, Ⅳ군 : 42~48점)

3 간호인력의 모집, 선발 및 배치

1) 모집

(1) 모집의 개념

모집(recruit)이란 조직이 필요로 하는 유능한 인력이 적극적으로 지원하도록 정보를 제공하고 동기화하여 조직체가 필요로 하는 인력을 끌어들이고 특정한 직무에 대해 자격이 있는 지원자를 찾는 적극적인 과정이다. 이 과정을 통해 현재와 미래를 내다보며 필요한 인력을 분석하고, 인재에 대한 공급원을 개발하여 유능한 지원자를 모집함으로써 조직의 유효성을 높인다.

즉, 모집은 선발을 전제로 하여 조직에서 필요로 하는 사람들이 적극적으로 지원하도록 정보를 제공하고 동기를 유발하는 활동으로 자격을 갖춘 인적자원을 조직에 유인하기 위한 활동이다. 모집활동은 장기적인 관점에서 조직체의 전반적인 이미지 형성과 홍보활동과도 연결되므로 종합적으로 계획하여 추진하는 것이 바람직하다.

또한 모집은 합리적인 인력계획이 기초가 되어야 하며 전체적인 인력계획의 흐름과 조망 속에서 이루어져야 한다. 따라서 간호조직은 우수한 간호사들이 응모할 후보자를 확인하고 유인하는 모집 정책을 세우는 것이 중요하며, 이는 간호조직과 간호의 질에 커다란 영향을 미친다.

(2) 모집 방법

① 내부모집

내부모집이란 조직 내부에서 적격자를 찾는 방법이다. 기존에 보유하고 있는 구성원의 고과기록을 활용하여 적합한 인물을 고를 수 있어 외부 모집보다 간편하며, 내부 추천이나 기술목록 또는 인력배치표, 원내 공개모집 등이 이용되고 있다.

우수한 기업일수록 인적자원 수준이 높고 또 독특하고 강한 기업문화가 정착되어 있어서 외부 인력보다는 내부인력이 더 적합하다는 관점에서 특히 상위경영층일수록 내부모집이 더 강조되고 있다.

모집 인력이 내부 인력에 의존할수록 하위계층에서는 외부 인력에 의존하는 정도가 자연히 높아지는 것은 물론이며 또한 내부 승진은 우수한 인력을 유치하는 데에도 중요한 요인이 된다.

그러나 내부 인력에 너무 많이 오랫동안 의존하게 되면 조직구성원들은 자신의 능력을 넘어서는 수준까지 승진함으로써 결국 조직체는 무능한 사람들로 구성되어 버린다는 피터의 원리(peter principle)가 발효될 가능성이 있고, 따라서 조직이 경직화되고 침체될 위험성이 있다.

또한 승진을 위한 과다경쟁도 발생하여 조직의 관료화 경향과 이에 따른 역기능적 효과가 나타날 수 있다.

② 외부모집

외부모집이란 외부의 인력시장을 대상으로 하며, 공개모집, 현장모집, 광고, 학교, 단체, 친지 등 다양한 방법을 사용한다.

표 5-4 내부모집과 외부모집의 장점과 단점

	내부모집	외부모집
장점	• 승진자의 사기앙양 • 동기유발, 능력개발 강화 • 정확한 능력 평가, 비용절약 • 외부채용을 하위계층으로 하향시킴	• 새로운 관점 • 인력개발 비용 절감 • 새로운 정보와 지식 제공
단점	• 모집범위의 제한 • 승진되지 않은 구성원의 좌절감 • 승진을 위한 과다경쟁 • 인력개발 비용	• 무적격자 채용의 위험성 • 안정되기까지의 적응기간 소요 • 내부인력의 사기 저하

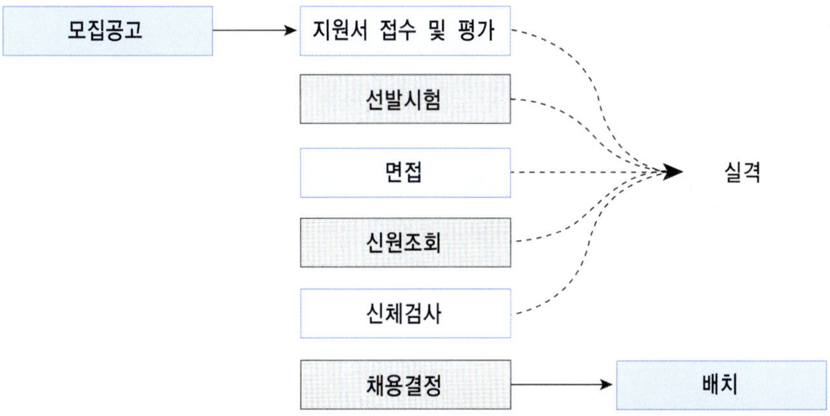

그림 5-3 선발과정의 예

2) 선발

선발(selection)이란 모집활동을 통해서 응모한 지원자 가운데 조직이 필요한 직무에 가장 적합한 자질을 갖추었다고 판단되는 인력을 고용할 것을 결정하는 과정으로서 응모자들 가운데 적격자를 선택하고, 부적격자를 배제하는 일련의 절차를 말한다.

선발 과정은 조직마다 조금씩 다르나 대부분 다음과 같이 일반적인 방법을 사용한다.

(1) 지원서 접수

지원서는 이력서 및 자기 소개서, 추천서를 포함한다. 공식적으로 지원자가 어떤 직위를 원하는가 밝히도록 하고 면접 수행을 위한 기본적 정보를 제공하며 선발 후에는 조직 인사정보의 일부가 된다.

(2) 선발시험

맡은 직무를 성공적으로 수행할 수 있는지 여부를 가리는 시험으로 필기, 실기, 적성검사 등이 있으며 지원자의 직무에 대한 전문적 지식 및 기술의 습득 여부를 판단하는 가장 중요한 일이다.

채용시험의 종류

- 지능 검사 : 개인의 정신적 능력, 학습 능력, 이해 및 추리 능력, 언어 및 수리 능력 검사
- 적성 검사 : 직무를 배울 수 있는 현재적 능력 또는 잠재적 능력의 보유 정도를 측정하는 검사
- 성격 검사 : 개인의 사회행동과 관련된 개인의 성향 파악
- 흥미 검사 : 지원자의 관심, 기호, 취미 측정, 적성 검사 보완
- 성취도 검사 : 적성 검사가 미래의 배울 능력을 측정하는 것이라면 성취도 검사는 이미 가지고 있는 능력을 측정하는 검사
- 체력 검사 : 개인의 육체적인 힘, 동작의 민첩성, 균형능력 측정

(3) 면접

대인관계의 원만성을 검증하는 방법으로 면접 내용으로는 학업성적의 재평가와 개인 성향, 사고의 경향, 시간의식, 경력, 대인관계, 업무지향 정도 등이 있다.

(4) 신원조회 및 경력조회

지원서에 대한 신뢰도를 조사하는 것이 되며 또한 지원자에 대한 참고자료나 경력에 관한 보다 많은 정보를 얻고자 함이다. 흔히 지원자는 자신의 결함이나 하자가 되는 내용은 밝히기를 꺼려하는 경향이 있으므로 경력조회는 상당히 유용하다.

(5) 신체검사

직무수행과 조직체 생활에 적절한 건강상태를 확인하는 데에도 목적이 있겠지만 건강보험, 생명보험, 장애자 보험 등과 관련하여 실질적인 중요성도 적지 않다. 2006년까지는 채용 시 신체검사가 법으로 정해져 있었으나 2006년 이후로는 의무사항은 아니지만 아직까지 대부분의 조직은 채용 시 신체검사를 하며 특히 의료와 관련된 직업군은 신체검사를 시행하고 있다.

(6) 채용결정

최종 선발한 뒤 합격자 발표를 한다.

3) 배치

배치(placement)란 선발된 지원자를 조직 내의 각 부서에 배속시켜 직무를 할당하는 것이며, 이때 중요한 것은 적재적소의 원칙에 따라 자격과 능력, 개인의 적성을 고려하여 필요한 직무와 장소에 맞게 배정하는 것이다.

배치·이동의 원칙

1. 적재적소주의
   개인의 능력과 성격을 고려하여 최적의 직위에 배치하여 최고의 능력을 발휘하게 하는 것을 의미한다.
2. 실력주의
   능력을 발휘할 수 있는 영역을 제공하며 그 일에 대해서 올바르게 평가하고 평가된 만족할 수 있는 대우를 하는 원칙을 말한다.
3. 인재육성주의
   상사에 의한 육성뿐 아니라 본인 자신의 의사와 의욕, 욕망을 중심으로 한 자기 육성의 의욕을 개발하는 것을 뜻한다.
4. 균형주의
   개인과 조직과의 조화를 고려하는 것으로 개인뿐만 아니라 상하좌우 모든 사람에 대해 균등하게 적재적소를 고려해야 함

(1) 인력배치를 위한 간호사의 근무일정표

인력배치란 근무자의 근무시간의 주별 또는 월별 간격으로 업무를 분담하는 것을 말한다. 인력배치는 채용한 간호사에게 단순히 일자리를 제공하는 것을 넘어 개인의 잠재력을 이끌어 내어 성장시키고, 직무만족을 극대화하여 직무에 몰입하게 하며, 조직에 헌신할 수 있도록 설계되어야 한다.

간호관리자는 직원에 대한 근무시간을 구체적으로 계획해야 하며, 근무시간표를 질적으로 검토하여야 한다. 또 해당 교대 근무시간에 직원을 배치하고 적절한 위치에 예정된 근무일정표를 제시하며 각 직원의 근무시간표를 상황에 맞추어 조정해야 할 책임이 있다. 또한 각 직원의 근무시간표를 매일 조정해야 할 책임이 있다. 또한 근무계획을 수립함에 있어서 직원의 순번기간, 즉 전 근무 번에서 다른 근무 번으로, 한 간호단위에서 다른 간호단위로 교체되는 것은 환자간호의 지속성이나 직원의 사기에 모두 영향을 미친다.

① 근무일정표 작성 시 고려사항

- 직원의 수준 : 직원의 직무요구도, 간호역량, 전문성, 경력자의 수
- 간호의 수준 : 환자의 간호요구도, 간호표준, 간호의 질
- 조직의 정책 : 인사정책, 예산, 인력시장의 상황

② 근무일정표 작성 규정

근무를 공정하고 일관성 있게 작성하려면 모든 간호직원들에게 공정하고 공평하게 근무번과 비번이 돌아갈 수 있도록 일관성 있는 방침이 있어야 하며 다음과 같은 사항이 포함되어야 한다.

- 종합적인 근무일정표를 작성할 때에는 업무수행을 위한 직원규모의 변화를 최소한으로 줄여야 한다.
- 각 단위별 근무일정표 작성자의 직위가 결정되어야 한다.
- 각 간호단위에 고정 배치되는 간호요원의 수는 목표하는 침상점유율에 대비해서 계산하여야 한다.
- 같은 근무시간 대에 신규직원과 경력직원을 적절하게 섞어서 배치한다.
- 직원을 임의로 이동하여서는 안 된다.

- 작성된 근무일정표는 시행되기 전에 직원들에게 공개하여 의견수렴의 절차를 거친다.
- 직원의 유급휴가, 공휴일 및 평균 결근율을 고려했을 때, 연간 간호직원을 충원하려면 정규직원의 1.4～1.6배 가량의 예산을 세워야 한다.
- 휴일 없이 연속적으로 5일 이상의 근무를 하지 않도록 한다.
- 간호요구에 대한 계획을 수립할 때에 환자수와 환자상태의 변화를 고려하여야 한다.
- 야간 근무는 연속적으로 3일 이상을 넘지 않도록 한다.
- 주기적 근무계획으로써 충분한 효과를 거두기 위해서는 모든 직원들을 평등하게 대하여야 한다.
- 직원의 정신건강의 측면을 고려하여 그들이 사회생활 및 여가활동 계획을 세울 수 있도록 미리 충분한 여유를 두고 근무일정표를 제시하여야 한다.
- 비상사태가 아닌 이상 야간근무에 이어 휴일 없이 주간 근무를 하지 않도록 한다.
- 질병이나 재난은 예측할 수 없으므로 만일의 비상사태에 대비하여 근무일정표를 신속히 조정할 수 있도록 배려한다.
- 직원들의 공휴일, 휴가 및 비번 등을 가장 바람직하게 배정하기 위해서는 근무일정표의 종합적인 계획이 공정성을 지녀야 한다.
- 가장 좋은 근무일정표는 관리자의 적절한 인사관리에 대한 요구와 직원의 직업적, 개인적 만족을 위한 요구가 알맞게 균형을 이루고 있는 것이다.

(2) 근무일정표 작성 방법

① 중앙집권적 방법

중앙집권적 방법(centralized scheduling)에 의한 근무일정표란 직원에 대한 인력배치와 근무표 작성을 중앙 집권화한 것으로 중앙 간호 부서에 있는 인력관리자가 근무일정표를 작성하여 각 간호단위에 배치되는 간호직원을 평형을 이루게 한다. 환자가 증가되었거나 간호 인력에 결원이 생겼을 경우 인원배치를 적절히 조정한다. 이 방법에서는 자원의 유용성에 대한 지식이 최대한으로 전문화되어 적용된다.

중앙집권적 방법의 장점과 단점

1. 장점
   - 직원에게 정책을 일관성 있게 객관적으로 공평하게 적용한다.
   - 일손이 부족한 곳을 재빨리 파악하여 조정이 쉽다.
   - 자원을 보다 잘 활용함으로써 비용과 시간이 절감된다.
   - 일선관리자의 근무일정표 작성책임을 덜어주어 다른 활동을 할 수 있다.

2. 단점

   직원 개개인에 대한 개인적 배려, 즉 특정 근무시간의 요청이나 변경 같은 경우에 제한을 받게 된다.

② 분권적 방법

분권적 방법(decentralized scheduling)에 의한 근무일정표는 자기 간호단위에 배당된 간호직원을 자기의 지식과 주관에 의해 각 일선 간호관리자가 작성하는 것이다. 이 방법은 각 간호단위에 결원이 생겼을 경우 보통 간호 부서에 보충인력이 대비하고 있다가 빈자리에 보충해 주기도 한다.

분권적 방법의 장점과 단점

1. 장점
   - 직원들은 보다 인격적인 관심을 받는다고 느낀다.
   - 작은 단위에서 이루어지므로 보다 쉽고 덜 복잡하다.
   - 일선 관리자의 자율성이 확보된다.
   - 각 일선 간호관리자는 근무계획의 역할과 책임에 대해서 배우게 되며 만성적인 인사 문제 해결을 위해 함께 노력할 수 있다.

2. 단점
   - 일선 간호관리자의 주관성이 개입되어 직원들간에 갈등의 소지가 있다.
   - 근무계획을 상벌체계로 악용할 수 있다.
   - 다른 간호단위의 결원을 보충할 수 있도록 직원을 이동 배치하는 일이 쉽지 않다.
   - 시간소모가 많이 되므로 일선 간호관리자의 업무가 가중된다.
   - 자원을 비효율적으로 사용하게 되면 비용절감이 어렵다.

③ 주기적 근무일정표

주기적 근무일정표(cyclical scheduling)란 일정기간(2주 혹은 4주)을 짜여진 근무일정에 의해 되풀이하는 것을 말한다.

주기적 근무일정표의 장점과 단점

1. 장점
   - 업무처리를 위한 기관의 요구와 휴식을 위한 개인의 요구가 조화를 이룰 수 있다.
   - 모든 종류의 근무 교대조를 공정하게 돌아가게 한다.
   - 자신의 근무 일정을 미리 알 수 있기 때문에 합리적 계획을 세울 수 있어 결근율이 감소된다.
   - 직원의 협동심이 증가되고 환자간호의 지속성을 증진시킨다.
   - 일정표 작성에 들어가는 시간과 노력을 줄일 수 있다.
   - 일정기간 근무일정표에 의해 되풀이되므로 안정되어 미리 계획할 수 있다.
2. 단점
   - 일단 근무표가 작성되면 개인적인 사정이 통하지 않아 융통성이 없다.
   - 규제를 받는다는 인상을 준다.

④ 기타 방법

가. 자기근무 일정표

자기근무 일정표(self-scheduling)란 간호사와 동료간호사들이 협력하여 직접 일정표를 조정하는 방법으로 사전에 정해진 근무 작성 방침과 원리를 준수하면서 진행하게 된다. 이 방법은 직원의 자율성과 협동적 분위기 및 일에 대한 만족이나 협상력이 증가하며 직원의 결근이 줄어든다.

나. 순환번표

순환번표(alternating, rotating work shift)는 낮번과 초번, 밤번과 낮번 또는 세 가지 전체의 번표가 교대로 바뀌는 것으로 근무번이 너무 자주 바뀌어 스트레스를 받는다.

다. 고정 근무번

고정 근무번(permanent shift)이란 간호사가 개인의 생활에 가장 알맞은 근무번을 선택하여 근무함으로써 자신이 원하는 사회적 활동에 참여 할 수 있다. 그러나 근무일정표가 연장자 순서로 짜여지는 예가 많아 신규 간호사는 초번이나 밤번에 몰리기 쉽다.

라. 가변적 직원배치

가변적 직원배치(controlled variable staffing)란 인건비를 절감하면서도 환자, 의사, 간호사의 불평을 감소시켜 부족한 인원에 도움이 되는 효과적인 인력배치 방법이다. 어떤 부서에 배정된 인원을 최소한으로 통제하면서 업무량의 증감에 따라 직원 수를 변화, 조정하는 것으로 업무량이 증가하는 동안에는 근무요원을 증가하고 업무량이 감소하는 기간에는 적절히 조정하는 것이다. 인건비 절약에는 유용하나 간호사들은 스트레스 및 신경과민이 증가되기 쉽다.

Ⅲ 개발관리

인적자원의 개발관리란 조직의 목표를 달성하기 위하여 직원이 현재의 직무를 수행하거나 새로운 직무를 수행하는 데 필요한 지식, 기능 및 판단력 등을 향상시키는 인적자원관리 활동을 말한다. 즉, 교육과 훈련을 통해 조직구성원으로 하여금 새로운 조직문화에 잘 적응하도록 인도하고, 조직의 목적에 기여할 수 있는 능력을 개발하는 것이다.

최근의 인적자원개발 개념은 학습의 경제적·도구적 측면뿐 아니라 인성 등 개인의 종합적인 측면을 고려하고 있어 인간개발의 개념으로 대체해 가고 있다. 인적자원 개발관리의 목적은 다음과 같다.

- 직원들이 연구와 실습을 통하여 새로운 지식과 기술을 습득함으로써 현재 능력과의 격차를 없애기 위함이다.
- 직원에게 요구되는 직업적 지식과 기능의 향상뿐 아니라 인격적 성숙을 함양시키기 위함이다.
- 구성원의 직업에 대한 긍정적 태도와 동기유발, 원만한 대인관계, 합리적 의사소통을 증진시키기 위함이다.
- 승진의 기회를 가지지 못한 기술진 인력들이나 기타 건강요원들이 인력개발 프로그램을 통해서 더 높은 수준의 포부를 갖도록 격려하기 위함이다.
- 직원의 이직률을 줄이고 생산성을 향상시킬 뿐만 아니라 직원에게 혜택을 주기 위함이다.
- 인력개발은 변화에 능동적으로 대응하면서 실무 능력을 개발 및 향상을 촉진시키고 성취동기를 높여서 간호생산성을 높이고 간호조직의 경쟁력을 확보하는데 필수적으로 요청된다.

• 간호사들이 임상실무의 변화, 역할의 변화 및 상호관계의 변화 등에 적응하도록 돕기 위해서는 새로운 지식과 기술의 확보가 절실히 필요하다.

1 간호인력관리제도

1) 경력개발

(1) 경력개발의 개념

경력개발(career development)이란 개인의 경력목표를 설정하고 이를 달성하기 위한 경력계획을 수립하여 조직의 욕구와 개인의 욕구가 합치될 수 있도록 각 개인의 경력을 개발하는 활동을 의미하며, 경력개발은 경력개발과 관리, 경력계획과 개발, 경력개발 프로그램 등으로 불리고 있다. 즉, 경력개발은 입사로부터 퇴직에 이르기까지의 간호직원의 경력경로를 개인과 조직이 함께 계획하고 관리하여 개인의 욕구와 조직의 목표를 효과적으로 달성해가는 총체적 제도를 의미한다.

따라서 간호조직은 간호사들을 병원조직의 중요한 인적자원 요소로 간주하고 육성·개발하여 경쟁력 있는 간호사들의 확보를 통한 간호실무의 수월성(excellence)을 증진시킴으로써 간호조직의 성과를 높일 수 있다. 이를 위해서는 간호조직 내에 간호사들의 경력개발시스템을 도입하는 것이 필요하며 이런 경력개발시스템은 간호조직의 성과와 간호사 개인의 능력개발을 통한 자아실현을 달성해 나가는 데 중요한 의의가 있다.

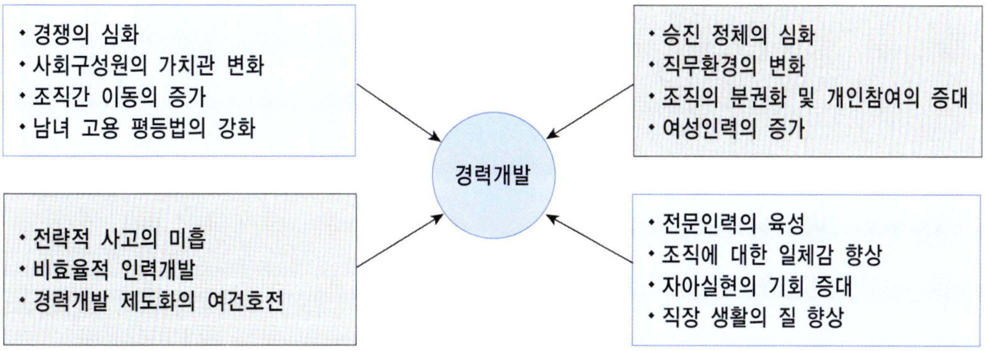

그림 5-4 경력개발

출처 : 경력개발제도의 운용방안에 관한 연구.

(2) 경력개발의 목적

① 개인 측면

- 일을 통한 성장욕구 충족
- 직무충실과 직무만족
- 능력개발의 기회를 통한 전문화

② 조직 측면

- 인력의 효율성 향상
- 조직구성원의 역할 향상을 통한 조직의 활성화
- 인재육성을 통한 조직의 역량 강화
- 긍정적 이미지 부각으로 유능한 인력의 수급 및 보유

(3) 경력개발 제도의 특징

- 경력개발 제도는 확보관리에서 유지관리에 이르는 인적자원 관리기능과 개인의 생애관점을 통합하여 조직 내의 업무와 직위를 고려함으로써 인적자원 관리활동이 역동성을 갖게 하며, 현대 인적자원관리의 목표와 주요기능들을 유기적으로 연계시킬 수 있는 하나의 통합적 관점을 제시해 준다.
- 경력개발제도는 개인의 능력을 최대한 개발시키고 이것을 조직의 업무에 적용함으로써 조직의 유효성을 높이고자 한다. 즉 개인의 입장에서는 일생을 통해 자기가 원하는 경력을 계획하고 성취해 나가기 위해 적합한 일을 탐색하고 이에 필요한 능력과 자질을 개발해 나가는 과정을 말하며, 조직도 개인에게 조직목표의 달성을 위해 필요한 어떤 업무와 직위가 조직에서 제공되는지를 알려 주고 또 새롭게 개발하는 것이다.

2) 간호조직 내의 경력개발제도

간호사를 대상으로 한 경력개발은 크레이튼(Creighton)이 처음으로 임상등급의 개념을 토의하였고, 짐머(Zimmer)가 실재적인 임상등급 프로그램을 소개함으로 시작하였다. 짐머(Zimmer)는 전문직 간호사의 보상수단으로서 임상등급 프로그램의 필요성을 주장했으며 임상간호사들을 경력에 따라 초보단계, 중간단계, 숙련단계의 3단계로 임상등급을 구분하였다. 또한 그는

임상등급 실무의 수월성에 초점을 맞춰 간호사의 성과를 인정하는 임상승진제도를 실행하기 위한 도구라고 정의하였다.

현장 내에서 임상간호실무나 때로는 관리, 교육 및 연구역할과 관련하여 기술과 능력의 수준들을 구별하는 등급구조이며, 이 임상등급에는 분명하게 정의된 능력수준에 따른 임금의 범위가 있으며, 이 임상등급에 따른 승진은 자동적으로 되는 것이 아니라, 개별간호사들이 스스로 지원해서 그 기준–전문적 능력, 교육, 연구활동 및 임상적 성과와 같은 것을 달성하는 것에 따라 달라진다고 하였다.

이처럼 임상간호사들의 경력개발 제도의 일종인 임상등급시스템은 간호사들의 간호능력을 개발하고 지원하면서도 한편으로는 간호실무능력을 평가하는 시스템으로 볼 수 있다. 또한 2000년대 이후에는 간호사의 전문성 성장을 향상시키고 임상기술 개발의 기회를 제공하며 임상적 탁월성을 인정하고 임상실무의 승급에 대해 재정적으로 보상하는 제도라고 하였다. 즉 경력개발제도는 도입초기에는 병원의 간호사 채용과 보유향상 방안으로 활용하였으나 최근에는 환자에 대한 간호의 질 향상과 간호사의 전문성 개발을 위한 제도로 변화되고 있다고 볼 수 있다.

(1) 경력개발 프로그램의 이점

- 간호사의 개인적 성취의 인정 및 보상
- 능력 있는 간호사 보유
- 간호사의 사기와 직업만족도 향상, 직무만족 향상
- 전문적 성장의 기회 제공
- 생산성 향상
- 업무, 교육, 책임감, 사고 및 가치의 긍정적인 변화

(2) 간호조직 내에 경력개발이 필요한 이유

- 간호사의 핵심역량을 키워 나갈 수 있는 체계적인 방안으로서 경력개발제도가 대안이 된다.
- 병원 간 경쟁력의 심화로 우수한 간호능력을 보유한 간호사의 확보를 위해서 필요하다.
- 지식사회로의 변화에 자기 주도적으로 대응해 나갈 수 있는 간호사로 육성 개발해 나가려면 간호사의 경력개발 접근이 필요하다.
- 간호사의 간호역량의 차이에 따른 조직에 대한 기여도를 공정하게 관리하기 위해서도 필요하다.

(3) 경력개발 시스템 도입을 위한 전략

국내 병원의 간호조직에서는 간호사들의 임상경력을 지원하기 위한 제도적 장치가 거의 제도화 되어 있지 못하고 이에 관한 전반적인 이해도 부족하다. 또한 현실적으로 간호사의 능력개발 및 평가에 관한 표준화된 틀을 가지고 있지 못하고 더구나 이를 경력개발과 연계시키는 병원 내 간호조직의 프로그램이 아직까지는 보고되지 않고 있다.

우리나라 간호사들은 보상방법에 있어서는 급여 인상, 수당지급 등의 금전적 보상을 가장 중요하게 생각하였고 자기 개발 기회제공, 전문가적 보상, 직무내용보상, 사회적 보상 순으로 중요하게 생각되므로 경력개발 제도 도입 시 보상방법으로는 반드시 경제적인 보상과 전문가적 보상을 고려해야 한다고 하였다.

국내 병원의 간호조직 내에 간호사들을 위한 경력개발시스템 도입을 위한 전략은 다음과 같다.

- 간호사들의 경력개발 요구를 파악해야 하며, 간호 관리자들에게 경력개발 및 관리의 전반적인 이해와 확산을 위한 경력관리에 관한 교육을 실시한다.
- 조직이 해야 할 가장 중요한 임무 중의 하나는 신규직원에게 도전적인 초기 직무를 부여하는 일이다.
- 새로 채용되는 경력 간호사가 경험이 없는 신규 간호사의 단계로 고용되는 경우에 대비한 프로그램이 개발되어 적용되어야 한다.
- 간호관리자는 간호사들의 전문적 능력을 향상시키기 위해 조직 내 외적으로 다양한 교육기회를 제공하고 지원함으로써 직무에 대한 기대감을 높이고 나아가 경력에 대한 만족도도 높일 수 있도록 해야 한다.
- 간호조직이 추구하는 비전과 목적이 무엇이며 이를 실현하기 위한 수단의 하나로서 인적자원개발 차원의 전략을 수립하고 이를 간호사의 경력개발과 연계시켜야 한다.
- 각 트랙의 임금체계를 정하여 갈등관계가 일어나지 않게 해야 한다.
- 간호사의 임상능력에 따른 경력개발 제도에 관해 병원조직 차원의 이점을 효과적으로 설득하고 이해시킴으로써 병원 경영진의 적극적 지원을 이끌어내야 한다.
- 간호업무 표준과 기본적 및 전문적 간호행위에 관한 프로토콜을 지속적으로 개발해가야 한다.
- 각각의 병원에 적합한 임상등급에 따른 직무기술서를 작성하고 그에 맞는 책임, 수행업무, 자격 및 승진 요건, 보상체계 등을 끌어내야 한다.

- 각 단계의 능력을 정의하는 표준을 세워야 한다.
- 간호사들의 능력개발을 지원하기 위한 교육훈련 프로그램을 계획하고 제공한다.

2 교육훈련

1) 교육훈련의 의의

인적자원개발은 교육훈련을 통해 이루어지며 교육훈련이란 일반직원, 감독층, 경영층 등을 대상으로 기능 및 의식을 개발하는 것으로 직원의 지식, 기술, 태도를 변화시키는 체계적인 과정이다.

2) 교육훈련의 분류

교육훈련은 흔히 훈련을 받는 대상자에 의해 예비교육, 실무교육, 보수교육이 있으며 장소에 따라 직장 내 교육과 직장 외 교육으로 분류된다.

(1) 대상자에 의한 분류

① 예비교육

가. 정의

예비교육(orientation)이란 신규간호사가 자신의 직위에서 효과적으로 역할을 수행할 수 있도록 준비시키는 것으로 조직체의 조직과 방침, 역사와 전통 등 조직체에 대한 일반적인 소개와 조직체의 일원으로서 조직체 생활에 필요한 자세와 태도를 갖추게 하는 것이다. 조직 내에서 효과적인 기능을 발휘하기 원하는 신규 채용자에게 기초적인 정보를 제공하는 단계이고, 신규 채용자를 조직에 맞도록 사회화시키는 것이다.

나. 목적

신규간호사는 입사 초기에 이직률이 높은 경우가 많기 때문에 오리엔테이션은 신규 간호사의 조직체에 대한 만족스러운 적응을 위하여 그 중요성이 점점 커지고 있다. 이때 필요한 지식과 기술을 습득하고 조직의 목표를 실현시키는데 자신의 역할이 필요하다는 확신을 갖게 하여 동료나 상관에게 환영받는다는 느낌을 받도록 하는데 있으며, 낯선 조직에 대한 이해를 통해 조직에 대한 적응력을 높이고, 조직구성원으로서 성공적인 사회화 과정이 이루어지도록 하는 데 있다.

구체적인 목적은 다음과 같다.

- 직무에 신속하게 적응하기 위함이다.
- 조직 내에서 소속감을 느끼도록 하기 위함이다.
- 효과적인 업무수행을 위한 준비교육의 일환이다.
- 막연한 불안감을 예방하여 직무에 신속하게 적응하기 위함이다.
- 분담 받은 역할의 올바른 수행을 하기 위함이다.
- 적절한 예비교육은 조기 이직률을 감소시키고 생산성을 향상시킨다.

다. 교육내용

- 오리엔테이션 지침서를 준비하고 그 지침서에는 신규 채용자가 꼭 알아야 할 것으로 기억하기 어려운 정보들을 세밀히 기록한다. 즉 근무계약서, 기관의 명칭, 위치 및 대표, 전화번호, 혜택, 연금규정, 건강보험 적용 등에 관하여 기록한다.
- 학습내용에는 응급 시 대처능력을 기르기 위하여 각－간호단위의 비상구 및 소화기 위치 심폐소생술을 위한 응급 키트의 위치, 물품점검 방법, 관련 부서 전화번호, 응급 시 간호사의 역할과 책임, 응급 시 연락망 및 보고절차가 포함되어야 한다.
- 공동으로 사용되는 간호행위로 투약, 주사, 간호회진, 검사물 관리, 간호과정, 적용방법, 면담방법, 환자교육, 인수인계방법, 업무분담방법에 대한 내용이 포함되어야 한다.
- 근무표 작성의 원칙, 출근부 기록원칙, 급여, 휴가, 휴일 및 병가 규정 등을 알려준다.

라. 예비교육의 종류

- 유도훈련(induction trainning) : 첫 번째 과정으로 신규 간호사가 새로운 환경으로 편안하고 부드럽게 유도되도록 정보를 제공하는 것이다. 근무할 기관의 철학, 목적, 프로그램, 정책 등을 취업 후 처음 2~3일 동안에 직원에게 일반적인 표준화된 것을 가르치는 것이다.

  유도훈련에서 가르치는 내용은 다음과 같다.

  - 건물의 구조와 각 부서의 배치 안내
  - 중요한 인물들의 소개
  - 병원의 규칙, 규정, 정책, 절차에 관한 사항
  - 근무규정, 채용조건, 근무시간, 휴일, 휴가, 병가

- 직무명세서, 업무수행평가, 채용계약, 급여일
- 교육혜택, 연금규정, 의료보험 적용
- 건강관리 서비스, 교육기회, 후생복지 규정 등이다.

• 직무 오리엔테이션(job orientation) : 직무 오리엔테이션은 신규 간호사에게 주어진 특정 업무에 대한 교육훈련으로 유도 훈련 후에 이루어진다. 직무지침서를 준비하여 배부하고 이 기간 동안 너무 부담 받지 않도록 배려한다. 직무 오리엔테이션 후에는 평가를 통해 신규 직원의 업무수행 능력을 확인하고 그에 따라 적정하게 배치한다.

직무 오리엔테이션의 목적은 신규간호사가 배치된 각자의 위치에서 효과적으로 일할 수 있도록 준비시키는 것으로써 그들을 간호체제 내로 신속하게 동화시키고 분담된 역할에 대한 올바른 수행방법을 가르치기 위한 것이다. 우리나라의 경우는 일반적으로 오리엔테이션 기간이 3개월 정도이다.

교육 내용으로는 다음과 같다.

- 각 간호단위의 비상구 및 소화기의 위치
- 심폐소생술을 위한 응급간호 장비의 위치
- 물품 점검방법, 관련부서 전화번호, 응급 시 연락망 및 보고 절차
- 투약, 주사, 간호회진, 검사물 관리, 간호과정 적용방법
- 환자교육, 인수인계 방법, 업무분담방법 등이다.

② 실무교육

가. 정의

실무교육(inservice education)이란 고용기관이 직원의 직무수행 능력을 강화하기 위해 제공하는 모든 현장교육으로 이것은 직원의 현행 직무요구에 대해서 지식과 기술을 유지시키기 위해 기획되며, 의료기관 자체 내에서 실시하는 교육으로 훈련과 부족한 점의 교정을 위한 교육이다.

나. 목적

간호사의 업무능력을 향상시켜서 간호의 질적 향상을 도모하는데 있으며 교육이 필요한 대상자에 따라 전체 직원을 대상으로 하거나 일부 간호단위의 직원을 대상으로 분권화하여 실시하기도 한다. 실무교육은 직원의 자질을 높이고 부족한 점을 교정하기 위해 활용된다.

다. 교육내용

- 새롭게 변화된 환자간호방법, 절차
- 새로운 진단 및 치료 기술, 기구의 적절한 관리와 조작법
- 인간관계 및 의사소통 기술
- 물품의 적절한 사용, 신규 직원의 능력과 역할 등이 있다.

③ 보수교육

가. 정의

보수교육(continuing education)이란 졸업 후의 임상실무를 강화하기 위한 지식, 기술 및 태도를 향상시키기 위해 제공하는 것으로 간호의 기초가 되는 교육 이외에 전문적인 교육활동, 즉 문헌연구, 프로그램화된 학습을 통해 이루어지며 간호사 보수교육은 간호대상자의 건강증진을 위한 실무, 교육, 행정, 연구 또는 이론개발을 강화하기 위해 간호사의 교육과 경험에 기초하여 계획되어진 교육활동을 의미한다.

나. 필요성

의료전문직으로서 간호직에 대한 국민의 관심과 간호전문직 자체의 요구는 다양하면서도 전문적인 양질의 서비스제공을 원하는데 이를 충족시켜 줄 수 있는 중요한 기전의 하나가 체계적인 계속교육에 있다. 질 높은 간호활동 수행을 하기 위해서는 체계화된 보수교육 프로그램에 의한 계속교육이 절실하게 요구되는 것이며 이러한 필요성은 법적으로도 강력히 뒷받침하고 있다. 또한 현대의 폭발적인 기술의 발전으로 전문인력에 대한 자격관리가 필요하며 이를 위해 전문직 자격취득을 위한 기본교육과 전문직 자격 취득 후의 계속교육이 요구된다.

의료의 발전으로 의료인의 계속 교육에 대한 필요성이 강조되는데 전통적인 질병의 퇴조, 새로운 질병의 출현, 새로운 약과 치료법의 개발, 새로운 의료시설과 기구의 발전, 만성질환과 인구의 노령화 등 다양한 상황에서의 고도의 지식과 기술을 요하게 되었다.

다. 목적

기관 내에서 혹은 외부에서도 제공될 수 있으며, 현재의 직무수행에서 효율성을 높이려는 것보다는 직원의 전반적인 성장과 개발에 초점을 두고 있으며 최신의 실무, 지식, 기술을 습득하여 간호업무수행을 향상시키고 전문간호사의 역할을 확대함으로써 간호사 개인 및 전문직의 성장을 도모하고자 한다.

라. 교육 내용

- 새로운 질병 구조의 양상
- 새로운 간호개념 및 이론
- 개선이 필요한 간호방법
- 최신 약품 및 치료법
- 최신 의료시설과 기구
- 전문기술 훈련

(2) 장소에 의한 분류

① 직장 내 교육훈련

직장 내 훈련(On-the Job Training, OJT)은 훈련방법은 매우 실질적이고 적용 가능한 방법이므로 여러 교육훈련 방법 중에서 실제로 가장 널리 사용되는 방법이다. 직장 내 훈련이란 일을 하는 과정에서 직무에 관한 구체적인 지식과 기술을 습득케 하는 방식으로 상관이 부하직원에게 직접적으로 개별 지도를 하고 교육훈련을 시키는 방식이다. 직장 내 훈련은 현실적이고 실제적이며 개인의 능력에 따른 지도가 가능한 것이 장점이다. 그러나 직무와 훈련의 두 가지가 철저하지 못할 수가 있으므로 프리셉터의 업무량의 조정이 필요하며, 프리셉터의 준비가 선행되어야 한다. 또한 상사는 부하직원에 대하여 일상의 모든 기회와 장소를 이용하여 계획적으로 직무수행에 필요한 지식, 기능 및 태도에 관한 교육을 실시하여 직원의 능력개발 향상에 노력해야 한다.

직장 내 훈련의 장점과 단점

1. 장점
   - 교육훈련이 현실적이고 실제적이며, 비용이 적게 든다.
   - 훈련과 생산이 직접 연결되어 경제적이다.
   - 직원의 개인의 능력에 따라 적절한 지도가 가능하다.
   - 상급자와 동료 간의 협동심이 강화된다.
   - 훈련과 일을 함께 할 수 있다.
   - 교육방법의 개선이 용이하다.

2. 단점
- 한꺼번에 많은 직원을 교육하기가 어렵다.
- 작업과 훈련이 모두 철저하지 못할 가능성이 있으며, 업무수행에 지장을 초래한다.
- 통일된 내용의 훈련이 어렵다.
- 지도자의 능력에 따라 성과가 좌우된다.
- 원재료의 낭비를 초래한다.
- 전문적인 고도의 지식과 기술을 가르칠 수 없다.

② 직장 외 교육훈련

직장 외 교육훈련(Off-The Job Training)은 직원을 일단 직무로부터 분리시켜 일정기간 오로지 교육에만 전념하는 것으로 교육훈련을 담당하는 전문스텝의 책임 하에 이루어진다. 연수원 등의 교육이나 전문기관의 위탁·강연 등이 해당되며 대표적인 것으로 신규직원의 오리엔테이션을 들 수 있다.

직장 외 교육훈련의 장점과 단점

1. 장점
- 전문가로부터 집중적으로 교육, 훈련을 받을 수 있다.
- 직무 부담에서 벗어나 훈련에만 전념할 수 있다.
- 다른 부서에 종사하는 사람들과 더불어 지식이나 경험을 교환할 기회가 된다.
- 목표에 대한 단체적인 노력을 꾀할 수 있다
- 다수의 직원에게 통일적이며 조직적인 교육이 가능하다

2. 단점
- 작업시간의 감소와 훈련시설의 설치로 경제적 부담이 크다.
- 훈련결과를 현장에서 곧 바로 활용하기가 어렵다.

3) 교육훈련의 방법

교육훈련의 방법은 크게 지시적 방법, 시뮬레이션 방법, 경험적 방법 세 가지로 분류할 수 있다. 지시적 방법은 주로 기능이나, 지식, 정보 등을 강의나 다른 매체를 통해 학습하도록 하는 방법이다. 이는 오랫동안 우리나라에서 많이 사용되는 교육훈련방법으로 강의, 시범, 시청각 교육, 컴퓨터 보조학습 등이 이에 속한다. 간단하고 경제적이며, 가장 쉽게 활용될 수 있는

교육훈련방법으로 지식, 개념, 정보 전달을 위한 교육훈련에는 비교적 효과적이지만, 실제 능력 개발이나 행동변화에는 비효과적이다.

시뮬레이션 방법은 주로 관리자의 문제해결 능력을 향상시키기 위한 방법으로 주로 실무적인 문제를 모형화하여 교육훈련시킴으로써 현장에서의 문제해결 능력을 개발시키는 방식이다. 시뮬레이션 방식에는 인바스켓 기법(in-basket method), 사례연구(case study method), 비지니스 게임법(business games) 등이 있다.

경험적 방법은 주로 인간관계 능력 향상을 목표로 자신에 대한 성찰을 통하여 스스로를 개발하는 방법이다. 역할극(role playing), 행동모델법(behavioral modeling), 감수성 훈련(sensitivity training), 교류분석(transactional analysis), 등의 방법이 있다. 인턴십(internship)도 경험적 교육훈련 방법의 하나이다.

표 5-5 교육훈련 방법

분류	교육방법	특성	활용
지시적 방법	강의	• 간단하고 경제적이다. • 단시간 내 다수에게 대량의 정보제공 • 지식전달은 가능하나 실제 행동변화에는 비효과적으로 알려짐	• 기본 지식, 개념 소개
	토의	• 소집단 형태에서 회의나 토의 형식으로, 피교육자의 참여를 통하여 교육훈련 • 토의 중 경험, 정보교류 가능(정보량 적음) • 높은 흥미 유발, 동료의식 높아짐	• 아이디어 개발 • 문제해결방법이나 문제의식의 공유
	시범	• 실제 행동, 실물을 실제 보거나 직접 조작 • 상대적으로 높은 비용	• 실기, 기기 사용법/조작법 교육
시뮬레이션 방법	사례연구	• 사례를 중심으로 실제 문제분석과 문제해결 능력 강화 • 문제 분석과 해결능력은 강화되나 지식 교육에는 비효과적	• 상황분석이나 문제해결 능력 향상
	인바스켓 기법	• 갑자기 닥친 문제해결의 연속이라는 조직의 현실을 실험화 • 관리자의 의사결정 능력을 향상시키기 위한 방법	• 관리자의 잠재적 능력을 측정하거나 통찰력, 사고력, 분석력, 창조력 등을 향상
	비즈니스 게임법	• 조직 내 의사결정과 관련된 중요한 부분을 보다 간단한 형식으로 표현 • 훈련자들이 쉽게 조직 상황을 이해하고 의사결정을 할 수 있게 하는 방법	• 조직관리 모의 연습

표 5-5 교육훈련 방법 (계속)

분류	교육방법	특성	활용
경험적 방법	역할극	• 참가자들이 실제로 연기를 해보임 • 촉진자의 능력이 중요하고, 장시간 소요 • 상대편의 감정을 이해하고 적극적인 의사소통 가능	• 인간관계 기술 제고
	역할(행동) 모델법	• 가장 이상적인 행동을 제시하고 모방하도록 함 • 훈련자는 고도의 지식과 기술을 시범보일 수 있어야 함 • 학습자의 신뢰가 중요함	• 행동 변화를 유도할 때
	감수성 훈련	• 대인관계 증진 기법으로 관계에 관한 감수성을 개발 • 집단역동관계 훈련 • 훈련을 통해 타인이 생각하고 느끼는 것을 정확하게 감지하는 능력과 이 능력에 입각하여 적절하고 유연한 태도와 행동을 취할 수 있는 능력을 갖게 함	• 대인관계 증진
	교류분석	• 모든 사람이 공유하는 세 가지 자아 상태를 이해하고 이 상태에서 대인교류 분석을 학습	• 조직 내 인간관계 개선
	인턴십	• 실제적인 현장경험을 제공하는 직업 준비 프로그램 • 교육이나 훈련 프로그램의 말기에 도입	• 현장감 향상 • 진로 분야 탐색 • 조직체와의 적합성 평가

프리셉터십

프리셉터란 개별 지도교수의 개념으로 15세기 중반부터 사용되었으나 간호학에서는 간호학생을 일대일의 방법을 통해 실제 임상현장에 대해 교육하는 경력간호사로부터 출발하였다.

프리셉터십(preceptorship) 교육이 생겨난 배경은 신규간호사의 현실 충격에 대한 안정과 신규간호사의 간호수행 시 일어날 수 있는 과오의 예방, 소속감의 극대화 및 사회화 촉진, 신규간호사의 오리엔테이션에 소요되는 비용 절감의 필요성, 이직률 감소, 양질의 간호제공 목적 등이다. 또한 정해진 기간 내에 특정 부서에서 신규간호사의 예비교육을 책임지는 동료 간호사로서 신규 간호사에게 이론에 근거한 간호기술을 수행할 수 있도록 사회화 시킨다는 목적을 가지고 있다.

하지만 프리셉터 제도가 병원조직과 신규간호사들에게 많은 장점을 가진 제도임에도 불구하고 프리셉터 간호사들은 과외업무로 인한 부담감, 신규간호사의 업무수행에 대한 책임감 등으로 많은 어려움을 느끼고 있다. 또한 환자와의 접촉이 감소하는 경향이 있고 이에 대한 보상제도가 미흡하여 이러한 부담감으로 인해 프리셉티들에게 예민한 반응을 보이는 경향도 높다.

효과적인 프리셉터의 업무를 위해서는 계획된 준비가 필수적이고 프리셉터와 프리셉티에게는 지침의 제시 및 구체적인 업무기술서가 필요하며, 시행 전 워크숍 개최와 프리셉터에 대한 보상체계가 구체적으로 준비되어야 할 것이다.

4) 교육프로그램의 평가방법

(1) 학습평가

어떤 원칙과 사실, 기술을 배웠는가의 평가로 학습현장에서의 평가와 필기시험이 있다.

(2) 결과평가

교육훈련의 궁극적인 목표는 조직의 유효성 증대에 있다. 그러므로 객관적인 경영성과에 교육훈련이 얼마나 기여했는가를 확인하고 교육훈련을 통해 품질개선, 생산증대, 비용절감에 있어 어떠한 결과를 가져왔는지 평가해야 한다. 이직률의 감소, 능률의 제고, 생산량 증가 및 질의 개선, 사기 앙양 등의 평가방법이 있다.

(3) 태도평가

교육을 통해 학습자들이 직무나 조직에 대해 긍정적인 감정을 가지게 되었나를 평가하는 것으로 구조화된 질문지 혹은 비구조화된 질문지법을 이용한다.

(4) 반응평가

교육 참가자들이 교육 프로그램을 어떻게 생각하는지를 평가하는 것으로 참가자들의 반응을 질문지법을 이용하여 평가하거나 조정자 혹은 훈련 담당자 등이 참여해 평가회를 갖는 것이 바람직하다.

(5) 직무행위 평가

직무수행에 어떤 행동의 변화를 가져왔는지를 평가하는 것으로 즉, 어느 정도의 변화를 가져왔는지에 대한 평가이다. 인사고과 방법이 있다.

	평정(Rating)	고과(Appraisal)	평가(Evaluation)
평가 목적	• 직원 평정 • 임금과 승진 결정	• 직원 개발, 육성 • 고용차별방지	• 경영 계획 지원 • 성과에 대한 피드백 • 성과 향상
평가 방법	• 서열법 • 평정척도법 • 체크리스트법 • 강제할당법	• 중요사건 기술법 • 행위 기분 평점 척도	• 목표 관리

그림 5-5 고과평정개념의 시간적 흐름

3 직무수행평가(인사고과)

직무수행평가는 업무평가 혹은 인사고과라고도 불리는 것으로 조직체에서 구성원의 성과를 평가하는 인적자원관리 기능을 말한다. 따라서 인사고과는 승진, 승급, 징계 등의 상벌결정, 조직구성원의 동기부여와 태도형성 그리고 능력개발에 매우 중요한 요소로 작용한다. 그 과정에서 인사고과는 조직체의 경영이념과 기본 가치 그리고 전략목적을 반영함으로써 전략적 인적자원관리에 매우 중요한 역할을 한다.

1) 직무수행평가의 개념

글루엑(Gluek)은 '인사고과란 승진, 이동, 임금, 교육훈련 등 조직구성원의 지위에 영향을 미치는 인사상의 의사결정이다.'라고 인사고과의 이용목적과 관련하여 협의의 개념으로 정의하였다.

인사고과란 용어는 근무평가, 근무평정, 인사고과, 인사평가, 라는 용어로 일반적으로 사용되고 있다.

2) 직무수행평가의 목적

(1) 경영전략과의 연계

인사고과의 첫 번째 목적은 조직체의 전략적 목표를 구성원들의 과업활동과 연계시켜 그들로부터 성공적인 경영전략 수행을 위해 요구되는 행동과 활동 그리고 성과를 이끌어내는 것이다. 그러므로 경영전략과의 연계는 전략적 인사고과의 가장 중요한 측면이라 할 수 있다.

(2) 성과 향상

인사고과는 그 결과를 중심으로 구성원의 업무성과를 향상시키는 것이다. 즉, 인사고과는 구성원의 실적을 평가하는 공식적인 계기로서 고과자는 구성원의 실적 평가를 중심으로 앞으로 구성원이 그의 성과를 향상시키는 데 많은 도움을 줄 수 있다.

(3) 성과피드백과 인력개발

인사고과의 또 한 가지의 중요한 목적은 구성원이 얼마나 만족한 성과를 거두고 있고 조직체의 기대수준에 얼마나 접근하고 있는지를 구성원에게 알려 주는 것이다. 이러한 성과피드백은 구성원의 동기부여는 물론 그의 성과향상에도 크게 기여한다. 또한 구성원의 역량개발과 경력개발에도 매우 중요한 역할을 한다.

(4) 보상 및 상벌결정

조직체는 조직구성원들의 성과에 대해 정당한 대우를 해주어야 한다. 따라서 그들의 성과를 주기적으로 측정하여 그 결과를 기준으로 승진, 승급, 강등, 징계 등 적절한 결정을 해야 한다. 인사고과는 이러한 상벌 결정에 가장 중요한 자료로 사용된다.

(5) 인력의 적재적소 배치

인사고과는 조직구성원과 직무를 연결시키는 데에도 유효한 자료를 제공한다. 특히 고과과정에서 구성원 자신에 대한 평가는 적재적소 배치와 경력계획에 중요한 자료를 제공하여 구성원의 성격과 능력에 따라서 이에 적합한 직무내용과 직무환경을 모색하는 공식적인 계기가 될 수 있다.

3) 간호직 직무수행평가의 목적

- 직무수행능력을 확인한다.
- 간호사의 재능과 능력을 발견하고 성취를 인정한다.
- 능력개발 및 성과의 향상을 위한 동기부여를 제공한다.
- 관리자와 간호사 간의 의사소통 증진 및 조직목표와 직무에 대한 이해를 증진시킨다.
- 간호사 간의 관계를 확인하고 격려하여 업무수행을 증진한다.
- 관리자의 지도와 상담을 도와준다.
- 간호사들의 훈련 및 성장욕구를 파악한다.
- 조직 내 재능인의 목록을 만들고 업무를 재배치한다.
- 승진과 급여 인상 시 적격자 선정을 위한 능력 있는 간호사를 선발한다.
- 직무에 부적합한 간호사를 파악한다.

4) 직무수행평가의 방법

(1) 평가 기법을 중심으로 한 유형

① 도표식 평정척도법

도표식 평정척도법(graphic rating scale)은 가장 오랫동안 그리고 가장 널리 사용되고 있는 방법으로 고과양식에 특성이나 수행성과 등 고과 요소를 나열하고 고과자로 하여금 주어진 측정척도에 따라 개별 고과 요소에서 피고과자가 보여준 수준을 표시하도록 설계된 방법이다.

표 5-6 도표식 평정척도법의 장점과 단점

장점	단점
• 형식이 단순하고 사용이 간편하다. • 상벌의 목적에 이용하는데 편리하다.	• 개별 고과요소와 척도상의 각 단계에 대한 해석에 대해 고과자에게 재량권을 부여함에 따라 고과자 간 신뢰도는 낮다. • 평정요소의 합리적 선정이 어렵다. • 평정요소에 대한 등급간 비교의 기준이 모호하다. • 후광효과, 중심화 경향, 관대화 경향이 나타나기 쉽다.

표 5-7 그래픽 척도법과 체크리스트법-예시

그래픽 척도법

업무달성도	저				고
업무달성도	1	2	3	4	5
업무달성도	불량	평균미달	평균	양호	우수

업무 달성도	1	2	3	4	5	6	7	8	9	10	11	12	13	14	15	16	17	18	19	20
	불량				평균미달				평균				양호				우수			

체크리스트법

	가	부
근무시간을 잘 지킨다.	____	____
책임감이 있다.	____	____
자기 개발에 노력한다.	____	____
팀워크에 적극적으로 기여한다.	____	____

② 대조표법(체크리스트 평정법)

대조표법은 체크리스트 평정법(check list)이라고도 하며 간호사의 수행성과나 개인특성에 대한 질문을 나열하고 고과자로 하여금 개별질문에 대한 가부를 표시하게 함으로써 피고과자를 평가하는 방법이다. 장점으로는 평정요소가 명확하게 제시되어 있어 이를 평가하기 비교적 쉬우나 단점으로는 직무마다 해당되는 질문이 다르므로 전체적인 평가가 어렵고, 직무마다 별도의 질문들을 설계해야 하므로 많은 시간의 투입이 요구된다.

③ 일화기록법

일화기록법(anecdotal notes)은 백지나 소정양식에 행위에 대한 객관적인 서술을 기록 하는 것을 말한다. 기록에는 언제, 어디서, 누가, 누구에 의해 관찰되었는지가 포함되어야 하며 환경, 배경, 사건에 대한 기술을 포함하고 해석과 조언이 좋음, 나쁨 같은 가치를 내포하는 말은 피해야한다.

관리자는 특정행동하기 위해 시간 표본색출(time sampling)을 이용할 수 있다. 관찰을 위해 특별히 정해진 시간은 관찰할 직원의 수에 의해 나누어진다. 그리고 관리자는 단기간동안 계획된 직원을 집중 관찰한다. 장점으로는 경직된 구조를 강요하지 않으나 단점으로는 관찰을 기록하는데 시간이 걸리며 피평정자가 실제적 근무에 노력하기 보다는 평가를 받기 위한 형식적인 근무에 집착하게 될 위험성이 있다.

④ 서열법

서열법(ranking method)은 피고과자들을 서로 비교하여 그 순위를 정하면서 그들을 평가하는 방법이다. 서열법은 피고과자수가 많을 경우 비교가 쉽지 않기 때문에 대체로 피고과자수가 제한되었을 때 사용할 수 있는 방법이다.

서열법의 종류는 다음과 같다.

- 단순서열법 : 포괄적 성과수준을 기준으로 피고과자들의 순위를 정한다.
- 쌍대비교법 : 두 사람씩 짝을 지어 비교를 되풀이 하는 방법으로 가령 평정자가 3명일 경우 3쌍의 짝을 지워서 순차를 정할 수 있다. 그리고 관리자는 둘 중에서 더 우수하다고 느끼는 사람을 선택하여 표시한다.
- 대인비교법 : 평정요소(예 : 지도력, 전문지식, 협조성, 책임성 등)를 선정하여 각 요소별로 등급을 정한 후 피평정자 중에 표준인물을 선정하여 그를 기준으로 나머지 피평정자

를 비교 평가하는 방법이다. 이 방법은 평정기준으로 구체적 인물을 활용, 추상성을 극복할 수 있으나 표준인물의 선정이 어려운 단점이 있다.

⑤ 강제배분법

강제배분법(forced distribution evaluation)은 성과등급을 몇 개의 범주로 나누고 각 범주에 일정한 비율의 피고과자를 할당하도록 강제하는 방법이다. 우리나라 많은 대기업들이 이 방법을 채택하여 사용하고 있다. 이 방법은 그래픽 평정척도법을 사용할 경우 나타날 수 있는 고과자의 관대화 경향이나 중심화 경향을 극복할 수 있는 장점이 있으나, 팀원들 간 지나친 경쟁을 유발한다든지, 고과자의 재량권을 제약하여 일정 비율의 팀원들에게는 반드시 낮은 등급을 부여하게 함으로써 팀원들의 사기를 떨어뜨릴 수 있다.

⑥ 중요사건 기록법

중요사건 기록법(critical incident method)은 고과기간 동안에 일어난 중요사건, 즉 매우 효과적이었던 직무수행사례나 반대로 매우 비효과적이었던 직무수행 사례를 피고과자별로 기록해 두었다가 이를 중심으로 피고과자를 평가하는 방법이다. 이 방법은 피고과자에게 구체적으로 그가 어떻게 직무를 수행했는지, 조직체의 목표달성에 어떻게 기여했는지에 대해 구체적인 피드백을 제공할 수 있게 해준다는 장점이 있으나, 고과자가 중요사건에 대한 기록을 유지하기에 많은 시간이 요구될 뿐 아니라, 어떤 사건들을 기록해 두어야 될지에 대한 개념이 고과자마다 다를 수 있다.

⑦ 목표관리법

목표관리법(Management By Objectives, MBO)은 조직의 상하 구성원들이 참여의 과정을 통해 공동으로 조직의 목표를 설정하고 달성된 성과를 측정－평가하여 회환시킴으로써 관리의 효율화를 기하는 방법이며, 고용인이 수행한 결과에 초점을 둔다. 특징으로는 직원들이 달성하고자 하는 목표를 명확히 할 때 달성가능성이 높고, 그 목표와 대비할 때 측정이 가능하다는 것이다.

간호조직에서 목표관리법을 사용하게 되면 전문직의 자율성과 창조성을 고려하여 간호사의 생산성과 개인성장을 함께 향상시켜서 최근에 많이 사용하는 방법 중의 하나이다.

⑧ 행태중심 평정척도법

행태중심 평정척도(Behaviorally Anchored Rating Scale, BARS)란 전통적인 인사고과시스템이 지니고 있는 한계점을 극복 보완하기 위해 개발된 평가기법으로 BARS, BES(Behavioral Expectation Scale) 또는 BORS(Behavioral Oriented Rating Scale)로도 알려져 있다. 이 방법은 중요사건 방법과 그래픽 평정척도법을 결합하여 이 두 방법의 장점을 강화하고 단점을 보완함으로써 고과 결과의 정확성과 신뢰성을 높이려 하고 있다.

행태중심 평정척도법의 장점과 단점

1. 장점
   - 피고과자의 직접적인 참여를 통해 공동으로 설계되므로 인사고과에 대한 그의 신임과 관심, 참여를 얻을 수 있다.
   - 행동의 정확한 기술을 통해 고과자의 신뢰도를 높인다.
   - 관대화 경향과 중심화 경향도 낮춤으로써 고과 결과의 타당도를 높여준다.
2. 단점
   - 직무수행자와의 공동설계에 많은 시간이 요구된다.
   - 과업마다 별도의 기준행동과 평가척도를 설계해야 하고 또 직무마다 개별적으로 고과 양식이 설계되어야 하므로 이에 상당히 많은 시간과 비용이 투입되어야 한다.

표 5-8 행태중심 평정척도법–예시

피 평가자 : 사무직 간부		
고과요소 : 업무지식 – 업무수행에 필요한 기본지식과 전문지식의 보유정도		
행동 기준 및 척도 수치	9 8	부서 전체의 과업을 훌륭히 이끌고, 혼자서 부서원을 잘 교육시킬 수 있는 기초지식은 물론 고도의 지식까지 모두 갖추고 있다.
	7	업무에 필요한 지식을 모두 갖추고 있고, 부서원들을 교육시키는 데에도 충분하다.
	6 5	맡은 업무를 원만히 수행 할 수 있는 지식을 갖추고 있고, 부하직원을 교육시키는 데에도 별 지장이 없다.
	4 3	업무지식이 다소 부족하여 만족한 수준의 업무를 리드하려면 어느 정도의 교육훈련이 필요하다.
	2 1	담당 업무지식이 다소 부족하여 업무를 제대로 리드 할 수 없고, 따라서 즉각적인 교육훈련이 필요시 된다.

(2) 평가자(고과자)를 기준으로 한 유형

① 자기 평가법

자기 평가법(self rating)은 피평가자가 자신의 근무성적을 스스로 평가하는 방법이다. 이는 피평가자가 자신을 돌아보고 반성할 수 있는 기회를 제공하며 업무수행을 개선하기 위한 자극을 주기 위하여 추가적으로 활용하고 있다. 능력개발을 목적으로 하며 개인이 가진 결함의 파악과 개선에 효과적이다. 장점으로는 자신의 직무수행에 진지하게 생각해보고 자신의 강점 및 약점을 발견할 수 있는 기회가 될 수 있지만 객관성 확보가 어려우므로 다른 평정방법과 병행하여 결점을 보완할 수 있어야 한다. 또한 자기평가 결과가 승진이나 보상에 영향을 미치는 경우 자기자신을 과대평가할 위험이 있다. 상급자 평정에 비하여 관대화 경향이 더 높다.

② 동료 평가법

동료 평가법(peer's rating or peer review)이란 동료들이 가장 만족스러운 동료 또는 가장 불만스러운 동료의 순으로 순위를 매기는 방법이다. 즉, 함께 일하는 동료에 의해 평가를 받는 방법이다. 이는 상사보다 동료가 잠재력을 더 정확하게 평가할 수 있다는 생각에서 착안된 방법이다.

장점으로는 감독자가 볼 수 없는 부분도 동료들이 잘 파악한다는 점에서 개인적·전문적 성장과 직무만족을 증가시킬 수 있고 객관성과 공정성을 기대할 수 있다. 환자간호의 질을 높이고 책임감을 증진시키며, 동료관계를 강화하고 그들 자신과 동료의 업무수행에 대한 비판적 사고를 하게 하여 개인과 전문적 개발을 자극한다.

단점으로는 대인관계 측면을 지나치게 강조하여 잘못하면 인기투표로 전락될 우려가 있다. 동일업무를 수행하는 경우에는 효과적일 수 있으나, 친분관계로 공정성을 잃기 쉬우며 평가가 주관적일 수 있다.

③ 상급자 평가법

상급자 평가법(superior's ratings)은 수직적 평정(vertical rating)이라고도 하며 피평가자를 직접 관찰할 수 있는 상관인 감독자가 평가하는 방법이다. 이 제도에서는 관리인과 고용인간에 서로 진실하고 정직하여야 한다는 필요조건이 있다. 즉 직속상관의 관리능력에 따라 부하에 대한 평가의 정확성과 공정성에 많은 차이가 있을 수 있다. 유능한 상사일수록 피평가자들 간의 성과와 행동상의 차이를 명백하게 평가하고 성과에 직접적으로 관련된 중요도 평가요소를 더욱 강조하지만, 무능한 상사일수록 피평정자들 간의 차이를 명백하게 평가하지 않고 관대하게 평가하거나 성과에 직결되는 평가요소보다는 현상유지를 위한 행동을 더욱 중요시하는 경향이 있다.

④ 하급자 평가법

하급자 평가법(subordinate's ratings)은 부하직원이 상사를 평가하는 것으로 하급자의 욕구를 반영하려는 의지에 의해 고안된 평가방법이다. 즉, 하급자가 상급자의 일상적인 행동과 결정을 가장 정확히 평가할 수 있다는 관점에서 사용하는 방법이다. 하급자의 입장에서 보면 상사의 능력, 예컨대 지도력, 통솔력을 평가하고 상사의 독선을 막을 수 있는 기회가 제공된다는 장점이 있다. 그러나 이 방법도 부하직원이 상사의 업무를 잘 알지 못하여 평가기준이 주관적일 수 있다.

⑤ 집단 평가법(다원적 평가)

집단 평가법(group's rating)은 피평가자의 직무수행과 관련된 여러 분야의 사람들이 평가하는 방법이다. 현장토의, 평가센터 등이 이 방법에 속한다. 장점으로는 상급자·동료·부하직원·고객·외부전문가 등이 참여하여 균형 있는 평가를 할 수 있고 단점으로는 평가에 있어 평정의 결과가 크게 다를 때 여러 평정의 결과를 조정하기가 어렵다.

5) 직무수행평가의 오류

관리자는 정확한 평가를 위해 평가 시 흔히 나타나는 오류들을 인식하고 평정을 위해 노력해야 한다. 이러한 평정자의 오류를 줄이기 위해서는 평정자에 대한 훈련과 계속적인 보완훈련(follow-up training)이 필요하다.

(1) 후광효과

후광효과(halo effect)란 피평가자의 긍정적이고 우수한 요소에 영향을 받아 다른 평가요소도 높게 평가하는 경향을 의미한다. 즉, 피평가자의 어느 특성에 대해 '대단히 우수하다'는 인상을 갖게 되면 다른 특성도 '대단히 우수하다'고 평가해 버리는 경향을 말한다.

(2) 혼 효과

혼 효과(horns effect)란 후광효과의 반대로, 어느 특성이 '부족하다'는 인상을 갖게 되면 다른 특성도 '부족하다'고 평가해 버리는 경향을 가리키며, 평가자가 지나치게 비판적이어서 피평가자가 실제 능력보다 낮게 평가되는 것을 말한다.

(3) 중심화 경향

중심화 경향(central tendency error)이란 평가자의 평점이 모두 중간치에 집중하는 심리적 경향으로 아주 높은 평정이나 아주 낮은 평정을 피하는 경향성을 말한다. 이러한 경우 평가점수는 모두 평균치에 집중되어 우열의 차이가 나타나지 않는다. 이러한 경향은 강제배분법과 서열법 등으로 최소화할 수 있으나 체계적인 근무성적 평가가 어렵다.

(4) 관대화 경향

관대화 경향(leniency tendency)이란 대부분의 피평가자에게 좋은 평점을 주는 과오이다. 보통 간호사에게 관대한 평가를 하게 되면 이후 교정적인 행동을 취하거나 번복하기가 어렵고 수준 높은 간호사는 동기부여가 되지 않는다.

(5) 근접착오

근접착오(recency error)란 평가 직전에 있었던 최근의 일들이 평가에 영향을 미치는 경우를 말하며, 기억할 수 있는 최근의 실적행동이나 능력을 중심으로 평가하는 것이다. 예를 들어 최근에 발생한 부정적 사건 때문에 몇 개월 전의 긍정적 요소가 평가에 반영되지 못하는 것이다. 매년 1회 평가를 받는 경우 12개월 동안이 아닌 최근 2~3개월에 걸친 성적이 반영될 경우 타당도에 어려움이 있다.

비슷한 용어로 근접오류(proximity error)는 인사고과표 상에서 가까이 있는 평가요소의 평가 결과 혹은 특정 평가시간 내에서의 평가요소 간의 평가 결과가 유사하게 되는 경우를 말한다. 이를 줄이기 위해서는 평가표에 배열되는 평가 요소를 분산시키는 방법이 있다.

(6) 선입견에 의한 착오

선입견에 의한 착오(personal bias)란 평정의 요소와 관계가 없는 성별, 출신학교, 출신지방, 종교, 연령 등에 대한 편견이 영향을 미치는 것이다.

(7) 규칙적 착오 또는 총체적 착오

규칙적 착오 또는 총체적 착오(systematic errors)란 어떤 평가자가 다른 평가자 보다 언제나 후한 점수 또는 나쁜 점수를 주는 것을 말한다. 일반적으로 고과의 목적이 감시목적일 경우에는 낮은 평가를 하기 쉽고, 관리목적일 경우에는 높은 평가를 하기 쉽다.

(8) 논리적 착오

논리적 착오(logical error)란 두 가지 평가요소 간에 논리적인 상관관계가 있는 경우 한 요소가 우수하면 다른 요소도 우수하다고 쉽게 판단하는 것을 말한다. 예를 들면, 근면한 직원은 직무수행의 양도 다른 직원들보다 많을 것이라고 판단하는 경우이다.

(9) 자기확대 효과

자기확대 효과(self-enlarge effect)란 관리자가 자신의 리더십 유형을 창출하기 위해 직원평가를 조작하는 것을 말한다.

6) 직무수행 평가 시 주의사항

- 개인평가와 조직평가를 위한 기준 사이에 적합성이 있어야 한다.
- 평가될 업무내용은 기대된 수행표준이나 목표에 직접 적용되어 사전에 결정된 것들이어야 한다.
- 행위적 기대는 평가자와 평가대상자 상호간에 합의되어 개발되어야 한다.
- 평가자는 평가과정을 이해해야 하고 절차를 효과적으로 사용해야 한다.
- 일반적으로 피평가자의 직속상관이 일차고과자로 평가를 담당해야 한다.
- 평가는 약점에 대한 인식뿐만 아니라 강점에 대한 부분도 포함되어야 한다.
- 복수의 평가자가 참여해야 한다.

7) 직무수행 평가의 구성 요소

- 성과와 근무태도, 잠재능력으로 요약된다.
- 최근의 수행평가는 잠재능력의 평가까지 강조하고 있다.
- 실제 성과에 대한 평가지표와 미래성과에 대한 특성도 평가요소에 포함된다.

IV 보상 및 유지관리

유지관리란 조직 내 인적 자원이 자신의 능력을 발휘하면서 조직 내에 남아 있도록 각종 배려를 행하거나, 조직에서 사람들이 직무를 수행하는 과정에서 나타나는 여러 가지 어려운 문제, 예를 들어 인간관계에 대한 고민이나 노동의 대가에 대한 불만, 직장을 그만두게 됨에 따라 나타나는 불안 등을 극복하여 최대한으로 능력을 발휘하게끔 인적자원을 유지하는 활동이다.

유능한 인적자원을 확보하여 훈련과 개발을 시킨 다음에는 이들이 조직 내에 머무를 수 있도록 유지하는 것이 매우 중요하다. 보상관리, 직원훈육, 결근 및 이직관리, 노사관계관리와 협상과 관련된 활동이 포함된다.

1 보상 관리

1) 보상의 개념

보상(reward)은 인적자원관리에서 가장 중요한 분야 중 하나로서 조직체의 목표 달성을 위한 전략적 인적자원관리의 매우 중요한 부분을 차지한다. 넓은 의미에서 보상은 조직구성원이 조직체에 기여한 공헌에 대한 대가로서, 경제적 보상과 비경제적 보상을 포함한다. 경제적 보상(compensation)은 각종 임금과 주식옵션 등 직접적인 보상과 각종 복리혜택 등 간접적인 보상을 포함한다. 그리고 비경제적 보상은 직장안정과 경력발전 등 경력상의 보상 그리고 지

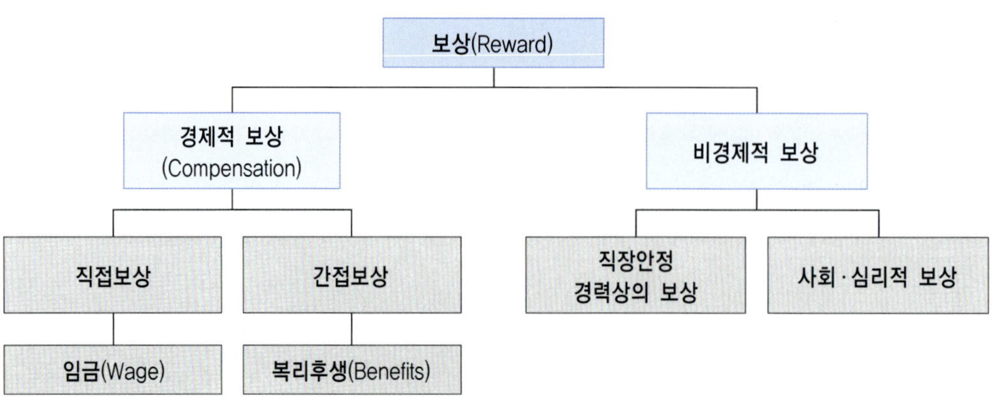

그림 5-6 보상의 구성 개념

위신분 및 인정 등 사회 심리적 보상을 포함한다.

경제적 관점에서의 보상은 조직구성원과 조직에 대한 공헌도에 상응하는 대가로 제공되는 금전적, 비 금전적 혜택을 의미하며 보상은 임금과 복리후생으로 구성된다. 조직의 보상구조에는 임금과 급여 외에 건강보험, 유급휴가, 직원을 위한 복지센터 이용과 같은 비금전적 혜택이 포함된다.

보상관리는 근본적으로 구성원과 조직체 간의 관계를 경제적 측면에서 조정하는 인적자원관리 과정으로서 구성원의 행동과 조직체 성과에 많은 영향을 준다. 즉, 업무성과에 따른 경제적 보상은 물론 이에 대한 기대감과 이로 인한 만족감은 구성원의 노력을 한층 더 강화하고, 그 결과로 구성원의 업무성과는 더욱 향상된다.

직원들에게 보상은 생계비와 욕구충족 등 생활수준을 유지하며 더 나아가 동기부여의 수단이 될 수 있어야 한다. 그러나 조직의 입장에서는 이러한 보상을 비용으로 인식하기 때문에 줄이려고 하는 반면에 직원들은 소득으로 인식하여 더 많이 받으려고 한다. 그 결과 이 두 가지를 만족시킬 수 있도록 하는 중재가 바로 보상관리이다.

합리적인 보상체계의 요건

- 납득할 수 있고 정확하며 객관성이 있어야 한다.
- 간호사의 품위를 유지할 수 있어야 한다.
- 간호사의 근무의욕을 향상시킬 수 있어야 한다.
- 가능한 한 단순하고 이해하기 쉬운 체계여야 한다.
- 안정성이 있어서 자주 변경할 필요가 없어야 한다.

2) 보상의 중요성

(1) 경제적 중요성

보상은 구성원에게는 소득의 원천인 동시에 조직에게는 비용의 하나이다. 조직구성원의 입장에서는 경제가 발전할수록 소득 향상에 대한 기대가 커지는 반면에, 조직체의 입장에서는 시장에서의 경쟁이 심화될수록 인건비를 절약해야 할 필요성을 절감하게 되고 이를 위해 각종 선진기술을 도입하여 생산 또는 사무의 기계화 및 자동차에 이를 힘쓴다.

(2) 투자의 중요성

조직체에서 주어진 직무를 수행하고 성과를 달성하는 과정에서 구성원은 자기의 기술과 능력을 개발해 나간다. 따라서 보상은 조직구성원의 노력에 대한 대가일 뿐만 아니라 인적자원의 개발을 위한 투자라고 할 수 있다. 인적자원으로서 조직구성원의 능력개발은 직무설계와 권한위임 등 조직체 내부의 여러 가지 요소로부터 영향을 받는데, 보상관리는 이들 요소가 구성원의 능력개발에 작용하도록 촉진적 역할을 해 줄 수 있다는 데에도 큰 의미가 있다.

(3) 구성원의 만족감과 성과상의 중요성

가장 실질적인 측면에서 보상은 조직구성원의 만족감에 많은 영향을 주고, 나아가서는 그의 직무수행성과에도 크게 작용한다. 보상은 생리적 또는 물질적 욕구 등 하위욕구를 충족시켜 줄 뿐만 아니라 성과와 성취 그리고 성공의 상징으로서 수단적 성격도 지니고 있기 때문에 이들 상위욕구 충족이나 직무 내재적 만족과 밀접한 관계를 맺고 있다.

보상에 대한 부정확한 지각도 불만족의 중요한 원인이 되고 있다. 한 연구결과에 의하면, 관리자들은 일반적으로 자기 상사의 보상은 과소평가하는 반면 동료와 부하의 보상은 과대평가하는 경향이 있는 것으로 나타났다. 보상에 대한 이러한 부정확한 지각은 조직구성원의 불만족을 야기하는 요인이 되고 있으며, 따라서 공정한 임금율과 임금구조의 설계는 물론 보상에 대한 적절한 관리가 매우 중요하다.

보상이 조직 몰입에 미치는 영향

병원간호사의 감정노동과 자기효능감 및 보상이 조직몰입에 미치는 영향을 파악하고 대상자의 인구학적 특성 및 조직몰입에 어떤 변수들이 영향을 미치는지를 확인하고자 수행된 논문에서, 병원간호사의 조직몰입에 영향을 미치는 요인은 보상, 간호직 만족도, 감정노동, 자기효능감, 총 임상경력, 현 근무부서 순으로 나타났다. 보상, 자기효능감, 간호직에 대한 만족도가 높을수록 조직몰입이 높았다.

출처 : 이옥경(2016). 병원간호사의 감정노동과 자기효능감 및 보상이 조직몰입에 미치는 영향. 가야대학교 보건대학원 석사학위논문.

3) 보상의 결정요인

보상관리에서 조직구성원의 보상은 인력시장에서의 인력수급상황과 경쟁업체에서의 보상 등 외적 환경요소, 조직체의 지불능력과 직무의 가치 등 조직체의 내적 요소들, 그리고 구성원 자신의 능력 등에 의해 결정된다. 외적 환경 요소들과 조직체의 지불능력은 조직체 전체의 전반적인 임금수준을 결정하는데 작용하고, 직무의 가치와 구성원의 능력 및 성과가 구성원의 보상을 결정하는 데 직접적인 요소로 작용한다. 따라서 효율적인 보상관리를 위해 다음 측면에서 중요한 전략적 결정과 관리가 요구된다.

- 외부 환경 분석을 통한 조직체 전반의 임금수준 결정
- 직무평가를 통한 공정한 임금구조의 형성
- 시간급, 성과급 등 효율적인 임금지불방법의 선정
- 동기부여를 위한 인센티브의 활용

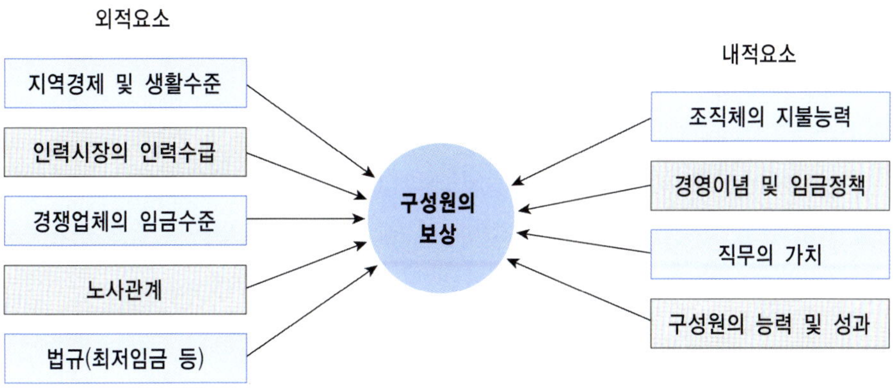

그림 5-7 보상의 결정요소

4) 보상의 종류

보상은 임금과 복리후생으로 구성되며, 임금은 기본급, 수당, 상여금으로 구성되며, 복리후생은 임금 외에 부가적으로 지급되는 시설의 사용이나 연금보험, 자녀 및 본인 학자금 지원, 출퇴근 버스 제공 등이 포함된다.

임금에서 기본급은 수당과 상여금의 수준을 결정하기 때문에 전체 보상에서 대단히 중요한 역할을 한다. 기본급은 설정의 기준에 따라 연공, 직무급, 성과급, 직능급, 종합결정급으로 구분된다.

(1) 기본급

기본급은 기본 근무 시간에 대해 지급되는 고정급으로, 임금의 구성항목 가운데 가장 중요한 부분이다. 이는 상여금과 퇴직금의 산정기준이 되므로, 조직이나 구성원 모두의 입장에서

기본급에 대한 관심이 가장 크다고 할 수 있다.

기본급을 결정하는 기준으로는 생계비, 근속연수, 업무의 가치, 업무수행능력, 성과 등이 있다. 이와 같은 결정기준 가운데 어떤 부분에 중점을 두고 기본급을 결정하는가에 따라 연공급, 직무급, 직능급, 성과급으로 구분할 수 있다. 연공급은 연공서열주의 임금체계이며, 직무급과 성과급은 능력요소가 임금결정 기준의 바탕이 되는 능력주의 임금체계이고 직능급은 그 중간 정도에 위치한다고 볼 수 있다.

일반적으로 간호사의 기본급을 정할 때도 생활정도, 일에 상응하는 보수, 근무의욕의 향상, 조직의 형태, 간호사의 구성, 병원 인사제도의 성격, 간호사의 기대 등을 검토하여야 한다. 주요 임금 결정요소에 따른 기본급 체계의 유형은 다음과 같다.

① 연공급

연공급이란 장기고용을 전제로 간호사가 가지고 있는 외형적 자격기준, 즉 간호사의 근속연수, 학력, 면허증, 연령 등을 고려해서 결정하는 기본급 체제로 일반적으로 연령, 근무연수가 많아짐에 따라 임금이 상승하게 되어 있다. 이 방법은 업무의 양이나 질과는 무관하게 설정되므로 직원들의 불만의 원인이 될 수 있다.

연공급의 장·단점은 다음과 같다.

가. 장점

- 조직에 대한 소속감을 가진다.
- 보상체계의 운용이 쉽고 기준이 객관적이다.
- 근속 연수 증가에 따라 임금이 증가하여 심리적 안정감을 가질 수 있다.

나. 단점

- 직원의 능력과 사기를 저하시킨다.
- 유능한 전문인력의 확보가 어렵다.
- 작업의 난이도, 양과 질, 기여도를 충분히 고려하지 못하여 불만의 원인이 될 수 있다.

② 직무급

직무급이란 자신의 가치를 평가하여 직무 값을 산출하고 그것을 기준으로 급여를 산정하는 제도이다. 즉, 각 직무의 중요성과 난이도에 따라 직무의 양과 질에 대한 상대적 가치를 평가하고, 그 결과에 따라 임금을 결정하는 임금체계이다. 직무의 가치에 부합하는 임금을 지급하기 때문에 근속연수, 연령, 학력 등과 상관없이 동일한 직무를 수행하는 사람에 대해 동일한 임금을 지급하는 임금체계이다. 이는 적절한 임금수준의 책정과 함께 각 직무 간에 공정한 임금격차를 유지할 수 있는 기반이 된다. 임금격차에 대한 불만을 해소시킬 수 있다는 장점에 비해 평가 기준의 설정이 어렵고 학력이나 근무경력 중심의 풍토에서는 구성원들의 반발이 나타날 수 있다.

직무급의 장·단점은 다음과 같다.

가. 장점

- 능력위주의 임금체계로 인해 유능한 인재를 확보하거나 유지할 수 있다.
- 직원들이 활동적이고 적극적으로 직무에 전념하게 된다.
- 직업의 난이도, 기여도, 양과 질이 충분히 반영되어 직원의 불만을 해소할 수 있다.

나. 단점

- 직무평가의 결과를 구성원이 수용하기 어려울 때 갈등과 저항이 크다.
- 정확한 직무평가가 먼저 이루어져야 하므로 시행이 복잡하고 시간과 비용이 소모된다.

③ 성과급

성과급이란 직원이 일정기간 동안 수행한 업무성과를 평가하여 그 평가결과에 따라 보수를 차등 지급하는 임금체계이다. 즉, 구성원의 조직에 대한 현실적 공헌도, 즉 달성한 성과의 크기를 기준으로 임금액을 결정한다. 다른 말로 업적급 또는 능률급이라고도 한다. 연공급, 직무급, 직능급이 고정적인 성격을 기진데 비해, 성과급은 개인의 성과에 따라 임금액이 달라지는 변동급이다. 이러한 성과급은 기본급의 전부를 대상으로 하기도 하며, 기본급의 일부는 고정시키고 나머지 부분을 수당으로 운영하기도 한다.

성과급의 장·단점은 다음과 같다.

가. 장점

- 조직의 경쟁력을 강화할 수 있다.
- 조직의 변화와 혁신을 유도할 수 있다.
- 인건비의 효율적 관리를 가능하게 한다.
- 조직구성원의 동기부여를 통하여 조직 생산성과 효과성을 확대할 수 있다.
- 우수한 인적 자원을 확보하고 보유할 수 있게 된다.

나. 단점

- 개인의 경쟁이 과도할 경우 개인성과는 향상되지만 개인의 협동과 조정이 필요한 집단성과는 저조할 수 있다.
- 평가자가 부하직원의 업무내용에 대한 파악이 부실한 경우 평가의 오류, 조작이 발생할 수 있다.
- 기존 구성원의 거센 저항을 받을 수 있다.
- 복합적이고 비가시적인 부분은 객관적 평가가 어려워 제외되기 쉬우므로 평가요소가 경직될 수 있다.

④ 직능급

직능급은 직원이 반드시 보유하고 있어야 할 핵심역량을 파악하여 역량별 수준에 따라 급여를 지급하는 제도이다. 즉, 연공급과 직무급을 절충한 방식으로, 이는 직무수행능력에 따라 임금을 결정하는 임금체계이다. 직무급이 특정 직무에 대한 상대적 가치를 평가하고 그 결과에 따라 서열을 매겨 임금을 지불하는 것이라면, 직능급은 근로자 자신의 능력을 업무평가를 통해 평가하고 평점을 기준으로 서열을 매겨 개별 임금을 결정하는 체계이다.

직능급의 장·단점은 다음과 같다.

가. 장점

- 연공과 직무에 얽매이지 않고 직원의 능력을 있는 그대로 반영하여 임금을 지불할 수 있다.
- 기존의 획일적 보상에서 벗어나 개인의 능력을 반영할 수 있어 보상의 다양성을 기대할 수 있다.

나. 단점

- 지나친 경쟁의식으로 조직의 풍토가 비인간적으로 전락할 우려가 있다.
- 직무수행능력을 객관적이고도 정확하게 평가하기 어렵다.

⑤ 종합결정 임금체계

간호사의 생계비, 연령, 자격, 근무연한, 능력, 직무평가 결과 등의 여러 가지 요소를 고려하여 결정되는 기본급 체계를 말한다.

(2) 수당

수당(부가급)은 연공서열주의 임금체계에서 기본급에 반영시킬 수 없는 직무특성이나 구성원의 능력을 고려하고, 생계비 보전의 관점에서 기본급이 지니는 한계를 보완하려는 의미에서 출발한 것이다. 즉, 수당이란 기본급의 미비점을 보완하기 위해 직무내용, 근무환경 및 조건 등의 특수성을 고려하여 지급되는 임금의 일부이다.

① 정상근무 수당

특수한 자격요건이 요구되는 직책수당과 근무환경이 위험하여 건강과 안정에 영향을 미칠 수 있는 특수작업 수당이나 특수근무 수당, 자격수당 등이 있다.

- 직책수당 : 직무와 관계되는 직무수행상의 난이도와 책임감 등을 고려하여 지급하는 수당으로 책임수당, 직무수당, 관리적 수당과 같은 형태로 지급되는 수당
- 특수작업 수당 : 표준적인 작업환경보다도 열악한 작업환경에서 근무하는 구성을 위하여 설정된 수당
- 특수근무 수당 : 주로 야간에 업무를 담당하고 있는 구성원에게 지급되는 것으로, 업무의 내용상 초과근무 수당이나 교대근무 수당으로 반영하기 곤란한 경우에 지급되는 수당
- 자격수당 : 조직 내의 구성원들이 가지고 있는 특별한 자격이나 면허에 대하여 지급하는 수당

② 특별근무 수당

특별근무 수당은 정해진 근무시간 외에 근무를 해야 할 때 지급하는 초과근무수당, 공휴일 또는 야간에 부가적으로 근무해야 할 때 지급하는 숙직, 일직 근무수당 등이 있다.

- 초과근무 수당 : 잔업수당, 시간외 수당, 휴일근무 수당, 심야수당 등으로 불리며, 정상적인 근무시간 이외에 업무를 수행하는 경우에 지급되는 수당 우리나라의 근로기준법에서는 초과근무 수당에 대해 통상 150% 이상을 지급하도록 규정되어 있다.
- 교대근무 수당 : 간호사의 업무 특성상 24시간을 계속 근무해야 하기 때문에 오후번이나 야간근무를 할 경우에 지급되는 수당이다.

(3) 상여수당(보너스)

인센티브 혹은 보너스로 통용되는 상여수당은 명절이나 조직의 결산 등 조직의 업적이나 구성원의 근무성적, 생활사정 등에 따라 상여, 보너스, 하계수당, 생활보조금 등의 명칭으로 지급되는 임금을 총칭한다.

특히 상여수당은 조직의 경영활동 결과로 발생되는 것이므로 상여금의 주된 기능은 우선 기업의 업적 향상에 기여한 구성원들에게 성과의 일부를 분배함으로써 이를 보완하는데 그 의의가 있다.

(4) 복리후생

복리후생은 종업원 생활의 안정과 질 향상을 위하여 직접적인 보상인 임금 외에 부가적으로 지급되는 것으로며, 현금뿐만 아니라 시설의 사용 등 다양한 방법으로 제공된다.

임금과 급여는 기관의 보상 패키지에서 차지하는 비중이 크지만, 복리후생 혜택도 유능한 인력을 유지 관리하는데 매우 중요하다. 복리후생 혜택은 2차적인 혜택에 속하지만, 최근에는 그 중요성이 점점 증가하고 있다. 기관에서 직원에게 제공하는 복리후생 혜택의 종류는 제각기 다르다.

복리후생의 종류는 다음과 같다.

- 의료보험, 산업재해보험, 고용보험, 국민연금 등 사회보험이 적용되어 조직체가 보험료의 일부 또는 전액 부담
- 주택급여와 주택소유를 위한 재정적 또는 제도적 지원
- 구성원과 직계가족의 경조사와 재해에 대비하기 위한 공제제도
- 구성원과 가족의 교육비 지원
- 급식, 통근, 구매, 매점 등 소비 생활의 보조
- 퇴직금과 의료비 등 법적 복리 이외의 추가혜택 부여
- 예금, 융자 등의 금융제도
- 휴게실, 상담실, 미용실, 운동 및 여가시설, 도서실
- 출퇴근 버스 및 휴가비, 콘도미니엄 이용
- 법정 휴일과 병가, 연차휴가 기타 개인적인 사유로 인한 결근 등 실제로 일하지 않은 날과 시간에 대해서도 보상을 한다.

5) 내적 보상과 외적 보상

조직구성원이 조직에 노동력을 제공하고 얻은 소득을 임금이라고 하는 반면, 보상은 임금 외에도 구성원이 조직으로부터 받게 되는 일체의 금전적 및 비 금전적인 것을 포함하는 개념이다.

(1) 내적 보상

내적 보상이란 비 금전적 형태로 지급되는 보상으로써 구성원 개인이 심리적으로 느끼는 보상이다. 주로 직무만족의 결과로서 내적 보상을 획득하게 된다. 내적 보상의 형태로는 탄력적 근무시간 제도, 직무재설계를 통한 자율성 및 기능의 다양성 제고, 조직에서의 인정과 동기부여, 보다 흥미가 있는 업무, 보다 많은 책임감을 부여, 인적 성장의 기회를 제공, 의사결정에의 참여 등이 있다.

내적 보상이 외적 보상보다 중요한 이유는 다음과 같다.

- 내적 보상은 외적 보상에 비해 보상으로서의 영향력이 크다. 내적 보상이 동기를 유발시키는데 더 효과적이라는 것이다.
- 외적 보상은 그 자체로 한계가 있다. 외적 보상이란 한정되어 있으며 구성원들이 일의 만족스러운 성과보다는 임금을 올리는 것과 같은 외적인 요인에만 관심을 가질 우려가 있다.
- 외적 보상의 한계성을 줄일 수 있다.
- 내적 보상은 성질상 직무의 내용과 관련된 것으로, 일단 직무의 내용에 내적보상이 담기게 되면 계속적인 비용이 들지 않게 된다.
- 외적 보상보다는 내적 보상이 사용하기가 어려운 것이 사실이나 조직의 목표달성을 위한 구성원의 자발적 노력을 유발시키려면 조직에서는 내적 보상을 적절하게 개발하고 사용해야 할 것이다.

(2) 외적 보상

외적 보상이란 구성원에게 금전적인 보상을 해주는 것으로서 임금, 의료지원, 연금보조, 체육시설 제공 등을 말한다. 임금이란 조직구성원이 조직에 대해 제공한 노동의 대가로 받는 금품 혹은 금전적 보상을 뜻한다.

2 승진 및 전보

1) 승진관리

승진(promotion)은 조직구성원이 좀 더 나은 직무, 즉 책임이 더 크고 신분이 높아지며 더 나은 숙련을 요구하며, 또한 더 많은 임금이 지급되는 직무로의 이동을 말한다.

승진은 조직구성원의 직무서열 또는 자격서열의 상승을 의미하는 것으로 직위의 상승과 더불어 보수, 권한과 책임의 확대가 수반된다. 승진은 개인에게는 자아발전 욕구를 충족시키는 수단이 되고, 조직의 입장에서는 효율적인 인적자원개발의 근간이 된다.

(1) 승진의 의의

- 상위직위 결원의 발생 시 하위직위 직원 중에서 충원
- 인사의 상위직위로의 종적인 인사이동, 계급 또는 직급의 상승
- 직무의 책임도, 곤란도, 보수의 상승을 의미

(2) 승진의 중요성

- 간호사의 사기가 앙양된다.
- 개인의 능력발전 및 잠재력 발휘의 기회가 부여된다.
- 유능한 인재의 유치와 간호전문직 발전을 확립할 수 있다.

(3) 승진의 기준

① 연공서열주의

근무연수를 기준으로 승진의 서열을 정하는 방법이므로 누구에게나 동등하게 승진기회가 주어지기 때문에 일반적으로 노동조합이 지지하는 제도이다. 근속연수와 직무성과가 비례한다는 가정이 전제되어야 한다.

연공서열주의의 장점과 단점

1. 장점
   - 고도의 객관성이 유지된다.
   - 정실이나 불공평을 이유로 한 불평이 없다.
   - 근무연한에 의한 인사의 정체성을 방지할 수 있다.
   - 행정의 안정성이 유지된다.

2. 단점
- 유능한 인재등용이 어렵고 행정상의 침체성을 가져오기 쉽다.
- 기관장이 부하직원을 통솔하기 어렵다.
- 파벌을 초래할 수 있다.

② 능력주의

직무의 성과가 개인의 능력에 따라 좌우된다고 보고 능력에 따라 승진을 결정하는 방법으로 조직의 효율성이나 공정성의 관점에서 합리적인 방법이라고 할 수 있다.

능력주의의 장점과 단점

1. 장점
- 능력과 실적이 임금과 직결되어 구성원들에게 동기부여를 함으로써 의욕적인 근무가 가능하다.
- 국제적인 감각을 지닌 관리자, 전문직 종사자 등 필요한 우수 인재를 연봉제를 통해 확보하기 용이하다.
- 경영자에 준하는 책임감을 부여해 경영감각 배양을 가능하게 한다.
- 복잡한 임금체계와 임금구조를 단순화시켜 임금관리가 용이해지므로 임금관리의 효율성, 효과성이 증대된다.
- 연봉결정을 위한 면접이나 평가를 통해 상사와 부하 간의 의사소통 원활 및 동기유발 효과로 조직의 활성화에 기여한다.

2. 단점
- 우리의 유교적 전통인 장유유서 의식과 선임자 우대원칙과의 갈등이 조직의 전체적인 분위기를 저하시킬 우려가 있다.
- 평가의 객관성, 공정성 문제와 급여가 감액이 되는 경우 직원의 사기를 떨어뜨릴 가능성이 있다.
- 직원 상호간 불필요한 경쟁심을 유발해 위화감 조성 가능성이 있다.
- 연봉제 실시를 위한 평가기법 개발의 어려움이 있다.

2) 인사이동 또는 전보

(1) 개념

인사이동 또는 전보(transfer)란 개인이 기관에 채용되어 배치된 이후의 능력, 직무내용의 변화, 관리상의 여건 변화로 인해 일하는 근무지가 바뀌는 수평적 이동을 하는 것을 말한다. 작업조건이나 업무의 특성에는 변화가 있을지라도 책임이나 업무에 있어서는 특별한 변화가 없다. 전보를 통해 구성원들은 자신의 경험을 넓힐 수 있고 새로운 기술을 배울 수 있어 개인적으로는 성장기회가 될 수 있다. 따라서 효과적인 근무 부서 이동은 기술, 지식의 습득을 통한 간호사의 전문적 능력을 향상시키고, 태도변화를 유도하여 간호사의 성취동기를 형성시킴으로써 의욕을 증진시킨다. 이를 통해 조직의 효율적인 인력배치를 촉진시키는 요소가 된다. 하지만 간호사들은 전보발령 자체를 변화 혹은 스트레스의 요인으로 받아들여 근무 부서 이동자체를 꺼리는 경향이 있다는 것을 감안할 필요가 있다. 체계적이고 공정한 근무평정 결과를 토대로 명확하고 일관된 부서이동방침이 선정되어야 한다.

(2) 인사이동의 목적

① 직원 능력의 활용

업무평가를 통해 파악된 직원의 개인적 업무역량과 자질, 적성을 감안하여 적재적소에 재배치함으로써 개인이 가지고 있는 능력을 발휘할 수 있는 환경을 제공한다.

② 조직의 재정비

조직 전체에서 잘 계획된 합리적인 인사이동은 조직에 새로운 바람을 불어 넣어 탄력성을 유지하는 데 기여하게 된다.

③ 새로운 기회의 부여

인사이동이 조직의 차원에서는 신선한 바람을 불어넣어 조직의 탄력성을 높이는 것이 되고 개인에게는 자신의 경력을 개발해 나갈 수 있는 새로운 성장의 기회를 제공한다.

④ 긍정적 변화

한 자리에 오래 머물러 있을 경우 무료함과 변화에 대한 갈망을 느낄 수 있으므로 인사이동을 통해서 직무에 대한 흥미를 되찾고 긍정적인 변화에 도전함으로써 개인의 능력을 향상시키는 기회가 된다.

(3) 인사이동 시의 유의점

① 저항의 극복

장기적인 안목에서 능력발전을 도모하고 전체적인 견지에서 부서 간의 조화, 균형, 조정을 확보하기 위해서는 적절한 인사이동이 필요하다.

② 적정빈도의 유지

인사이동이 빈번한 경우 업무수행 중단으로 인한 능률의 저하, 새로운 환경에 대한 적응문제, 전문성과 숙련성의 요청에 대한 역행, 심리적인 불안정성이 있다.

- 큰 부서와 작은 부서에 대한 인식 개선
- 직무순환의 원칙과 기준 및 인사이동 계획

③ 균형성

인사이동은 능력과 업무 역량을 바탕으로 신선한 자극과 활력을 줄 수 있도록 연공주의와 능력주의가 적절하게 조화를 이루는 것이 필요하다.

④ 일관성

의료기관은 다양한 의료전문직의 집합체이므로 복합적인 수평적, 수직적 관계가 존재하고 이해관계가 복잡하다. 그러므로 조직구성원이 수용하기 어려운 획기적인 인사이동으로 자칫하면 팀워크가 파괴되고 인간관계에서 큰 갈등이 유발될 수 있다. 관리자들은 이러한 위험부담을 숙고하여 직원에게 동기부여가 되는 인사이동을 실행하는 것이 필요하다.

3 직원훈육

1) 개념

직원훈육(discipline)이란 직원 자신이 스스로 행위를 적절히 조절하여 문제가 되는 행위를 교정하도록 동기부여 하는 것을 뜻한다. 즉, 직원이 조직의 규칙이나 규정을 준수하도록 교육하고 이를 위반하지 않도록 통제하며, 기대에 어긋나는 직원을 경계하는 인적자원관리의 한 형태이다.

건설적인 훈육에서 가장 효과적이고 중요한 것은 직원들 스스로 직장에 안정감을 느끼고 조직의 목표달성에 임하도록 도와주는 것이다. 그러한 안정감은 직원이 직장의 규칙과 징계 규정을 알고 이해할 때, 규칙이 공정하고 일관성 있게 적용될 때 발달된다.

직원훈육은 다음과 같은 효과가 있다.

- 예방효과 : 훈육은 사전에 충분히 계획을 하여 교육, 고지, 주의를 촉구함으로써 이의 발생을 사전에 예방한다.

- 행동개선효과 : 직원 자신이 행위를 교정하도록 동기부여하고 자기반성의 기회 제공 등을 통하여 바람직한 방향의 행위가 지속되도록 하는 효과를 준다.
- 처벌효과 : 예방적 훈육이나 개선 및 수정 등이 불가능하다고 평가될 경우에는 위반 행동을 중지하거나 또 다른 재발을 미연에 방지하기 위해 벌칙을 적용한 제재 조치를 강구한다.

2) 훈육의 원칙

관리자가 과오를 범하지 않고 효과적인 훈육을 도모하기 위해서는 다음과 같은 원칙이 필요하다.

- 최선을 다할 것으로 기대하는 긍정적인 태도를 갖는다.
- 훈육의 목적은 건설적이고 긍정적이어야 한다.
- 훈육 행위에 앞서 훈육의 규칙과 규정을 명확하게 설정한다.
- 신속하고 주의 깊게 사실을 조사하여 자료를 수집한다.
- 직원의 상황을 고려한 사생활을 보호하고 체면유지를 돕는다.
- 간호사의 문제행위에 중점을 맞춘다.
- 교정이 필요한 행위만 지적하고, 인간성 자체에 대한 비난으로 확대하지 않는다.
- 규칙을 일관성 있게 적용하며, 개인의 상황에 따라 융통성 있게 대처한다.
- 문제행위의 교정과 건설적 훈육활동으로 상담이 선행되어야 하고, 수용 불가능한 행동에 대해 정보를 주어야 한다.
- 문제행동에 대한 수정사항을 구체화하고 훈육 후 실제적인 행동 변화 여부를 확인한다.

3) 훈육의 과오

훈육을 담당하고 있는 간호관리자의 목적은 규칙을 어긴 간호사를 처벌하는 것이 아니라 직원 자신이 스스로 행위를 적절히 조절함으로써 직원의 행위가 교정되도록 동기부여를 하는 것이다. 훈육하는 과정에서 간호관리자는 여러 가지 과오를 저지를 수 있는데 훈육 시 범할 수 있는 과오는 다음과 같다.

- 훈육조치를 회피하거나 지연시키며 신속한 대처를 하지 않는다.
- 간호사의 행동이 점차 개선될 것이라는 막연한 기대를 하고 행동상의 문제를 무시한다.
- 간호사가 자신의 잘못을 문책한다고 인식하지 못할 정도로 약하게 비평한다.

- 개선해야 할 행동에 대한 구체적인 언급 없이 막연하게 비평한다.
- 감정이 누적되어 관리자의 감정이 폭발할 때까지 관리자와 간호사 간의 불신을 마음속에 담아 둔다.
- 상황판단을 잘못하여 불공정하게 훈육조치를 한다.
- 규칙위반의 정도에 맞지 않는 부적절한 훈육을 하거나 일관성 없이 훈육한다.

4) 직원훈육의 진행단계

(1) 면담

관리자는 간호사와 개별적으로 비공식적인 면담을 통해 공식적인 행동 규범을 상기시키고 이를 위반했음을 주지시키며 행동을 개선하도록 충고한다.

(2) 구두 경고

위반의 행동이 다시 발견되면 과중한 징계를 받을 수 있다는 것을 통보한다.

(3) 서면 경고

구두 경고로 직원의 행동이 수정되지 않고 위반행동이 계속 반복될 경우에 실시한다. 과중한 징계조치와 해고의 가능성을 경고하는 공식적인 문서이다.

(4) 정직

상담과 견책에도 불구하고 문제 행동이 계속된다면, 직원에게 수일 또는 수 주간의 정직처분을 내린다. 즉 위반의 경중에 따라 장기와 단기로 구분, 업무에서 격리한다.

(5) 해고

기회를 부여해도 개선되지 않거나 또는 중대한 과실이나 치명적인 과오를 저질렀을 경우 해고가 불가피하다. 해고 시에는 상세한 기록을 남긴다.

5) 문제가 있는 간호직원의 관리 방법

업무수행에 문제가 있는 경우 즉각적인 주의를 요하는지, 동기부족에 의한 것인지, 능력부족에 의한 것인지, 기술부족에 의한 것인지, 혹은 훈련을 통해 고칠 수 있는지 등을 확인한다. 만약 훈련을 통해 문제 해결이 안 된다면 근무지를 이동하거나 강등 혹은 해고 등의 다른 대안을 고려해야 한다.

동기부여에 원인이 있는 경우에는 보상체계를 재조정, 공식적인 훈육이나 코치, 혹은 고충처리 등이 필요하다. 또한 직원의 문제는 적절하게 문서화하여 실적에 대해 근거자료가 되어야 하고 후에 인사고과에 기초가 되도록 해야 한다.

6) 직원의 고충처리

(1) 고충처리 제도

고충(grievance)이란 구성원이 업무에 관해 불공정하거나 잘못되었다고 생각하는 것을 말하며 다시 말해 인사처리 혹은 근무조건에 대한 불만을 말한다. 이런 고충이 나타나는 경우는 훈육 책임자가 면담기술이 부족하거나 훈육을 미숙하고 불공정하게 처리할 경우 혹은 과거의 관례를 어긴 경우 이러한 과정에서 불만이 표출된다. 만약 구성원의 고충이 방치되었을 경우에는 분쟁의 불씨가 커지고 노동쟁의 행동을 유발시키는 원인이 되기 때문에 발생 즉시 해결하는 것이 좋다. 그러므로 구성원의 불평이나 불만이 적절히 해결됨으로써 노사관계의 안정을 도모하고 조직의 생산성이 향상되어 직무에 대한 만족감과 소속감이 증대된다.

(2) 고충처리 방법

조직에서 이용할 수 있는 고충처리 방법으로는 다음과 같은 것들이 있다.

- 관리자가 고충을 직접 관찰하여 처리하는 방법
- 구성원이 언제든지 상담할 수 있는 문호개방 정책의 시행
- 불만이나 불평사항에 대한 제안함 설치
- 인사상담자의 고용
- 퇴직자의 면담

4 이직 관리

1) 이직 관리

이직이란 간호직원이 몸담고 있는 직장을 떠나는 것으로 고용관계의 단절을 의미한다. 무능한 간호사의 이직은 우수한 인재를 영입할 수 있는 기회가 되고, 재직자에게도 새로운 업무

배정과 승진의 가능성이 부여됨으로써 조직 활성의 계기가 되는 등 순기능적 요소로 작용한다. 반면 일정기간 숙련된 간호사의 조직 이탈은 신규인력을 확보하기 위한 모집 및 선발, 교육에 필요한 많은 비용의 부담이 발생하고 남아있는 구성원의 업무 부담의 증가와 조직의 불안정을 초래하여 궁극적으로 조직목표달성에 차질을 빚는다.

'이직관리'란 조직구성원의 이직을 관리하는 활동으로 이직발생의 배경, 이유 등을 개인, 조직적 차원에서 충분히 숙지하고 그 분석결과를 바탕으로 원만한 인력수급이 이루어지도록 노력하는 활동이다.

(1) 이직의 형태

① 자발적 이직

직원 스스로가 자의에 의해서 직장을 떠나는 사직을 의미하며 전직, 자의 사퇴, 직원의 요구나 기대에 부응하지 못할 때 좌절감, 결혼, 임신, 출산, 지병, 가족의 이주 등이 있다. 특히 인력관리자들이 이직률 감소를 위해 관심을 두어야 하는 것은 자발적, 수의적 이직으로 고용주가 노력하면 막을 수 있는 것이다.

② 비자발적 이직

직원 스스로가 아닌 타의에 의해 직장을 떠나는 것을 의미한다. 이러한 비자발적 이직에는 고용기간 만료, 정년퇴직, 기관사정으로 인한 퇴직, 과오에 의한 징계로서의 해직, 또는 인력의 과다로 전부 활용하지 못할 때 기관의 재정 부담을 줄이기 위하여 일시 해고하는 경우와 사망, 불구, 군대복무 등이 있다.

(2) 이직의 원인

간호사의 이직이나 이직의도에 영향을 미치는 요소로 개인적 요인, 조직 전체 요인, 작업환경 요인, 직무내용 요인들이 연구되어져 왔는데 개인적 요인으로는 연령, 근속기간, 직업적성, 성격특성, 결혼여부, 직위, 교육배경 등을 들 수 있으며 전체 조직 요인으로는 봉급, 승진의 기회, 조직몰입, 역할 기대, 직무특성, 상급자의 관리유형, 직무 만족 등이 보고되고 있다.

- 보수 : 간호사가 직장을 떠나는 가장 주요 이유의 하나로서 부적절한 보상 등을 들 수 있다.
- 업무부담 : 고용인의 업무량이 과다한 정도를 의미하며, 인력부족으로 인한 경우가 중요한 원인이다.

- 출산으로 인한 가정에 대한 책임 : 간호사가 직장을 떠나는 주요 이유 중 하나로써 자녀 양육문제를 들 수 있다.
- 근무시간 : 불규칙한 근무시간 및 야간 근무로 인한 생활의 어려움을 지적하고 있다.
- 자기발전의 기회 : 간호사의 이직이유로써 승진 및 발전의 기회부족 등을 들 수 있다.
- 직장 내의 인간관계 : 특히 간호활동은 특수하고 스트레스가 높은 특성을 갖기 때문에 동료 간에 강한 정체성과 결속력을 갖게 하며 이러한 특성이 결여되어 있을 경우 이직의 원인이 된다.
- 간호업무의 자율성 부족에 대한 지각 : 간호업무의 자율성의 제한 또한 이직의 원인이 된다.
- 경력자 누적 현상으로 승진의 기회 부족 : 경력자들의 누적 현상으로 인한 승진기회의 부족은 이직률을 증가시킨다.
- 위계 지향적 조직 문화 : 간호사들은 연차 서열의 강한 인식이 강한 보수적 군대문화로 특히 3차 의료기관에서 위계 지향적 문화가 높게 나타나고 있다. 이유는 3차 의료기관이 2차 의료기관에 비해 환자의 중증도가 높고 응급환자가 많아서 경험이 많은 간호사의 신속한 판단과 지시와 감독 등이 더 많이 필요하기 때문이며 간호조직이 급변하는 외부환경에 비해 경직되고 환경의 변화에 민감하지 못하기 때문이다.
- 간호에서의 여성성의 지나친 강조와 성 고정관념 : 간호에서의 여성성의 지나친 강조는 벗어나야 하는 문제이다. 현재는 여성, 남성적인 특성을 모두 보여줄 수 있는 양성형의 간호사가 이상적인 간호사로 생각되어지고 있으며 남성적인 특성은 병원, 간호대학, 지역사회 결정자나 리더 등 그들의 역할을 유능하게 수행하고자 할 때 필수적이라 할 수 있다. 그러나 성 고정관념이 높을수록 남자 간호사들의 병원 적응에 부정적 영향을 주어 직무스트레스가 증가할 수 있다. 간호직에서 나타나는 성 고정관념은 고대로부터 어머니, 부인, 초기 기독교 시대에는 여집사나 수녀가 간호를 담당해 오면서 여성의 직업으로 성 정형화되어 간호는 여성의 일이라는 직업적인 고정관념이 토착화되었다. 이러한 고정관념은 환자, 보호자, 일반인뿐만 아니라 병원 내에 함께 근무하는 타 직종의 구성원과 여자간호사, 의사에게도 찾아볼 수 있다 이러한 잘못된 고정관념을 고수하는 특정 환자 집단은 남자 간호사를 거부하여 남자 간호사들의 심리적 부담감이 높은 것으로 보고되기도 한다. 남자 간호사들은 성적 특성과 업무 특성 사이에서 많은 갈등을 경험하고 있으며 성 고정관념, 오해, 여성동료와의 다른 성향 등으로 여성 주류 집단에서 적응하기 어려워하기 때문에 사직을 하거나 남성의 성역할에 맞는 더욱 전문화된 분야를 찾게 된다.

(3) 이직이 조직에 미치는 영향

직원의 이직은 여러 가지 부정적인 결과를 초래할 수 있는데, 특히 간호사의 이직은 다음과 같은 부정적인 결과를 가져올 수 있다.

- 병원조직의 비용부담 증가 : 신규직원의 모집, 선발, 예비교육 등에 드는 광고비용, 미숙함으로 인해 낭비하는 비품 비용, 기구 손상 및 기타 비능률성의 내용, 신규직원을 교육, 감독하는데 소요되는 비용 등이 포함된다.
- 직원의 사기저하 : 인력부족, 과로, 간호의 질 저하, 무력감 등이 발생한다.
- 팀의 기능 저하 : 구성원의 협동심과 지지적인 분위기가 저하된다.
- 간호관리자의 관리능력 위축
- 간호의 질 저하 : 이직은 업무수행에 훈련된 인원이 감소하게 되므로 간호의 질을 저하시킨다.

(4) 이직률 감소를 위한 전략

- 연령, 경력, 학력, 연수 등 공통적인 특징을 발견하여 배치한다.
- 관리자의 지도력을 증진시킴으로써 공정한 감독 및 승진관리가 이루어지도록 한다.
- 개인적 불만이나 고민을 해결하기 위하여 고충처리기구나 인사상담제도를 운영한다.
- 감정 노동 업무인 간호업무를 위한 교육과 워크숍을 운영한다.
- 정년 후 프로그램을 활성화한다(예 : 재고용제, 근무연장제, 외부 프로그램, 퇴직 후 복지제도 등).
- 이직관리 전담부서를 설치하고 이직에 대해 체계적 분석, 연구, 대책을 강구한다.
- 직무를 분석하여 재설계, 재분배함으로써 과다한 업무에 대한 부담감을 줄인다.
- 간호사의 전문적인 직무개발프로그램을 운영한다.
- 간호관리자는 간호사의 직무만족이나 내적인 동기부여에 직·간접적으로 영향을 미칠 수 있으므로, 자발적인 이직을 감소시키기 위한 전략을 개발해야 한다.
- 간호관리자가 조직의 정책 및 활동 등을 가능하면 부하직원이 좋아하는 방향으로 유도하여 직무만족을 증대시킨다.
- 비자발적 이직보다는 자발적 이직에 초점을 두고 이직관리를 한다.
- 간호관리자는 직·간접적 면담기술에 능숙하여 이직의도가 있는 직원에게 편안하고 자유롭게 감정을 표현할 수 있도록 격려해야 한다.

- 이직률이 높은 신규 간호사에 대해 특히 관심을 갖고 지지와 격려를 한다.
- 선발 및 배치에 있어서 직원의 적성을 고려하며 능력을 발휘할 수 있도록 한다.
- 성과를 보상과 연계시켜주는 시스템을 개발 혹은 개선한다.

5 병원폭력

전 세계적으로 작업장의 폭력은 심각한 문제로 여기고 있다. 작업장 폭력은 해당 조직의 효율성과 생산성을 떨어뜨리는 요인이 될 뿐 아니라, 폭력을 당한 개인의 건강과 생명을 위협하는 요소가 되기 때문이다. 미국 국립노동안전보건연구소의 2002년 보고서에 따르면 이런 작업장 폭력 가운데 25% 가량이 병원에서 발생하는 것으로 나타난다. 또 병원 노동자의 40~50%가 일하면서 폭력을 겪은 것으로 나타났다.

병원폭력이란 의료기관 내·외부에서 업무와 관련하여 발생하는 신체적, 언어적, 성폭력을 포함한 모든 종류의 폭력을 총칭한다. 2003년 인도주의실천의사협의회와 원진 노동안전보건교육센터가 공동으로 우리나라 의료기관 노동자 715명을 대상으로 설문한 조사에 따르면, 최근 1년 동안 조롱이나 욕설, 폭력 등을 겪은 노동자의 비율이 39.5%에 이르렀다. 병원 폭력은 각 나라의 문화적·사회적 조건에 따라 다양한 원인을 가지고 있는 것으로 알려져 있다. 조직적 요인으로는 직무 스트레스, 진료 대기 시간, 안전 요원 및 시설 존재 여부, 교대제, 이직률 등이 꼽힌다. 지역사회 요인으로는 범죄율, 빈곤 수준, 인구 밀도, 주거 문제, 사회경제적 수준 등이 관련되어 있다. 큰 관점에서 보면 경제 수준, 폭력에 대한 사회적 용인 정도, 노동의 다양성 증가 등도 중요한 요인이다.

1) 병원폭력의 유형

(1) 환자나 보호자에 의한 폭력

의료기관을 둘러싸고 벌어지는 폭력, 살인 등의 강력범죄는 의료진은 물론 다른 환자의 안전까지 위협하기 때문에 사회문제의 이슈로 떠오르고 있다. 강력사건이 아니더라도 의료인을 대상으로 하는 병원폭력은 특히 병원 응급실에서 자주 일어나고 있다.

(2) 동료나 상사, 다른 직종에 의한 폭력

환자나 보호자에 의한 폭력 외에 동료나 상사, 다른 직종에 의한 폭력도 적지 않다. 의사가 간호사에게 가하는 폭력과 희롱, 선배 의사가 후배 의사에게 가하는 폭력 등도 근절되어야 할 병원 폭력이다. 이런 폭력은 의료기관 노동자 건강과 삶의 질에 악영향을 미치기도 하지만, 의료서비스의 질을 떨어뜨려 환자에게도 영향을 미쳐 중요하게 다루어져야 할 사안이다.

1. 대표적인 의료기관 내 의료진에 대한 폭력상황의 사건은 2008년 6월 18일 대전의 한 대학병원에서 일어났다. 발기부전 수술 결과에 불만을 품고 진료의사를 살해하고 자신도 스스로 목숨을 끊은 사건이 발생한 것이다. 이에 대해 대한의협은 '모 의대 교수 피살사건에 대한 의협 입장' 발표에서 "의사가 환자와의 의료분쟁 중 불법 항의나 농성으로 인한 진료방해로 어쩔 수 없는 피해자가 되어야 했던 현실에서 더 나아가 이제는 살해까지 당하는 등 법적 사각지대에 방치되어 있는 의료인의 처지와 의료계의 작금의 현실에 개탄하지 않을 수 없다."고 밝혔다.
2. 2011년 11월경 어느 대학병원 응급실에서 술이 만취한 50대 남성 환자가 혈압을 재려던 간호사의 뺨을 때렸고 그 충격으로 간호사는 고막이 찢어져 응급치료를 받아야 했다.
   일상적인 폭언과 폭력으로 무법천지가 된 응급실 근무로 무기력증·우울증에 시달리는 여성 의료진은 너무도 많다. 개인의 자존감은 무너지고 직업에 대한 회의감이 들어 결국 견디다 못해 다른 분야나 직종으로 진로를 변경하는 일이 많아진다고 한다.

손희진(2011)의 병원간호사가 경험하는 언어폭력에 대한 연구에서는 간호사에 의한 언어폭력이 의사, 보호자 보다 더 많이 발생되었으며 또한 언어폭력이 의료기관 전체에 미치는 영향으로 환자간호의 질적 간호 저하, 사기저하, 직무만족 저하, 직무안전성 저하, 업무 과실 증가, 이직 증가 등이 나타났다.

*** 두 간호사 자살 후 7년… 여전한 '태움'**

최근 일부 간호사들 사이에 '태움'으로 불리는 폭력적인 문화가 다시 논란이 되고 있다. 태움은 '재가 될 때까지 태운다.'는 뜻으로 병원 내 선배 간호사들의 후배를 상대로 한 폭언, 폭행 또는 따돌림(왕따) 등을 뜻한다. 유명 대학병원이나 사설병원을 가리지 않고 발생한다.

태움은 여러 가지 방식으로 이뤄진다. 폭행과 폭언은 다반사다. 따돌림 당하는 간호사가 나타나는 순간 모든 간호사들이 대화를 멈추고 뿔뿔이 흩어지기도 한다. 개인 사물함에서 물건을 꺼내 바닥에 늘어놓고 "일 그만두라"고 하거나 새내기 간호사가 잠시도 쉬지 못하게 소모품 수량을 일부러 잘못 체크해놓고 정리를 지시하기도 한다.

서울의 한 유명 대학병원 간호사로 일하다 최근 퇴사한 A씨(26, 여)는 "여자가 대부분인데도 집단 얼차려를 시키고 차트로 머리를 찍는 등의 폭력은 마치 옛날 군대를 방불케 했다"며 "수간호사들은 혹시라도 환자들이 원무과에 일러바칠까봐 환자들이 비교적 기력이 없는 중환자실로 들어가서 괴롭히는 일이 잦았다"고 고백했다.

올해 처음 간호사가 되어 한 대학병원에서 근무를 시작한 B씨(24, 여)는 "폭행보다 더 견디기 힘든 것은 폭언과 뒷담화, 왕따의 대상이 되는 스트레스였다"며 "마치 내가 숨 쉬는 것조차 용납하기 힘들다는 눈빛으로 날 쳐다볼 때마다 죽고 싶었다."고 토로했다.

✻ 태우는 간호사의 항변 "우린 생명을 다룬다."

'태우는' 선배 간호사들도 할 말은 있다. 이들은 생명을 다루는 의료 현장에서 일한다는 특성 탓에 엄격한 규율이 필요하고, 규율을 확립하는 과정에서 태움은 필수적이라고 항변했다. 일부 '철없는' 간호사들이 업무상 과실을 지적한 것을 인격모독으로만 느끼고 개선하지 못하는 점에 대해서도 비판했다.

한 수간호사는 "1년차 간호사가 환자에게 수액 놔주는데 기포가 발생한 상태로 그대로 놔주려고 해 중지시킨 뒤 호되게 혼낸 적이 있다"며 "퇴근 전 그 친구 통화내용이 들리는데 '나를 미워해 괴롭힌다.'는 말만 반복해 황당했던 적이 있다"고 말했다. 이 수간호사는 "주사 한번, 진료 한번 잘못되면 환자들의 목숨이 위태로워질 가능성이 있는 곳이 병원"이라며 "가뜩이나 사람이 부족해 열악한 간호 업무 환경에서 긴장감을 늦추지 않기 위한 기강 확립은 반드시 필요하다"고 주장했다. 다만 일부 병원에서 간호사들 사이에 폭언이나 폭행이 무리하게 이뤄지는 부분에 대해서는 군대를 경험했던 남성 간호사들조차 과도하다고 지적한다. 한 남성 간호사는 "군대에서의 '갈구는 행위'가 좀 더 노골적이고 직접적인 방식이라면 '태움'은 약간 간접적이면서도 더 교묘하게 드러난다."며 "군대 내무반에서 느끼던 부조리가 좀 더 비열한 방식으로 옮겨온 것 같아 안타깝다"고 말한다.

출처 : 머니 투데이 2013년 11월 7일자 기사에서 발췌함

2) 병원폭력의 대처방법

의료기관의 폭력 문제를 해결하려면 병원 폭력의 심각성에 사회적 관심을 쏟는 것과 더불어 의료기관 경영자의 관심이 우선되어야 할 것이며 그리고 병원 폭력 실태 자료를 체계적으로 수집해야 한다. 이런 자료가 있어야 객관적 자료에 근거해 해결책을 모색할 수 있다

구조적 해결책으로는 충분한 병원 인력 확보, 민주적 의사소통, 직무 스트레스 해결 등이 중요하다. 구체적 해결책으로는 폭력 상황이 발생할 조건을 미리 방지하는 조처가 필요하다. 진료 예약제 실시, 진료 대기 시간 최소화 등의 조처가 필요하다.

의료기관 환경 개선도 필수적이다. 안전요원 배치, 열린 공간 설계, 의료기관 노동자 공간에 대한 안전 설비 확충 등이 그것이다. 하지만 가장 근원적인 예방방법은 병원폭력을 단순한 폭력사건으로 보지 말고 사회의 악으로 인식하여 근절되어야 할 특정 범죄사건으로 인식해 적극적으로 방어할 수 있는 조직의 폭력예방 시스템의 구축이 필요하다.

병원폭력 방지의 취지

- 의료인은 환자나 다른 직무의 의료계 종사자들을 인격적으로 대함
- 의료인은 후배에 대해서 윗사람으로서 품위를 지키고 동료의식을 갖추며 모범을 보임
- 의료인은 전문지식, 기술과 태도를 배움에 은사에 대하여 존경과 감사를 드리고, 가르침에 있어서 덕망과 인내로서 수행함
- 의료인은 동료나 선후배, 진료팀원, 환자나 그 가족 보호자에게 언어폭력, 신체폭력, 성폭력을 하지 않음
- 의료인은 환자나 그 가족, 보호자들이 진료 중에 일으키는 충동적, 공격적 행동을 예방하기 위한 환경조성에 앞장서며, 폭력으로부터 보호 받아야 함

출처 : 대한병원협회

향·상·학·습

1. 인적자원관리의 중요성을 설명하시오.

2. 인적자원관리의 과정에서 개발관리에 속하는 요인을 열거하시오.

3. 인력의 배치, 이동의 원칙을 기술하시오.

심·화·학·습

1. A병동이 병원자체평가에서 가장 친절한 병동으로 선정되어 보상을 하고자 한다. 병원측면과 개인측면에서의 보상할 수 있는 방법을 생각해보고 기술하시오.

2. B병원은 지난해보다 이직률이 20% 증가하여 고민에 빠졌다. B병원의 이직률이 증가한 이유를 생각해보고 이를 감소시키기 위한 방법을 기술하시오.

참|고|문|헌

R·E·F·E·R·E·N·C·E

- 권인각, 성영희, 박광옥, 유옥수, 김명애(2007). 간호사 경력개발제도에 관한 연구. 임상간호연구, 13(1), pp.7-23.
- 김성수(2010). 혁신적 인적자원관리 : 인적자원관리에서 해답을 찾아라. 탑북스.
- 김은혜, 박정호(2007). 간호강도에 의한 환자분류도구의 신뢰도 및 타당도 검증. 간호행정학회지, 13(1), pp.5-16.
- 김인숙, 우국희(2000). 사회적 관계망 개입의 유형과 장애요인 연구. 한국사회복지학, 43, pp.7-41.
- 손희진(2011). 병원간호사가 경험하는 언어폭력과 그에 따른 정서적 반응 및 직무스트레스. 성신여자대학교 석사학위논문.
- 송경자, 최완희, 최은하, 조성현 외(2018). 한국형 환자분류체계의 개정 연구, 병원간호사회
- 신유근(2011). 경영학원론-시스템적 접근-. 다산출판사.
- 안은성 & 추수경(2011). 남자간호사의 성 고정관념과 직무만족에 관한 연구. 간호행정학회지, 17(1), pp.14-21.
- 이학종(2005). 디지털 병원의 현재와 미래. In SERI Digital2 Conference.
- 지은실(2009). 인적자원관리 용어사전. 한국학술정보.
- Creighton, D. G. (1965). The road to confederation: The emergence of Canada, 1863-1867. Houghton Mifflin.
- Gluek Jr, A. C. (1982). Canada's Splendid Bargain: the North Pacific Fur Seal Convention of 1911. Canadian historical review, 63(2), 179-201.
- Lawler, E. L. (1966, July). Optimal cycles in doubly weighted directed linear graphs. In Proc. Int'l Symp. Theory of Graphs(pp.209-232).
- Pfaltz, A., Jaun, B., Fassler, A., Eschenmoser, A., Jaenchen, R., Gilles, H. H. & Thauer, R. K. (1982). Zur Kenntnis des faktors F430 aus methanogenen bakterien: Struktur des porphinoiden ligandsystems. Helvetica Chimica Acta, 65(3), 828-865.
- This, N. I. H. (2002). National Institutes of Health consensus development conference statement: management of hepatitis C: 2002—June 10-12, 2002. Management, 2002.

NURSING MANAGEMENT

06 장

지 휘

학습목표

1. 리더십의 개념을 이해하고 설명한다.
2. 관리자와 리더를 구별하여 설명한다.
3. 특성이론, 행동이론을 이해하고 설명한다.
4. 피들러의 상황 적합성 이론, 하우스의 경로－목표이론, 허쉬－블랜차드의 상황적 리더십을 이해하고 비교하여 설명한다.
5. 변혁적 리더십과 거래적 리더십을 구별한다.
6. 간호현장에서 리더십 이론을 적용·제시한다.
7. 집단에서의 리더의 일반적 역할을 이해하고, 집단성과에 미치는 영향을 설명한다.
8. 동기부여이론들을 모두 나열하고, 내용이론과 과정이론으로 구별하여 설명한다.
9. 간호현장에서 동기부여 이론을 적용한다.
10. 조직의 의사소통 유형과 네트워크를 설명한다.
11. 조직 내 효과적인의사소통 방안을 제시한다.
12. 주장행동의 개념과 필요성을 설명한다.
13. 주장행동의 언어적·비언어적 요소를 이해하고, 효과적으로 적용한다.
14. 간호현장에서 주장행동의 사례를 조사한다.
15. 병원의 노사관계를 이해하고 협상의 중요성을 설명한다.
16. 권력, 권한, 영향력의 개념을 이해하고, 구별하여 설명한다.
17. 간호현장에서 임파워먼트 사례를 조사한다.
18. 갈등의 순기능과 역기능을 비교하여 설명한다.
19. 조직에서 다양한 갈등관계를 구별하고, 갈등의 관계에 따라 해결방안을 계획하고 수행한다.
20. 직무스트레스의 개념을 정의한다.
21. 직무스트레스의 원인과 조직에 미치는 영향을 이해하고, 개인·조직차원의 대안을 제시한다.
22. 간호현장에서 스트레스 관리방법을 효과적으로 적용한다.

주요용어 이해

Nursing Management

- **리더십**(Leadership) : 리더가 목표달성을 위해 개인이나 집단 행위에 영향력을 행사하는 과정
- **특성이론**(Trait theory) : 효과적 리더는 특정한 자질을 가지고 있다는 관점의 리더십 이론
- **행동이론**(Behavioral theory) : 효과적 리더는 특정 행동 유형을 가지고 있다는 관점의 리더십 이론
- **거래적 리더십**(Transactional leadership) : 목적 달성을 위해 구성원이 해야 할 일이 무엇인지를 명확히 하는데 주력하는 리더십
- **변혁적 리더십**(Transforming leadership) : 조직의 미래에 대한 비전을 구성원에게 제시하여 높은 수준의 동기를 부여하는 리더십
- **동기부여**(Motivation) : 개인이 어떤 목표를 달성하기 위해 열심히 노력하도록 이끌어 주는 과정
- **권한위임**(Delegation of authority) : 상위계층이 갖고 있는 업무의 일부를 조직 내 아랫사람이 책임지고 할 수 있도록 재량권을 부여하는 것
- **임파워먼트**(Empowerment) : 권력의 소유가 아닌 공유의 개념으로 접근하여 구성원들에게 힘을 부여하는 것
- **주장행동**(Assertive behavior) : 타인의 권리를 침해하지 않으면서 자신의 권리를 지키기 위해 자신의 생각, 의견, 느낌 등을 솔직하게 전달하는 적극적인 행동

지휘(directing)란 구성원들이 바람직한 행동을 하도록 동기부여하고 지도함으로써 조직의 목표를 달성하도록 하는 관리기능이다. 간호조직에서 지휘란 구성원들이 간호조직의 목표달성을 위하여 효율적이고 능률적으로 기여할 수 있도록 이끌고 감독하는 것이다(Douglass). 지휘에는 리더십과 협상, 동기부여, 임파워먼트, 의사소통 기술을 비롯한 갈등관리 기술이 포함된다.

I 리더십과 동기부여

1 리더십의 개념

1) 리더십의 정의

리더십(leadership)이란 개념은 수많은 학자들에 의해 다양하게 정의된다. 이를 종합해보면 리더십이란 조직의 목적을 달성하고 구성원을 일정한 방향으로 이끌어 성과를 창출하는 능력을 말한다. 또한 처한 상황에서 목표를 달성하기 위해 리더가 개인이나 집단의 행위에 영향력을 행사하는 과정으로 사람을 변화시키고(transform) 새롭게 하며(renew) 힘을 북돋아 주고(energize) 영감을 주는(inspire) 행위를 포함한 개념이다. 조직 목표 달성을 위해 하급자의 자발적 참여를 중시한다는 점에서 단순한 권력이나 영향력의 행사와는 구분된다(표 6-1).

표 6-1 학자에 따른 리더십의 정의

학자	정의
헴필과 쿤스 Hemphill & Coons(1957)	집단의 활동을 공유된 하나의 목표로 집중시키려는 개인의 행동이다.
케이트와 칸 Kate & Kahn(1978)	기계적으로 조직의 일상적 명령을 수행하는 것 이상의 결과를 가져올 수 있게 하는 영향력이다.
슈리쉐임 톨리버와 벨링 Schriesheim, Tolliver & Behling(1978)	사회적 영향력 행사과정으로 리더가 조직목표 달성을 위해서 구성원들의 자발적 참여를 추구할 때 발생한다.
피터와 오스틴 Peter & Austin(1985)	리더십은 비전이요, 우렁찬 응원가요, 열정(passion)이다.
「SK」 Academy(1999)	특정상황에서 집단이나 조직이 실현시킬 비전을 설정하고 그 비전을 실현하도록 구성원들의 행동에 영향을 미쳐 구성원들이 기꺼이 스스로 실행하도록 개인과 조직을 변화시켜 가는 과정이다.

출처 : 조직행동학

이와 같은 리더십의 정의에 근거하여 살펴볼 때, 몇 가지 고려해야 할 사항들이 있다.

- 리더십은 강제, 강압, 지배 등의 영향력 행사방법과는 거리가 멀다. 리더십은 감독이나 감시 등의 공식적 구조 변수들과도 구별된다. 또 타인의 자발적인 참여나 영향력 수용을 전제로 하기 때문에 구성원들의 의견과 다르게 행사되는 영향력은 리더십 개념 속에 포함되지 않는다고 볼 수 있다.
- 리더와 구성원들 간의 상호작용을 전제로 공유된 목적을 중심으로 조직화되어 있다. 만약 극장에서 화재가 발생하여 먼저 발견한 사람이 "불이야!"라고 외쳐서 사람들을 대피시켰다고 가정하자. 이것은 많은 사람들에게 영향력을 행사한 행위이지만, 이 상황은 리더십을 발휘하지 못했다. 반면, 같은 상황에서 관객을 일단 진정시켜 질서를 유지하면서 노약자들이나 어린이들을 먼저 차례대로 극장을 빠져나가게 했다고 가정하자. 이 상황은 조직화된 집단을 지도했다고 볼 수 있다. 그러므로 이때 리더십을 발휘했다고 볼 수 있다.
- 리더와 관리자는 분명히 구분된다. 베니스(Bennis) 등은 관리자들은 주어진 일을 옳게 하려는(do things right) 사람들이고, 리더는 옳은 일을 하려는(do the right thing)사람들이라고 하였다.

2) 관리자와 리더의 특성 구분

관리자는 주로 시간, 비용, 급여, 연장근무, 병가 등에 대한 통제를 강조함으로써 조직의 목적을 달성한다. 그리고 공식적인 조직 내에 수반된 권한에 의해 영향력을 행사한다. 반면에 리더는 누구나 될 수 있는 특징을 가지고 있어서, 리더의 행동이 리더의 위치를 결정하게 된다. 작업의 효과성을 극대화함으로써 생산성을 증가시킨다. 관리자는 책임을 지고 조직의 목표를 달성하기 위해 노력한다면, 리더는 장기적 안목을 가지고 구성원들에게 비전을 제시하면서 자발적 참여를 유도한다. 조직의 목표를 달성하기 위해 전반적인 활동과정과 방향 및 의견을 조율하는 사람이라고 할 수 있다(표 6-2).

3) 리더십의 중요성

- 리더십은 급변하는 환경 변화에 효율적으로 대응하고 조직발전을 위한 변화를 주도한다. 능력 있는 리더는 변화하는 환경에서 조직이나 집단의 사명과 목표를 명확하게 설정하여 구성원들에게 나아갈 방향을 제시한다. 이를 통해 지속적이고 안정적인 조직발전을 도모한다.

표 6-2 관리자와 리더의 비교

관리자	리더
• 공식적 조직 내의 지위와 책임을 갖는다. • 그들의 지위에 수반되는 권한에 기인한 합법적 권력을 지닌다. • 주어진 특정 기능, 의무를 통해 조직성과를 달성한다. • 통제, 의사결정, 의사분석, 결과를 강조한다. • 조직의 목적을 성취하기 위해 인간, 환경, 돈, 시간, 다른 자원들을 다룬다. • 리더보다 합리성과 통제를 위한 더 큰 공적인 책임을 지닌다. • 자발적인 구성원 뿐 아니라 비자발적인 구성원도 지휘한다. • 수직적 관점이다.	• 위임된 권한은 없지만, 소위 영향력과 같은 다른 의미의 권력을 지닌다. • 관리자보다 더 폭넓고 다양한 역할을 지닌다. • 공식조직의 부분이 아닐 수 있다. • 그룹과정, 정보수집, 피드백, 힘 부여하기 등에 초점을 맞춘다. • 대인관계를 강조한다. • 자발적인 구성원을 지휘한다. • 리더의 장기적인 안목에서 추구하는 목적에 소속된 조직의 목적이 반영될 수도 있고 반영되지 않을 수도 있다. • 수평적 관점이다.

- 리더십은 개인 역량의 총 합산 이상의 힘을 발휘할 수 있는 시너지 효과를 촉진시켜 조직 목표달성을 도모한다.
- 리더십은 구성원들을 유능한 인재로 성장시키는데 필요한 멘토, 코칭, 상담과 같은 사회화 과정을 주도하는 핵심요인이다.
- 리더십은 구성원들이 목표달성에 기여할 수 있도록 동기를 부여하고 사기를 높이며 업무에 몰입할 수 있는 여건을 조성하는 데 중요한 역할을 한다.

2 리더십이론

1) 특성이론

특성이론(trait theory)은 리더에게 남과 다른 특성(traits)이나 자질이 존재한다고 전제한다. 소수의 사람들은 위인이 될 자질을 가지고 태어난다고 믿었다. 그래서 위인이론(great man theory)으로 불리기도 한다. 1930년대와 1940년대에 연구가 활발히 이루어졌고, 많은 연구들이 리더가 갖춰야 하는 특성이나 자질을 찾는데 집중되었다. 1차, 2차 세계대전을 거치면서 군대의 관심도 훌륭한 리더(장성)가 되기 위해 갖추어야 할 자질이나 특성을 발견하는 것이었다. 이후 기업이나 다른 조직에 대해서도 바람직한 리더의 특성을 찾는 리더십 연구가 활발해지기 시작하였다. 그리고 발견된 리더 특성과 리더십의 유효성 간의 관계를 살펴보는 데 주력하였다.

(1) 리더십 특성

일반인들이 갖는 신체적, 성격적, 사회적(대인 관계적), 그리고 능력상의 특성들(1차적 특성변수)로부터 리더십의 특성들을 추출한다. 그리고 효과적인 리더십을 발휘할 수 있도록 돕는 특성들의 집합(2차적 특성변수)을 합친 개념을 말한다. 리더의 특성들을 요약하면 다음과 같다.

표 6-3 리더 특성

특성	내용
신체 특성	활동성, 정력, 외모, 차림새, 몸무게 등
능력 또는 기술특성	행정능력, 지능, 판단력, 지식, 기술적 능력, 어휘 구사력
성격 특성	성취동기, 야망, 적응력, 공격성, 민첩성, 적응력, 자기통제력, 지배성향, 독립성, 주도적, 직관력, 성실성, 객관성, 창의성, 일관성, 인내력, 책임감, 자신감, 유머감각, 스트레스 저항력 등
사회적 특성	협동성, 대인관계 기술, 민감성, 명예중시 성향, 사회성, 사회경제적 지위

(2) 특성이론과 관련된 연구

특성이론은 리더십의 유효성과의 상관관계가 약하고 일관성이 없다. 예를 들면 효과적인 리더는 지능이 높다는 가설을 지지해 주는 결과보다는 예외적인 결과가 존재한다. 그리고 지능이나 다른 특성요소들이 리더십 효과와 유의미한 상관관계를 갖는다 하더라도, 한 사람이 갖고 있는 현재의 특성이 미래까지 지속적으로 리더십을 발휘한다고 확신할 수 없다. 또한 리더십 특성과 유효성 간의 관계가 상황 변수들의 존재 여부에 따라 달라진다. 예를 들면, 리더십 특성들의 상대적 중요성이 조직 특성, 역사적 배경, 집단의 목표, 직무 특성, 그리고 구성원들의 특성 등에 따라 달라질 수 있다는 것이다.

초기의 특성이론 연구들은 연구방법 상의 문제점을 극복하지 못하였다. 이를테면 리더 특성에 따라 유효성의 차이가 발생한다는 가설을 가정해보자. 긍정적인 리더십 특성들을 갖는 집단의 사람들과 부정적인 리더십 특성을 갖는 사람들의 두 집단으로 나누어 일정기간 같은 리더의 역할을 수행하도록 한 후(종단연구), 리더십 유효성을 측정해 보면, 두 집단 간에 확연한 유효성의 차이가 발생할 것이라는 가정이다.

하지만 초기의 리더십 연구들은 공식적으로 임명된(과장, 공장장 등) 리더의 특성들을 하급자들의 특성과 비교함으로써 원하는 결론을 도출하려고 하였다. 여기에 연구 방법적인 결함이 발생한다. 즉 공식적으로 최고 자리에 임명된 사람들은 훌륭한 특성이 있기 때문에 리더가 된 경우도 있겠지만, 리더가 되었기 때문에 생기는 특성들(자신감 등)도 있을 수 있기 때문이다.

그러나 최근 다시 특성이론에 관심을 갖는 리더십연구가 활발하게 진행되고 있으며, 리더 특성과 리더십 유효성 간에 어느 정도 일관된 패턴이 나타나는 것으로 평가되고 있다. 또한 효과적인 리더십이 리더의 특성과 높은 상관관계가 있다는 점이 부각되었다. 이러한 특성이론은 남다른 리더의 특성들이 효과적인 리더십을 발휘하도록 하는데 매우 중요한 역할을 하고 있음을 밝히고 있다.

(3) 특성이론의 한계점

- 특성이론에 따르면, 상황에 따라 필요한 리더의 특성이 다를 수 있다.
- 특성이론에서 주장하는 제시된 우수한 특성과 능력을 고루 갖춘 사람은 드물다.
- 리더의 특성 중 가장 중요한 자질이 무엇인지에 대한 언급이 없다.
- 특성이론은 리더십을 발휘하기 위해 요구되는 자질이 무엇인지 명확하게 제시하지 못하고 있으며, 그러한 점이 성공적 리더와 특정한 자질 간의 상관성 도출을 어렵게 한다.
- 특성이론은 인간을 통합된 전체로서 보지 못하였다.
- 특성이론은 구성원의 영향과 환경적 영향 및 상황적 요인들을 고려하지 않았다.
- 특성이론은 선천설에 근거하고 있어 한계점이 있다.

2) 행위이론(행동이론)

1940년대 말부터 연구되기 시작한 새로운 관점의 리더십은 행위이론이다. 행위이론은 리더가 어떻게 행동하는가 하는 점에 초점을 두고, 리더십의 교육과 훈련을 통한 리더의 개발을 강조하고 있다.

(1) 3원론적 관점(독재적-민주적-자유방임형 리더십)

화이트(White)와 리피트(Lippit)는 리더의 권한과 구성원들의 참여를 기준으로 리더십을 분류하였다(표 6-4).

① 전제형(독재적), 권위형 리더십

독재적(autocratic) 리더십의 긍정적인 측면은 구성원들에게 안정감을 주고 집단의 혼돈을 완화시켜 생산성을 높일 수 있다는 것에 있다. 또 예측 가능한 안정된 집단 활동 및 위기 상황에서의 신속한 대처를 가능하게 한다. 그러나 구성원의 창의성, 자기 동기화, 자율성을 감

표 6-4 리더십 유형에 따른 비교

유형	전제형(독재적) 리더십	민주형 리더십	자유방임형 리더십
특성	• 자신이 항상 최상이라고 생각하여 구성원을 무시하고 지도자 혼자서 결정 • 구성원은 따르기만을 강요 • 업무 중심적, 권위주의적 • 외적인 강제적 힘에 의해 구성원이 동기부여 된다고 믿음 → 구성원의 변화 요구에 저항, 처벌로 구성원 억압	• 의사결정 전 과정에 조직구성원을 참여시키는 유형 • 명령보다는 조언을 통한 인간관계와 팀워크 중시	• 모든 사람은 내적 요소에 의해 동기화 되어 스스로 도 일을 잘한다고 믿음 • 구성원의 지도를 절제(방관형)
장점	• 응급 상황이나 위기 상황 시에 사용되면 효과적 • 구성원이 지식과 경험이 미숙할 때 유용 • 구성원이 지도자의 능력을 절대적으로 신뢰	• 구성원 간의 협동과 조정을 통해 팀워크가 잘 이루어짐 • 구성원의 자율성과 능력개발 용이 • 구성원이 의사결정의 전 과정에 참여하므로 업무에 대한 긍지나 책임감과 만족감 큼	• 구성원의 업무수행 능력이 뛰어나 전문적 자주성이 높을 때 유용
단점	• 인간적인 감정교류가 적어 팀의 일체감 형성 어려움 • 구성원이 의사결정에 참여하지 못하므로 책임의식이나 만족감 적음 • 구성원의 수동적인 근무태도로 의존성이 높고 창의력 개발이 적음	• 의사결정시 많은 시간 요구 • 위기상황에 대한 신속한 대응 힘듦 • 구성원이 많은 경우는 통솔이 어려움	• 구성원의 협조심이 결여되어 의견수렴의 어려움 • 조직 규율의 일관성 유지가 힘듦 • 업무성과의 상향조절이 어려움

소시키는 부정적인 측면을 가지기도 한다.

- 집단에 대해 강한 통제를 한다.
- 구성원들의 동기부여를 강제한다.
- 명령조로 지시한다.
- 독단적으로 의사결정하며 상의하달식 의사소통을 사용한다.
- 직위의 차이를 강조하며 처벌을 목적으로 비판한다.

② 민주형 리더십

민주형(democratic) 리더십은 구성원들의 자율성과 성장을 증진시켜 구성원들 간의 협동과 조정이 필요할 때 효과적인 리더십이다. 장기적으로 생산성 향상을 도모할 수 있다는 장점이 있는 반면에, 개인들의 의견을 수렴하는 과정에 많은 시간이 소요된다. 신속한 결정을 요구하는 사람들에게 혼돈을 제공할 수 있다. 그러므로 민주형 리더십은 독재적 리더십보다 양적인 효율성이 떨어진다. 그 특성은 다음과 같다.

- 집단에 대한 통제를 최소화한다.
- 경제적 보상과 자아 보상으로 동기를 부여한다.
- 상의하달과 하의상달 의사소통이 자유롭게 일어난다.
- 의사결정에 구성원들을 참여시킨다.
- 우리를 강조한다.
- 건설적 비평을 한다.

③ 자유방임형 리더십

자유방임형(laissez-faire) 리더십은 비지시적 리더십이기 때문에 혼란을 초래할 수 있다. 또한 어떤 집단에서는 무감동, 무관심이 야기될 수도 있다. 그러나 모든 구성원들이 동기부여되어 있고 자기 지시적 일 때 이 유형은 가장 많은 창의성과 생산성을 산출해 낼 수 있어, 문제가 잘 규명되지 않고 대안적 해결을 필요로 할 때 적절한 리더십이다.

(2) 직무-구성원 중심적 리더십

리커트(Likert)는 리더의 행동유형을 직무 중심적 리더십과 구성원 중심의 리더십으로 분류하였다.

① 직무 중심적 리더십

공식적 권한에 의존하여 생산 과업을 중심으로 구성원들을 관리 감독하는 리더십 유형을 말한다. 생산성이 낮은 집단에 유용한 리더십이며, 일 중심 리더십이라고도 불린다.

② 구성원 중심적 리더십

구성원들의 욕구 충족과 발전에 관심을 가지는 리더십의 유형으로 구성원간의 관계를 중요하게 다룬다. 생산성이 높은 집단에 유용한 리더십으로 보고되고 있으며 구성원의 직무만족도가 높은 결과를 보인다.

(3) 오하이오 주립대학 리더십 연구 프로그램(OSU), 배려-구조주도 리더십

1950년대에 들어오면서, 리더십을 위한 다양한 프로그램들이 시도되었다. 그 중에서 가장 큰 공헌을 한 것은 스토딜(Stogdill)과 플레시맨(Fleishman)이 이끌었던 오하이오 주립대학의 리더십 연구 프로그램이었다.

이 연구팀은 리더십 유형을 구조주도(initiating structure)와 배려(consideration)라고 하는 두 개의 독립된 차원으로 보았다. 즉, 리더는 구조주도와 배려 행위를 동시에 보일 수 있다는 관점이다. 리더의 구조주도 행위란 집단 구성원 간의 관계(직위나 역할 등)를 규정, 조직화하고 공식적 의사소통 채널을 설정하며 집단의 과업을 달성하는 방법의 제시 등과 관련되는 과업 중심적인 행위를 의미한다. 그리고 리더의 배려 행위란 리더가 구성원들에게 보여주는 쌍방 의사소통, 의견수렴, 상호신뢰, 존중, 따뜻함 등의 범주에 속하는 것으로 리더-구성원들 간의 관계 중심적 행위를 의미한다. 여기에서 가장 효과적인 리더는 높은 구조주도 행위와 높은 배려 행위를 동시에 보이는 리더인 것으로 나타났다.

오하이오 주립대학 리더십 연구를 종합해보면, 다음과 같다.

- 구조주도와 배려의 유효성이 상황에 따라 달라진다.
- 특성이론은 리더를 확보하는 방법으로 선발에 의존한 반면, 행위중심 이론들은 리더십을 교육, 훈련을 통해 개발할 수 있다는 입장을 강조한다. 이를 계기로 수많은 리더십 훈련 프로그램들이 등장하게 되었다(그림 6-1).

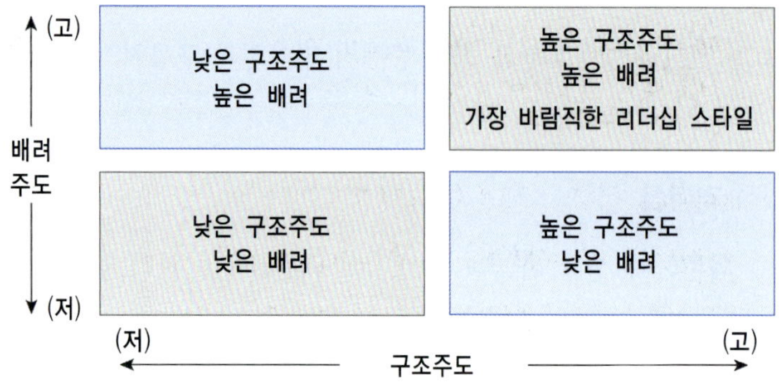

그림 6-1 구조주도와 배려주도 리더십 유형

(4) 관리격자(관리 그리드 프로그램)이론

블레이크(Blake)와 모턴(Mouton)의 관리격자이론(managerial grid)은 유효성에 대한 많은 논란을 일으켰다. 그럼에도 불구하고 상당 기간 동안 리더십훈련 프로그램으로서 실무자들 사이에 인기를 누려온 프로그램이다.

이 프로그램은 업무에 대한 관심과 인간 중심 배려의 각 차원을 9등분하여 총 81가지의 리더십을 작성하였다. 또한 주요 좌표 다섯 지점에 독특한 명칭을 붙였다(그림 6-2).

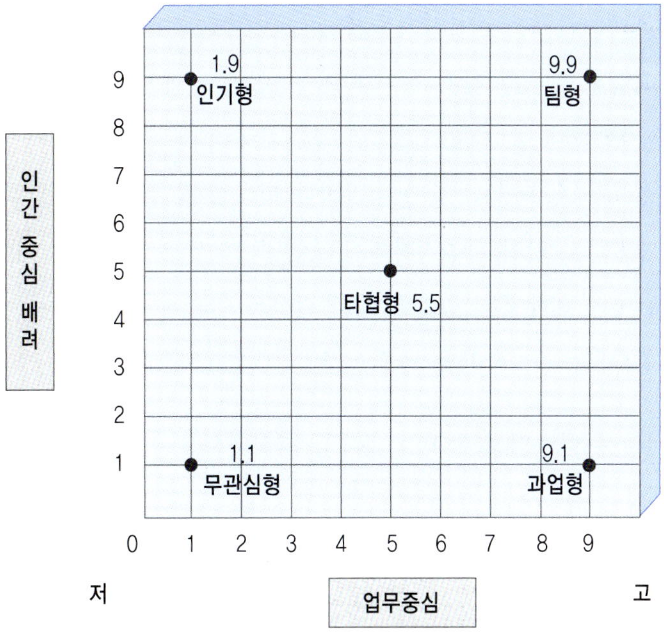

그림 6-2 관리격자이론

① **무관심형**(1. 1)

생산과 인간에 대한 관심이 모두 낮은 형, 리더는 자기 자신의 직분 유지에 필요한 최소한의 노력만을 투입한다.

② **인기형, 컨트리클럽형**(1. 9)

인간에 대한 관심은 대단히 높으나 생산에 대한 관심이 극히 낮은 형, 리더는 어떤 방향에서 구성원끼리의 원만한 관계 및 친밀한 분위기 조성에 주력한다.

③ **과업형**(9. 1)

생산에 대한 관심은 매우 높지만, 인간에 대한 관심은 극히 낮은 형, 리더는 일의 효율을 높이기 위해 인간적 요소를 최소화하도록 작업 조건을 정비하는 등 과업상의 능력을 우선적으로 생각한다.

④ **팀형, 이상형**(9. 9)

인간과 과업에 대한 관심이 매우 높은 형, 리더는 상호 의존관계와 조직의 공동목표를 강조하고 상호 신뢰적 관계에서 구성원들의 몰입을 통하여 과업을 달성한다.

⑤ **타협형**(5. 5)

인간과 과업에 적당한 관심을 갖는 형, 리더는 과업 능률과 인간적 요소를 절충하여 적절한 수준의 성과를 지향한다.

위의 리더십 유형 중에서 팀형이 가장 바람직한 리더십 유형이라는 전제하에 리더의 행동유형을 팀형으로 개발하는 것이 관리격자의 근본목적이다. 즉, 조직에서 리더가 효과적인 리더십을 발휘하도록 하기 위해서는 생산에 대한 관심과 인간에 대한 관심을 모두 높일 수 있도록 리더의 행위를 개발해야 한다.

그러나 행동이론들은 다음의 공통적인 문제들에 직면하고 있다.

- 리더의 행동유형을 측정하고 분류하는 데에서 객관적이고 신뢰성 있는 방법이 개발되어 있지 않다.
- 많은 연구에서 리더십 유형의 효과성이 상황에 따라 다르게 나타나서 모든 상황에 적합한 하나의 리더십 유형을 발견할 수 없었다. 즉, 리더십의 효과는 리더의 행동유형보다 상황변수에 따라 결정되는 경우가 더 많은데. 행동이론들은 이러한 상황변수를 고려하지 않았다.
- 특성이론이 리더를 확보하는 데 선발에 의존할 수밖에 없는 반면에 행위이론에서는 교육, 훈련을 통해 리더십을 개발할 수 있다는 전제하에 많은 리더십훈련 프로그램이 등장하였다. 그러나 이들 훈련 프로그램의 효과에 대한 검증 없이 실무에서 통용되어 왔다.

3) 상황이론

1960년대 후반부터 나타나기 시작한 상황 적합성 이론(contingency and situational leadership theory)은 일 중심(구조주도) 유형이나 관계중심(배려) 유형 중 어느 하나가 더 효과인 것이 아니라 각각의 유효성이 상황 조건에 따라 달라진다는 입장이다. 여러 가지 상황적 조건을 구체화하고, 상황적 조건에 따른 리더십 행동과 그 효과를 집단성과와 집단 구성원의 만족감을 중심으로 분석함으로써 리더십의 효과성을 연계시키고자 등장한 이론이다.

상황이론의 핵심인 "상황이란 무엇인가?", 또 "어떤 상황에서 일 중심 유형이 유효하며 또 어떤 상황에서는 관계중심 유형이 더 유효한가?"를 구체적으로 밝히고 있다. 또한 이 유형에 속하는 리더들은 상황 변수의 선택과 리더십 유형의 구분에 있어 큰 차이를 보인다.

(1) 피들러의 상황 적합성 이론

피들러(Fiedler)에 의해 상황을 고려한 최초의 리더십 이론이다. 집단의 성과는 과업동기 또는 관계동기라고 불리는 리더의 성격 특성과 리더십 상황의 호의성간의 적합 정도에 달려있다. 리더의 특성과 리더십 상황의 호의성간의 적합정도에 따라 리더십의 효과가 달라진다는 관점이다.

① 리더의 유형

우선 리더십 상황모델에서 리더의 성격 특성은 LPC(Least Preferred Coworker) 설문에 의하여 측정한다. LPC 점수란 리더가 가장 싫어하는 동료에 대한 평가 점수로써 이들 항목에 대한 수치가 높을수록 "관계 지향적 리더십"에 해당하고, 낮을수록 "과업 지향적 리더십"에 해당한다.

② 리더십의 상황 요소

관계 지향적 리더십과 과업 지향적 리더십을 단일차원의 양 극점으로 설정하고, 상황 변수를 리더－구성원 간의 관계, 과업구조, 직위권한 등의 3가지로 구체화하고 있다(그림 6-3).

가. 리더와 구성원 간의 관계

리더에 대해 구성원들이 가지는 신뢰나 존경 등의 정도를 말한다. 구성원들이 리더를 수용하는 정도를 반영하는 지표로써, 구성원들과의 관계가 좋은 리더는 구성원들에게 많은 영향력을 행사할 수 있다. 가장 중요한 상황변수로 작동하게 된다.

나. 과업의 구조화

과업의 일상성 또는 복잡성을 뜻한다. 과업의 목표의 명확성, 목표－경로의 다양성, 의사결정의 변동성 및 의사결정의 구체성에 의해 리더십 상황이 결정된다. 즉, 과업의 내용과 목표의 명확성, 업무수행 방법과 절차의 편리성, 측정 가능한 과업의 달성도, 실현 가능하고 구체적인 의사결정이 항상 반복되면 '과업이 구조적이다' 혹은 '과업이 구조화되어 있다' 또는 '과업구조가 높다'라고 평가한다. 과업이 구조적일수록 구성원들에 대한 리더의 영향력 행사가 용이하다. 반대로 과업이 애매모호하게 규정되어 있으면 리더나 구성원들이 과업의 성격이나 수행기준을 분명하게 파악하지 못하기 때문에 리더의 영향력 행사가 어려워진다.

다. 직위권한

직위권한이란 흔히 공식적, 합법적, 강압적 권력으로 표현된다. 리더의 지위가 조직구성원들로 하여금 명령이나 지시를 수용하도록 할 수 있는 정도를 말하는 것으로써 리더의 직위권한이 강할수록 리더십의 발휘가 수월하다.

위의 3가지 상황적 조건이 리더에 대한 '상황의 호의성'을 결정하게 된다. 상황의 호의성이란 그 상황이 리더로 하여금 자기 집단에 대하여 자신의 영향력을 행사할 수 있게 하는 정도를 말한다.

피들러는 리더와 구성원간의 관계, 과업의 구조화, 직위권한이라는 3가지 상황변수를 각각 2등분한 후 조합하여 8가지 리더십 상황으로 분류하였다. 8가지 리더십 상황이 리더에게 호의적인 정도를 '상황의 호의성'이라고 하였다. (그림 6-3)에서 보면 상황이 리더에게 아주 호의적이거나 비호의적일 때에는 과업지향적인 리더십 유형이 효과적임을 보여주고 있다. 반면, 상황이 호의적이지도 비호의적이지도 않은 경우에는 관계 지향적인 리더십이 효과적이다. 피들러 이론을 토대로 리더십의 효과를 높이기 위해서 두 가지 선택을 할 수 있다. 하나는 리더의 리더십 유형을 바꾸는 방법이고, 또 하나는 상황을 리더의 특성에 맞게 바꾸는 것이다. 조직의 인사관리에서는 관리자의 리더십 개발을 위한 교육 훈련보다 관리자 개인의 리더십 유형과 상황 특성이 적합하도록 관리자를 적정 배치하는 것이 중요하다. 그리고 리더십 유형과 상황이 부적합한 경우에는 부서를 이동시키거나 상황 자체의 특성을 교체하는 노력이 요구된다. 예를 들자면, 수간호사가 간호사들과 함께 영화 관람이나 등산 등 업무 이외의 활동을 추진하거나 특별 상여금, 휴가 등의 보상을 마련함으로써 간호사와의 관계를 증진시킬 수 있다.

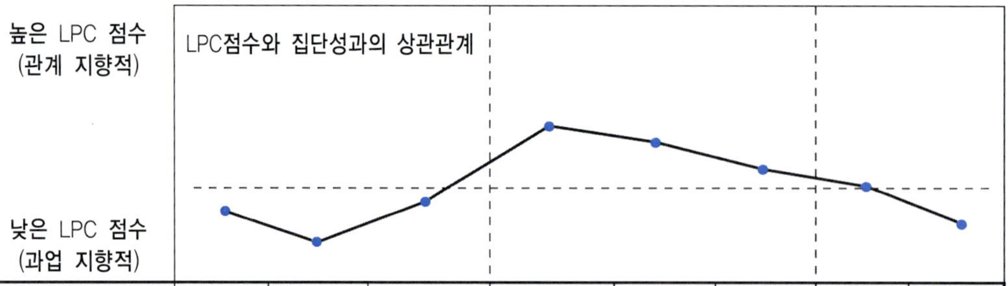

상황	1	2	3	4	5	6	7	8
리더-구성원 관계	좋음	좋음	좋음	좋음	나쁨	나쁨	나쁨	나쁨
과업구조	구조적	구조적	비구조적	비구조적	구조적	구조적	비구조적	비구조적
리더의 직위권력	강	약	강	약	강	약	강	약
상황의 호의성	호의적			중간			비호의적	

그림 6-3 피들러의 상황적합성이론

(2) 하우스의 경로-목표 이론

하우스(House)는 세 편의 논문을 통하여 경로-목표 이론(path-goal leadership model)을 제시하였다. 이 이론은 동기이론 중 하나인 기대이론(expectancy theory)에 근거하여 제시되었다. 기대이론에 의하면, 개인의 동기는 노력-성과 간의 기대치, 성과-결과 간의 수단성 그리고 보상의 유의성이 증가할수록 높아진다. 기대치, 수단성 그리고 유의성을 종합적으로 구성원들이 자기 자신, 일 그리고 관리층에 대해서 갖는 기대감이라고 표현한다면, 리더가 구성원들의 기대감에 영향을 미치는 과정을 설명하려 했던 것이 경로-목표 이론이다(그림 6-4).

기본적으로 리더의 행동이 조직구성원들의 동기부여, 만족 및 직무수행능력 등에 미치는 영향을 밝히고자 하였다. 즉, 리더가 구성원들로 하여금 목표를 인지시키고, 구성원 스스로 목표를 개발하게 할 수 있는 방법에 관심을 가졌다. 목표를 달성하기 위한 경로를 찾는데 영향을 미치는 것에 중점을 두고 구성원들의 과업성과에 대한 유의성을 높이고 과업성과를 달성하는데 필요한 모든 상황적 조건을 조성하고자 노력하였다. 과업달성에 대한 기대감을 높이는 것을 리더의 주요한 기능으로 보고 4가지 리더십 유형을 제시하고 있다(표 6-5). 리더는 구성원들의 특성과 환경적 요소들을 고려하여 적절한 리더십 행동유형을 선택, 활용함으로써 구성원들의 성취동기를 자극하고 성과와 만족감을 높이도록 노력하여야 한다.

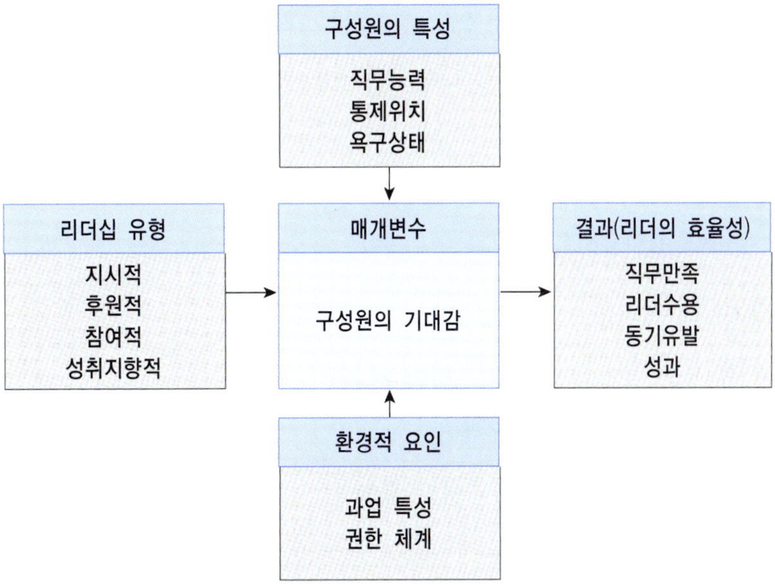

그림 6-4 하우스의 경로-목표이론

표 6-5 하우스의 4가지 리더십 유형

유형	내용
지시적 리더십	도구적 리더십(Instrumental Leadership)이라고도 표현되며 구성원 통제, 조직화, 감독 등과 관련되는 리더의 행위이다. 규정을 마련하여 준수토록 하고 부과된 작업일정을 수립하든가 직무를 명확히 해주는 등의 리더행위를 포함한다.
후원적 리더십 (지원적리더십)	구성원들의 욕구와 복지에 관심을 보이고 언제든지 친구처럼 대해주며, 동지적 관계를 중시하는 리더의 행위를 말한다.
참여적 리더십	의사결정을 할 때 구성원들과 상의하고 그들의 아이디어를 진지하게 고려해 주는 리더십 행위를 뜻한다.
성취 지향적 리더십	도전적 목표를 수립하고 최우수를 지향하며 자신의 능력에 자신감을 갖도록 함으로써 구성원들이 최고의 성과를 달성할 수 있도록 하는 리더십 유형이다.

하우스에 따르면, 리더의 행위가 구성원들의 동기를 유발하려면, 구성원들의 목표 성취에 방해가 되는 요소들을 제거해주고, 그들이 필요로 하는 후원(지원)과 도움을 줄 수 있어야 한다. 그리고 목표 성취와 그에 따른 유의한 보상을 연결시켜 줘야 한다. 목표와 보상에 이르는 경로를 다루고 있다고 하여 '경로-목표 이론'이라고 명명하였다. 그리고 4가지 리더십 유형은 구성원들의 특성과 환경적 요인의 두 가지 상황요인에 의해 효과성이 달라진다고 다음과 같이 기술하였다.

① 지시적 리더십

리더가 구성원들의 활동을 기획, 조직, 통제하는 구조주도적인 리더십으로 구성원들에게 기대하고 있는 것을 알려주고 구체적으로 지시하며 구성원들의 질문에 답하는 유형이다.

- 과업구조가 모호할 경우
- 구성원들이 리더에게 복종적이고 의존적인 경우
- 리더가 강력한 직위권한을 가지고 있는 경우

② 후원적(지원적) 리더십

리더는 구성원들의 복지와 안녕에 대하여 진실한 관심을 보이고 우호적 분위기 조성과 작업 집단의 만족을 위해 노력하는 유형이다.

- 공식적 권한체계가 명확하고 관료적인 경우
- 과업이 구조화되어 있는 경우
- 구성원들이 높은 사회적 욕구를 지니고 있을 때
- 구성원들 간에 상호작용이 필요한 경우

③ 참여적 리더십

리더는 구성원들에게 정보를 제공하고 그들의 아이디어를 공유할 것을 권유하며 의사결정 과정에서 구성원들의 의견이나 제안을 고려하는 유형이다.

- 과업이 내재적 동기를 유발할 수 있는 특성을 가질 때
- 구성원들의 자존심과 성취욕이 강할 때
- 개인과 조직의 목표가 양립하는 경우

④ 성취지향적 리더십

리더는 결과 지향적이고도 도전적인 목표를 설정하고 구성원들이 그 목표를 달성하기 위해 최대한의 능력을 발휘할 것이라 기대하는 유형, 목표달성에 대한 책임은 구성원들에게 있다.

표 6-6 경로−목표이론 변수들 간의 관계

리더십 유형	상황에 따른 효과
지시적 리더십	• 지시적 리더십을 사용할 경우, 외재적 통제 위치를 갖거나 과업능력이 낮은 구성원들에게 긍정적으로 작용하여 만족도를 높여준다. • 과업능력이 높은 구성원들에게는 부정적 영향을 미치며, 따라서 구성원들의 만족도를 저하시킨다. • 모호한 과업(ambiguous tasks)을 수행하는 구성원들의 경우, 긍정적으로 작용하여 만족도를 높여주고 동기를 유발시킨다. • 명확한 과업을 수행하는 구성원들의 경우에는 부정적으로 작용하여 만족도와 동기를 저하시킨다.
후원적 리더십 (지원적리더십)	• 스트레스나 좌절감, 또는 욕구불만을 느끼게 하는 과업을 수행하는 구성원들에게 후원적 리더십은 긍정적으로 작용하여 만족도를 높여준다. • 과업이 어렵고 구성원들이 자신감이 없거나 실패할 것을 크게 두려워하는 경우에 후원적 리더십은 구성원들의 불안감을 덜어주고 자신감과 결의를 북돋워 줄 수 있다.
참여적 리더십	• 통제 위치에 있어 내재론자(internals)에 속하는 구성원들에 대해서 참여적 리더십을 사용하면 긍정적으로 작용하여 만족도를 높여줄 수 있다. • 애매한 과업에 대하여 개인적 애착을 갖고 있는 구성원들에게 참여적 리더십을 사용하면 구성원들의 만족도와 동기를 높여준다. • 구성원들의 과업이 매우 구조화되어 있고 자신들의 업무를 명확히 이해하고 있는 경우, 참여적 리더십은 효과가 없다. • 구성원들이 높은 자율욕구나 성취 욕구를 갖고 있는 경우, 참여적 리더십은 구성원들의 만족도와 동기를 높여준다.
성취 지향적 리더십	• 매일 같은 일의 반복과 도전정신이 없는 구성원들에게 성취 지향적 리더십을 사용하면 그들의 자신감과 동기를 높여준다.

• 참여적 리더십의 경우와 유사한 상황에 적합

경로-목표 이론은 너무 복잡하여 완전한 검증이 어렵다는 지적을 받고 있으나, 최근 과업의 성격과 관련하여 부분적으로 이 이론의 타당성에 대한 검증이 이루어지고 있으며 특히 다른 상황 이론들과는 달리 어떤 상황에서 어떤 리더십이 왜 효과적인지를 밝혀주고 있다는 점에서 실무 기여도가 높은 편이다.

하우스는 구성원들의 특성과 환경적 요인에 따라 리더십의 유효성이 달라진다고 주장하였다.

그러나 피들러의 상황 적합성 이론처럼 어떠한 상황적 특성(구성원들의 특성과 환경적 요인)에서 리더십의 유형에 따라 유효성을 자세하게 밝히지 못하였다. 따라서 제시되는 상황 변수들이 차이가 발생하였고, 특히 피들러의 상황 적합성 이론처럼 이러한 상황 변수들을 조합한 구체적인 상황에서 리더십 유형의 선택 방법을 제시하지 않고 있다.

경로-목표이론 측면에서 상황에 따른 각 리더십 유형의 효과를 요약하면 다음과 같다(표 6-6). 구성원이 모호하게 직무수행을 하는 상황이라면 직무를 명확하게 알려주면 긍정적으로 작용하는 지시적 리더십이 효과적이다. 만약 구성원들이 일에 대한 자신감이 결여되어 있는 경우라면 후원(지원)적 리더십이 바람직하다. 후원(지원)적 리더십은 구성원들에게 목표 달성에 대한 자신감을 회복시켜 줌으로써 구성원들의 불안감을 감소시키고 만족도를 높여주기 때문이다. 부적절한 보상체계를 지닌 조직에서 불만을 가진 구성원이 발생하였다면 참여적 리더십이 효과적이다. 구성원들을 참여시켜 욕구에 맞게 보상을 재설계하면 만족도가 높아지는 결과를 얻을 수 있다. 마지막으로 성취 지향적 리더십은 구성원들이 매일 같은 일의 반복과 도전정신 없이 지쳐있는 상황에서 효과적으로 발휘된다. 구성원들 수준보다 약간 높은 수준의 목표를 설정해주거나 혹은 도전의 필요성을 일깨워주는 리더십이 요청된다.

이러한 경로-목표 이론은 리더십 과정의 중요한 상황 요소들을 정립하였고, 여러 상황에서 효과적인 리더십 유형을 제시하였다. 이를 통해 복잡한 조직환경 속에서 리더십을 이해하는 데 도움을 주고 있다. 그러나 이론에 포함된 변수들에 대한 정의가 분명치 않고 변수들 간의 인과관계도 명확하지 않다는 한계가 있다. 또한 리더 행동 유형의 측정에 대한 신뢰성이 낮고, 이론의 복잡성으로 인해 이론 전체를 검증하기 어렵다는 것이 지적되고 있다.

(3) 허쉬와 블랜차드 상황적 리더십 이론

오하이오 연구에서 배려와 구조주도 행위가 리더십 유효성과 일관된 결과를 증명하지 못한

점에 착안하여 허쉬(Hersey)와 블랜차드(Blanchar)가 '상황적 리더십 이론(situational leadership theory)'을 발표하게 되었다. 이들은 리더와 구성원들의 관계에서 리더는 구성원의 성숙도에 따라 점진적으로 구성원에게 권한위임을 해야 한다고 주장하였다. 상황적 리더십 이론은 리더의 행위를 오하이오 연구에 기초하여 과업-배려 즉, 과업행위(Task behavior, 구조주도)와 관계행위(relationship behavior, 배려)로 설정하고, 각 축을 고, 저로 나누어 4가지 리더십 유형을 산출하였다. 상황 변수는 구성원들의 성숙도(readiness)를 설정하였고, 그 개념은 다음과 같다.

구성원의 성숙도란 구성원들의 일에 대한 능력과 의지를 뜻한다.

- 구성원들이 달성 가능한 범위 내에서 높은 목표를 세울 수 있는 역량(성취욕구)
- 구성원들이 자신의 일에 대해서 책임을 지려는 의지와 능력
- 구성원들이 갖는 과업과 관련된 교육과 경험 등의 통칭

결국 허쉬와 블랜차드의 상황적 리더십 이론은 구성원들의 성숙도에 따라 리더십 유효성이 달라진다는 입장이다(그림 6-5).

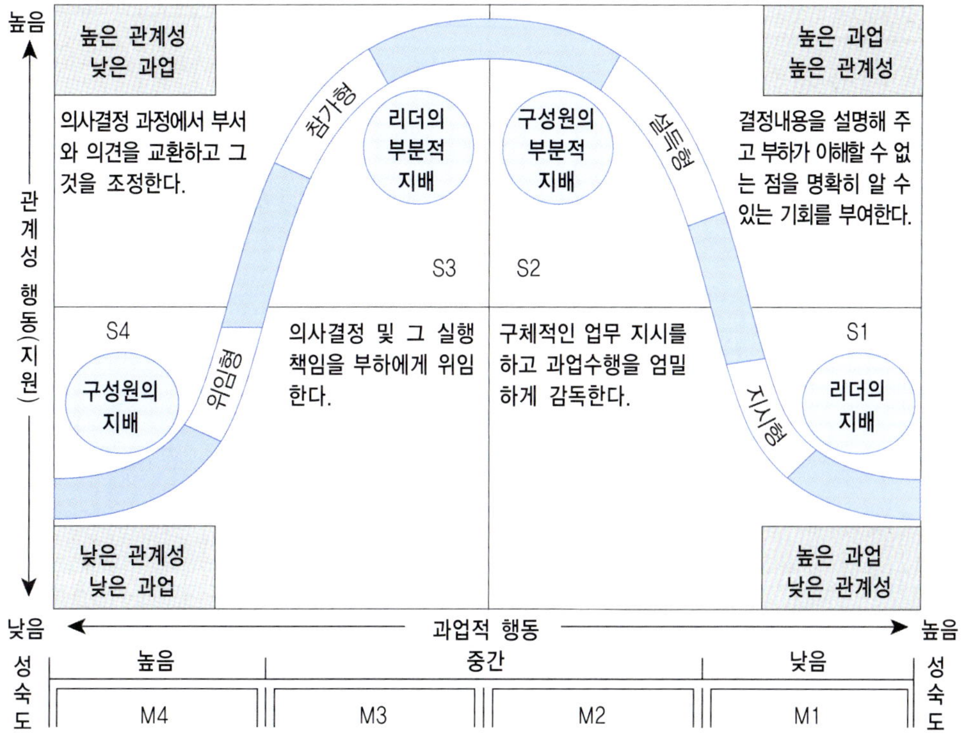

그림 6-5 허쉬와 블랜차드의 상황이론

① 리더십 유형

- S1(지시적, telling 리더) : 구성원들에게 기준을 제시해 주고 가까이서 지도하며 일방적인 의사소통과 리더 중심의 의사결정을 하는 유형이며 과업수준은 높게 요구되며 관계성 수준은 낮게 요구되는 경우이다.
- S2(설득적, selling 리더) : 결정사항을 구성원들에게 설명하고 구성원들이 의견을 제시할 기회를 제공하는 등 쌍방적 의사소통과 집단적 의사결정을 지향하는 유형이며 과업수준과 관계성 수준이 모두 높게 요구되는 경우이다.
- S3(참여적, participating 리더) : 아이디어를 구성원들과 함께 공유하며 의사결정 과정을 촉진하며 구성원들과의 인간관계를 중시하며 구성원들을 의사결정에 많이 참여케 하는 유형이며 과업수준은 낮게, 관계성 수준은 높게 요구되는 경우이다.
- S4(위임적, delegating 리더) : 의사결정과 과업수행에 대한 책임을 구성원들에게 위임하여 구성원들이 스스로 자율적 행동과 자기통제 하에 과업을 수행하도록 하는 유형이며 과업수준과 관계성 수준이 모두 낮게 요구되는 경우이다.

② 상황변수

구성원들의 성숙도 단계를 분류하면 다음과 같다.

- M1 : 구성원들의 능력이 부족하고 동기나 자신감도 부족한 단계
- M2 : 구성원들의 능력이 부족하지만 어느 정도의 자신감과 동기를 갖고 있는 상태
- M3 : 구성원들이 능력은 갖추었으나 동기가 낮은 상태
- M4 : 구성원들이 능력과 동기가 모두 성숙된 상태

허쉬와 블랜차드의 이론의 요점을 요약하면, M1－M4는 성숙도의 정도를 나타내는데 구성원들의 성숙 정도를 능력과 의지 측면에서 4단계로 나누고 있다. 구성원들의 성숙 수준이 M1일 때의 상황을 그림에서 S1 사분면으로 보고 그에 맞는 리더십 유형을 과업행위가 높고, 관계행위가 낮은 '지시형'리더십을 제시하고 있다. 구성원들이 능력도 없고 의지나 자신감도 부족한 상황에서는 지시와 감독에 의한 방법이 가장 적합하다는 뜻이다.

구성원들이 리더의 능력개발 덕택에 능력은 아직 모자라지만 어느 정도의 의지와 자신감을 갖게 되면 M2의 성숙 수준에 이르게 되는데 이를 사분면에서 S2로 표시한다. 업무와 관련하여 부족한 능력을 보완함으로써 기회를 부여하는 리더십인 '설득형'리더십이 바람직하다.

M3단계는 구성원들이 능력은 갖추었으나 의지가 낮은 단계이다. 이 상황에서는 리더는 될

수 있으면 구성원들을 의사결정에 참여시키고 지원해줌으로써 구성원들의 과업의지를 북돋우어야 한다. 즉, 리더의 과업행위보다는 관계행위가 더 유효한 단계로 '참여형'리더십이 유효하다.

마지막으로 구성원들이 능력과 의지 차원에서 완전히 성숙한 M4단계에서는 과업행위이든 관계행위든 간에 최대한 리더의 간섭을 배제할 수 있도록 '위임형' 유형(S4 상황)을 강조한다.

그러나 허쉬와 블랜차드 이론은 성숙도 개념이 애매 모호하고, 보다 중요한 상황변수들이 제외된 상태에서 단지 성숙도 하나의 상황변수에만 의존했다는 지적을 받고 있다. 또 리더 행위와 유효성 간의 관계를 규정하는 가설에 대한 논리적인 설명이 부족하여 타당성이 취약하다는 평가를 받고 있다.

4) 새로운 리더십 이론

(1) 거래적 리더십

거래적 리더십(transactional leadership)은 일반적으로 반복적이고, 기대된 성과의 수준이 측정될 수 있는 상황에서 효과적인 방법으로, 과정은 다음과 같다.

- 구성원들이 원하는 보상을 얻기 위해 무엇을 해야 하는지와 구성원들의 역할을 명확히 한다.
- 구성원들의 욕구를 인식하여 구성원들이 노력을 기울일 때, 이러한 욕구가 어떻게 충족될 것인지를 명확히 한다.
- 구성원들에게 보상의 가치를 명확히 인식시켜 줌으로써 자신들에게 기대된 성과를 달성하도록 하는 것이다.

(2) 변혁적 리더십

번스(Burns)는 정치 지도자들을 대상으로 한 연구에 의해, 미시적 차원에서는 '개인 간의 영향력을 행사하는 과정'으로 변혁적 리더십(transformational leadership)을 정의하였다. 그리고 거시적 차원에서는 '사회적 체계를 변화시키고 조직을 혁신할 수 있는 힘을 동원하는 과정'이라고 정의하였다.

변혁적 리더들은 구성원들의 의식, 가치관, 태도의 혁신을 추구한다. 또한 그들은 공포, 탐욕, 시기, 증오 등의 감정에 의존하는 것이 아니라 자유, 평등, 정의, 평화, 인본주의 등과 같은 가치에 호소한다. 번스에 따르면 변혁적 리더십은 조직 계층에 관계없이 발휘가 가능하다. 변혁적 리더십은 개인의 이해관계에 호소하는 거래적 리더십과 구별되며, 합법적 권력이나 규칙, 전통 등을 강조하는 관료적 권한 체계와도 다르다(표 6-7).

표 6-7 거래적 리더십와 변혁적 리더십의 특성 비교

구분	거래적 리더	변혁적 리더
현상	현상을 유지하기 위해 노력한다.	현상을 변화시키고자 노력한다.
목표지향성	현상과 너무 괴리되지 않은 목표를 지향한다.	보통 현상보다 매우 높은 이상적인 목표를 지향한다.
시간	단기적 전망, 기본적으로 가시적인 보상으로 동기부여 한다.	장기적 전망, 구성원들에게 장기적 목표를 위해 노력하도록 동기부여 한다.
동기부여 전략	구성원들에게 즉각적이고 가시적인 보상으로 동기부여 한다.	구성원들에게 자아실현과 같은 높은 수준의 개인적 목표를 동경하도록 동기부여 한다.
행위표준	구성원들은 규칙과 관례를 따르기를 좋아한다.	변혁적이고도 새로운 시도에 도전하도록 구성원들을 격려한다.
문제해결	구성원들을 위해 문제를 해결하거나 해답을 찾을 수 있는 곳을 알려준다.	질문을 하여 구성원들이 스스로 해결책을 찾도록 격려하거나 함께 일한다.

표 6-8 변혁적 리더십과 거래적 리더십의 구성 요소

리더십 구분	요인들	내용	측정문항의 예
변혁적 리더십	카리스마	리더는 바람직한 가치관, 존경심, 자신감 등을 구성원들에게 심어줄 수 있어야 하고 비전을 제시할 수 있어야 한다.	그(녀)는 어떤 장애물도 스스로의 능력으로 극복할 수 있다고 나는 신뢰한다.
	개별적 관심	리더는 구성원들이 개인적 성장을 이룩할 수 있도록 그들의 욕구를 파악하고 알맞은 임무를 부여해야 한다.	그(녀)는 내가 필요한 경우 나를 코치해준다.
	지적 자극	리더는 구성원들이 상황을 분석하는 데 있어 기존의 합리적 틀을 뛰어넘어 보다 창의적인 관점을 개발하도록 격려한다.	그(녀)는 내가 고민해 온 고질적인 문제를 새로운 관점에서 생각해볼 수 있게 해준다.
거래적 리더십	성과와 연계된 보상	리더는 구성원들에게 무엇을 해야 그들이 원하는 보상을 받을 수 있는지를 알려준다.	그(녀)는 내가 무엇을 해야 하는지와 그 노력의 결과로 어떤 보상을 수 있는지를 내가 확실히 알고 있는지 확인한다.
	예외적 관리 소극적/적극적	리더는 구성원들이 부여 받은 임무를 수행하도록 하고 적절한 시기에 적절한 비용으로 목표가 달성될 때까지 간섭하지 않는다(즉, 예외적 사건이 발생했을 때에만 간섭한다).	그(녀)는 내가 실수를 저질렀을 때에만 관여한다.

출처 : 조직행동학

변혁적 리더십은 카리스마 이외에도 지적 자극, 개별적 관심을 포함한다(표 6-8). 변혁적 리더십이 구성원들에게 권력과 힘을 심어주고(empower) 그들의 위상을 제고시키려는 것과 달리 거래적 리더십은 종종 구성원들에게 비전보다는 리더 자신에게 충성과 헌신을 보이도록 요구한다. 결과적으로 구성원들이 나약하고 의존적인 경향을 보이기도 한다.

(3) 서번트 리더십(섬기는 리더십)

로버트 그린리프(Robert K. Greenleaf)가 주장한 서번트 리더십(servant leadership) 또는 섬기는 리더십이란 신뢰를 바탕으로 상대방을 먼저 섬기고자 하는 인간의 자연스런 욕구를 업무 현장의 리더십 발휘에 적용한 것이다.

① 섬기는 리더의 특징

- 섬김과 지도
- 마음 열고 듣기
- 동정심, 개념화하기
- 치유력
- 예지력, 공동체 형성하기
- 청지기로서 살기, 남을 성장시키는데 몰두하기

② 섬기는 리더십의 내용

- I : Inspire(영감) : 다른 사람에게 영감과 감화를 준다.
- S : Support(지지) : 정서적, 물리적, 정신적 지원
- T : Train(훈련) : 앞선 기술, 핵심 능력, 최선의 업무 수행방법, 질적 서비스, 대상자 중심의 훈련
- A : Acknowledge(인정) : 개인과 팀의 노력과 결과를 인정
- R : Reward(보상) : 유형의 보상과 기쁨, 자긍심, 팀정신 같은 무형의 보상

(4) 슈퍼 리더십

슈퍼 리더십(super leadership)은 새로운 패러다임의 리더십으로 리더가 부하들이 스스로 비전을 가지고 자신의 능력을 뛰어넘도록 자기 자신을 이끌어 나갈 수 있게 돕는 수준 높은 리더십니다. 슈퍼 리더십의 시각은 영웅적 리더십을 초월한 개념이다. 슈퍼 리더는 자기 주위의

사람들이 자신들의 능력을 이끌어내도록 도움을 주고 그들의 강점을 신장시킴으로써 자신의 강점을 다각화시킨다. 슈퍼리더가 추종자로 하여금 자발적으로 리드하도록 만드는 방법으로 다음과 같은 사회학습이론의 7단계가 있다.

- 제1단계 : 리더가 비전을 설정
- 제2단계 : 자신과 추종자를 위한 목표 설정
- 제3단계 : 목표달성에 도움이 되는 좋은 방법을 강화
- 제4단계 : 필요시 건설적인 지도 및 질책
- 제5단계 : 변화를 관리 및 촉진
- 제6단계 : '나는 할 수 있다'는 자기 신념 강화시킴
- 제7단계 : 적절한 모델을 사용하여 효율적인 교육

(5) 진성 리더십

진성 리더십의 개념은 진정성의 개념을 바탕으로 정의된다. 진정성은 한 개인이 자기 스스로를 알고, 자기 내면의 생각과 감정, 가치관 등에 일치되도록 행동하는 것을 의미하며, 자기 인식과 자기규제 등 두 가지 요소로 이루어진다. 진성 리더십의 특징은 다음과 같다.

① **자기인식**(self-awareness)

자신의 강점과 약점을 정확하게 이해하고 자신이 다른 사람들에게 가지는 의미에 관해서도 생각해보는 것

② **내재화된 윤리적 관점**(internalized moral perspective)

사회적 압력에도 내면화된 가치나 윤리적 기준과 일치되게 행동하고 의사결정을 내리는 것

③ **관계적 투명성**(relational transparency)

자신의 진정성을 타인에게 보여주는 것

④ **균형화된 정보처리과정**(balanced processing)

리더가 의사결정을 할 때 관련된 모든 자료를 객관적으로 분석하고 다양한 관점에서 자신의 위치와 상관없이 의견들을 수렴하는 것

3 리더십과 간호

리더십은 한 집단이 목적을 설정하고 달성하는데 영향을 미치는 과정으로서 리더십 이론은 간호관리 이론의 한 부분이다. 그러므로 간호관리자는 전문직 간호사들과 다른 간호요원들을 훈련시키며 주어진 상황에서 동기를 자극하는 리더십 행동을 배워야 한다. 이러한 리더십 행동에는 자율성의 증진, 의사결정, 전문직 간호사에 의한 참여적 관리 등이 포함된다. 권력과 정치적 지지에 대한 이해는 전문직 간호사의 자율성을 고취시키는 데 도움을 줄 것이다.

밀리오(Millio)는 간호사들이 공공정책에 영향을 미치는 권력의 역량을 갖고 있다고 믿으면서 아래와 같은 단계를 준비할 것을 제안하였다.

- 조직하기
- 정치적 과정, 관심그룹, 특정한 사람과 사건들을 이해하기 위해 학습하기
- 정치적 지지, 공평성과 정의, 특정 관심사와 관련된 자료들에 호소함으로써 표적이 되는 대상자에게 적절한 논의의 틀 짜기
- 전향된 정책입안자의 위치를 지지하고 강화해주기
- 힘을 한데로 모으기
- 공공이슈 자극하기
- 간호사의 위치가 대중매체에 드러나도록 하기
- 주요 전략으로서 가장 효과적인 것 선택하기
- 알맞은 형태로 행동하기
- 분권화된 조직의 형태 유지하기
- 각 지위를 지지하는 최상의 연구자료 유지 및 개발하기
- 경험으로부터 배우기
- 시도해보지 않고 결코 포기하지 않기

4 동기부여의 개념

동기부여의 영어 표현에 해당하는 motivation의 어원은 “to move”라는 뜻이다. 한국어로는 동기부여, 동기유발, 동기화 등의 어휘로 표현한다. 인간으로 하여금 그의 행동이 어떤 목적

을 지향하도록 하는 심리적 상태를 의미한다. 동기부여는 개인이 어떤 목표를 달성하기 위해 열심히 노력하도록 해주는 과정이다. 즉, 여러 요인에 의해 형성된 내적 심리상태로서의 동기를 실제의 목표지향적 행동으로 실천하는 과정이라고 할 수 있다.

결국, 동기부여란 개인의 목표 지향적 행위에 영향을 미치는 심리적 과정을 적절히 이해하고 관리하는 것이다. 동기부여의 정의가 갖는 몇 가지 특성은 다음과 같다.

- 동기부여는 조직을 변화시키는 추진력이 된다. 조직의 변화나 혁신을 추구할 때 동기부여는 구성원들이 변화에 저항하지 않고 자발적으로 참여하도록 함으로써 조직변화를 도모한다.
- 동기부여는 구성원에게 일을 통해 자아실현을 할 수 있는 기회를 제공한다. 동기부여는 적극적이고 능동적으로 업무에 동참함으로써 자아존재감을 확인하고, 생산적인 삶을 영위할 수 있도록 한다.
- 동기부여는 조직의 경쟁력을 제고시키는 열쇠가 된다. 동기부여는 구성원의 능력을 개발시킴으로써 인적 자원에 대한 조직의 경쟁력을 향상시킨다.
- 동기부여는 구성원 개인의 직무만족과 생산성을 높이고 나아가 조직유효성을 제고시키는 데 기여한다.
- 동기부여는 조직을 변화시키는 추진력으로써 구성원들이 변화에 저항하지 않고 자발적으로 참여하도록 유도한다.

이 외에도 다음과 같은 특성들이 있다.

- 내면적 충동에서 시작된 행동과 관련된다. 즉, 행동을 일으키는 것이 무엇이며 어떻게 이루어지고 또한 왜 행동이 일어나는가 하는 원인과 관련된다.
- 볼 수도 만질 수도 없는 심리적 과정이다.
- 목표지향적인 행동과 관련된다.
- 심리적, 물질적 결핍을 의미하는 욕구로부터 시작하는 하나의 과정이다.
- 단순히 신체적 움직임만이 아닌 정신적 움직임까지 포함한다.

5 동기부여 이론

동기부여 이론들은 흔히 내용이론과 과정이론으로 구별한다. 내용이론이란 '무엇이 동기를 부여하는가'로 인간의 행동을 유발하고, 방향을 주며, 유지하거나 멈추도록 하는 인간내부에 존재하는 요인들(욕구, 본능, 만족)에 초점을 맞춘다.

반면, 과정이론은 '어떻게 동기가 부여되는가'로 개인의 행위가 개인과 환경 간의 교류를 통해서 목적과 방향을 갖게 되는 경위를 설명하는데 주안점을 둔다. 따라서 내용이론들은 단순하고 정적인데 반하여 과정이론들은 그 성격상 복잡하고 동적일 수밖에 없다.

1) 내용이론

내용이론에는 욕구단계 이론, ERG 이론, 동기－위생이론, 성취동기 이론, X－Y이론 등이 있으며 공통된 특성은 다음과 같다.

- 개인 내의 심리구조를 다룬다.
- 동기부여를 일으키는 요소가 무엇인가에 관심을 두기 때문에 동기부여과정의 첫 단계를 다룬다.
- 쾌락주의에 입각하고 있으며 개인은 모든 욕구를 충족하려 하고 욕구와 개인의 동질성을 가정하고 있다.
- 사람마다 지니고 있는 욕구는 다르며 시간이 경과함에 따라 변화한다.
- 요구가 행동으로 전환되는 방법이 사람마다 다르다.
- 사람은 언제나 욕구에 따라 행동하는 것이 아니며 동기부여를 일으키는 욕구는 다양하다.
- 욕구의 충족 또는 좌절에 대한 개인의 반응은 서로 다르다.

(1) 매슬로우의 욕구단계(또는 계층)이론

① 매슬로우 이론의 구성 요소

1943년에 임상심리학자였던 매슬로우(Abraham Maslow)가 자신의 임상경험 관찰을 토대로 발표한 이론이다. 매슬로우는 인간의 동기를 유발할 수 있는 욕구로 생리적 욕구, 안전욕구, 소속 및 애정 욕구, 존경 욕구, 자아실현의 욕구 등의 다섯 가지 욕구를 제시했으며 이들 욕구는 계층적 구조를 이루고 있다. 하위 단계에 있는 욕구에서부터 상위단계에 있는 욕구로 순서적으로 발생한다고 주장했다. 즉, 다섯 가지 욕구가 동시에 발생하는 것이 아니라 단계의 순서에 따라 하나의 욕구가 충족되었을 때만 다음 단계에 있는 상위 욕구가 발생한다는 것이다.

이 이론에 의하면 욕구가 충족된 상태에서는 동기가 유발되지 않으며 아무런 행동도 일어나지 않는다. 반대로 욕구가 결핍된 상태에서는 욕구를 충족시키려고 애쓴다. 욕구의 결핍과 충족은 개인에 따라 다르지만 일반적으로 조직에서는 구성원의 욕구가 고차원적인 욕구일수록 그 충족이 제한된다.

가. 생리적 욕구

삶 자체를 유지하기 위한 기초적인 인간의 욕구로서 의식주에 대한 욕구와 같은 것이 해당된다. 조직에서 이들 욕구는 적당한 임금, 휴식, 작업환경에 대한 욕구로 표현된다.

나. 안전에 대한 욕구

신체적 및 감정적인 위협으로부터 보호되고 안전해지기를 바라는 욕구이다. 조직에서는 작업환경의 안전, 인플레이션에 따른 임금인상, 직무안정, 근무형태의 안정(비정규직), 생리적 욕구를 보호할 부가급부에 대한 욕구를 포함한다.

다. 소속감과 애정 욕구

사회적 존재인 인간은 어디에 소속되거나 친교를 나누고 싶은 욕구를 지닌다. 조직에서 이들 욕구는 다른 사람들과의 상호관계에 대한 욕구로 표현한다.

라. 자존 욕구

내적으로 자존과 자율을 성취하려는 욕구 및 외적으로 타인으로부터 주목 받고 인정을 받으며 집단 내에서 어떤 지위를 확보하려는 욕구이다. 조직에서는 직위, 업무자체의 완성, 성과급의 증가, 안정, 업무에 있어서의 도전의식, 의사결정의 참여, 승진의 기회 등이 포함된다.

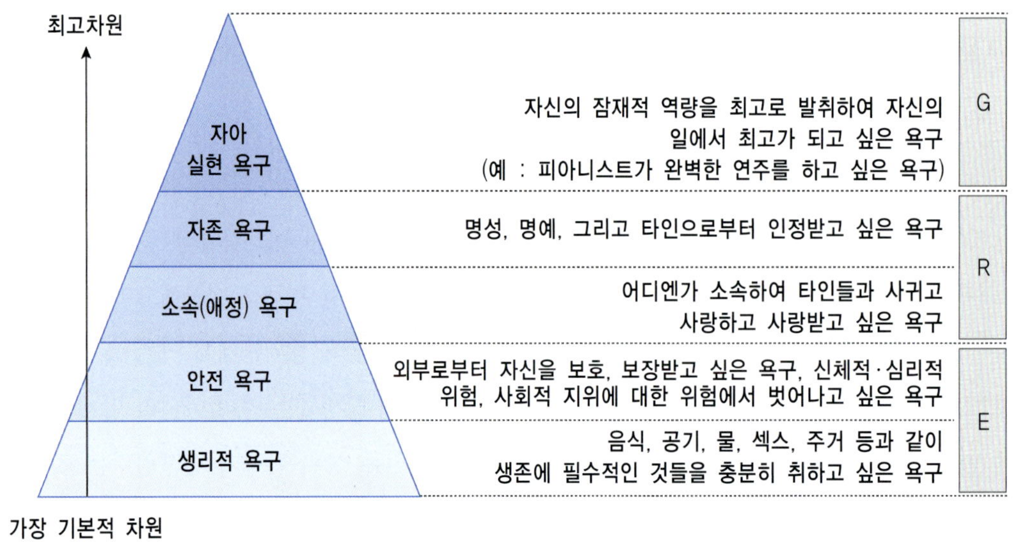

그림 6-6 매슬로우의 욕구 5단계

마. 자아실현 욕구

자신이 이룰 수 있는 것 또는 될 수 있는 것을 성취하려는 욕구로서 계속적인 자기발전을 통하여 성장하고 자신의 잠재력을 극대화하여 자아를 완성하려는 욕구이다. 조직에서는 개인의 기술향상, 창조적 활동, 성공과 승진, 개인에 대한 완전한 통제 능력의 소유 등을 포함한다.

② 매슬로우 이론의 작동원리

- 개인마다 다섯 가지 욕구가 저차원에서 고차원으로 순서대로 나타난다. 순서대로 나타나기 때문에 한 단계를 건너뛰어 그 위의 욕구가 나타나는 경우는 없다. 또한 어느 한순간 한 개인의 의식을 지배하는 욕구는 하나이다.
- 욕구의 출현과 소멸은 결핍과 충족의 원리에 의해 이루어진다. 즉 순서에 의해 어떤 특정 욕구가 결핍되어 있으면 그 욕구가 개인의 의식을 지배한다. 이러한 결핍－지배－충족－새로운 욕구출현의 과정은 자기실현 욕구가 출현될 때까지 계속된다.
- 결국 개인의 행동에 동기를 부여하는 것은 결핍이다.
- 자아실현 욕구는 다른 욕구와는 달리 충족되면 될수록 욕구의 크기가 더 커진다.
- 매슬로우는 후에 다섯 욕구들을 묶어 결핍 욕구(생리적 욕구, 안전 욕구, 소속 욕구)와 성장욕구(자존 욕구, 자아실현 욕구)로 나누었다.

③ 조직경영에 주는 의미

- 결핍 욕구 쪽에 보다 큰 비중을 두었던 테일러의 과학적 관리법이나 쾌락주의에서와는 차이를 보인다. 달리 매슬로우의 이론에서는 개인의 행동을 규정함에 있어 결핍욕구뿐 아니라 성장 욕구의 중요성을 강조함으로써 조직경영에 새로운 의미를 부여하였다.
- 경영자들은 상황에 따라 새로운 욕구에 주의해야 한다. 예를 들어 경영상황이 악화되어 감원정책을 펴야 하는 경우, 남아 있는 종업원들에게 가장 지배적으로 나타날 수 있는 욕구는 안전욕구일 것이다.

이상의 매슬로우의 이론이 관리 측면에서 보여주는 시사점은 크게 두 가지로 요약된다. 하나는 관리자들로 하여금 인간의 욕구에 대한 체계적 인식을 최초로 갖게 해주었다는 점이다. 또 하나는 종업원의 하위 욕구를 어느 정도 충족시켜 준 후에도 동기부여 효과를 지속적으로 얻기 위해서는 상위욕구를 충족시켜 줄 수 있는 조직분위기 조성의 중요성을 일깨워 주었다는 점이다.

간호사들이 자발적으로 열심히 일하도록 동기부여 시키려면 간호관리자는 간호사들의 욕구 수준의 단계를 파악하고 개인적인 차이를 고려하여야 한다. 그런데 조직의 자원은 제한되어 있으므로 자원을 효율적으로 배분하는 것이 중요하다. 따라서 간호조직에서 간호사들의 모든 욕구를 한 번에 모두 충족시켜 줄 수는 없으므로, 효율적 관리를 위해서는 많은 간호사가 충족 가능성이 높은 욕구부터 충족시켜 주는 데 자원을 우선적으로 집중시켜야 할 것이다.

(2) ERG 이론

매슬로우의 욕구단계 이론이 갖은 한계점과 그간의 실증적 연구결과에 근거하여 알더퍼(Clayton Alderfer)는 1969년에 ERG 이론을 발표하였다(그림 6-6). 알더퍼의 이론은 매슬로우 이론에서 말하는 인간이 하나의 욕구단계를 충족하고자 하는 진행과정에서 좌절-퇴행요소를 가미하였다. 그들은 보다 낮은 욕구단계로 에너지의 방향을 전환시키도록 재지시할 수 있다고 주장한다. 매슬로우의 이론보다 덜 경직되어 있고 욕구란 조정될 수 있음을 제시해 준다.

① ERG의 구성요소

E는 Existence의 머리글자이며 "존재 욕구"를 뜻한다. 생리적 욕구나 안전 욕구와 같이 인간이 자신의 존재를 확보하는 데 필요한 욕구이다. 또한 여기에는 급여, 부가급, 육체적 작업에 대한 욕구, 물질적 욕구가 포함된다.

R은 Relatedness의 앞글자로 "관계욕구"이다. 이것은 개인이 주변 사람들(가족, 감독자, 동료작업자, 하위자, 친구 등)과 의미 있는 인간관계를 형성하고 싶어 하는 욕구이다. 생각이나 감정을 주변 사람들과 공유하게 될 때 관계 욕구가 충족된다. 소속 욕구와 자존 욕구 등 대인관계를 통해서만 충족될 수 있는 욕구들이 이에 해당된다.

G는 Growth의 첫 글자이며 "성장 욕구"이다. 매슬로우의 자존 욕구와 자아실현 욕구를 포함하는 것으로서 개인의 잠재력 개발과 관련되는 욕구이다. 인간으로서 성장하고 자신의 능력을 잠재한계까지 발휘해 보고 싶은 욕구를 뜻한다. 능력개발뿐 아니라 자율, 성취 욕구까지 성장 욕구에 포함된다.

ERG 이론은 매슬로우의 욕구단계 이론과 만족-진행의 원칙 등에 있어서는 공통점이 있으나 적어도 다음의 세 가지 측면에서 차이를 보인다.

- 욕구의 분류체계가 다섯 가지가 아니라 세 가지로 되어 있어 개념 자체가 포괄적이다.
- ERG 이론에서는 개인이 세 가지 욕구를 동시에 다 경험할 수 있으며, 욕구들과의 계층구조가 욕구계층 이론보다 약하다.

- 매슬로우의 이론에서와는 달리 ERG 이론에서는 고차원 욕구가 계속되는 시도에도 충족되지 않고 좌절되면 다시 하위욕구가 나타난다고 보고 있다. 즉, 매슬로우의 이론에서는 욕구 출현의 진행 방향이 상향일변도였지만 ERG 이론에서는 상향 또는 하향으로 쌍방통행이다.

② 작동원리

일곱 가지 원리에 의해서 작동된다.

첫 번째 원리는 존재 욕구가 충족되지 않았을 때 존재 욕구의 강도가 커지는 경우이다. 예를 들어, 돈이 떨어졌을 때 돈을 필요로 하는 것과 같다. 존재 욕구가 동기를 유발케 되는 또 다른 경우(두 번째 원리)는 한 개인이 계속되는 시도에도 불구하고 상위욕구인 관계 욕구를 충족시키기 못하고 좌절하게 되면 하위욕구인 존재 욕구가 더 강하게 나타난다는 원리이다. 예를 들어, 직장에서 일의 특성상 원만한 대인관계의 기회가 차단되었을 때 종업원들이 더 높은 보수나 혜택을 요구하게 되는 경우가 이에 해당된다.

세 번째 원리는 매슬로우의 이론에서와 비슷한 것으로 존재 욕구가 만족됐을 때 관계 욕구가 지배하게 된다는 것이다. 직장에서 급여나 혜택을 많이 받는 사람들이 서로 어울리기를 좋아하는 현상은 이 원리를 가지고 설명될 수 있다. 관계 욕구가 발동되는 또 다른 예는 개인의 성장 욕구가 충족되지 않는 경우이다.

마지막으로 관계 욕구(제6원리)나 성장 욕구(제7원리)가 충족됨으로써 성장을 위한 욕구가 증가하게 되는 경우를 들 수 있다.

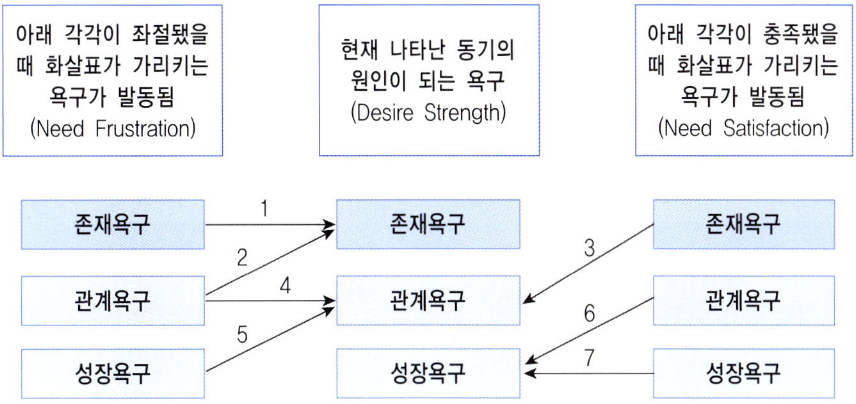

그림 6-7 ERG 이론의 작동원리

출처 : R. Kreitner and A. Kinicki, 1989, Organizational Behavior, Homewood, IL: Irwin.

③ 조직경영에 주는 의미

ERG 이론이 조직 경영에 주는 가장 큰 시사점은 매슬로우의 욕구가 만족－진행의 원리라면 ERG 이론은 좌절－퇴행에 기인한다는 것이다.

좌절－퇴행 가설에 따르면, 관계 욕구나 성장 욕구가 좌절되었을 때 그 하위단계의 욕구의 크기가 더욱 커지게 된다. 즉, 관계 욕구가 제대로 충족되지 않는 경우, 그 하위범주에 속하는 존재 욕구가 더욱 커지게 된다. 예를 들어, 관계 욕구 좌절에 대하여 존재 욕구의 일부인 금전적 보상을 더 많이 요구하는 경우가 여기에 해당된다. 따라서 이 이론에 의하면 경영자가 종업원의 고차원 욕구를 충족시켜야 하는 것은 동기부여를 위해서만이 아니라 발생할 수 있는 직접, 간접비용을 절감한다는 차원에서도 중요하다.

간호사들의 성장 욕구나 관계 욕구가 충족되지 못했을 때에는 더 하위 욕구인 존재 욕구가 커짐에 따라 간호사들은 임금 등의 물질적, 보상적 욕구가 증가한다. 이러한 간호사들의 물질적, 보상적 욕구의 증가는 의료조직에 큰 부담이 될 수 있다. 따라서 간호관리자는 간호사의 성장 욕구를 충족시키기 위해 능력개발 기회를 제공하고 능력을 최대한 발휘할 수 있도록 도전적인 업무를 담당하도록 해야 할 것이다.

(3) 맥클리랜드의 성취동기이론

① 성취동기이론의 개념

성취동기에 대해 처음으로 주위를 환기시킨 사람은 헨리 머레이였다. 그 후 50년대 데이비드 맥클리랜드와 60년대 존 애트킨슨 등에 의해 본 이론은 발전하게 되었다.

맥클리랜드는 성취 욕구, 친화 욕구, 권력 욕구 등 세 욕구를 중심으로 종합적인 성취동기 이론을 전개하였다.

성취욕구란 뭔가 어려운 일을 달성하려는 욕구, 장애를 극복하여 높은 목표를 이룩하려는 욕구, 어떤 물건이나 인간, 사상 등을 철저히 이해하고 조작 또는 조직화함에 있어 보다 빨리 독립적으로 하려는 욕구, 자신을 몰아붙여 다른 사람들과 경쟁하여 능가하고 싶은 욕구, 자신의 능력을 유감없이 발휘하여 자신의 가치를 높이려는 욕구 등으로 정의된다.

성취동기 이론은 매슬로우의 욕구단계 이론과 적어도 세 가지 측면에서 차이가 난다. 우선 성취동기 이론에서는 욕구계층이 없다. 모든 욕구가 동등한 자격을 가지며 여러 욕구들이 동시에 의식을 지배할 수 있다. 따라서 어느 한 시점에서 개인은 높은 성취 욕구, 높은 친화 욕구, 높은 권력 욕구를 가질 수 있다. 마지막으로 성취동기 이론에서는 욕구를 문화공동체의 학습의 결과라고 본다는 점이다.

② 작동원리

성취동기 이론에 있어 가장 핵심적인 사항은 문화공동체에 의해 "욕구가 학습된다"는 점이다. 각 욕구들에 대한 개인의 욕구 수준은 성장 초기의 사회화 과정에서 남과 어울리고 공동생활을 하면서 경험을 통하여 학습된다. 즉 보상된 행위는 학습되고 그렇지 않은 행위는 소멸된다. 학습된 욕구는 평상시에는 잠재해 있다가 주변상황이 적합하면 표면에 드러나 개인의 의식과 행동을 지배하면서 동기를 유발하게 한다.

가. 성취 욕구(Need for Achievement, N Ach)

뭔가 어려운 일을 달성하려는 욕구, 장애를 극복하여 높은 목표를 이룩하려는 욕구, 어떤 물건이나 인간·사상 등을 철저히 이해하고 조작 또는 조직화함에 있어 보다 빨리 독립적으로 하려는 욕구, 그리고 자신의 능력을 유감없이 발휘하여 자신의 가치를 높이려는 욕구 등으로 정의된다.

표준을 달성하고 나아가 표준을 능가하려는 욕구, 공헌하고자 하는 욕구를 포함한다. 높은 성취욕을 가진 사람은 도전받기를 원하며 어려운 목표를 설정하고 위험에 대해 현실적인 입장을 취하고 책임지기를 좋아하며 자신의 업적에 대해 평가받고자 하며 오랜 시간 동안 일하기를 좋아하고 실패했을 경우 지나치게 걱정하지 않는다.

성취 욕구가 높은 사람의 경우 다음과 같은 특징을 갖는다.

- 스스로의 노력으로 일을 성공시키려 한다. 문제를 해결하거나 일을 추진함에 있어 스스로 책임지고 목표를 성취하려는 자세를 갖는다.
- 성공가능성이 중간 정도일 때 가장 동기유발 효과가 크다. 목표 자체가 성취 불가능하면 포기하기 쉽고 너무 가능성이 높으면 흥미를 잃게 된다. 따라서 맥클리랜드는 목표가 "도전적이지만 달성 불가능하지 않을 때 가장 동기부여 효과가 크다"고 했다. 성취 욕구의 반대는 실패회피 욕구이다. 성취욕구와 실패회피 욕구는 성취 가능성의 함수이며 상호보완적 관계에 있다.
- 목표를 달성함에 있어 과정 또는 결과에 대한 피드백을 원한다. 성취동기가 높은 사람들은 자신의 성취과정과 결과에 대하여 확인하려 하며 이것이 피드백 요구로 이어진다.

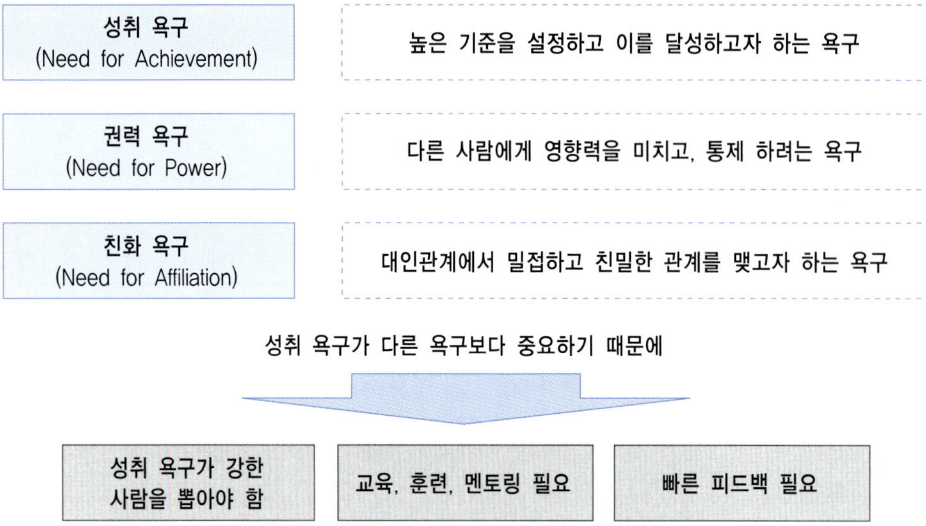

그림 6-8 맥클리랜드의 성취동기 이론

맥클리랜드는 성취동기를 국가의 경제발전과 연결시키고 있다.

이 모델에 따르면, 부모들이 갖고 있는 일에 대한 윤리관이나 가치관 등이 남아들에 대한 자립심이나 극기 훈련의 강도에 영향을 미치게 되며 그로 인해서 남아들의 성취동기의 수준이 결정된다는 것이다. 남아들이 갖은 성취동기의 수준은 결국 그 국가의 경제 발전의 강도를 규정하게 된다고 보았다.

나. 권력 욕구(Need for power, N Pow)

자율 욕구가 다른 사람들로부터 자유롭고 싶은 욕구라고 한다면, 권력 욕구는 다른 사람들을 지배하고 리드하고 통제하고 싶은 욕구이다. 권력 욕구는 1970년대 중반 맥클리랜드가 성취동기에 대한 자신의 입장을 수정하면서 보다 중요시되기 시작하였다.

권력에 대한 욕구가 강한 자는 다른 사람을 통제하고 영향을 미치고자 한다. 그들은 효율적인 업무수행보다는 개인의 위신과 권력에 더 관심을 갖으며 일반적으로 지도자의 일을 찾는다. 또 그들은 강압적이고 거리낌 없이 말하고 완고하며 자기 본위이고 남을 가르치는 것을 좋아한다. 권력 욕구는 여러 가지 측면에서 개인의 행동에 영향을 미치며 개인에 따라 다양한 방법으로 표현되는데 그 중 하나가 경영 또는 관리행위라는 것이다. 또한 맥클리랜드는 권력을 개인 중심적 권력(ersonalized power)과 집단 중심적 권력(socialized power)으로 나누어 설명하는데 개인 중심적 권력이 강한 사람은 봉건시대 군주와 유사하며 하급자들이 조직에 보다는 자신에게 복종할 것을 강요한다.

다. 친교, 친화 욕구(Need for Affiliation, N Aff)

친화 욕구란 다른 사람이 자신을 한 인간으로서 받아들여 주기를 바라는 욕구이다. 따라서 친화욕구가 강한 사람은 다른 사람의 감정을 상하지 않게 하려고 매우 주의하며, 친화하고 싶은 사람들이 만들어 놓은 규범이나 기대에 부응하려는 성향이 있고, 다른 사람들로부터 인정받기 위해 많은 노력을 기울인다.

친화 욕구가 강한 사람은 상호 협조적이고 우호적인 조건 하에서 열심히 일하는 성향이 있으며 지원해준다는 차원에서 피드백을 제공해 줄 때 성과가 높아진다고 한다. 상급자들도 상호 협조적이고 성과에 대해서 인정해 주는 분위기를 조성해야 할 것이다.

③ 조직경영에 주는 의미

- 성취동기가 학습된다는 사실은 조직경영에 있어서 종업원들의 동기수준을 교육, 훈련은 통해 개발할 수 있는 길을 열어 놓았다는 것이다. 그러나 높은 성취동기나 권력동기를 충족시켜 줄 수 없는 조직상황에서 동기수준을 높여 놓는 것도 큰 문제일 수 있다.
- 채용, 배치, 이동 등과 같은 인사관리 과정을 운용함에 있어서 개인의 욕구를 고려하여 적재적소 배치가 가능하도록 해야 한다. 또 최고경영자 영입에 있어서는 권력동기가 높은 사람을 선택하는 것이 바람직하며 중간 또는 그 이하의 관리자들을 채용함에 있어서는 성취동기가 높은 사람을 뽑는 것이 적절할 것이다.
- 직무의 내용과 목표를 보다 도전적으로 만들어야 한다. 직무충실화, 직무확대 등의 프로그램이 이에 속한다. 지나친 친화 욕구는 경영효과에 부정적으로 작용할 수도 있으나, 권한이 별로 없는 직위에 배치된 사람인 경우에는 오히려 강한 친화 욕구가 긍정적으로 작용할 수도 있다.

맥클리랜드의 이론은 간호사의 선발, 배치와 업무 분담에 활용할 수 있다. 즉, 친교 욕구가 강하고 권력 욕구가 약한 간호사에게 강한 권력 욕구를 가져야 효과적으로 수행할 수 있는 업무를 맡기면 동기부여가 되지 못하여 그 일을 성공적으로 수행해 내기가 어렵다.

간호조직에서 간호사가 해야 할 일은 어려운 일에서 쉬운 일까지 매우 다양하기 때문에, 간호사의 성취동기를 측정하고 과업의 난이도에 맞추어 간호사에게 업무를 분담시킨다면 동기부여를 증진시킬 수 있을 것이다. 또한 업무가 쉽고 단순한 일인데 성취 욕구가 높은 간호사만 선발, 배치하는 것도 바람직하지 않다.

(4) 허츠버그의 2요인 이론(동기－위생 이론)

① 2요인 이론의 개념

프레드릭 허츠버그(Frederic Herzberg)의 2요인 이론(동기－위생 이론)은 1950년대 말 직무만족, 직무태도, 직무성과 등에 대한 연구결과들을 종합적으로 검증한 뒤, 그 결과를 토대로 제시되었다(그림 6-9).

허츠버그는 직무만족과 성과의 관계가 연구에 따라 서로 상반된 결과를 낳는다는 사실을 발견하였다. 이러한 결과에 대하여 허츠버그는 정신의학적인 분석을 가하였다. 즉, 정신의학에서는, 정신적으로 건강한 상태를 정신적으로 병적인 상태의 반대개념으로 보지 않고 서로 독립적인 과정으로 본다. 이러한 관점에서 본다면, 직무만족과 불만족은 하나의 연결선 상에 있는 것이 아니라 별개의 과정일 수 있다는 것이다.

허츠버그는 만족과 불만족을 동일한 개념의 양극으로 보지 않고 두 개의 독립된 개념으로 보고 있다. 만족의 반대는 불만족이 아니라 만족도가 '0'인 상태이며 마찬가지로 불만족의 반대도 만족이 아니라 불만족이 '0'인 상태로 보았다.

이후 허츠버그는 직무만족에 영향을 미치는 요인들을 정리하여 동기요인(motivators)라 이름하였고 직무 불만족에 영향을 미치는 요인들을 집합적으로 위생요인(hygiene factor)라고 명명함으로써 '2요인' 이론이 탄생하였다.

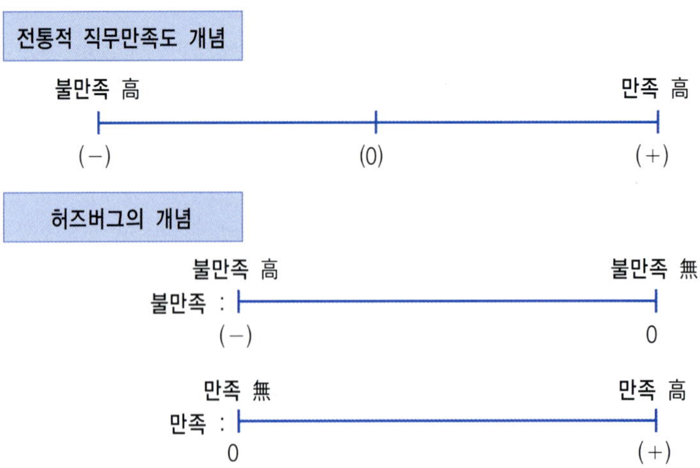

그림 6-9 허즈버그의 직무만족 개념

출처 : J. M. Ivancevich & M. T. Matteson, 1987, Organizational Behavior & Management, Business Publications, Inc., p.111.

② 작동원리

동기요인들은 주로 직무자체 또는 개인의 정신적, 심리적 충족에 관련되는 요인들이며 반면에 위생요인들은 직무 외적인 요인들이다. 즉, 허츠버그는 직무 자체로부터 얻는 성취감, 안정감 등과 같은 내재적 만족이야말로 진정한 만족이고 급여, 작업조건과 같은 직무 외적 요인들은 아무리 높거나 훌륭하더라도 진정한 만족을 줄 수 없다고 보았다.

허츠버그는 인간의 욕구와 동기에 대하여 성서적 해석까지 가하고 있는데 인간은 생태계에서의 생존과 관련된 동물적 욕구와 자신의 일에 관련된 인간적 욕구를 갖는데 전자는 '아담'의 몰락에 기인하는 것으로 볼 수 있고 후자는 '아브라함'과 같이 신이 이미지를 대변하는 것으로 볼 수 있다는 것이다. 일반적으로 위생요인(동물적 욕구인자)과 동기요인(인간적 욕구인자)이 동시에 개인의 마음을 사로잡을 수 있지만 허츠버그는 개인에 따라서는 위생요인이나 동기요인 중 어느 한 요인들이 마음을 지배하는 경우도 있다고 했다.

따라서 동기요인들에 지배된 심리구조를 가진 사람들의 경우, 그 동기요인이 결핍되었을 때 실제로 불행을 느끼게 되며 심리적으로 위생요인에 지배된 사람들의 경우에는 위생요인 추구를 지상의 목표로 삼고 투쟁하게 되는데 허츠버그는 이러한 사람들을 일종의 정신질환자라고 분류하였다.

③ 조직경영에 주는 의미

- 허츠버그는 급여, 승진 등과 같은 위생요인들을 병적으로 추구하는 종업원들(hygiene seekers)은 조직경영에 있어서는 암적인 존재라고 한다. 즉, 높은 급여, 좋은 작업조건, 직장의 안정성 등을 확보함으로써 짧은 기간 동안 동기가 유발된 듯이 보이나 머지않아 성과나 실적에 관계없이 계속 더 많은 보상을 요구하게 된다. 특히, 조직이 위기에 처해 있을 경우에도 그들은 계속 더 많은 보상을 요구함으로써 위기타파에 동참할 수 없게 된다. 허츠버그는 이러한 위생요인 추구의 원인을 동기요인의 결핍 때문이라고 보았다. 직무수행에 동기요인이 결핍된 듯이 보이며 위생요인에 대한 요구를 증폭시킴으로써 동기요인 결핍에 대처하려는 상태로 판단했다. 그러나 위생요인과 동기요인은 그 성격이 근본적으로 다르다. 어느 한 쪽이 아무리 높아져도 다른 한쪽의 부족분을 대체시킬 수 없으므로 동기요인 결핍은 그대로 남아있게 되고 결국 위생요인 추구는 계속될 수밖에 없다는 것이다. 그러므로 허츠버그는 위생요인 추구현상을 극복하기 위해서 직무확대나 충실화 등

을 통하여 직무 속에 동기요인을 구축할 것과 조직원들이 위생요인들보다는 동기요인을 추구할 수 있도록 교육과정을 재구성할 것을 제안하고 있다.

- 동기요인들을 직무 속에 구축하는 것은 허츠버그 이론의 핵심적 요소이다. 이는 종업원들이 성취감, 안정감, 자극, 책임감, 발전성 등을 체험할 수 있도록 직무를 재구성하는 것을 의미한다.
- 허츠버그는 직무충실화를 실천하기 위해 '정통 원조 직무충실화 기법(Orthodox Job Enrichment)'이라는 프로그램을 만들었다. 이 OJE는 다른 기법들과는 달리 동기인자들을 중심으로 직무를 재구성하는 것을 의미한다.

간호관리자는 간호사의 동기를 유발하기 위해서는 간호 직무 환경에 대한 개선 노력보다 직무 내용에 대한 만족을 증가시키는데 역점을 두어야 한다. 즉, 간호직무에 대한 흥미, 책임감, 도전감, 인정과 성취감을 경험하고, 성장과 발전을 도모할 수 있도록 노력해야 한다. 간호관리자는 간호사 개인이 직업적으로 발전할 수 있는 다양한 기회를 제공하고, 적절한 권한 위임을 통해서 책임을 부여해야한다. 과학적인 직무설계를 통해 간호사가 직무에 대한 흥미를 높이고 도전감과 성취감을 경험할 수 있도록 해야 한다.

동기–위생이론의 한계점은 다음과 같다.

- 만족요인과 불만족 요인의 구분이 타당하지 못하다는 비판이 제기된다.
- 종업원들이 작업환경에 대한 반응이 기본적으로 유사할 것이라는 가정을 하고 있어 개인차를 무시하고 있다는 점이 지적된다.
- 만족과 동기부여를 같은 것으로 다루고 있는 논리적 오류를 범하고 있다. 만족한 종업원이 반드시 열심히 일하고 성과를 올릴 것이라는 보장은 없기 때문이다.
- 직무만족과 불만족을 두 개의 다른 차원으로 제시하는 근거를 정신 병리 현상에 두고 있다는 점에서 설득력이 약하다. 직무만족과 불만족을 두 개의 다른 차원에서 제시한 점이 이해하기 어렵고 허츠버그의 실증적 연구에서도 이런 주장에 대한 명확한 결과가 얻어지지는 않았다.

(5) 맥그리거의 X–Y이론

미국 MIT 슬로안 경영대학원이 현재 미국 내 5대 경영대학원 중 하나로 손꼽히게 된 데는 행동과학자 더글러스 맥그리거(McGregor) 교수의 역할이 컸다. 1960년대 그는 기업구성원들이 어떻게 하면 회사의 목표를 위해 힘을 쏟게 되는가 하는 문제를 집중적으로 캐물었다. 연구는 결국 인간본성에 대한 이해로 수렴되었고 그는 X－Y이론을 세상에 내놓았다.

X이론은 네거티브적 관점으로 사람은 일하기 싫어하므로 통제와 처벌이 중요하다고 보는 이론이다. Y이론은 반대로 동기부여만 잘되면 사람들은 스스로 자기 통제 하에 자발적으로 움직인다는 포지티브적 관점으로, 이를 정리하면 다음과 같다(표 6-9, 표 6-10).

표 6-9 X-Y이론

X이론 : 전통적이고 전제적인 인간관	Y이론 : 진취적이고 협동적인 인간관
• 경제적 욕구를 가장 우선시하며 철저하게 이기적이고 자기중심적이다. • 인간은 천성적으로 게으르고 일을 싫어한다. • 사람들은 조직의 문제를 해결하는데 창의력을 발휘하기를 싫어한다. • 동기유발은 생리적 욕구나 안전욕구의 계층에서만 가능하다. ✽ X이론적 관리방식 － 조직구성원들의 경제적 욕구추구에 맞는 경제적 보상체계가 확립되어야 한다. － 조직구성원들에 대한 엄격한 감독과 구체적인 통제와 처벌체계가 필요하다.	• 인간의 행위는 경제적 욕구보다 사회심리적 욕구에 더욱 좌우되고 결정되는 경향이 있다. • 인간은 이기적 존재가 아니라 다른 사람들과 공존적 번영을 생각하는 사회중심적 존재이다. • 노동을 하는 것도 휴식을 취하는 것도 자연스러운 것이다. • 인간은 적절한 조건만 갖추어지면 책임을 받아들일 뿐만아니라 책임을 맡으려고 노력한다. • 동기유발은 모든 욕구계층에서 가능하다. ✽ Y이론적 관리방식 민주적 리더십의 확립과 분권화, 권한의 위임 등이 중요하다.

표 6-10 욕구단계설 · ERG 이론 · 2요인론 · 성취동기론 · X－Y이론의 비교

욕구단계설	ERG 이론	2요인 이론	성취동기이론	X-Y이론
자아실현욕구	성장 관계 생존	동기요인	성취욕구	Y이론
존경욕구			권력욕구	
소속과 애정욕구			친화욕구	
안정욕구		위생요인		X이론
생리적 욕구				

2) 동기부여의 과정이론

무엇이 동기를 불러일으키는가가 내용이론의 관심사였다면 과정이론은 어떤 방법으로 동기를 불러일으킬 수 있는가에 초점을 둔다. 즉, 사람이 어떻게 동기화되는가를 다룬다. 내용이론들은 단순하고 정적인 데 반해 과정이론들은 그 성격상 복잡하고 동적이다.

(1) 브룸의 기대이론

기대이론은 사람의 열정도 선택의 문제라는 관점을 택하며 열정을 갖도록 하는 과정을 설명한다. 기대이론은 동기부여를 개인이 행동과 노력의 방향을 선택한다는 관점에서 보는 이론이다. 이러한 선택은 개인이 각 행동(또는 노력)에 대하여 갖는 성취 가능성(기대감)과 대안적 행위(노력)의 결과로 얻어지는 결과물의 주관적 가치에 의해서 결정된다고 보았다.

기대이론은 동기부여를 인간의 인지적 작용의 결과로 봄으로써 종전의 조작적 조건화 같은 행동주의적 관점과는 크게 다른 것이다. 기대이론을 최초로 체계화한 사람은 브룸(Victor H. Vroom)이다. 브룸은 인지 심리학자였던 톨만(E.C. Tolman)의 저서에 기초하여 기대이론을 발표하면서 핵심이 되는 몇 가지 개념을 정리하였다(그림 6-10).

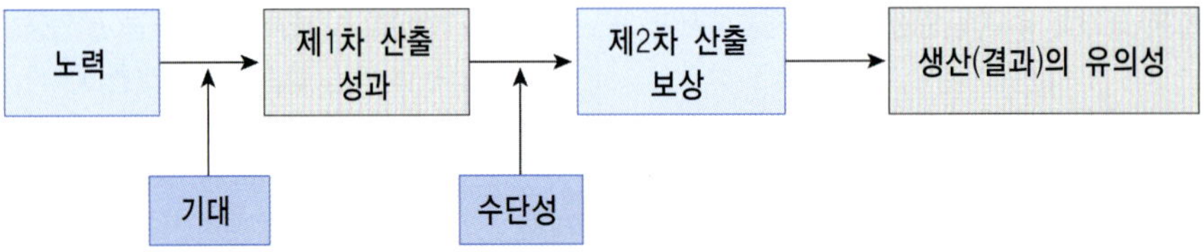

그림 6-10 브룸의 기대이론 모형

① 기대이론의 구성요소

- 기대감(expectancy) : 특정행위를 통해 어떤 것을 얻을 수 있는 확률
- 수단성(instrumentality) : 1차 수준의 결과가 2차 수준의 결과를 가져오게 되리라는 주관적인 확률치
- 유의성(valence) : 어떤 일의 결과를 선호하는 정도

② 기대이론의 작동원리 $F = E \times (I \times V)$

여기에서 F는 동기수준 또는 힘(force), E는 기대감(expectancy), I는 수단성(instrumentality), V는 유의성(valence)을 의미한다. 따라서 개인의 동기 강도는 자신의 행동이 원하는 결과를 실현하리라는 기대감, 보상을 얻을 것이라는 주관적 믿음과 보상에 대한 매력의 강도의 복합적인 함수로 표현할 수 있다. 이를 테면, 어떤 간호사가 승진을 원하지만(높은 유의성) 자신의 능력에 대해 확신이 없고(낮은 기대감), 자신의 성과가 승진으로 반영되지 않을 것이라고 믿을 경우(낮은 수단성), 혹은 성과가 높아지면 승진이 될 것이라고 믿는(높은 수단성), 혹은 승진할 의도가 없을 경우(낮은 유의성)에는 간호사의 동기부여는 낮아진다. 따라서 개인이 노력

하면 성과를 달성하리라고 기대할수록, 보상에 대한 매력이 클수록 개인의 동기는 강하게 작용한다. 반면에, 노력해도 성과를 달성하지 못할 것이라고 기대할수록, 성과가 보상으로 연결되지 않을 것으로 믿을수록, 보상에 대한 매력이 낮을수록 동기는 낮게 나타난다.

기대이론은 기대감, 유의성, 수단성의 세 가지 핵심개념으로 이루어졌으며, 이들이 체계적으로 융합하여 발휘하게 되는 동기유발 효과를 브룸은 힘(force)라고 지칭하였다.

③ 조직경영에 주는 의미

기대감과 수단성을 높여주고 유의성을 정확히 파악하여 활용하는 것이다.

가. 기대감 제고

노력했을 때 얼마나 어려운 일을 처리할 수 있는가 하는 것은 능력의 문제이다. 따라서 교육이나 훈련, 재배치 등 개인의 능력과 기술을 개발 및 적절한 직무의 부여를 통해 직무에 대한 기대감을 높여줄 수 있다.

나. 수단성 제고

근본적으로 경영 또는 관리자와 종업원 간의 신뢰의 문제라고 할 수 있다. 개인의 높은 성과(1차적 결과)가 급여상승이나 승진 같은 2차적 결과에 이어진다는 약속이 한 번, 두 번, 또는 자주 지켜지지 않을 때, 수단성은 떨어진다. 열심히 노력하여 얻은 높은 직무수행 성과의 2차적 결과에 대한 수단성이 떨어지면 이에 따라 경영자와 종업원간에 불신이 싹트고 종업원들의 직무수행 노력들도 점차 떨어지게 된다. 먼저 경영자들은 직무수행의 성과를 보다 정확히 측정한 뒤 보상의 기준을 사전에 명확히 제시하지 않으면, 기대이론에서의 수단성 제고가 힘들어진다. 특히 보상이 정확한 측정과 공개된 기준에 의해 이루어지지 않는다면, 높은 직무성과의 수단성이 저하되어 성과를 높이기 위한 개인의 동기가 줄어들게 된다.

다. 2차적 결과와 유의성에 대한 평가

관리자가 기대이론 측면에서 동기를 유발시키기 위해 할 수 있는 일은 종업원 가치체계를 파악하여 조직이 현재 제시하고 있는 인센티브의 유효성을 평가하고 무엇을 더 제시해야 하는가를 판단하는 것이다. 만약 간호조직에서 어떤 간호사는 권력에 대한 욕구가 강하여 임금인상보다 승진에 더 큰 매력을 느끼는 반면, 어떤 간호사는 승진보다 임금 인상에 더 큰 매력을 느낀다면 간호사의 욕구 수준을 파악하여 보상을 실시해야 동기부여의 효과가 커진다. 즉, 조직이 제공하는 보상은 간호사의 요구에 적합해야 한다는 것이다.

(2) 아담스의 공정성 이론

① 공정성 이론의 개념

공정성 이론은 페스틴저의 인지부조화 이론과 호만스의 분배정의 이론에 기초해서 1960년대 아담스(Adams)에 의해 개발되었다(그림 6-11). 공정성과 불공정성의 지각에 대한 연구를 통해 종업원들이 자신들의 투자와 심리·사회·경제적 보상을 다른 사람들과 비교함으로써 공정성을 사정한다는 사실을 발견하였다. 다시 말해, 동일한 작업 상황에 있는 자신과 타인의 투입 대 산출의 비율을 비교하여 그것이 크거나 작을 때 불공정성이 지각된다는 것이다.

공정성 이론은 개인과 개인 또는 개인과 조직 간의 교환관계(exchange relationship)에 초점을 둔다. 즉, 교환과정에 있어서의 지각된 불균형이 갖는 동기효과를 설명하는 이론이다. 이 이론은 '자기(조직원, 개인)'와 '상대방(조직)'과의 주고받는 교환과정을 분석의 대상으로 삼는다.

'자기'가 '상대방'에게 투입물을 투자하면 '상대방'은 그에 상응한 보상을 하게 되는데 이것을 '자기' 입장에서 산출이라고 부른다. 결국 조직원들은 자기와 조직 간의 투입-산출 프로세스가 자기와 비슷한 사람(같은 회사의 동기들, 타 회사 친구들)이나 산업평균과 비교하여 (이러한 비교대상을 준거 인물(reference person or group) 또는 준거 기준이라고 한다] 교환관계가 공정성을 유지하고 있는지를 판단하게 된다. 판단된 결과가 공정하다고 지각되면 현재의 공정한 관계를 지속하기 위한 투자를 지속한다. 그러나 공정하지 않다고 판단되면 불공정을 시정하기 위한 여러 가지 방안을 강구하게 된다.

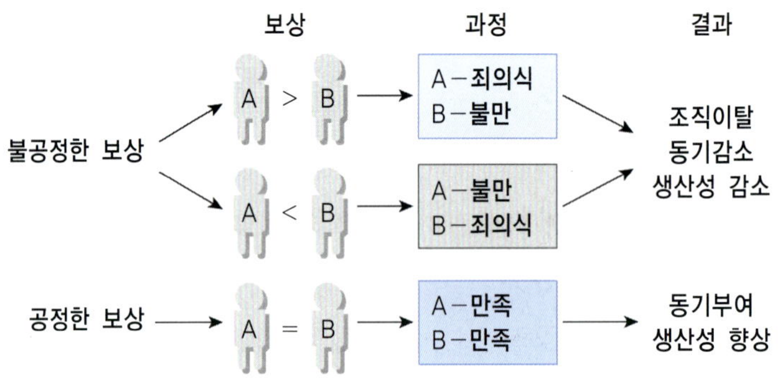

그림 6-11 아담스의 공정성 모델

② 작동원리

개인의 투입, 산출의 구체적 내용과 준거 인물 또는 준거 기준에 대한 설명은 다음과 같다.

개인은 조직과 고용관계를 맺음으로써 자신이 가지고 있는 지적, 성격적, 심리적, 신체적 모든 것을 자신이 조직으로부터 받은 것(산출)에 대하여 제공하게 된다. 물론, 이들 중 무엇을 얼마만큼 조직에 투자하는가는 자신과 준거 인물들이 조직으로부터 받는 것에 따라 결정된다. 또한 개인이 조직으로부터 받을 수 있는 산출물들은 반드시 긍정적인 것들만은 아니다.

공정성 이론의 핵심은 동일한 작업 상황에 있는 자신과 타인(준거 인물)의 투입 대 산출의 비율을 비교하여 공정성을 판단하고 행동의 방향을 결정한다는 것이다. 즉, 개인은 산출/투입 비율을 준거 인물의 비율과 비교하여 부등호가 성립하면(형편에 어긋난다고 생각되면) 그 부등호를 등호로 바꾸려는 노력을 하게 된다는 것이다. 개인이 공정성의 정도를 판단하는데 사용하는 투입과 산출물들은 인식이 가능하고 자신에게 의미 있는 것들이어야 한다는 점이다. 어떠한 투입이나 산출이 개인에 의해 인지되고 공정성 비율 산출에 사용되는가는 사람에 따라 다를 수 있다는 것을 시사한다. 예를 들자면, 한 기업에서 20년 이상을 근무해 온 사람이라면 근속연수나 연공서열이라는 투입이 기업이 주는 산출로 보상되어야 한다고 생각하여 공정성 판단을 하겠지만 입사한 지 5년 미만인 사원인 경우에는 연공보다는 능력이나 노력의 정도를 투입물로 판단하며 보상을 기대할 것이다.

공정성 이론에서 중요한 것은 개인이 선택하는 비교의 대상인 준거 인물이라는 점이다. 즉, 준거 인물은 동료일 수도 있고, 친족, 이웃, 동료집단, 숙련집단, 산업의 추세, 직업 표준, 해외 사례 등일 수도 있다. 또한 다른 직장에 있었을 때의 자기 자신일 수도 있다.

③ 불공정성 감소방안

일반적으로 다음과 같은 방법들이 많이 사용되는 것으로 알려져 있다.

가. 투입의 변경

불공정을 지각하는 사람이 불공정 비율을 공정한 상태로 바꾸기 위해 자신의 투입을 상향 또는 하향 조정할 수 있다.

나. 산출의 변경

이 방법은 투입보다는 산출물에 문제해결의 초점을 둔다. 산출의 양을 변경함으로써 공정성을 이루려는 것이다. 과소보상의 경우 산출변경이 중요시된다. 다시 설명하면, 보상을 주관하는 측(경영자나 관리자)과의 협상 또는 힘겨루기를 통해 적정 산출을 보장받으려는 노동조합의 노력을 볼 수 있다. 노동조합 활동을 통해 근무시간(투입)을 줄이든가, 파업을 통해 산출을 늘려 공정성을 유지하려는데 그 목적을 둔다.

다. 투입과 산출의 인지적 왜곡

투입이나 산출을 실제로 바꾸지 않고도 본인과 준거 인물의 산출/투입의 비율을 동일하게 만드는 인지적 왜곡이 발생할 수 있다. 인지적으로 투입, 산출의 비율 계산을 본인이 생각하는 결과에 맞추는 것이다.

라. 직장의 이동

불공정한 상황을 이탈함으로써 문제를 해결하려는 전략이다. 타부서로의 이동, 결근, 이직 등을 들 수 있다.

마. 준거 인물에 영향을 미침

준거 인물을 문제의 상황으로부터 제거하거나 집단압력을 가하여 투입을 바꾸게 할 수 있다. 이를테면, 조직에서 신입사원을 실력보다는 함께 지내기 편한 기준으로 채용한다거나 혹은 조직에서 혼자 독주하려는 사람에게 여러 가지 압력을 가하여 최고 능력을 발휘하지 못하도록 하향 조정하게 되는 경우를 들 수 있다.

바. 준거 인물 변경

비교의 대상을 바꿈으로 불공정을 시정하려는 전략이다. 한 전문직 종사자가 다른 전문가를 준거 인물로 선택하여 비교하다가 스스로 과다보상을 느끼게 되어 준거 인물을 지역 내 또는 국내 최고의 전문가로 바꾸게 되는 경우를 말한다.

④ 조직경영에 주는 의미

- 과다보상의 경우는 종업원들이 초과 보상에 대해 감사함이나 죄의식을 느끼고 자신의 투입을 그만큼 늘리려고 노력할 때 유효하다. 그러나 교환과정에 있어 인지적 왜곡 등에 의한 '횡령'의 가능성이 있으므로 과다보상은 그 규모가 상당할 때가 되어서야 사람들이 인정하게 되는 것이 일반적이다. 이 방법은 초과비용을 유발하고 종업원들이 일하기도 전에 보상부터 지급하게 되는 경우도 발생한다.
- 공정성을 유지하는 전략은 결근, 이직 또는 부정적 행위 등을 줄일 수 있다. 그러나 공정성 유지를 통하여 성과를 높일 수는 없다. 공정성을 유지하는 것은 현 상태보다 더 저하되는 것을 막고 이직, 결근 등을 방지하기 위해서 필요한 최소한의 조건이라 할 수 있다.

간호사의 불공정성 특히 과소보상에 대한 지각은 직무 불만족, 갈등, 결근, 이직의 증가와 성과 저하를 초래할 수 있으므로 공정성을 유지하기 위한 관리전략을 실시해야 한다. 특히 자신과 비슷한 직무를 수행하는 다른 간호사나 타 부서 직원과의 비교를 통한 상대적 금액이 공정성의 판단 기준이라는 점이다. 그러므로 간호관리자는 간호사 개인과 집단이 동료 간호사들 간의 사회화 과정을 통해서 투입과 산출의 관계에 대한 긍정적 인식을 할 수 있도록 많은 관심을 기울여야 한다.

(3) 로크의 목표설정 이론

목표설정이론은 1968년 로크(Edwin A. Locke)가 제안하여 현재에 이르기까지 동기이론 중 가장 많이 연구되었으며 가장 타당성이 있는 것으로 밝혀진 이론이다. 다른 동기이론에서와 달리 목표설정이론에 관한 논문들은 오늘날에도 계속 발표되고 있다. 개인의 성과가 개인이 설정한 목표에 의해서 결정된다는 이론이다.

① 목표 관련 변수들

표 6-11 목표 관련 변수들

구분	변수	연구결과 요약
① 목표의 특성	난이도	성취 가능한 범위 내에서 어렵고 도전적인 목표일수록 성과가 높다.
	구체성	"최선을 다하라"식의 애매한 목표보다는 수량과 기간 측면에서 구체적인 목표일 때 성과가 더 높다.
② 목표의 종류	지시된 목표	지시된 목표의 경우 수행자의 수용(acceptance)이 중요하며 지시된 목표가 수용되지 않으면 성과가 높아질 수 없다.
	참여적 목표	상·하급자가 토론을 통하여 공동으로 설정하는 목표이다.
	자기설정목표	외부의 자극(예 : 경쟁자)에 의해서 스스로 설정하는 목표로서 개인이 여러 가지 목표수준들 중에서 하나를 선택하게 되는(즉, 목표선택) 경우이다.
③ 상황 요인들	피드백	목표가 성과를 높이려면 피드백이 필수적으로 동반되어야 한다(즉, 목표+피드백은 결론을 얻은 연구가 많다).
	보상조건	목표달성에 따른 적절한 보상(즉, contingent reward)이 주어졌을 때가 그렇지 않은 경우보다 성과가 높다.
	직무복잡성	직무의 복잡성이 증가함에 따라 목표의 성과에 대한 효과가 떨어진다. 그러나 충분한 실증연구가 아직 되어 있지 않다.
	능력	목표가 어려워지면 어려워질수록 능력과 성과의 상관관계는 커진다. 목표와 능력간의 상호작용이 성과를 결정한다.
	경쟁상황	경쟁은 지시된 목표의 수용도를 높여주고 스스로 목표를 세우도록 하여 성과를 높여 준다.

② 효과적 목표의 특성

- 명확한 목표는 더 높은 수준의 산출을 가져온다.
- 쉬운 목표보다는 다소 어려운 목표가 동기화와 높은 성과를 가져온다.
- 리더가 일방적으로 부여한 목표보다는 부하직원이 수락한 목표가 높은 성과를 가져온다.
- 결과지향목표는 과정지향목표보다 업무수행능력을 증진시킨다.
- 목표설정에의 참여는 목표에 대한 수용도를 높여주며 결국 목표 달성을 위한 동기부여를 높여준다.
- 목표달성 노력에 대한 피드백이 잘 이루어질수록 높은 성과를 산출할 가능성이 높다.

③ 조직에 적용

목표설정이론은 목표관리 기법으로 실제 간호조직에서 많이 적용되고 있다. 간호관리자는 각개인의 특성을 고려하고 간호업무의 상황을 판단하여 간호사에게 동기부여를 제공해야한다. 자신의 업무에 도전할 적당한 자극을 주고, 그 과정에서 성취감을 경험하도록 측정가능하고 실현가능한 구체적 목표를 설정해야 한다. 가장 중요한 것은 목표설정 과정에 간호사를 참여시키고 목표 달성의 노력에 대한 적절한 피드백과 지속적인 관심 그리고 적절한 보상을 제공해야 한다는 점이다.

간호 현장에서 동기부여의 증진 방안

1. 개인차원의 동기유발
   - 개인적인 보상
     - 적극적 업무 자세의 함양
     - 명확한 경력개발 계획
   - 목표 달성에 대한 확신
2. 조직차원의 동기부여 증진 방안
   - 공정성의 확보
   - 직무와 인간의 일치
   - 금전적인 무시 금지
   - 목표의 이용
     - 직무재설계
     - 성과-보상의 합치 프로그램
     - 인사관리제도의 개선
     - 임파워먼트의 증진

Ⅱ 의사소통과 자기주장

1 의사소통의 개념

1) 의사소통의 정의

의사소통 혹은 커뮤니케이션이란, 원래 라틴어의 'communis'에서 유래한 것으로 'common(공동의)'이란 뜻을 가지고 있다. 커뮤니케이션이란 "전달자와 수신자 사이의 정보의 전환, 개인을 포함한 집단 간의 의미의 전달"이라고 정의되기도 하고, "일반적인 상징을 통한 정보나 의사의 전달"이라고 정의하기도 한다.

즉, 다른 사람들과 어떤 생각이나 의견 또는 감정을 교환하여 공통의 이해를 도모하고 상대방의 의식이나 태도 또는 행동에 변화를 일으키게 하는 일련의 행동을 말한다.

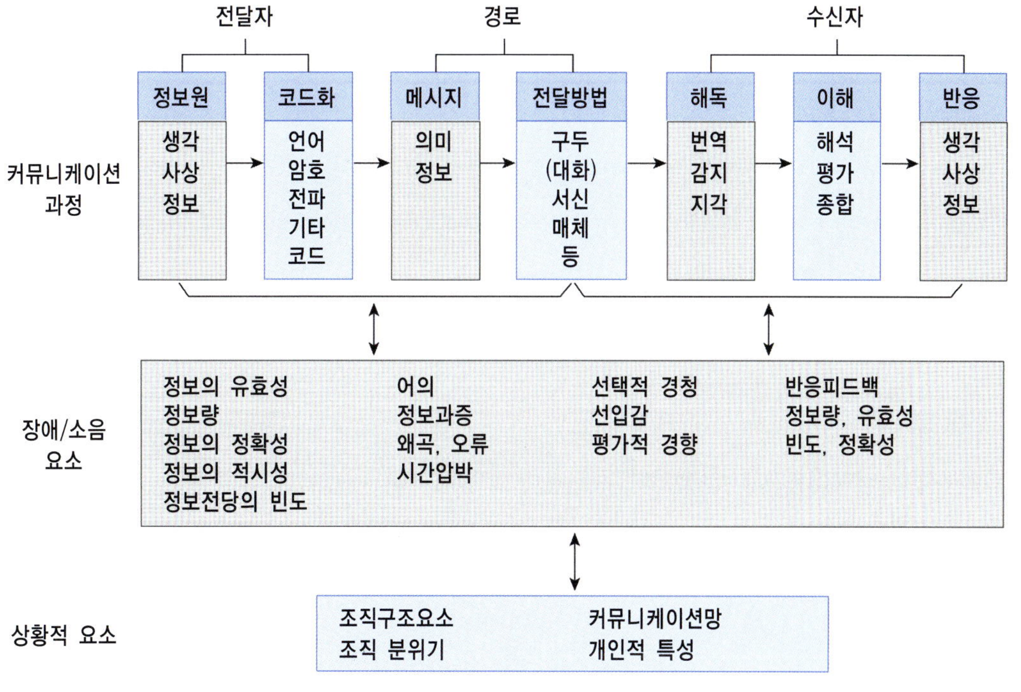

그림 6-12 커뮤니케이션 모형

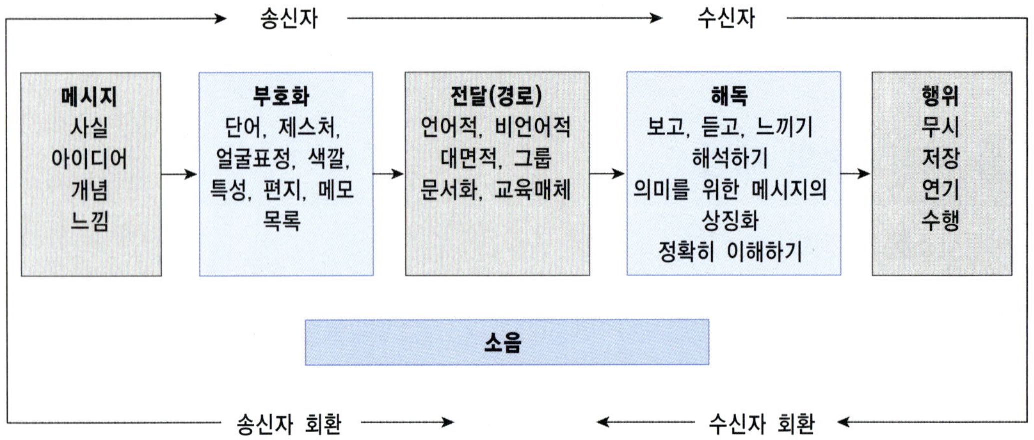

그림 6-13 의사소통의 구성요소

2) 의사소통의 구성요소

의사소통의 기본 요소로는 전달자, 수신자, 메시지, 부호화, 경로, 해독, 행위, 장애/소음, 회환이다.

(1) 전달자

커뮤니케이션에서의 전달자는 아이디어를 제공한다든지, 정보를 전하는 등의 의사전달을 시도하는 사람을 말한다. 전달자의 전달 의도가 커뮤니케이션의 시발점이 된다. 그 이후에는 전달자가 자신의 의도를 각색하고 부호화하여 수신자에게까지 정확히, 적시에 메시지가 전해지도록 하는 노력이 뒤따른다.

(2) 메시지

메시지는 전달내용으로 전달자가 수신자에게 전하려는 내용이다. 송신자는 우선 사실, 개념, 사고 또는 감정을 선택하고 일관성 있는 방식으로 사고를 조직해야 한다. 이러한 의사소통의 내용이 메시지의 기본이 된다.

(3) 부호화

송신자는 의사소통의 내용을 전달이 가능하고 이해할 수 있는 형태로 변화시켜야 하는데, 이 과정을 부호화라고 한다.

부호화 과정에서는 의사전달의 의도를 반영해 줄 수 있는 적절한 상징 매개수단이 필요한 데 대개가 언어를 사용하고 있으나 비언어적인 상징도 많이 사용되고 있다(예 : 신호, 제스처, 그림, 숫자 등). 상징물이나 신호 등에는 전달자의 의도가 하나의 부호로 실려 있게 되는데 눈으로 보이지 않는 체계이므로 전달자와 수신자 간의 보다 깊은 심리적인 교감을 필요로 한다.

(4) 전달 매체 : 경로

메시지를 주고받기 위해 사용되는 경로이다. 공식적인 경로와 비공식적인 경로가 있으며 여기에는 직접대면(face to face), 전화, 집단토의, 팩시밀리, 메모, 정책 규정집, e-메일, 비디오, 각종 보고자료, 영상전화 그리고 화상회의 등의 방법들이 포함된다. 매체의 중요성은 전달내용과의 적합성에서 찾아볼 수 있다. 즉, 전달내용이 무엇이냐에 따라 매체선정을 달리해야만 정확하고 효과적인 커뮤니케이션이 이루어질 수 있다.

(5) 해독 및 수신자

수신된 메시지는 수신자에 의해서 해독되고 그 의미가 제대로 받아들여져야 한다. 해석이란 어느 정도는 기술적인 문제로, 수신자의 해석능력과 관련된다. 수신자는 자신의 과거 경험이나, 준거의 틀에 근거하여 부호화된 메시지를 해석한다.

효과적 커뮤니케이션을 위해서는 전달자는 수신자 지향적이어야 하고 수신자는 전달자의 의미체계를 정확히 파악하려고 노력해야 한다.

이 작업은 수신자의 경험, 상징이 사용 되어지는 개인적 해석, 송신자와의 의미의 상호성에 영향을 받게 된다.

(6) 행위

해독의 다음 단계로서 메시지를 받고, 인지한 결과로서 수신자에 의해 취해진 행위로서 수신자가 메시지에 따라 행동할 수도 있고 하지 않을 수도 있음을 간과해서는 안 된다. 즉, 간호관리자는 직원들에게 메시지를 전달하는 것만으로써 의도된 행위가 일어날 것이라고 추측해서는 안 된다.

(7) 회환

일방적인 커뮤니케이션에서는 전달하려는 내용과 수신자가 받아들이는 내용 사이에 왜곡의 가능성이 높다. 그리고 수신자의 반응이 없다면 내용전달이 올바로 이루어졌는지에 대하여 확인할 수 없게 된다. 그러므로 커뮤니케이션에서는 반드시 피드백이 있어야 하기 때문에 쌍방적인 커뮤니케이션의 필요성이 대두되는 것이다. 그러므로 효과적인 커뮤니케이션이 이루어지기 위해서는 피드백 과정이 반드시 필요하다.

(8) 잡음

커뮤니케이션의 각 단계마다 잡음이 존재한다. 잡음이란 '원활한 커뮤니케이션을 방해하는 요소'로서 이를 제거하지 않으면 원활한 커뮤니케이션이 이루어지지 못하게 된다. 가장 흔한 예로는 전화 통화 시 혼선에 의한 잡음이 있을 수 있다. 이와 같은 물리적인 잡음뿐 아니라 잡념과 같은 심리적 잡음도 포함된다.

일반적으로, 물리적 방해물, 어휘상의 문제점, 문화적 차이, 피드백 부재, 그리고 발신자와 수신자 간의 지위 차이 등이 효과적인 커뮤니케이션을 방해하는 잡음으로 작용할 수 있다.

3) 병원조직에서 효과적인 의사소통 방안

(1) 상위직과의 의사소통

- 상급자에게 의견을 전할 때는 요구를 명확히 하고 요구하는 근거를 설명한다.
- 상관의 반응을 객관적으로 받아들이고 다른 부서와 상충되는 요구일 수도 있음을 이해한다.
- 상급자의 조직 내 위상, 개인적 성향, 전문적 입장, 문제를 대하는 성향 등을 자세히 파악하는 것도 중요하다.

(2) 하위직과의 의사소통

- 자신이 지시할 때 언제까지, 누가, 무엇을 할지 단계별로 명확히 해야 한다.
- 정보의 배경을 설명하고 경청하며 일의 중요성을 정당성 근거로 설명해 준다.
- 지시를 명확히 축약하면서 피드백을 통해 확인한다.
- 신뢰성을 갖는 분위기를 조성한다.

(3) 의료직과의 의사소통

- 의사와 간호사들 서로 간의 인간으로서 존중하기
- 의사와 간호사는 동일한 의료 파트너로 인식하기
- 의사소통 기술을 함양하기
- 공식적, 비공식적 모임을 주선하고 참여할 기회를 갖기

(4) 동료와의 의사소통

- 서로 격려와 힘이 되어 주는 협력자로 인식하기
- 자존심을 지켜주고 좋은 점을 인정하기
- 서로 대립되는 의견이 있을 경우 객관적인 의견에 초점을 맞추기

2 의사소통의 유형

1) 조직 차원에서의 의사소통

(1) 공식적 의사소통

조직에서의 의사소통은 공식적 의사소통과 비공식적 의사소통으로 나눌 수 있다. 즉, 공식적 의사소통은 업무와 관련된 의사소통이고 비공식적 의사소통은 업무 이외의 사적인 만남 등에서 이루어지는 의사소통이다.

① 상향적 의사소통=하의상달

상향적 의사소통이란 공식적 경로를 통한 수직적 커뮤니케이션의 하나로 메시지의 흐름이 하위계층에서 상위 계층으로 전달되는 것을 뜻한다. 예를 들면 업무보고, 제안제도, 여론조사, 인사상담 등이 그 예가 될 수 있다. 일선 담당자에서 나오는 현장감 있는 의견과 정보가 제대로 상급자에게 전달되어 의사결정에 중요 정보로 사용되는 것이 상향식 커뮤니케이션의 핵심이라고 볼 수 있다.

상향적 의사소통의 목적은 하급자의 자발적인 의사전달과 일선 경험을 통한 실무적인 아이디어 창출이라고 볼 수 있다.

상향적 의사소통의 개선방안으로는 다음과 같다.

- 일상적인 행동이나 의사결정은 일정한 규범을 정하여 이에 준하도록 유도한다. 특히 예외이거나 특별히 중요한 사항은 간추려서 전달한다.
- 전달되는 정보의 내용을 잘 요약하여 핵심만을 전한다든지, 전달에 소요되는 시간을 최소화한다든지 하여 공급되는 정보의 효율성을 높인다.
- 정보의 양이 많을 때 순서를 정하여 보고의 차례를 만든다.
- 하급자가 상급자에게 보고하는 자체에 대해 두려움을 없애는 노력이 무엇보다 중요하다.

• 상급자에게 보고되는 정보의 내용은 조직화되어야 한다.

② 하향적 의사소통=상의하달

하향적 의사소통이란 지시적 커뮤니케이션이라고 하며 전통적인 커뮤니케이션의 일종이다. 즉 업무와 관련된 상급자의 의견이나 전달사항이 공식적인 경로를 거쳐 하급자에게 전달되는 것을 의미한다. 예를 들면 업무 지시, 메모, 정책지시, 회사 간행물, 안내서 등이 포함된다. 이 커뮤니케이션은 명령의 일원화와 책임소재의 분명성을 확보할 목적으로 가장 널리 사용되고 있는 방법이다.

하향적 의사소통의 개선방안은 다음과 같다.

• 공식적인 경로를 이용하고 수신자에게 직접 전달되도록 한다.
• 의사소통의 경로를 다양화한다.
• 하급자가 담당할 직무에 대해서 충분히 알려주고 직무의 배경을 설명해주고 이해시킨다.
• 중요한 내용은 반복하면서 전달한다.
• 업적과 관련된 피드백을 계속적으로 제공해주어 목표 달성의 효과를 높인다.

③ 수평적 의사소통=횡적 의사소통

조직 내에서 같은 지위에 있는 구성원끼리의 커뮤니케이션을 뜻한다. 그리고 동등한 부서 간의 커뮤니케이션도 이에 속한다. 예를 들면 사전협조제도, 사후통지제도, 회의, 위원회 등이 있으며 이 방법은 조직이 분화되고 다원화됨에 따라 효과적으로 조직목표를 달성하는 수단이 된다. 또한 적절한 수평적 의사소통은 동료 간의 업무 협조를 증진시킨다.

수평적 의사소통의 개선방안은 다음과 같다.

• 작업 집단 내에 상급자에 대한 신뢰가 있어야 한다.
• 부서 간 형평의 원리가 적용되어야 한다.
• 부서 간 원활한 교환이 이루어져야 한다.
• 조직구조의 변화가 신축성을 지녀 환경에 맞는 조직구조를 이룰 때 효과적이다.

④ 대각적 의사소통

이 방법은 조직 내 커뮤니케이션 방법으로 사용되는 빈도는 많지 않지만 다른 방법이 효과적이지 못할 때 사용될 수 있으며, 조직 구조상 집단을 달리하고 계층을 달리하는 사람들 간의 커뮤니케이션을 말한다. 라인과 스텝 간의 커뮤니케이션이 대표적인 예이다.

(2) 비공식적 의사소통

조직 내에서의 모든 의사소통이 공식적 경로를 통해서 이루어지는 것은 아니다. 비공식적 경로를 통한 커뮤니케이션도 상당 부분을 차지하고 있다. 그레이프바인, 루머, 잡담 등이 포함되는데 이 중 가장 중요시되는 것이 그레이프바인(Grapevine)으로 조직에서의 비공식 커뮤니케이션의 일종으로 인사이동이 임박에서 발생하는 여러 가지 소문들, 사장의 행동에 대한 비밀스런 이야기들, 동료나 상사에 대한 입바른 평가나 불평 등은 모두 그레이프바인의 예에 해당한다.

그레이프바인의 특징

- 약 75%의 정확성을 보인다.
- 정보전달이 선택적이고 임의적이다.
- 전달속도가 빠르다.
- 조직변화의 필요성에 대해 경고를 한다.
- 조직문화 창조에 매개역할을 한다.
- 집단의 응집력을 높이는 역할을 한다.
- 구성원들 간에 아이디어 전달의 경로가 되기도 한다.
- 공식적 커뮤니케이션과 그레이프바인은 상호보완적이다.
- 모든 사람들이 불안하거나 변화에 직면했을 때 사용된다.
- 구성원들의 약 50%는 그레이프바인을 통해서 직무에 관한 정보를 얻는다.

미국의 남북전쟁 당시 전선체계가 엉망이어서 정보의 전달과 수신 상태에 문제가 발생한 데에서 유래한 그레이프바인은 조직 내에서 정보나 의사가 원래 뜻과는 다르게 전달되는 것을 뜻하지만, 오늘날에는 모든 비공식적 커뮤니케이션을 지칭하는 의미로 사용된다. 또한 관리자로 하여금 종업원의 동태를 파악할 수 있게 하고 나아가 조직의 활성화를 가져올 수 있는 중요한 요소이다. 그러나 정보의 정확성에 한계가 있으므로 정보의 취사선택능력이 중요한 과제로 남게 된다.

2) 간호관리에서의 의사소통의 의미

간호관리가 대인 관계적이고 조직적인 목적을 성취하는 것이라는 점에서 볼 때, 의사소통은 중요한 의미를 지닌다. 전형적인 환자 간호의 역할모델로서 중간 간호관리자로 하여금 일반간호사를 지휘하고 더 나은 관리를 지지하게 하는 중요한 과정이다. 간호지도자가 리더십을 발휘하는데 있어서 의사소통 기술은 매우 중요한 기능을 한다.

넓은 의미에서 의사소통은 임상의 복지모형을 지향하는 행위에 영향을 주는 것이다. 간호관리자가 정보를 효과적으로 의사소통할 때, 그들은 영향력 있는 관리자로 비춰진다. 간호는 건강관리에 있어서 효과적인 변화를 초래할 잠재력을 갖는다. 간호사들이 그들의 생각을 분명히 전달하고, 그들의 환경을 통제하며, 목적을 달성할 수 있기 위해서는 효과적이 의사소통 기술을 개발해야만 한다.

의사소통의 일반적 원칙

- 일관성(consistency) : 전달되는 메시지의 내용이 논리적인지를 사전에 충분히 검토해야한다.
- 명료성(clarity) : 전달하고자 하는 내용은 수신자가 쉽고 정확하게 이해할 수 있도록 표시되어야 한다. 따라서 용어의 정확한 선정, 문맥의 명료성 등을 고려해야한다.
- 적시성(timeliness) : 필요한 정보는 필요한 시기에 적합하게 입수되어야 한다. 메시지 전달을 위한 적절한 시기를 파악하는 것도 중요하다.
- 적정성(adequacy) : 전달하고자 하는 내용은 그 양이나 규모면에서 적절해야한다. 즉, 수신자의 능력을 벗어난 과중한 정보와 지시는 의사소통의 효과성을 기대하기 힘들다.
- 분배성(distribution) : 전달하고자 하는 내용은 극비사항을 제외하고는 모든 사람들에게 가능한 널리 알려지도록 해야 한다.
- 적응성(adaptability) : 전달내용은 구체적 상황과 시기에 따라 적절히 대응할 수 있도록 융통성과 신축성을 지녀야 한다.
- 수용성(acceptability) : 전달내용은 수신자가 적극적 반응을 보임으로써 그 내용을 수용할 수 있는 내용이어야 한다.

3 의사소통과 네트워크

의사소통 네트워크란 의사소통 망으로써 조직구성원 상호 간의 반복적인 상호작용 패턴으로 구성원 간의 의사소통의 경로의 구조를 의미한다. 구성원들 간에 이루어지는 의사소통의 패턴을 보여주는 표는 다음과 같다(표 6-12).

표 6-12 의사소통의 유형

유형	쇠사슬형	Y형	수레바퀴형(윤형)	원형	완전 연결형
의사소통 속도	빠름	빠름	단순과업 ↑ 복잡한 과업↓	모여 있는 경우↑ 떨어져 있는 경우↓	빠름
의사소통의 정확성	문서 ↑ 구두 ↓	↑	단순과업 ↑ 복잡한 과업↓	모여 있는 경우↑ 떨어져 있는 경우↓	중간
구성원 만족도	낮음	중간	중간	높음	높음
의사결정 수용도	낮음	중간	낮음	높음	높음
모형	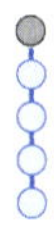	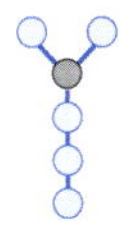	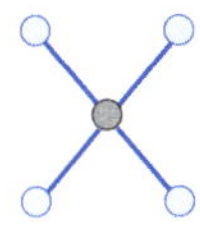	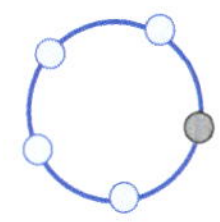	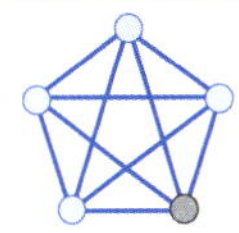

1) 쇠사슬형

공식적인 계통과 수직적인 경로를 통해서 의사전달이 이루어지는 형태이다. 명령과 권한의 체계가 명확한 공식적인 조직에서 사용 되어지는 커뮤니케이션 네트워크이다. 조직의 라인이 가장 대표적인 예라고 할 수 있다. 일원화 되어있는 계통을 통해서 최고 경영자의 의사가 말단 일선 작업자에게까지 전달되며 그 반대의 경우도 똑같은 명령 사슬을 통하게 된다. 간호부장이 직접 간호사에게 전달하는 것이 아니라 담당임원 → 부장 → 과장 → 대리 → 사원 등과 같이 연쇄적으로 지시가 전달된다. 이 사슬형은 관료적 조직이나 공식화가 진행된 조직에서 이러한 네트워크 형태를 쉽게 발견할 수 있으며 사슬이 길수록 정보 왜곡의 가능성이 커진다. 단순 업무에 쇠사슬형을 사용하면 의사소통의 신속성과 효율성이 비교적 높다.

2) Y형

수레바퀴형과는 달리 집단 내에 특정의 리더가 있는 것은 아니지만, 비교적 집단을 대표할 수 있는 인물이 있는 경우에 나타난다. 특히 라인과 스탭의 혼합집단에서 찾아볼 수 있으며 단순한 문제를 해결하는 데 있어서의 정확도는 비교적 높다. 서로 다른 집단(라인과 스텝)에 속한 사람들 간의 커뮤니케이션에 있어 조정자를 필요로 할 때 사용될 수 있다.

3) 수레바퀴형

집단 내에 특정한 리더가 있을 때 발생한다. 특정의 리더에 의해서 모든 정보의 전달이 이루어지기 때문에 정보가 특정 리더에게 집중되는 현상을 보인다.

4) 원형

특성 문제해결을 위해서 위원회 혹은 태스크 포스조직(TFT)과 같이 구성된 조직을 말한다. 권력의 집중도가 없고, 구성원 간의 신분적 서열이 없으며 중심인물이 없는 상태에서 나타나는 형태를 말한다. 물론 이 방법에서는 문제해결과정이 상당히 민주적이라고 할 수는 있지만 집단사고의 문제점이나, 차선의 결정을 내릴 위험은 남아있다.

5) 완전연결형

완전연결형은 구성원 전체가 서로의 의견이나 정보를 자유의지에 따라 교환하는 형태로 주로 비공식적인 커뮤니케이션 방법이다. 이 형태는 오늘날 조직에서 많이 시도되고 있는 형태이다. 일정한 규칙 없이 자유롭게 의견교환이 이루어지다 보면 창의적이고 참신한 아이디어 산출이 가능해진다. 광고 문안을 만든다든가, 새로운 대안을 찾아내려 할 때 브레인스토밍 과정에서 많이 사용될 수 있다.

4 주장행동

1) 주장행동

주장행동이란 의사소통 과정에서 상대방의 권리를 침해하거나 상대방을 불쾌하게 하지 않는 범위 내에서 자신의 권리, 욕구, 의견, 생각, 느낌 등 자신이 나타내는 것이다. 이때 직접적이고 정직하며 적절한 방법으로 자신을 표현하는 행동을 전제로 하는 공감적 주장행동을 의미한다. 자기의 요구와 권리를 표현하는데 자아존중감이 담겨져 있어야하고, 타인의 요구와 권리를 존중하는 마음의 자세를 갖추어야 한다. 간호의 업무는 다양한 관계의 상호작용을 통해 이루어진다. 항상 자신을 돌아보고 성찰함으로써 자신의 내면을 성장시키고, 주장행동을 간호업무에 수행함으로써 간호의 성과를 향상시켜야 한다(표 6-13).

2) 소극적 행동

소극적 행동은 자신의 솔직한 감정, 사상, 신념을 표현하지 못함으로써 자기의 권리를 타인으로부터 침해하도록 허용하는 경우이다. 따라서 자기 자신에 대한 존경의 결핍을 나타낸다.

표 6-13 주장적, 소극적, 공격적 행동유형별 특징

유형 / 특징	주장적 행동	소극적 행동	공격적 행동
행동특징	• 자신의 욕구와 권리를 표현한다. • 정서적으로 정직하고 직접적으로 표현한다. • 타인에게 인간적 권리를 유지하나 타인의 권리를 침해하지 않는다.	• 자신의 욕구와 권리를 표현하지 못한다. • 정서적으로 정직하지 못하고 간접적으로 표현한다. • 타인에게 인간적 권리를 침해하도록 허용한다. • 자기부정적인 생각에 빠져든다.	• 타인을 희생하여 욕구와 권리를 표현한다. • 정서적으로 정직하나 누군가를 희생하도록 표현한다. • 부적절한 적의의 과잉 반응 및 멸시하거나 창피를 줌으로써 타인의 권리를 침해하는 공격적인 행동이 나온다.
자신이 느끼는 감정	• 자신에게 좋은 감정과 확신이 있다.	• 불안, 자기에 대한 실망과 뒤늦은 분노가 지배한다.	• 당당한 우월감과 분노가 특징이나 나중에 죄의식을 느낀다.
타인이 느끼는 감정	• 존경스럽고 시원함을 느낀다.	• 안달하고 초조하며 동정과 연민을 갖게 된다.	• 분노를 느끼다가 원한과 복수로 변한다.
결과	• 목표성취 • 자신감을 가지고 다양한 상황에 임한다.	• 목표 성취 못하고 분노가 누적되며 무가치함을 갖는다.	• 타인희생으로 목표성취, 정서적 배출로 인한 인간관계 손해누적, 타인에 의해 가치가 저하된다.

소극적 행동은 말하고 싶은 것이 있어도 잘 표현하지 못하기 때문에 참을성 있고 얌전하다는 평을 받으나, 자신은 힘들고 불쾌하며 상대방에게 좋지 못한 감정을 갖게 되는 경우가 많다.

3) 공격적 행동

공격적 행동은 타인의 인격과 권리를 침해하면서 자신의 주장을 하는 행위를 의미하며, 상대방에게 피해를 주면서까지 자신이 말하고 싶은 것을 표현하기 때문에 주변사람들이 싫어하게 된다.

만약 자신의 느낌을 적절한 방법으로 표현하지 못하면 긴장이나 불안이 증가하고 인간관계의 어려움을 호소하게 된다. 또는 감정을 지나치게 억제하면 고민과 번뇌로 정신건강에 악영향을 준다. 감정을 억제하거나 감정을 정제되지 않은 상태에서 그대로 분출하는 것은 올바른 간호사의 태도가 아니다.

4) 주장행동의 목적

(1) 인간관계의 개선

인간은 바람직한 적응을 할 권리와 그 권리가 행사될 수 있도록 주장할 권리를 가지고 태어났다. 주장훈련은 상대방의 권리를 침해하지 않으면서 자신의 의사를 솔직하게 나타내기 때문에 상대방과 보다 생산적인 인간관계를 지속시켜 준다.

(2) 업무의 향상

간호란 인간관계의 상황 속에서 인간관계의 상호작용을 통해 이루어질 수 있는 것이므로 인간관계의 개선은 간호업무의 향상을 가져올 수 있다. 또한 지도자적 역할모델을 하도록 도와주고 자신을 긍정적으로 수용하도록 도와주어 상대방에게 좋은 인상을 줄 뿐 아니라, 스스로 간호표준을 향상 시키도록 도와준다.

(3) 자기능력의 신장

상대방과 보다 생산적인 인간관계의 지속은 자신의 능력을 최대로 발휘할 수 있게 하는 자기성장의 터전을 마련해 준다. 상대방과 보다 생산적인 인간관계를 지속시켜 나감으로써 자신의 능력을 최대로 발휘할 수 있게 하여 자기성찰의 터전을 마련해 준다.

(4) 정신건강의 예방과 증진

현대의 급변하는 사회변화는 여성으로 하여금 다양하고 복잡한 역할을 요청하고 있다. 관계 속에 발생한 감정의 지나친 억제와 표현은 언제나 고민과 번뇌의 원천이며 정신건강에 좋지 않다. 주장훈련은 억제되고 과도분출 될 감정을 해소시켜 줌으로써 지나친 감정을 사전에 예방하고 나아가 정신건강을 유지·증진 시켜준다.

5) 주장행동의 요소

(1) 비언어적 요소

- 단호하고 분명하게 적절한 크기로 이야기하기
- 온건하고 중단되지 않는 어조로 이야기하기 : 말이 도중에 너무 끊기면 주저하는 것으로 인식되기 쉽고, 너무 유창하면 압도적이라고 인식될 수 있다.
- 다소 지속적으로 눈 맞춤 하기 : 메시지를 전달받는 사람을 바라보지 않고서 적이 된다는

것은 불가능한 일이다.

- 말의 의미와 일치하는 얼굴표정을 하기
- 적극적인 몸짓하기 : 바른 자세를 유지하되 편안해 보이고, 대화를 매끄럽게 하기 위해 필요 시 자연스럽게 고개와 손, 어깨 등을 이용한다.
- 적정거리 유지하기
- 말하기 전에 주저하지 않는다.
- 말하기 전이나 말하는 도중에 서두르지 않는다.
- 말하는 동안 상대방과 적절하게 눈을 마주친다.

주장행동의 내용적 요소

1. 자기표현 요소

- 자신이 하고 싶은 말을 참지 않고 말한다. 긍정적인 것으로는 상대방에 대한 칭찬, 애정, 친밀감을 표시하거나 상대방에게 먼저 대화를 시작하거나 대화를 유지하는 것 등이 포함된다. 부정적인 것으로는 상대방의 요구를 거절하거나 상대방과 다른 의견을 제시하는 것이나 상대방의 어떤 행동 때문에 당연히 나타날 수 있는 괴로움, 불쾌감, 노여움을 적절하게 표현하는 것도 주장행동에 해당한다.
- 마음에 없는 지나친 사과나 변명을 하지 않는다.
- 하고 싶은 말이 있으면 대화 초반에 자신의 의견을 분명하게 말함으로써 상대방은 시간을 절약하고 괴로움을 줄일 수 있다.
- 마음속에 있는 대로 솔직하게 말한다. 정직하지 못할 때는 상대방에게 불쾌감을 주게 되어 자신의 생각과 느낌을 받아들이지 않게 되며 그 사람과의 관계가 멀어진다. 빈정거림, 농담, 이유 달기, 긴 설명, 투덜댐 등과 같은 행동은 주장행동이 아니다.
- 다른 사람을 통하지 않고 상대방에게 직접 말한다.
- 자신이 하고 싶은 내용을 분명하게 말한다.

2. 상대방 고려요소

- 상대방의 말을 주의 깊게 들어준다.
- 상대방의 나이 등에 맞게 예절을 지키면서 말한다.
- 상대방의 말에 이해나 공감을 표시해 둔다.
- 자신의 말이 진리인 것처럼 말하지 않고 단지 자신의 입장에서 말한다.
- 자신의 말에 대해 상대방이 가질 수 있는 생각이나 느낌을 사전에 말해 준다.
- 자신의 의견에 대한 이유를 간단히 설명한다.
- 서로의 입장이 다르면 타협해 보려고 노력한다.

(2) 언어적 요소

- 정중하게 거절하기 : '아니오'라고 말하는 것이 불편할 경우, 필요 없이 공격적이 되거나 거절을 지나치게 정당화시킬 수 있다. 단 적극적으로 '아니오'라고 말할 때 중요한 점은 그 거절이 이해되고 신뢰되어야 한다는 점이다.
- 자신의 분명한 입장을 취하기 : 다른 사람의 입장을 인정하면서 자신의 입장을 명료하게 밝히기
- 부탁하기 : 부탁할 권리를 포기하는 주요 원인은 거절에 대한 두려움, 나도 상대방이 원하는 것을 들어주어야 된다는 부담, 부탁 자체에 대한 죄의식 등이다.
- 권리를 주장하기 : 문제를 말하고, 해결이나 대화를 위한 구체적인 요구를 하며, 효과적으로 요점이 전달될 때까지 지속해야 한다.
- 느낌을 표현하기 : 비언어적으로 느낌이 드러날 때도 있지만, 그 느낌이 말로 표현되지 않을 경우 다른 사람의 기분을 알 수 없을 때가 많다.

6) 주장행동이 필요한 상황

- 특정사람에 대한 불만 분노, 애정을 억누르고 있거나 이와 관련된 사람이나 장면이 머리에서 사라지지 않는 경우
- 그 사람을 만나려고 하면 불안해지거나 분노가 생겨 만나기 싫은 경우
- 어떤 사람을 대하려고 하면 어딘가 위축되는 경우
- 수동적 공격적 행동을 취하고 있는 경우
- 상대방에게 알아보고 싶은 것이 있거나 알리고 싶은 것이 있을 때, 그대로 솔직히 말하지 못하고 빙 돌려서 간접적으로 나타내는 경우
- 자신의 행동을 정당화하기 위해 거짓말이나 위선된 행동을 하는 경우
- 상대방과 비교하여 자신을 형편없는 사람으로 간주하는 경우
- 합리화를 통해 자신의 인권을 포기하는 경우
- 상대방에게 주먹질을 하거나 욕설을 하는 경우

7) 자기주장 전략 방법

(1) 주장적 사고

합리적·정서적 상담이론에 의하면 어떤 사실에 의해 우리가 경험하는 정서적 결과는 어떤 사실 그 자체보다도 그 사실에 대한 우리의 믿음에 따라 달라진다. 또한 인간에 있어 대부분의 정서적 문제는 비합리적인 사고와 비합리적인 사고를 하게 하는 비합리적 신념체계에 의해 일어나므로 정서적 훈련과 관련된 비합리적 신념체계를 바꾸어 주면 정서적 혼란도 극복할 수 있다.

주장적 사고는 인간의 정서나 행동에 부정적 영향을 미치는 비합리적 생각을 합리적 생각으로 변환시키도록 해준다. 이러한 사고의 변환과정은 5단계로 구분된다.

- 사건 : 일상생활에서 경험하는 어떤 사실을 의미하며 자신의 행동 또는 그와 관련된 다른 사람의 행동 자체를 의미한다.
- 신념체계 : 사건에 대한 자신의 생각이나 신념으로 사건에 대해 어떻게 생각하고 있는가를 의미한다. 합리적 생각이란 개개인의 목표가 어떤 것이든 그것을 달성하는데 도움이 되는 생각을 의미한다.
- 결과 : 사건으로 생긴 결말의 상태를 의미하며, 정서적 결과와 행동적 결과 두 종류가 있다. 생각이 합리적이라면 바람직한 정서와 행동결과가 나타나게 된다.
- 논박 : 비합리적인 생각이 타당하지 못하다는 점을 밝히는 것을 의미한다.
- 효과 : 논박의 효과를 의미한다. 논박을 하게 되면, 비합리적인 생각이 합리적인 생각으로 바뀌는 인지적 효과가 나타난다. 그렇게 되면, 비합리적인 생각 때문에 일어난 바람직하지 못한 정서가 바람직한 정서로 바뀌는 정서적 효과와 바람직하지 못한 행동이 바람직한 행동으로 바뀌는 행동적 효과가 나타난다.

(2) 비합리적인 사고를 합리적인 사고로 바꾸기

① 합리적 사고

- 기분이 좋지 않은 경험 혹은 감정에 몰두하지 않고 자신에게 도움 되는 핵심내용을 추려내기
- 자연스런 대화 방법을 배우기

- 이미 지난 상황이나 경험에서 발생한 실수를 반복하지 않도록 결심하고 학습계기로 삼기
- 거절당했다고 해서 내 인격 전부가 무시당한 것이 아님을 기억하기
- 타인에게 거절을 당하면 부탁하는 기술의 미숙함을 인정하고 학습하기
- 타인도 자신의 업무를 수행하느라 여유가 없음을 존중하기
- 전화위복의 계기로 생각하기
- 누구나 실수를 할 수 있는 존재임을 인정하고 자신과 타인에게 너그러운 마음을 갖추기
- 자신이 먼저 타인을 존중하고 배려할 수 있는 태도를 함양함으로서 성숙된 인격형성하기
- 모든 존재는 그 나름의 존재가치를 지녔음을 인정하고 존중하기
- 성숙된 민주적 시민, 세계시민의식을 갖추도록 인식하기

② 비합리적 사고

- 일이나 행동 또는 말이 바람직하지 못한 결과를 경험하면 파멸을 가져온다고 생각하는 것
- 완전무결해야 한다고 생각하는 것
- 항상 칭찬과 인정을 받아야만 한다고 생각하는 것
- 자신이 시원찮은 인간이기 때문에 아무것도 할 수 없다고 생각하는 것
- 참는 것이 인간관계에 금이 가지 않는다고 생각하는 것
- 문제나 갈등이 생기면 억지로 참는 것보다는 불편한 감정을 그대로 드러내서 자신의 감정을 해소시키데 집중하고도 진정한 인간관계가 형성할 수 있다고 생각하는 것

(3) 공격적인 사람으로부터 공격 받았을 때 자기주장을 하기 위한 훈련

- 반영(reflection) : 상대방이 말한 것을 그에게 다시 반복해서 말하기
- 반복적 자기주장(repeated assertion) : 원래 주장하는 메시지를 계속해서 주장하기
- 지적하기(point out the implicit assumptions) : 가까이서 세심하게 듣고 당신이 상대방의 이야기를 귀담아 들었음을 상대방이 알도록 하는 것을 포함한다.
- 재진술(restating) : 상대방의 말투를 다시 구사함에 있어 자기주장적인 언어를 사용함으로써 공격을 진정시킬 수 있다.
- 질문(question) : 공격자가 공격적이 되는 비언어적 단서를 사용할 때 자기주장적인 사람은 질문의 형태로 이러한 행동에 직면해야 한다.

(4) 주장행동에 관한 주의사항

- 주장행동은 상황에 따라서 구체적으로 적절하게 대응해야 한다.
- 주장행동이 완전한 해결책은 아니므로 항상 주장적인 태도를 고수할 필요는 없다.
- 갑작스럽게 주장적인 행동을 하게 되면 다른 사람들은 그것을 공격적이라고 볼 수도 있다.
- 새로운 것을 시도하는 것은 처음엔 불편하고 이상하게 보일지도 모른다. 인내심을 가지고 행동하면 차차 쉽고 자연스럽게 된다.
- 주장행동을 통해서 당신이 원하는 바가 이루어지기도 하고 그렇지 못하기도 한다. 주장행동은 지속적인 훈련의 과정임을 알고 결과에 상관없이 노력해 보았다는 자체에 만족해야 한다.
- 불안을 느낄수록 주장행동에 곤란함을 경험하게 된다. 불안감이 적은 것부터 경험하기
- 주장행동은 자아존중을 가지고 타인을 존중하는 태도를 포함한 개념임을 항상 인식해야 한다.
- 주장, 공격, 혹은 비주장적인 행동을 함으로써 앞으로의 상황을 예견해야 한다. 불필요하게 시간과 정력의 소모가 발생하지 않도록 해야 한다. 그리고 결과적으로 어떤 행동이 가치 있는 행동이 될 수 있는지 평소에 성찰하는 자세가 필요하다.
- 인식이 바뀌고 결심하고 실천하는 노력이 전제되어야 하며, 변화는 시간을 요구한다.
- 주장행동에는 타인에 대한 좋은 점을 얘기하는 것도 포함된다는 사실을 기억해야 한다.

Ⅲ 조정과 협상

1 노사관계

1) 노사관계의 정의

노사관계란 자본주의 사회의 발전과정에 따라 형성된 사회적인 관계를 말한다. 노동자·사용자·정부라는 삼자 간의 상호관계이지만, 그 중심은 '노동을 제공하고 임금을 받는 자'와 '노동력을 구입하고 임금을 지불하는 자' 사이의 관계이다. 이러한 관계는 상품과 화폐를 주고받는 물품거래에서의 간단한 채무/채권 관계와는 달리 여러 가지 복합적인 성격을 가지고

있다. 노동력을 제공하는 노동자들은 경영자와의 근로계약을 체결하는 데 있어서 불리한 위치에 있는 경우가 많으므로 단체를 형성하여 경영자들과 근로계약을 체결하게 된다. 이러한 과정에서 경제적 목적을 달성한다는 측면에서는 노동자가 경영자와 협력하는 관계를 갖지만, 성과분배에 있어서는 대립적인 관계가 필연적으로 성립된다. 즉, 노사관계란 사용자와 노동자 간에 임금과 노동조건의 결정을 두고 대립적인 입장을 취하면서도 상호 협력해서 조직의 성과를 달성해야 하는 운명공동체이기도 하다.

노사관계의 특성을 정리하면 다음과 같다.

- 경제관계와 사회관계의 공존 : 노동자와 사용자 모두 경제적인 목적을 달성한다는 공동의 목표를 갖고 있으나 각자 소속된 사회집단과 계층에 따라 사회적 관계 양상에 차이가 있다.
- 협조관계와 대립관계의 공존 : 조직의 목적 달성과 생산을 위해서 협조관계를 유지하나 임금 분배와 노동조건에서는 상반된 이해관계로 노사 간의 충돌이 야기된다.
- 종속관계와 대등관계의 공존 : 노동자는 경영자의 지휘와 명령을 따르는 종속관계를 유지하나 노동조합과 경영자의 관계는 대등한 관계를 가진다.

노사관계란 넓은 의미로는 국가적 수준에서의 노동운동 또는 노동문제를 말한다. 협의적인 의미로는 같은 범주에서 연합한 노동조합단체와 기업단체의 관계로도 볼 수 있다. 바람직한 노사관계를 형성하기 위해서는 서로의 노력이 필요하다. 노동자는 조직의 구성원으로서 조직목표를 달성하기 위해 노력하고, 사용자는 노동의 신성함과 노동력의 가치를 인정하고 존중해야 한다. 그리고 원만한 노사관계를 형성하기 위해 서로 신뢰하고 합리적이고 창의적인 조직관리가 조성되어야 한다. 노사가 협력하는 조직문화를 만들기 위해 다각적인 차원의 노력들이 요청된다.

2) 노동조합

(1) 노동조합의 의의

1953년 5월에 공포된 우리나라의 노동조합법 제I조에는 다음과 같이 기술되어 있다. “헌법에 의거하여 근로자의 자주적 단결권과 단체교섭권과 단체행동 자유권을 보장하며, 근로자의 근로조건을 개선함으로써 경제적·사회적 지위 향상과 국민경제에 기여하도록 함을 목적으로 한다.” 이는 노동자의 인권존중이라는 관점에서 비롯된 개념으로 ‘노동 3권’을 노동조합법에 규정하고 있다. 단결권, 단체교섭권, 단체행동 자유권을 수행하는 것이 곧 노조의 기능이 된다. 노동조합(union)이란 조직 내의 종업원들이 주체가 되어서 임금·노동시간·작업조건 등과 같은 문제와 관련하여 사용자 측과 교섭하여 구성원들의 경제적 지위를 더욱 강력하게 유지하기 위하여 조직된 단체를 말한다. 그리고 노동자는 노동조합을 결성하여 이를 통해 사용자 측과 교섭함으로써 임금과 노동조건을 체결할 수 있다. 그리고 노동조합의 사회적 기능으로서는 노동시장의 통제기능, 상호보험과 같은 공제적인 기능, 단체교섭, 경영 참가와 같은 경제적인 기능, 정책 활동과 같은 정치적인 기능 등을 들 수 있다.

(2) 노동조합의 기능

① 경제적인 기능

노동조합의 경제적 기능은 조합원 전체의 노동생활의 조건을 가능한 한 좋은 조건으로 개선하기 위한 가장 기본적인 기능을 의미한다. 경제적 기능은 단체교섭기능, 경영참가 기능, 노동쟁의 기능, 노동시장의 통제 기능 등으로 구분한다.

② 공제적인 기능

노동조합의 공제적인 기능은 조합원 전체의 노동생활을 안정시키기 위해 수행되는 기능으로 조합원들이 질병, 재해, 실업, 정년퇴직, 사망 등으로 노동능력을 일시적 또는 영구적으로 상실하는 경우를 대비하여 노동조합이 기금을 설치하고 이것을 이용하여 상부상조하는 기능을 말한다.

③ 정치적인 기능

노동조합의 정치적인 기능은 노동조합이 조합원의 의견을 수렴하여 국가나 공공단체를 대상으로 노동관계법의 제정 및 노동시간의 단축, 사회보험이나 사회보장의 실시 등을 요구하는 기능을 말한다.

(3) 노동조합의 유형

① 직업별 조합

동일 직업에 종사하는 노동자들이 조직하는 노동조합으로 서로 같은 직업을 가진 노동자들이 지위 향상을 위해서 조직하는 것이다.

② 산업별 조합

노동자가 직종, 직능, 기업 등을 떠나서 하나의 동일한 산업계열의 노동조합에 가입하여 조합 활동을 하는 형태를 말한다. 산업별 노동조합은 전국 단위로 같은 산업계열에 종사하는 전체 근로자를 조직화하고 연합하여 경영자와 단체교섭을 하므로 강력한 영향력을 행사하며 모든 노동자를 조합원으로 하기 때문에 고용주에 대한 교섭력이 가장 강하다.

③ 일반 노동조합

직업이나 직종, 산업에 관계없이 잡다한 기업 내의 모든 노동자들로 조직되는 단일 노동조합이다. 일반 노동조합은 특히 동일지역 내의 중심 기업을 중심으로 결성되는 경우가 많다. 왜냐하면 단일공장내의 근로자만으로는 수적으로 조합결성이 어렵고, 소정의 조합자격을 갖추기가 어려우므로 특정지역을 중심으로 각종 공장의 근로자들이 모여 결성되기 때문이다.

④ 기업별 조합

동일기업 내의 노동자들에 의해 조직되는 노동조합으로 '기업 내 조합'이라고도 한다. 노동시장에 대한 지배력이나 조직으로서의 역할이 취약하고 사용자 주도형이 되어 어용노조화가 되기 쉽다. 기업별 노조는 동일한 사업체의 구성원끼리 결합되어 연대의식이 강하며 경영자를 대상으로 하는 단체교섭이나 노사협력 활동에 있어서 기업의 특성에 맞추어 효율적으로 조합기능을 발휘할 수 있는 장점이 있는 반면, 경영자의 영향력이 강해지기 쉽고 기업에의 충성의식이 조합 활동을 제약하여 오용될 가능성이 크다. 또한 기업별 노조 간에는 공통된 단체교섭의 기준이 없기 때문에 근로조건 등의 차이가 생겨 노사분쟁의 요인이 될 수 있다.

(4) 노동쟁의

임금, 노동시간, 복리후생, 해고, 작업조건 등과 같은 근로조건에 관한 사용자와 노동조합 간의 의견 불일치로 인하여 단체교섭이 결렬될 경우 나타나는 분쟁상태를 의미한다. 단체교섭이 노동문제의 평화적 해결을 위한 노력이라면, 노동쟁의는 노동문제의 투쟁적 해결을 위한 노력이라고 할 수 있다.

사용자나 노동조합이 자신들의 의견을 관철시키기 위해 나타내는 행위를 노동쟁의 행위라고 하며, 정당한 노동쟁의 행위는 형사상·민사상 책임을 면한다.

① 노동조합의 노동쟁의 행위

- 파업(strike) : 노동조합의 조합원들이 집단적으로 노동의 제공을 거부하는 쟁의 행위이다.
- 태업(sabotage) : 기반이 취약한 노동조합에서 주로 사용하는 쟁의 행위를 말한다. 노동에 참여하지만 의식적으로 작업의 능률을 저하시켜 작업 목표가 달성되지 못하도록 하는 완만한 작업을 말한다.
- 불매운동(boycott) : 사용자의 제품구매나 서비스의 제공을 거절하거나 일반 대중에게 불매 또는 불이용을 호소함으로써, 사용자의 제품판매나 서비스의 제공을 방해하는 것을 말한다.
- 시위(picketing) : 노동조합의 대표자 또는 조합원의 다수가 구체적이고 명확한 요구안을 담은 표지판을 들고 노동쟁의의 진행을 사용자와 비조합원 그리고 일반대중에게 알린다.

② 사용자의 노동쟁의 행위

사용자의 입장에서 취할 수 있는 노동쟁의 행위의 대표적인 형태가 직장폐쇄(lock-out)이다. 직장폐쇄는 사용자가 노동자들의 직장 내 출근을 하지 못하도록 하는 것으로, 노동조합의 쟁의행위에 대한 적법한 대항수단으로 활용된다.

노조가 인적자원관리에 미치는 영향

1. 충성심의 분리
   조직구성원이 노동조합에 가입하게 되면 그는 직장 뿐 아니라 노조에도 충성을 해야 하므로 충성심이 분할하게 된다. 노동조합에 대한 충성심이 강화될 경우 그에 대한 관리자와 조직의 영향력은 줄어든다.
2. 통제역할
   노동조합은 노조원 복지에 관련되어 경영층의 의사결정에 자기들의 의사가 관철되도록 함으로써 경영자의 의사결정에 직접 또는 간접적인 통제역할을 하게 된다.
3. 인적 자원관리체계의 개선
   노동조합과 사용자가 협약하는 과정에서 인적 자원관리의 방침이 더욱 체계화되고 공평하게 되어 인적 자원관리체계가 전반적으로 개선된다. 선발·고과·평가·배치·승진·이동·임금·안전·보건 등에 관련된 모든 기준과 절차가 뚜렷해진다.

4. 활동 의사결정과 상호협력

사용자는 종업원들의 근로조건에 대해 단독으로 결정할 수 없게 되고 노동조합의 요구에 따라 정당한 범위 안에서 공동으로 협의결정 한다. 그 과정에서 조직의 운영상황과 경영정보를 노동조합과 교환하고 서로 협의해 나간다.

5. 인적 자원관리기능과 조직의 변화

노동조합의 역할과 경영과정의 변화는 라인이 노동조합대표와 단체협약 사항을 협의하여 인적자원 관리기능을 수행하고, 인적자원관리 스태프도 그 기능을 수행함에 있어서 단체 협약사항관리, 고충처리 등 노사관계 기능을 추가적으로 갖게 되며, 인적 자원관리부서도 노사관계 담당 전문 부서를 갖게 되는 등 조직변화를 갖게 한다.

6. 부정적 영향

노동조합이 근로자들의 권익을 잘 옹호하고 노사양측이 상대방의 욕구를 존중하여 서로 협조가 잘 이루어지는 경우 조직에 많은 도움을 가져다주지만, 협조관계가 잘 이루어지지 않을 경우 새로운 기술 및 제도의 도입에 저항하는 등 조직의 성장에 부정적 영향을 줄 수 있다. 노동조합은 대체로 조합원을 포함한 모든 노동자의 권익향상을 위해 성과나 능력보다 선임권을 그리고 소수의 우수인재들의 능력발휘보다는 대다수 노동자들의 직장안정을 중요시하여 조직의 성장과는 다른 선택을 할 수 있다.

3) 병원 노사관계

우리나라에서는 1963년 2월 병원노동조합으로서는 최초로 한국노총 소속의 세브란스 노동조합이 설립되었으나 당시에는 노동조합의 설립 및 활동이 한일병원 등 일부 병원에만 국한되었다. 1987년 6. 29 민주화 선언 이후 사회 전반에 걸친 민주화의 물결을 타고 그동안 노사분규의 무풍지대로 안주하였던 의료계에서도 민주노총 소속의 병원노동조합이 결성되기 시작하였다. 초기에는 기업노동조합의 형태로 이루어져 각 병원의 임금과 노동조건의 개선을 중심으로 활동하였으나, 1998년 이후 산업별 노조로 전환하여 '의료의 공공성'을 중심으로 노동조합 활동을 전개하고 있다. 현재 민주노총에는 기존의 의료산업 영역에 무게중심을 두는 '보건의료산업노동조합'(공공노동조합 출범 전의 대부분의 병원노동조합이 소속되어 활동함)과 의료 및 교통, 에너지(수도, 전기, 가스 등...) 등의 공공영역을 모두 포괄하는 '공공노동조합'(서울대학교 병원을 중심으로 일부 병원이 소속되어 활동함)의 두 갈래의 산별 노동조합이 존재한다. 한국노총에도 신촌 세브란스를 비롯한 일부 병원이 있다.

병원 노사관계의 특징을 정리하면 다음과 같다.

- 다양한 직종으로 구성된 병원의 특성상 직종 혹은 계층 간의 갈등이 발생할 소지가 높다.
- 전문직과 비전문직의 다양한 구성으로 의사소통과 협력의 어려움이 존재한다.
- 여성 인력의 수와 직종이 많아 임신, 출산, 분만, 육아휴직 등 다양한 요구가 있다.
- 3교대의 근무체계와 생명을 다루는 업무의 긴장감으로 신체적·정신적으로 어려움을 호소한다.
- 잦은 이직 및 그에 따른 간호 인력을 충원이 원활하게 이루어지지 못하면서 갈등이 발생한다.
- 조직 내에 다양한 의료전문직이 공존하여 이해관계가 복잡하고 노사관계에 영향을 주는 가변적 변수가 많다.

4) 간호사와 노사관계 관리

- 간호사가 노동조합을 가입하는 이유 중의 하나는 병원경영에 대한 불만이다. 즉 열악한 업무환경, 낮은 임금, 특별급여 형태로 임금을 지급, 의사소통 결여, 발전기회 부족, 분산된 인사정책, 안정감 결여 개인능력 향상의 제한 등을 들 수 있다.
- 노동조합의 가입은 노동자의 당연한 권리이고 노동 3권을 인정받고 있다. 물론 공공사업장으로 단체행동의 제한을 두고 있지만 그럼에도 불구하고 병원은 환자의 생명을 다루는 사업장임을 감안하여 단체행동은 신중하게 결정해야 한다.
- 간호부 최고 관리자는 단체협약에 있어서 최고 협상자의 역할에 전력하고 적대적인 역할로 빠져들어서는 안 되며, 협상이 진행되는 동안에도 환자 간호를 염두에 두고, 계약의 견지에서 간호부가 운영하도록 해야 한다.

5) 바람직한 노사관계 관리방안

바람직한 노사관계 관리 활동이란 노동조합과 사용자인 기업주가 대등한 입장에서 효과적으로 교섭을 이룰 수 있도록 원만한 관계를 유지하기 위한 활동을 말한다. 여기에는 주로 노동조합과의 임금협상이나 업무규칙 설정 등 전반적인 단체교섭이 생산성 향상을 유도하는 방향으로 이루어지도록 관계를 유지하는 활동이 포함된다.

병원에서 협조적인 노사관계 관리방안의 원칙은 다음과 같다.

- 자율과 책임 : 노사 당사자의 자율을 기초로 노사관계가 조정, 해결되도록 노사자율을 최대한 보장해주어야 한다.
- 법과 원칙의 준수 : 노사자율이 제대로 기능하기 위한 기능조건과 자율의 한계는 국가에 의해 조성, 설정되어야 한다. 국가는 국제노동기준을 기초로 노사자율체계의 기능 조건과 한계와 관련된 원칙과 기준을 마련하여 노사담당자가 이런 규범적 틀 내에서 노사관계를 자율적으로 형성해 나갈 수 있도록 해야 한다.
- 노사 공동이익 도모 : 무한경쟁의 국제화 개방화 시대에 기업이 존립, 발전하기 위해서는 종래의 노사 이해대립 구도가 아닌 노사 공동이익을 위해 각 당사자가 자신의 기능과 역할을 충실히 하는 것이 객관적으로 전제되어야 한다.
- 간호관리자들은 노사문제에 대한 충분한 지식을 습득하고 문제를 정확히 분석한다.
- 구성원에 대한 의무와 책임을 중시하면서 권리와 권한을 확립시킬 수 있는 제도적 장치를 마련한다.
- 관리자와 구성원의 가치, 희망사항을 분석하여 해결 가능한 것부터 개선해 나간다.
- 현실성이 없고 모순된 기관의 규정이나 제도는 과감히 시정하여 근로자를 보호하려는 기관의 의지를 보인다.

6) 의료기관 노사분규와 관련된 법적 유의점

- 병원은 환자의 생명과 신체를 보호하고 보전시키는 것이 중요한 목적이므로 다른 사업장과는 다른 특수성이 있다. 그러므로 병원의 쟁의행위 중 정상적인 운영을 정지하거나 폐지 또는 방해해서는 안 되는 시설의 범위가 있다. 예를 들면 구급 진료실, 입원 진료실(진료, 검사, 간호시설 포함), 외래 진료 시설, 수술실, 방사선 진료실, 신생아 및 분만실, 소독시설(중앙공급실), 조제시설, 급식시설, 전기시공시설의 폐지를 금한다.
- 근로자가 쟁의권의 행사로서 형사상, 민사상의 면책을 받기 위해서는 그것이 정당해야 한다. 그러나 사람의 생명이나 신체에 대하여 위해가 일어나거나 또는 구체적 위험이 생기게 되는 경우는 정당화될 수 없다.
- 병원에서의 특정 쟁의행위가 안전보호시설의 정상적인 유지에 방해되는 것으로 인정될 경우 해당 관청은 즉시 노동위원회의 의결을 얻어서 그 행위를 중지하도록 명할 수 있다. 만일 사태가 급박하여 노동위원회의 의결을 얻을 시간적 여유가 없을 때에는 그 의결을 얻지 아니하고 즉시 그 행위를 중지하도록 명할 수 있다.

2 협상

1) 협상의 개념

협상(bargaining, negotiation)은 협의를 통해 당사자가 서로 대화를 하여 각자의 주장을 조정하여 목적에 부합된 결정을 하는 방법이며 결정된 대안들에 대해 서로 다른 선호체계를 가진 상호의존적인 당사자들의 의사결정 과정이다. 그러므로 갈등 해결에는 결국 양측의 다소의 양보가 필요하다는 점에서 전통적인 갈등 해결 방식 중의 하나이다. 협상행동이란 둘 이상의 당사자 간에 이해관계 상의 갈등이 존재하고, 이 갈등을 해결하기 위해 만들어진 규칙이나 절차는 없으며 서로 간에 합의를 보려는 의도가 있는 경우에 일어날 가능성이 높다.

협상의 특성

- 협상은 둘 이상의 당사자들이 자신에게 중요한 이슈들에 대해서는 상대방의 양보를 받아내는 반면 상대방에게 더 중요한 이슈에 대해서는 양보함으로써 서로 만족스런 교환에 이르려는 시도라고 할 수 있다. 이 과정에서는 합의점이 양 집단에 이상적인 것이 아니기 때문에 승자도 패자도 없다.
- 협상의 가장 중요한 점은 협상 당사자들의 기본적인 자세이다.

2) 협상의 유형

(1) 분배적 협상

분배적 협상이란 고정된 자원의 분배에 대한 협상으로 가장 보편적인 협상유형이다. 분배적 협상은 협상의 결과가 어느 한 당사자에게 이익이 될 경우 다른 당사자에게는 그만큼 손해가 된다는 제로섬의 가정에 기초를 두고 있다. 분배적 협상은 양 당사자 간에 직접적인 이해갈등이 존재하기 때문에 협상 당사자들은 협상을 통해 이미 고정되어 있는 자원을 어떻게 분배할 것인가를 결정한다.

(2) 타협적(통합적) 협상

통합적 혹은 타협적 협상이란 당사자들의 이해를 조화시킴으로써 더 큰 공동이익을 도출해 내려는 협상 전략이다. 어느 한 협상 당사자의 이득이 반드시 다른 협상 당사자의 손해가 되는 것은 아니며 이득이 될 수 있다는 인식에 기초하고 있다. 이러한 통합적 협상은 분배적 협상과 달리 협상 당사자 간에 나누어 가질 수 있는 자원의 크기가 변동 가능하다고 가정한다.

협상의 과정

- 분석 단계 : 자료를 모으고 조직하며 상황에 대해 진단한다.
- 기획 단계 : 협상원칙을 적용하여 합의된 대안을 도출할 수 있는 전략을 마련한다.
- 토의 단계 : 쌍방의 관심사와 상호만족 할 수 있는 대안이나 공정한 표준 등에 초점을 두고 합의에 도달한다.

3) 간호에서 협상의 중요성

최근 간호조직 관리에서 간호관리자들에게 필수적으로 요구되는 기술이 협상 기술이다. 협상은 성공적인 갈등 해결을 위한 주된 전략으로서 최근 들어 협상 전략이 조직 내 갈등을 사전에 방지하거나 혹은 현재 존재하는 갈등을 해소하기 위한 갈등관리 기법으로 널리 사용되고 있다.

협상은 갈등을 해결하는 기법으로서 개인이나 단체교섭을 통해 상대방을 설득하고 권력을 획득하는 방법이다.

간호 현장에서의 협상의 유용성

- 의료기관의 합병 혹은 리엔지니어링 등의 조직구조의 축소와 개편과 같은 조직변화의 관리를 한다.
- 대인관계 증진과 관리자의 역할을 수행한다.
- 타 전문직과 대상자에게 간호사의 역할과 기여에 대한 교육한다.
- 의사결정 과정에서 보다 더 공정한 교환(거래)을 확보한다.
- 대상자의 불평해결을 유도한다.
- 통합된 건강관리 체계나 건강소비자 단체와의 상호작용한다.
- 노동조합의 관리와 단체 교섭한다.
- 의료팀과의 계약을 체결한다.
- 보건의료정책의 입법 활동을 한다.
- 의료과실의 소송 등에 유용하게 사용한다.

4) 협상의 원칙

- 개인이나 개인의 행동보다는 문제에 초점을 둔다.
- 관계를 형성하고 커뮤니케이션을 유지한다.
- 신뢰를 형성한다.

- 관심사를 탐색하고 정보를 수집한다.
- 창의적인 대안을 탐색하기 위해 열린 마음을 유지한다.
- 자신의 입장을 확고히 하기보다는 이슈에 초점을 맞춘다.
- 사실과 객관적인 표준을 사용하여 해결책을 구체화한다.
- 자신의 가치와 동기를 인식하고 상대방의 관점을 이해하기 위해 노력한다.
- 비용 측면에서 대안에 대한 상호이익을 강조한다.
- 비난은 방어적인 행동을 초래하므로 상대방을 비난하는 말을 삼간다.
- 경쟁보다는 협력을 촉진한다.

이상적인 간호사는 협력자 간의 관계에서 어떤 업무 영역에서 보다 더 유능하며, 다른 업무영역에서는 환자에게 도움을 주는 업무수행에 있어서 상호 협동적으로 일한다. 각각의 동반자는 서로 존중해가며 환자의 요구를 만족시켜 주고 특정한 직업에 대한 상호존중은 물론 타인의 의견을 존중해야 한다.

Ⅳ 권력, 임파워먼트, 권한위임

1 권력

1) 권력의 정의

권력(power)에 대한 정의는 매우 다양하다. 권위, 힘, 강압, 영향력 등의 개념과 구분 없이 쓰이는 경우도 있지만 권력은 사회적 관계 속에서 존재하는 실제적 능력뿐 아니라 잠재적인 능력까지를 포함한다. 버나드(Bernard)는 권력을 '비공식적 권한', 권한을 '합법적인 권력'이라고 정의하였다.

2) 권력, 권한, 영향력의 구분

(1) 권력

권력이란 둘 이상의 사람들 혹은 집단 간의 관계를 전제로 한다. 사회적 관계 속에 존재하는 실제적이고 잠재적인 능력까지 포함한 개념을 말한다. 권력은 한 개인이나 집단을 그들의 의사와 관계없이 나의 의지대로 유도하거나 변화시킬 수 있는 능력을 뜻한다.

(2) 권한

권한(authority)은 한 개인이 공식적인 조직 내에서 지위에 의해 갖게 되는 공식적인 힘이다. 예를 들자면, 조직 내에서 상급자는 하급자에 대해 합법적인 권력을 갖는다. 권한은 권력의 한 요소라고 볼 수 있으며 합법성이 강조된다. 또한 권한은 한 개인이나 집단을 지배할 수 있는 권리를 말한다.

일반적으로 권한은 위에서 아래로의 하향적인 권한을 말한다. 그러나 버나드(Bernard)는 하급자들이 상급자의 권한을 인정받고 받아들일 경우에는 상급자의 권한이 효력을 발휘할 수 있으므로 상향적인 권한이 성립한다고 주장하였다.

권한의 특징은 다음과 같다.

- 권한은 합법적이다.
- 개인보다는 개인의 직위를 바탕으로 한다.
- 하급자에 의해 받아들여지는 것이어야 한다.
- 위에서 아래로의 수직적인 흐름을 말한다.

(3) 영향력

영향력(influence)이란 한 사람 또는 집단이 다른 사람 또는 다른 집단의 태도, 가치관, 지각, 행동 등에 변화를 가져오도록 움직일 수 있는 힘의 총량을 뜻한다. 따라서 영향력은 권력과 동의어로 사용되기도 한다. 영향력은 권력의 상위개념이며 권력은 권한의 상위개념이다. 영향력은 리더십이라는 수단을 통해 행사되는 경우가 많으므로 리더십 개념과 관계가 높다.

권력, 권한, 영향력을 다시 한번 정리하면 다음과 같다.

- 권력 : 한 개인이나 집단이 다른 개인이나 집단에 대해 지배력을 확보하는 것이다.
- 권한 : 한 개인이 조직 내에서 차지하고 있는 위치로 인해 갖게 되는 공식적인 힘을 말한다.
- 영향력 : 한 개인이나 집단이 다른 개인이나 집단의 태도, 가치관, 지각, 행동 등에 변화를 가져오도록 움직이게 하는 힘의 총량을 뜻한다.

3) 권력의 원천

프렌치와 레이븐(French & Raven) 권력 유형에 대한 설명에 의하면 다음과 같다(그림 6-14).

(1) 보상적 권력

보상적 권력이란 권력자가 다른 사람에게 그가 원하는 보상을 해 줄 수 있는 자원과 능력을 갖고 있을 때 발생한다. 기업조직에서 관리자의 권력은 잠재적 보상능력(호의적인 인사고과, 인정, 급여인상, 승진, 호의적인 업무할당 및 책임부여, 격려 등)을 갖는다는 것을 의미하기 때문이다.

그러나 호의적인 업무나 주요한 책임할당의 경우, 수임자가 그러한 무거운 책임감을 부담스러워 하든가 불안해한다면 그것은 보상이라고 볼 수 없다. 또한 아무런 물질적인 보상이 없이 하급자들이 토로하는 불만의 소리를 차분히 경청해 주기만 해도 하급자들은 그것을 보상으로 인식하는 경우가 많다. 이 경우에도 관리자는 보상적 권력을 갖고 있다고 볼 수 있다.

보상적 권력은 또한 동료들에 대한 영향력의 원천이기도 하다. 특히 행렬구조를 갖는 조직에서는 관리자의 급여인상이나 승진에 관한 결정을 하는데 그의 동료들의 공식적 평가를 이용한다. 부하들도 또한 보상권력을 가질 수 있다. 부하들은 항상 리더의 평판과 리더의 급여인상이나 승진 가능성에 어떤 간접적인 영향을 줄 수 있다. 부하들이 열심히 일을 한다면, 관리자의 평판은 좋아질 것이다.

(2) 강압적 권력

강압적 권력은 보상적 권력과는 반대로 처벌이나 위협을 전제로 한다. 조직 내에서 강압적 권력을 발휘하려는 상급자는 하급자들을 해고시키거나 원치 않는 부서로 발령을 낸다든지 승진에서 누락시키는 등의 불이익을 줄 수 있다. 이러한 강압적 권력의 행사에 대한 두려움 때문에 하급자들은 상급자의 의도대로 추종 당하게 된다. 그러나 강압적 권력의 행사는 여러 가지 문제를 유발할 수도 있다. 학자들은 권력의 원천들 중에서 강압적 권력이 가장 흔히 사용되고 있고, 하급자를 가장 통제하기 힘들다고 주장한다. 만약, 간호사들이 간호부의 규칙이나 정책, 지시를 따르지 않으면 처벌을 받는다는 것을 알고 있고, 처벌에 대한 두려움으로 인해 근무시간을 지키고 수간호사에게 열심히 일하는 것처럼 보이고 있다면 이것은 강압적 권력이 작용한 것이다.

(3) 합법적 권력

합법적 권력은 권력 행사에 대한 정당한 권리를 전제로 한다. 따라서 합법적 권력은 권한과 유사한 개념으로 볼 수 있다. 합법적 권력은 일반적으로 조직 내 지위와 관련된다. 합법적 권력은 특수한 문화적 가치나 인정된 사회구조로부터 파생되는 수도 있지만 많은 경우 집단에서 대표로 선출되든가 합법적으로 조직 내 직위에 임명됨으로써 발생한다.

예를 들어 기업의 이사회에서 선출된 신임회장은 선출과 동시에 합법적인 권력을 갖게 되는 것이다. 또한 그에 의해서 각 직위에 임명된 사람들도 합법적 권력을 갖는다. 합법적 권력의 가장 큰 기반은 아마도 인사권일 것이다. 합법적 권력이 도출될 수 있는 세 가지 원천은 첫째, 사회, 조직, 집단의 보편적인 문화적 가치가 합법적이라고 결정하는 바에 따라 도출된다. 둘째, 그 사회의 구조에서 도출된다. 마지막으로 어떤 개인이 권력을 가진 개인이나 집단의 대표자 또는 대리인으로 형성됨으로써 합법적 권력이 발생한다.

(4) 준거적 권력

대부분의 사람들은 자신보다 뛰어나다고 인식되는 사람을 닮고자 한다. 이때 발생하는 것이 준거적 권력이다. 기업 내에서 준거적 권력을 갖고 있는 상급자는 하급자들로부터 절대적인 존경을 받게 된다. 예를 들어 카리스마적인 인물은 자신의 특별한 지도력으로 인하여 추종자들이 존경하고 닮기를 원하게 되므로 준거적 권력을 행사할 수 있게 된다. 또한 연예인 등을 닮고 싶은 것도 준거적 권력이 기초가 된다고 할 수 있다.

(5) 전문적 권력

전문적 권력은 전문적인 기술이나 지식 또는 독점적 정보에 그 바탕을 둔다. 특수한 분야에 있어서 탁월한 능력이나 정보를 갖고 있는 사람은 전문적 권력을 갖게 된다. 예를 들면 특정분야에 능통한 대학교수는 그 분야의 지식을 필요로 하는 사람들에 대하여 전문적 권력을 갖고 있다고 할 수 있다.

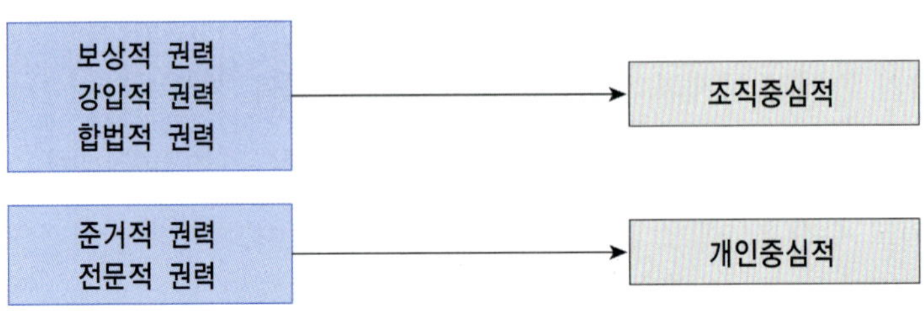

그림 6-14 권력의 원천과 구심점

권력과 리더십의 관계

권력과 리더십의 관계는 매우 밀접하다. 권력은 타인에 대한 영향력의 원천이므로 권력이 존재하지 않으면 리더십을 발휘하기 어렵다. 리더십의 유효성은 권력의 크기와 어떤 유형의 권력을 사용하느냐에 달려있다. 그렇다고 권력을 많이 가질수록 좋은 것은 아니다.

권력의 구조적 차원과 개인적 차원의 권력은 서로 분리되기보다는 상호연관 되어있다. 예를 들어 강제적 권력이 많은 사람은 준거적 권력을 적게 갖는 경우라든가, 합법적 권력이 많은 사람이 동시에 보상적 권력이나 강제적 권력을 가질 수 있다는 점이다. 또한 시기와 상황에 따라 권력의 근원이 달라질 수 있다.

권력의 유형에 관한 연구들에 의하면 리더십의 유효성을 발휘하는 데는 관리자의 개인적인 특성 때문에 발생하는 권력의 중요성을 강조하고 있다. 리더가 전문적인 지식이나 준거적 권력을 가지고 있는 경우에는 부하들이 자발적인 조직 목표 달성에 참여를 유도할 수 있는 반면, 보상적 권력, 합법적 권력은 부하의 자발적인 참여는 기대할 수 없지만 그들을 복종시킬 수 있으므로 기본적인 부하들의 조직목표달성에 참여를 기대할 수 있다.

그러나 강압적 권력은 부하의 반발이나 저항을 가져오기도 하므로 세심한 주의가 수반되어야 한다. 따라서 관리자가 성공적인 리더십을 발휘하려면 준거적 권력과 전문적 권력의 증대와 활용에 힘을 기울여야 할 것이다.

4) 간호전문직 권력 신장 방법

간호사들이 힘을 원한다면 권력을 획득하고 유지하는데 대한 시간, 노력, 헌신과 같은 대가를 치를 준비가 되어 있어야 하며, 계속 배우고자 하고 전문직 향상에 대한 강한 의지를 가지고 있어야 한다. 권력은 주어지는 것이 아니고 획득해야 하는 것이기 때문이다.

전문직의 특성 중 공통적으로 강조되는 것 중의 하나가 자율성이다. 자율성은 정당한 권력을 행사하는 자유로서 권력이 증가할수록 자율성이 커지고 자율성이 적다는 것은 권력도 적어짐을 의미한다. 전문직 간호사가 대상자에게 질적인 간호서비스의 제공에서 병원정책수립에 이르기까지 자율적인 참여를 하기 위해서는 권력이 필요하다.

특히 간호관리자는 구성원들의 작업을 조정하고 지지하기 위해 그들 자신의 권력을 인정하고 개발해야 할 책임이 있다. 그런데 대부분의 간호사들은 권력이라는 개념과 도와주는 전문직으로서의 간호개념이 일치할 수 없다고 생각하는 경향이 있다. 왜냐하면 간호사들의 대부분이 여성이고, 여성들은 권력을 가지기 위해 투쟁하는 남성들과는 다른 사회화의 과정을 거치기 때문이다. 또한 간호행위를 비롯한 전반적인 의료정책의 결정자 혹은 정책전문가로서의 활동보다는 임상의 간호교육 및 실무 자체에 치중되고 있으며, 의료소비자에게 대중적인 간호의 전문지식과 기술의 중요성을 제대로 알리지 못하고 있는 점 등이 그 이유가 될 수 있다.

간호관리자는 권력을 효과적으로 사용할 줄 알아야 한다. 권력을 성공적으로 사용하기 위해서 알아두어야 할 중요한 사항은 다음과 같다.

- 권력의 다양한 원천을 개발하도록 노력해야 한다.
- 각 권력 유형의 특성을 잘 이해하고 상황과 시기에 적합한 권력을 사용해야 한다.
- 어떤 권력을 부적절한 상황이나 시기에 행사했을 때에는 장기적으로 부정적인 결과를 낳을 수 있다.
- 자신이 가진 권력을 적절하게 사용하지 못하면 권력이 사라진다는 사실을 인식해야 한다.

2 임파워먼트

1) 임파워먼트의 개념

무력감(powerlessness)에 사로잡힌 조직원들의 탈진한 모습에서와는 달리 임파워된(empowered) 조직구성원들의 모습에서는 힘차고 싱싱한 면모를 느끼게 된다.

임파워먼트(empowerment)란 조직원들에게 자신이 조직을 위해서 많은 주요한 일을 할 수 있는 권력, 힘, 능력을 갖고 있다는 확신을 심어주는 과정이다. 그러한 확신이 조직원들에게

무력감(powerlessness)

무력감이란 조직원들이 느끼게 되는 권력의 결핍현상을 뜻한다. 무력감에 빠진 조직원들은 권위에 힘없이 무너지고 수동적으로 행동하며 의존적 성향을 띠게 된다. 뿐만 아니라 좌절감, 직무에 대한 몰입결여, 소외감 등을 경험하게 되며 조직에 대한 애착이 없어지고 때로는 상식을 벗어난 행동을 보일 때도 있다.

권력에 찬 경영자나 관리자들은 하급자들에게 분배할 수 있는 자원도 많이 갖게 되고 중요한 결정을 내릴 수 있는 권한도 갖고 있으며 고급 정보를 접할 기회도 충분히 갖게 되지만 권력을 갖지 못한 무력한 조직원들은 전혀 그렇지 못하다. 따라서 무력감에 빠진 조직원들은 많은 경우 일상적인 일처리에 안주하게 되며 변화의지나 도전의지를 상실하게 된다.

연구결과에 의하면 경영자나 관리자들이 무력감에 빠지게 되면 진정한 리더십을 발휘하려 하기보다는 세세한 데까지 간섭을 하고 규칙 우선주의에 따라 엄격히 통제하며 독재적이고 억압적 성향을 띠게 된다고 한다.

심어지기 위해서는 능력과 의지를 키우는 일, 공식적 권력을 위임해 주는 일, 그리고 실제 의사결정과정에 깊이 참여토록 함으로써 자신의 영향력을 체험토록 하는 일들이 전제되어야 할 것이다. 임파워먼트의 개념은 조직 내 권력의 분배문제를 뛰어넘어 권력의 증대문제에 초점을 두고 있다.

즉, A와 B가 긍정적 상호작용을 통해서 양자 모두의 권력을 키워 나아갈 수 있도록 하자는 것이다. 상호작용을 통한 권력증대에 초점을 두기 때문에 개인이 스스로 힘을 쌓아 가는 개인차원에서 뿐만 아니라 집단과 조직차원에서도 임파워먼트가 중요시 된다는 주장도 있다.

일에 대한 자신감 상실은 곧 무력감으로 이어지게 되며 그로 말미암아 여러 가지 부정적 결과를 초래하게 된다. 자기결정력은 개인이 자신의 판단과 결정에 따라 행동할 수 있는 정도를 의미한다. 상사의 명령에 복종할 줄만 아는 사람은 자기 결정력이 낮은 사람이다. 이러한 사람은 명령이나 지시가 없으면 불안해하고 스스로의 선택에 따라 성과를 낼 줄 모른다. 개인이 조직에서 아무런 기여도 할 수 없다고 느낀다면 권능감에 문제가 있는 것이다.

임파워먼트는 구성원 스스로 리더처럼 파워를 지니고 있다고 느끼도록 하는 것이다. 구성원은 자신이 보람 있는 일을 하고 있다고 느낄 때, 스스로 결정해서 어떤 일을 할 수 있다고 느낄 때, 그리고 그 일을 잘 수행할 수 있는 능력이 있다고 느낄 때 파워를 지니고 있다고 느낀다.

즉, 임파워먼트는 구성원들의 업무 수행 능력을 제고시키고, 관리자들이 지니고 있는 권한을 구성원에게 이양하여 그들의 책임 범위를 확대함으로써 구성원이 보유 하고 있는 잠재 능력 및 창의력을 최대한 발휘하도록 하는 방법이라고 말할 수 있다. 따라서 임파워먼트는 조직의 성과를 높여줄 뿐만 아니라, 구성원에게 진정한 만족, 보람, 즐거움을 가져다준다.

따라서 향후에는 자율과 책임을 기본으로 하는 임파워먼트의 중요성이 더욱 커질 수밖에 없다. 이제 임파워먼트는 시대의 흐름이 되고 있다. 결국 조직의 구성원들은 스스로 임파워먼트 되어 자신의 능력을 향상시켜 자신의 가치를 높이지 못한다면, 조직에서 도태될 수밖에 없다는 것을 인식하여야 한다.

관리자는 솔선수범하여 자신을 먼저 임파워먼트 해야 한다. 그리고 구성원들을 임파워먼트 시킬 수 있는 환경을 조성함과 동시에 타인을 임파워먼트 시키기 위한 노력을 해야 한다.

2) 임파워먼트의 효과

임파워먼트의 실행을 통해 조직은 다음과 같은 효과를 얻을 수 있다.

- 구성원의 보유 능력을 최대한 발휘하게 하고 그들의 직무 몰입을 극대화할 수 있다.
- 업무 수행상의 문제점과 그 해결 방안을 가장 잘 알고 있는 구성원들이 대상자들에게 적절한 대응을 하게 됨으로써 품질과 서비스 수준을 제고할 수 있게 된다.
- 고객 접점에서의 시장 대응이 보다 신속하고 탄력적으로 이루어진다.
- 지시, 점검, 감독, 감시, 연락, 조정 등에 필요한 노력과 비용이 줄어들기 때문에 비용이 절감된다.

3) 임파워먼트의 구성요소

(1) 의미성

일에 대해서 느끼는 가치를 뜻한다. 자신이 하고 있는 일에 대해서 아무 의미를 느끼지 못하는 사람은 임파워먼트가 없는 상태라고 할 수 있다. 일 자체가 주는 내적 동기는 임파워먼트의 핵심에 해당하며 개인이 심리적 힘을 느끼도록 하는 데서 가장 기본적인 조건이라고 할 수 있다.

(2) 역량감

자신의 일을 효과적으로 수행하는 데 필요한 능력에 대한 개인적 믿음이다. 이러한 믿음이 없으면 임파워먼트의 수준은 높아질 수 없다.

(3) 자기결정력

개인이 자신의 판단과 결정에 따라 행동할 수 있는 정도를 의미한다. 상사의 명령에 복종할 줄만 아는 사람은 자기 결정력이 낮은 사람이다. 이런 사람은 명령이나 지시가 없으면 불안해하고 자신의 선택에 따라 성과를 낼 수 없다.

(4) 영향력

개인이 조직 목표달성에 기여할 수 있다고 느끼는 정도를 뜻한다. 개인이 조직에 아무 기여도 할 수 없다고 느낀다면 임파워먼트에 문제가 있는 것이다.

4) 성공적인 임파워먼트를 위한 전략

오늘날의 조직에서 권력을 독점하려는 자세는 옳은 자세가 아니다. 항상 남에게 영향을 끼치고 지배하려는 태도는 지양해야 한다. 상사이기 때문에 혹은 윗 선배이기 때문에 혹은 사업주이기 때문에 항상 복종을 받아야 한다는 논리는 오늘날의 경영 환경에서 매우 위험한 생각이다. 이러한 자세는 개인과 조직의 성과에 부정적 영향을 미칠 수 있다. 특히 전통적으로 간호조직은 위계질서가 군대조직처럼 엄격하기 때문에 자칫 잘못하면 사회에 처음 적응하는 신규 간호사 혹은 다시 재취업하는 경력 단절된 간호사에게 여왕벌 증후군이나 태움(괴롭힘) 문화를 형성할 수 있다. 이러한 잘못된 권력의 사용은 하루 속히 사라져야 간호계가 발전할 수 있을 것이다.

간호사를 임파워먼트 시키기 위해서 사용할 수 있는 개발전략은 정보공개, 참여유도, 혁신활동의 지원, 권한 부여함 등이 있다.

(1) 정보 공개

정보는 직무를 완성하는데 필요한 기술적, 전문적 지식과 자료, 정보를 포괄하는 개념으로 권력의 기본을 제공한다. 이러한 정보가 없이는 무기력을 경험하고 조직에 대해서도 무기력하게 반응하게 된다.

(2) 참여기회의 유도

참여기회는 현 지위에서 성장과 발전을 위한 기대와 관련된다. 권력과 기회에 접근한 사람은 임파워먼트 되었음을 느끼고, 조직에 생산적으로 공헌하게 된다. 이러한 사람은 조직 활동에 더 능동적으로 참여하고 높은 의욕을 나타내어 더 몰입하고 조직의 성취를 위해 개인의 욕구를 기꺼이 희생한다.

(3) 권한위임

새로운 개념을 시도해보도록 권한이 위임되어야 한다. 관료적 병폐들을 극복할 수 있도록 실질적인 권한과 힘을 간호사들에게 실어주어야 한다. 또한 권한을 부여함과 동시에 책임감을 느끼도록 환경을 조성하는 것도 중요하다.

(4) 지지

지지는 회환, 안내, 직접 도와주는 것을 말한다. 회환은 업무를 잘하고 향상될 수 있게 하는 것에 대한 특별한 정보로 구성된다. 업무가능성, 교육의 필요, 문제해결의 조언에 대한 정보는 효율적인 업무환경을 창조하는데 모두 필요하다. 지지가 있으면 직원은 힘을 느끼며 조직의 목표에 도달하려고 한다. 지지가 없는 직원은 진공상태, 격리, 연결이 되지 않는 것을 느끼게 되어 그들의 행위는 조직에 몰입하지 않으며 서류상에 없는 기준을 발전시키며 동료의 지지를 찾고 조직에 피해를 준다.

3 권한위임

1) 권한위임의 정의

권한위임(delegation of authority)이란 하위자에게 수행할 과업을 할당하고, 그러한 과업수행활동을 책임지고 할 수 있도록 하는 데 필요한 재량권을 부여하는 과정이라고 정의할 수 있다. 한 사람의 힘으로는 조직의 모든 활동을 수행하기가 불가능하다.

2) 권한위임의 필요성

- 권한을 위임함으로써 관리자는 업무영역을 확대하고 더 고차원적인 업무에 매진할 수 있을 뿐만 아니라 전체적인 업무활동을 감독할 수 있는 여유가 확보된다.
- 권한이 하위자에게 위임되면 그 하위자가 장래에 관리자로 성장할 수 있는 훈련의 계기가 마련되며, 어떠한 사람이 관리자로 성장할 잠재력을 갖추고 있는지를 시험 할 수 있는 기회가 생겨난다.
- 특정한 업무분야에 대해서는 하위자가 상위자보다 더 나은 지식과 전문적 식견을 가지고 있을 수도 있기 때문에 권한의 위임이 이루어진다.
- 업무의 전문화를 기하기 위해서도 권한의 위임이 필요하다.

3) 권한위임의 기준

(1) 간호실무지침

- 위임을 허가한다.
- 위임된 과업에 권한을 주거나 위임을 수락하는 간호사에게 권한을 준다.

(2) 위임의 자격

- 위임하는 권한의 범위에 포함
- 적절한 교육, 기술, 경험
- 최근 능력을 증명하는 근거

(3) 피위임의 자격

- 적절한 교육, 훈련, 기술과 경험
- 최근 능력을 증명하는 근거

4) 권한위임의 장점

- 관리자가 조직 내의 중요한 문제를 해결할 수 있는 시간적 여유를 가질 수 있다.
- 하급관리자 또는 부하직원의 능력과 잠재력을 개발할 수 있는 계기가 된다.
- 조직 내 구성원들과의 인간관계를 증진시키고 사기를 높일 수 있다.
- 특정 업무가 해당 전문 담당자에게 주어지므로 효과적, 효율적 업무수행이 가능하다.
- 상·하위계층 모든 조직구성원이 자신의 전문성을 살릴 수 있다.

5) 위임 지침

(1) 위임 시 고려사항

① 위임의 5가지 원칙

- 적절한 과업 : 특정 환자나 과업을 위임하는 것
- 적절한 상황 : 여러 요소가 고려된 상황
- 적절한 사람 : 적절한 사람에 의해 수행되는 알맞은 과업을 위임하는 것
- 정확한 지식/의사소통 : 과업의 목표, 제한점, 기대를 포함한 과업의 명확하고 간결한 기술
- 적절한 감독 : 적절한 모니터, 평가, 중재, 피드백

② 간호업무 위임 시 고려해야 하는 기준

- 환경
- 손상의 잠재성
- 과업의 복잡성

- 중증도나 합병증을 고려한 환자의 상태
- 과업의 대표성
- 보조요원의 능력
- 요구되는 기술의 양
- 감염통제와 안전사고
- 간호사가 제공할 수 있는 감독의 수준
- 결과의 예측성
- 환자와의 상호작용의 한계

위임의 정도를 결정하는 요인

1. 조직의 규모
   조직의 규모가 클수록 권한위임의 정도는 높아진다.
2. 사안의 중요성
   의사결정의 내용이 비용이나 조직의 장래에 미칠 영향 등의 측면에서 볼 때 중요한 것 일수록 그러한 의사결정에 대한 권한이 위임되는 정도가 적어진다.
3. 과업의 복잡성
   복잡한 과업을 수행하는 데 필요한 여러 자원을 활용할 수 있는 권한은 전문적 식견을 갖춘 사람들에게 위임되어야 한다.
4. 조직문화
   관리자들이 하위자들의 능력을 인정하고 신뢰하는 조직문화가 조성된 조직에서는 권한위임의 정도가 높아진다.
5. 하위자의 자질
   하위자의 능력과 기술, 동기부여 정도, 즉, 하위자의 자질 정도에 따라 권한위임의 정도는 달라진다.

(2) 효과적인 위임 방법

① 활용가능성을 명확히 한다.

보조요원은 여러 간호사로부터 같은 시간에 여러 가지 업무를 수행하도록 위임을 받을 수 있다. 이러한 경우 혼란이 야기될 수 있으므로 간호사는 먼저 보조요원이 다른 활동을 할 수 있는 시간이 있는지를 확인하는 것이 중요하다.

② 긍정적 태도로 시작한다.

업무를 위임하는 간호사와 위임 받는 사람 간에 업무에 감사하고 존중하라는 뜻을 포함한다.

③ 위임 동안 지시를 어떻게 제공할 것인지를 신중하게 고려한다.

지시를 할 때는 다른 사람을 존중하는 방식으로 해야 한다는 것으로 날카로운 진술, 거만하게 지시, 다른 비효과적인 의사소통 접근법을 피해야 한다.

④ 지시는 분명하게 한다.

불분명한 지시는 환자와 직원들에게 더 많은 문제를 야기할 수 있으므로 위임자는 피위임자가 이해하도록 분명하게 지시해야 할 책임이 있다.

⑤ 우선순위를 분명히 한다.

지시는 위임자가 우선순위를 분명하게 해야 하며, 무슨 활동이 더 중요하고, 무엇이 먼저 수행되어야 하는지를 포함해서 피위임자에게 분명하게 알려줘야 한다.

⑥ 피드백을 주고받는다.

위임기간 동안 피드백을 분명하게 주어야 한다. 잘못을 했을 경우에만 관여하는 것이 아니라, 지속적으로 진행되어야 한다.

V 갈등과 스트레스 관리

1 갈등관리

1) 갈등의 정의

갈등이란 "상반되는 두 개 이상의 욕구 혹은 동기가 동시에 존재하여 한쪽을 만족시키고자 하면 다른 한쪽이 만족하지 않는 상태" 또는 "개인, 집단, 조직의 심리, 행동 또는 그 양면에서 일어나는 대립적 교호작용"이다. 또한 갈등이란 "개인 또는 집단 사이의 생각, 태도, 느낌, 행위 내에 차이가 있을 때 일어나는 과정"이라고 정의할 수 있다.

특히 복잡한 조직 구조를 가지고 있는 조직, 현대 병원조직은 조직구성원의 다양성과 이질성이 높고 이들의 상호의존성이 높기 때문에 갈등이 많이 발생한다.

2) 갈등의 요인

복잡한 조직 구조를 가지고 있는 현대의 병원조직은 구성원의 다양성과 이질성이 높아 갈등이 많이 발생하고 있다. 그러므로 갈등의 원인을 파악하여 갈등이 순기능을 발휘할 수 있는 적정수준을 유지하는 간호관리가 필요하다.

(1) 목표와 이해관계의 차이

둘 이상의 서로 다른 행동 주체가 양립될 수 없는 목표를 동시에 추구할 때 발생하는 갈등으로 개인 내부, 개인 또는 집단 사이에서 발생할 수 있다. 공동의 상위목표를 제시함으로써 갈등이 완화될 수 있다.

(2) 가치관과 인지의 차이

갈등은 갈등을 지각하는 갈등인지에서 출발하며, 갈등인지는 동일한 현상을 바라보는 개인이나 집단의 입장과 견해의 차이가 있을 때 발생한다.

(3) 의사소통의 장애

의사결정의 과정에서 집단 간에 정보의 교환이나 의사소통이 결핍되거나 충분히 이루어지지 않을 때 갈등심리가 자극된다.

(4) 공동결정의 필요성

한정된 의료자원을 공동으로 분배하여 사용해야 하거나 공동의사결정을 하면서 타인이나 타부서의 감정을 손상시키는 언행 등으로 갈등이 야기된다.

(5) 지위의 부조화

후배가 상관으로 승진하는 경우, 상관이면서도 업무나 기술적인 능력 면에서 앞서가는 부하의 지시를 받게 되는 경우

(6) 애매한 업무의 한계

공동 책임의 업무를 수행하면서 영역 모호성이 발생되어 업무의 한계가 애매하고 불명확할 때 갈등이 발행될 수 있다.

3) 갈등과정

갈등과정은 다음과 같은 과정에 의해서 발생되고 해소된다.

- 전구상태(antecedent condition) : 갈등의 원인이 되는 상태를 말한다.
- 갈등의 지각(perceived conflict) : 지각된 갈등은 논리적이고 객관적인 것으로 갈등이 일어날 수 있는 자신 또는 집단내의 상태를 인식하는 것이다.
- 갈등의 느낌(felt conflict) : 개인이 갈등을 느끼는 상태로 주관적인 것이다.
- 행위의 표현(manifest behavior) : 갈등을 지각하고 느낄 때 공격, 자기표현, 침묵, 논쟁 등으로 나타난다.
- 갈등의 해결과 억제(solution and control of conflict) : 문제의 해결, 억제, 절충 등의 방법에 의해서 이루어진다.

4) 갈등의 유형과 수준

(1) 갈등의 유형

- 수직적 갈등 : 조직 내의 수직적 계층 간에 발생하는 갈등이다.
- 수평적 갈등 : 한 조직 내의 동일한 층의 부문 간에 발생하는 갈등으로, 업무활동과 관련된 것이며 흔히 부서 간의 분쟁과 관련이 있는 갈등이다. 부서 간의 갈등은 부서 사이의 상호의존도와 관계가 있다. 상호의존도는 협동을 요구하게 되는데 이러한 협동이 갈등을 야기시킬 수 있기 때문이다.
- 라인–스태프 갈등 : 라인과 스탭이 상대방의 업무를 이해하지 못하거나 영역을 침범함으로써 전문성 권위 등과 관련된 것으로 발생하는 갈등이다.
- 역할 갈등 : 각각 양립할 수 없는 역할이 대립될 때 발생하는 갈등으로 갈등대상이 무엇이며, 누구인가? 역할행위자가 처해있는 상황, 역할행위자가 지각한 역할기대의 합당성, 역할기대자의 범위 등의 차원으로 분석될 수 있다.
- 기능적 갈등 : 각기 기능이 다른 집단 간에 생기는 갈등이다.
- 경쟁적 갈등 : 한 조직 내에서 여러 집단이 유사한 기능을 가질 때 발생하는 갈등으로, 상호 간의 목표가 부조화를 이룰 때 발생되는 갈등으로서 갈등의 해결은 규칙에 의해서 이루어지고 중요 관건은 승리에 있는 것이며, 반대편의 패배나 정복에 관심을 두지 않는 갈등이다. 그 경쟁의 끝은 한편이 이겼을 때이다.

(2) 갈등의 수준

- 개인 내 갈등 : 개인의 심리적 갈등으로서 개인적 목표 갈등이 주로 문제가 된다.
- 개인 간 갈등 : 두 개인이 동일한 문제, 한정된 직위 또는 자원에 대해 의견이 불일치 할 때 발생하는 갈등이다.
- 집단 간 갈등 : 집단 간에 발생하는 갈등으로서 과업활동의 조정과 통합을 어렵게 만든다.
- 조직 간 갈등 : 조직들 간의 갈등으로서 병원과 경쟁 병원 간의 갈등, 노동조합과 기업 간의 갈등, 병원과 의료기기 공급업체 간의 갈등이 그 예이다.

5) 갈등의 기능

갈등은 개인이나 집단이 함께 일할 때는 애로를 겪는 여러 형태로 존재하며, 마치 양날의 칼과 같아서 조직의 목표달성을 촉진시키는 순기능으로써 작용하기도 하지만, 정상적인 활동을 방해하고 파괴시키는 역기능을 할 수도 있다.

(1) 갈등의 순기능

- 문제의 인식
- 활동력 강화
- 충성심 증가
- 다양성과 창조성 증대
- 혁신풍토와 도전적 분위기 조성

(2) 갈등의 역기능

- 직원의 사기저하
- 독재자 출현
- 편견의 증가
- 공식화 증가
- 파벌의식, 경쟁의식 증가

6) 갈등의 해소방안

- 문제해결 : 회의나 집담회를 통해서 자유스러운 토론과정을 거쳐 문제해결을 하거나 갈등 당사자들이 공동의 노력으로 원인이 되는 문제를 해결하는 것이다.
- 자원의 증대 : 갈등을 해소하기 위해 자원을 확충할 때 갈등이 해소된다.
- 상위목표의 제시 : 공동으로 추구해야 할 상위목표를 제시하면 문제를 폭넓게 보게 됨으로써 갈등이 해결 될 수 있다.
- 갈등 당사자의 태도 개선 : 역기능적 갈등을 미리 예방하거나 해소하기 위해 갈등을 일으킬 가능성을 가진 사람의 태도를 변화시킨다.
- 협력 : 상대방의 목표를 수용하고 양 집단 모두가 최선의 결과를 얻기 위해 최선의 노력을 한다. 협력과정에서는 갈등의 근본을 밝혀내고 이를 해결하기 위해 시도하므로 신뢰와 솔직함이 요구된다.
- 조직 구조의 변화 : 조직의 구조적 요인을 의도적으로 변화시키는 것이다. 예로 조직구조의 개편, 조직단위의 합병을 들 수 있다.
- 협상 : 갈등 해결을 위해 자신의 목표 일부를 포기하고, 갈등 당사자들이 그들의 대립되는 입장을 부분적으로 양보하여 해결하는 것이다.
- 완화 : 갈등 당사자의 의견 차이만을 부각시키지 않고, 일치되는 의견을 강조하면서 공동의 이익을 확인시켜서 갈등을 완화시키는 방법이다.
- 회피 : 일시 방편이지만, 첨예한 갈등상황에서는 시간적 여유를 가지고 갈등상황이나 당사자의 접촉을 피하는 것으로 갈등이 완전히 해결되는 것은 아니다.
- 강압 : 상관, 중재인, 조정자를 이용한다.
- 상사의 명령 : 원인 제거보다는 갈등 행동만 해소된다.
- 경쟁 : 상대방을 희생시켜서라도 자신의 목표를 이루기 위해 노력하는 것이다.

창조적 문제해결로써 갈등관리 방법

- 먼저 토론하라. 민감하게 시간을 갖고 사적인 토론으로 전도되도록 환경을 유지하라.
- 개개인의 차이점을 보아라.
- 포함된 모든 조직들에 감정이입을 하라.
- 감정과 분리된 사실들, 분명히 정의되어진 중심이슈, 각각 자신의 의도에 따른 확신, 공통 특성들에 기초가 된 두 이슈의 뼈대, 다른 사람의 말에 호기심을 갖고 귀 기울이며 대화를 시도하라.
- 힘의 균형과 구성원을 만족시키는 해결책에 동의하여 모든 구성원이 승리하게 하라.

2 스트레스 관리

1) 스트레스의 기본 개념

스트레스란 내적 요인이나 외적 자극이 개인에게 미치는 과도한 부담으로서 개인의 역량이나 대처능력을 넘어서는 포괄적인 경험이다. 현대인들은 다양한 스트레스에 노출되어 있다. 가정에서의 자녀 문제, 경제적인 문제, 부부간의 문제, 고부갈등, 원만하지 못한 친족과의 문제 등이 생활 스트레스이며 직장에서의 상사 문제, 구성원의 직무 수행 문제, 타 부서와의 문제, 그 외 직장내 인간관계 문제 등이 직무 스트레스에 속한다. 스트레스가 항상 부정적인 측면만 존재하는 것은 아니지만 스트레스를 극복하지 못하면 우울증과 공황장애, 열등감 등 다양한 정신의학적인 장애에 노출되어 개인 및 조직에 악영향을 미칠 수 있다. 미국의 경우 기업 종사자들 중 25% 정도가 스트레스와 관련된 질병을 앓고 있으며 13%는 우울증에 걸려 있는 것으로 나타났다.

(1) 스트레스의 원천

- 개인 차원 : 역할 과다, 역할 갈등, 역할 모호성, 책임감
- 집단 차원 : 응집력 결여, 집단 내 갈등, 지위, 신분 문제
- 조직 차원 : 분위기, 기술, 경영스타일, 조직설계
- 조직 외적인 차원 : 가정문제, 경제문제, 이동성 결여, 생활의 질 문제

(2) 스트레스의 특징

- 스트레스는 단순히 정신적 긴장 상태를 뜻하는 개념이 아니다.
- 스트레스는 긍정적인 결과를 가져올 수도 있다.
- 스트레스를 회피의 대상으로 보아서는 안된다.
- 스트레스가 전혀 없는 상태는 곧 죽음의 상태이다.

(3) 스트레스의 위험성

스트레스는 현대인의 정신 보건에 가장 큰 영향을 주는 위험인자이다. 한 연구에 의하면 스트레스를 직무 요인별로 살펴보았을 때 직무의 요구도가 높을수록, 재량권이나 직무 자율성이 낮을수록, 동료나 상사의 지지가 낮을수록, 교대 근무자일수록 스트레스 수준이 높게 나타났다.

또한 스트레스는 현대인의 정신 보건에 가장 큰 영향을 주는 위험인자이며, 고혈압, 심장병, 위궤양, 근골격계 질환, 만성피로, 우울증 및 면역 기능 저하를 일으킨다. 그러므로 개인 차원에서 스트레스 관리도 중요하지만 조직 차원에서 스트레스가 존재하는 것을 인정하고 이를 해결하기 위해 회사 전체의 책임감과 동기수준을 높이는 것이 우선시 되어야 한다.

2) 간호 직무스트레스

간호 직무스트레스 요인으로 교대근무 형태의 변화는 근무자의 리듬의 교란 가능성과 생리적 적응의 어려움을 가져온다. 교대근무는 내적 리듬의 불일치로 인한 수면장애, 피로, 식욕부진, 우울 등의 신체적, 정신적 문제를 야기하기도 하고 제대로 적응하지 못하는 경우에 정서장애, 소화기계, 내분비계 및 심맥관계 질환 등의 교대근무 부적응 증후군(shift maladaptation syndrome)을 유발시킨다. 교대근무자의 주된 호소는 수면장애이며, 피로, 행동변화, 소화불량, 위염, 기분 변화 등이다.

이와 같은 개인적인 증상 외에도 조직의 저하된 생산성, 환자에 대한 실수, 증가하는 결근, 사고, 상해 등이 있다. 특히 밤번 근무는 평상시의 수면시간을 바뀌게 하고 밤 동안의 인공조명은 멜라토닌 분비억제를 유도해 인체의 일중변동(circadian rhythm)을 바꾼다. 이러한 과도한 스트레스나 격심한 운동은 호르몬의 불균형을 초래한다.

환자에게 연속성 있는 간호를 제공하기 위하여, 24시간을 3부 교대로 근무를 해야 하는 의료분야에 종사하는 임상간호사의 교대 기간의 길이는 다양하게 운영되고 있다. 교대근무로 인한 건강상의 어려움 외에 간호사에게 요구되는 양질의 간호제공, 전문지식, 복잡한 대인관계에서의 역할 등으로 간호사는 다른 직업보다 더 많은 스트레스를 받고 있다.

교대근무와 휴일 근무, 전문적 자율성 부족, 의료의 한계에 대한 심리적 부담, 대상자의 욕구충족을 위한 즉각적인 판단의 요구, 환자의 고통과 죽음을 다루며 대상자의 욕구충족을 위한 즉각적인 판단 등이 간호사들의 스트레스 요인들이라고 할 수 있다.

간호사의 직무 스트레스 수준은 간호 성과에 영향을 미친다. 즉, 적정한 수준의 스트레스는 간호사의 생산성을 높여주지만, 스트레스 수준이 너무 낮으면 간호사들은 무감각해지고 비생산적이 되는 반면, 스트레스 수준이 너무 높으면 간호사 자신의 에너지를 스트레스를 감소시키는 데 소모함으로써 생산성이 낮아진다. 그러므로 간호사의 직무스트레스 관리는 적정한 수준의 스트레스 유지가 그 목표이다.

대한신경정신의학회 소속 정신과 의사들을 대상으로 '나만의 스트레스 해소법'을 물었다.

정신분석을 통해 '지피지기'를 실천한다.

정찬승 마음드림의원 원장

진정한 치유는 철저히 개인적인 것이며, 그러기 위해서는 자기 자신으로 돌아가야 한다고 생각한다.
그런 의미에서 스트레스를 극복하기 위한 나만의 방법은 '정신분석'이다.
벌써 10년째 정신분석가에게 정신분석을 받으며, '나'라는 인간 내면의 무의식을 탐구하고 있다.

정신분석을 하고, 무의식을 탐구하다 보면 새로운 힘이 생기고, 의식의 한계가 넓어진다.
우리가 가진 무의식은 의식의 좁은 시야를 넘어서서 의미의 전체를 볼 수 있도록 해주고,
지금 당면한 고민의 너머에 있는 미래를 보게 해준다.

스트레스에 시달리는 이유는 자신이 가진 좁은 의식의 한계 때문인데,
내면의 무의식을 탐구하면 복잡한 실타래처럼 얽혀있는 내면의 갈등을 알게 된다.
그리고 나뿐만 아니라, 나를 둘러싼 이웃의 생각과 행동,
그 밑에 깔려있는 내면의 심리를 좀 더 쉽게 이해할 수 있게 된다.
그 과정속에서 내면의 갈등이 풀리고, 성장하는 자신을 발견할 수 있다.

어떤 사람들은 정신분석이 대단히 난해하고 심오하며 어려운 작업이라고 오해하고 있다.
그러나 서점에는 일반인들을 대상으로 쉽게 풀이되어 있는 정신분석학 책이 많다.
그러니 진정한 치유를 원한다면,
지금 바로 서점으로 달려가서 내게 맞는 정신분석학 책을 한 권 사서 보라.

[네이버 지식백과] 정신과 의사들의 스트레스 해소법은? (정신이 건강해야 삶이 행복합니다, HIDOC)

간호사 직무 스트레스 관리에 대한 방안은 다음과 같다.

(1) 개인차원의 관리방안

① 스트레스를 인생의 일부로 인정하기

스트레스는 회피할 수 없는 인생의 한 부분이다. 스트레스를 인생의 한 부분으로 수용한다면 스트레스를 해결해야 할 문제를 보고 현실적으로 반응함으로서 스트레스를 효과적으로 다루게 될 것이다.

② 문제해결적 접근을 택하기

스트레스를 경험할 때마다 자신에게 묻도록 하라. "이 상황을 다루기 위해 내가 해야 할 일

은 무엇인가?" 일이 더 잘되게 하려면 어떤 구체적인 행동을 해야 하는가? 그 상황을 다루어 가기 위한 구체적인 활동계획을 작성하라. 그런 계획은 우리에게 통제감을 주며, 문제를 해결하는데 적극적으로 참여하도록 해준다.

③ 성장을 위해 스트레스를 이용하기

스트레스를 다루어 가는 한 가지 방법은 스트레스 상황을 성장의 기회로 이용하는 것이다. 문제 해결적 접근을 채택하는 방법은 새로운 기술을 개발하고 자신에 대한 새로운 통찰을 얻도록 해주므로 스트레스 상황을 성장의 기회로 볼 수 있게 해준다.

④ 자신을 돌보기

스트레스를 조절하기 위한 노력은 모든 다른 활동과 마찬가지로 에너지를 필요로 한다. 적절한 휴식, 심호흡, 이완 요법 등으로 자기 자신을 볼 수 있는 기회를 주어야 한다.

⑤ 완전히 벗어나기

우리의 고용주, 동료들 및 가족들과의 관계에서 일어나는 스트레스 상황을 완전히 벗어나는 방법을 말한다. 그 상황이 아무리 어렵더라도 좀 떠나서 시간을 보내면 원기 회복이 되고 새로운 가도에서 그것을 보게 될 수 있을 것이다.

⑥ 불확실성을 견디기

일반적으로 어려운 상황이 더 모호하고 불확실할수록 그것을 다루어 나가고자 할 때 더 스트레스가 된다. 당신이 보고서를 준비한다고 생각해보자. 무엇을 기대하는지를 알아보고 모든 지시문을 확인하고, 어떤 것이 안 되는지를 알아보기 위해 이전의 보고서들을 읽는다. 이 정도면 80%의 불확실성을 제거할 수 있다.

⑦ 변화에 대한 계획

변화를 예상하기를 배우면 놀라움에 사로잡힐 가능성은 줄어든다. 변화를 예상하는 습관과 모든 것이 언제나 현상유지를 할 것이라는 가정에 안주하지 않는 습관을 들이면 변화를 예상할 수 있고, 따라서 돌연함과 의외성을 감소시킬 수 있다.

⑧ 정기적 운동

정기적 운동을 통해서 스트레스를 극복할 수 있다. 조깅, 수영, 테니스, 골프, 요가 등 자신의 신체 조건과 처지에 맞는 운동을 골라 규칙적으로 하는 것이 바람직하다.

⑨ **요구를 감소시키기**

요구가 너무 많아서 혹은 특수한 유형의 요구 때문에 스트레스가 생긴다면 그 요구들을 감소시킴으로써 스트레스를 감소시킬 수 있다. 외적인 과도한 요구가 스트레스가 되기 때문에 그러한 요구에 대한 자신의 반응을 바꾸고, 또한 몇 개의 요구를 감소시키기 위한 작업을 할 수 있다.

(2) 간호사를 위한 조직 차원의 스트레스 관리 방안

간호사가 경험하는 직무스트레스의 심각성과 관리의 중요성을 인식하고, 조직수준의 과도한 비합리적 요구를 감소시키며 간호사의 스트레스 대처능력을 증진시키기 위한 다각적 노력을 기울일 필요가 있다. 간호사는 입원 시부터 다른 건강요원들보다 시기적으로 먼저 그리고 장시간 환자를 접촉하여 환자의 개별적인 상황과 요구를 이해하고 도와주는 특별한 관계에 있다.

① **간호사 개인의 스트레스 적정수준의 제고**

각 직무에 따른 스트레스 수준을 파악하여 가능한 한 간호사 개인의 스트레스 대처능력에 적합한 직무를 맡김으로써 적정수준의 스트레스를 유지할 수 있다.

② **직무분석과 직무설계**

간호사들이 맡고있는 직무를 직급별, 전문분야별로 직무분석을 하므로 역할기대를 제시해주고, 적절한 권한을 주어 일을 하게 하므로 직무 불확실성이나 역할 모호에서 올 수 있는 스트레스를 감소시킬 수 있다. 직무확대와 직무 충실화를 통해 간호직무에 대한 흥미 책임감, 성취기회를 제공하므로 직무만족도를 증진시킬 수 있다. 특히 간호사와 의사와의 업무한계를 명확히 규정함으로써 의사와의 업무상 갈등으로 인한 스트레스를 감소시킬 수 있을 것이다.

③ **적정수준의 간호 인력 확보와 업무량 감소**

간호업무량의 과중은 간호사가 경험하는 핵심적인 직무스트레스가 된다. 그래서 간호업무의 지원체계를 개선해주고, 환자에게 필요한 물품공급과 물리적 업무 환경을 개선하므로 스트레스를 개선할 수 있다.

④ **보상체계의 개선을 통한 공정한 보상**

공정한 인사관리로 적재적소의 배치를 실현시키므로 스트레스를 줄일 수 있고, 승진, 인사고과, 보상시스템을 합리적으로 실시하고, 투명 공정하게 실시함으로 간호직원의 스트레스를 감소시킬 수 있다.

⑤ 체계적인 훈련과 경력개발

조직 내에서 간호사에게 전문지식과 기술을 함양할 수 있는 적절한 교육과 훈련을 제공함으로써 직무만족도를 높여 스트레스를 감소시킬 수 있으며, 경력개발 시스템을 활용하므로 개개인에 성장의 기회를 주어 스트레스를 줄일 수 있다.

⑥ 참여적 관리

분권화를 실시하여 간호사 개개인의 의견이 반영되도록 기회를 제공하고 필요한 의사결정을 업무단위인 간호단위나 간호사가 결정하도록 의사결정 권한을 위임한다. 참여를 통해 필요한 정보를 공유, 활용하도록 하므로 스트레스를 줄일 수 있다. 그 외 간호관리자의 리더십과 관리능력을 개발하고 간호사를 위한 지지집단의 활용, 스트레스 수용 능력개발방법 등이 있다.

⑦ 지지집단의 활용

상담가, 심리학자, 정신 간호사 등으로 구성된 지지체계를 통해 간호사를 도울 수 있는 환경을 제공한다.

향·상·학·습

1. 관리자와 리더를 구별하여 설명하시오.

2. 거래적 리더십과 변혁적 리더십의 특성을 기술하시오.

3. 갈등의 순기능과 역기능을 구분하여 기술하시오.

심·화·학·습

1. Maslow의 욕구단계 이론을 바탕으로 조직에서 충족 가능한 분야를 생각해보고 기술하시오.

2. 의료의 질을 구성하고 있는 요소들을 5가지 이상 나열하시오.

참|고|문|헌

R·E·F·E·R·E·N·C·E

- 김인경 외 다수(2016). 간호리더십과 팔로워 십. 정문각.
- 강윤숙 외 다수(2010). 간호관리와 리더십, 현문사.
- 김유미 외 다수(2015). 간호리더십. 정문각.
- 김인경(2018). 간호관리자의 진성리더십이 조직유효성에 미치는 영향-긍정심리자본과 직무재창조 매개 효과를 중심으로-. 서울대학교 대학원 박사학위논문.
- 박성애 외 다수(2019). 간호관리학-간호경영과 정책-. 정문각
- 신유근(2006). 조직행위론. 다산출판사
- 윤미정(2014). 교대근무 부적응 증후군의 개념분석. 근관정건강학회지21(2):135-144
- Alderfer, C. P. (1969). An empirical test of a new theory of human needs. Organizational behavior and human performance, 4(2), 142-175.
- Borgatta, E. F., Bales, R. F., & Couch, A. S. (1954). Some findings relevant to the great man theory of leadership. American Sociological Review, 755-759.
- Fleishman, E. A. (1953). The measurement of leadership attitudes in industry. Journal of Applied Psychology, 37(3), 153.
- Hersey, P., & Blanchard, K. H. (1993). Management of organizational behavior: Utilizing human resources. Prentice-Hall, Inc.
- Herzberg, G., & Spinks, J. W. T. (1950). Molecular Spectra and Molecular Structure: Diatomic Molecules (Vol. 1). van Nostrand.
- House, R. J. (1971). A path goal theory of leader effectiveness. Administrative science quarterly, 321-339.
- Maslow, A. H. (1943). A theory of human motivation. Psychological review, 50(4), 370.

NURSING
MANAGEMENT

07 장

통 제

학|습|목|표

1. 통제의 개념을 정의하고 필요성을 진술한다.
2. 통제의 과정을 설명한다.
3. 효과적인 통제를 위한 유의할 점을 열거한다.
4. 질의 개념을 정의하고 구성요소를 분류한다.
5. 의료의 질관리와 관련된 용어를 정의한다.
6. 질 향상 활동과정을 설명한다.
7. 질 향상 활동방법을 설명한다.
8. 의료기관 인증제도에 대해 설명한다.
9. 간호의 질관리 접근방법을 설명한다.
10. 질관리를 위한 자료의 분석도구를 설명한다.
11. 환자안전 관련 용어를 정의한다.
12. 환자안전에 대한 현대적 접근 모델을 이해한다.
13. 환자안전 사고에 따른 분석 방법을 설명한다.
14. 환자안전 사고에 따른 예방 방법을 설명한다.
15. 환자안전 향상 전략을 나열한다.
16. 환자안전 문화를 설명한다.
17. 직원 안전관리 활동에 대해 설명한다.

주요용어 이해

Nursing Management

- **통제**(Control) : 목표를 달성하기 위하여 업무수행정도를 측정하고 일정한 방침에 따라 규제하여 수행 결과가 미리 정해진 계획대로 진행되도록 확인하고 교정하는 활동
- **질**(Quality) : 우수성 또는 수월성(excellence)에 대한 지각 정도
- **표준**(Standard) : 바람직하고 성취 가능한 업무수준. 업무수행의 질을 측정하는데 사용되는 기준
- **기준**(Criteria) : 표준의 달성 정도를 측정하거나 관찰하여, 목표 또는 기대수준에 대한 달성 정도를 측정하기 위해 객관적으로 설정된 척도(기준 문항)
- **지표**(Indicator) : 기준의 성취 정도를 신뢰성있게 정량적으로 나타내는 도구로 기준의 하위 문항 혹은 특정 기준을 달성하기 위한 구체적이고 측정 가능한 요소
- **질 보장**(Quality assurance) : 비용감소에 따른 의료(간호)의 질을 보증하기 위해 문제해결 방법을 이용하는 관리철학
- **총체적 질관리**(Total Quality Management) : 모든 서비스 전반에 걸쳐 지속적인 질 향상을 추구하는 질관리 기법
- **의료기관 인증제도**(Medical certification scheme) : 의료기관이 환자 안전과 의료서비스의 질 향상을 위해 자발적이고 지속적인 노력을 하도록 하여 국민에게 양질의 의료서비스를 제공하도록 하는 제도
- **환자 안전**(Patient safety) : 의료와 관련된 불필요한 위해의 위험을 허용되는 최소한으로 낮추는 것(WHO, 2009)

I 통제의 개념

1 통제의 정의

관리 기능에서 통제란 조직의 목표 달성을 위해 미리 정해진 표준과 구성원들이 수행한 업무 사이의 차이를 교정하는 단계이다. 통제 기능은 관리의 모든 면을 통해서 수행된다.

2 통제의 필요성

1) 조직과 구성원 간의 목표 불일치를 줄여준다.

조직구성원의 목표가 조직의 목표와 일치하도록 하여 구성원이 조직목표 달성에 효과적으로 기여할 수 있도록 하기 위해 공식적인 통제가 필요하다.

2) 효과적인 조직 행태를 유지하게 한다.

간호조직의 목표 달성을 위해 적극적이고 자발적이며 성숙한 자기통제가 필요하다. 이러한 자기 통제를 공식적, 외부적 통제가 대신하여 조직목표에 대한 수행정도를 측정, 개선하는 것이 통제의 기능이다.

3) 사회의 요구에 부응한다.

양질의 의료서비스에 대한 요구의 증가와 의료비 상승, 의료조직 및 관리자들에 대한 책임과 조직의 효율성 및 효과성에 대한 요구가 증가함에 따라 비용-효과적이고 안전하며 효율적인 의료서비스에 대한 사회적 관심이 높아지고 있어 이에 부응하기 위해 통제가 필요하다.

간호조직에서의 통제의 필요성

1. 간호조직 내에 통제가 없으면 조직 목표와 상관없는 방식으로 간호사들이 행동할 가능성이 있어 조직의 목표와 구성원의 목표가 일치하지 않는 경우가 많다. 그러므로 간호사들로 하여금 조직의 목표달성에 효과적으로 기여할 수 있도록 하는 공식적인 통제시스템이 필요하다.

2. 의료수요의 증가, 양질의 의료요구의 증가, 의료비 상승, 의료조직의 효과와 효율성에 대한 필요성 증대와 같은 다양한 사회적 요인으로 인해 비용효과적인 관리혁신이 요구되어 통제가 더욱 필요하다.
3. 간호사들로 하여금 효과적인 조직행태를 유지하게 하기 위해서다.

즉, 간호조직이 효과적이기 위해서는 간호사들이, 창의적이고 혁신적인 간호업무를 수행하는데 자발적으로 참여하는 자기통제 행동과 더불어 조직의 공식적인 통제가 필요하다.

3 통제의 과정

통제 기능은 계획된 활동들이 바람직한 결과가 나타났는지 확인하는 과정으로서 표준의 설정, 업무수행결과의 측정, 비교 및 수정활동의 4단계로 이루어진다.

간호조직에서 통제의 기능은 간호사들이 목표를 달성하기 위해 옳은 일을 옳게 행동하고 있는지 확인하는 과정이라고 할 수 있다.

1) 표준의 설정

표준이란 목적이 있고 측정 가능하며 성취할 수 있는 것으로 간호업무 수행의 질을 측정하는 기준이 된다. 간호조직에서의 표준은 간호 실무 내용과 성취 가능한 목표를 확인하여 간호사의 행위나 방향을 제시해 주는 것이다. 표준의 기초가 될 수 있는 것은 각 조직에서 정한 정책이나 절차, 간호실무표준, 보건복지부와 같은 의무기관이 설정한 기준 등이 표준의 기초가 될 수 있다.

2) 성과의 측정

성과의 측정이란 계획된 목표가 성공적으로 달성되고 있는가를 점검하는 단계로 자료를 수집하고 결과를 분석하는 것이다. 자료수집 방법으로는 기록관찰, 환자관찰, 환경관찰, 환자 및 직원과의 면담 등을 이용한다. 측정방법으로는 환자 차트 기록에 대한 직접 관찰, 통계보고, 구두 및 서면보고 등이 있다. 또한 통제를 효과적으로 하기 위해서는 측정대상을 선정하는 것이 매우 중요하다. 측정 대상은 목표 달성 정도를 정확하게 반영할 수 있도록 선정해야 하며 업무수행 결과를 대표하고 구체적인 자료로 나타날 수 있어야 한다.

3) 표준과의 비교

업무수행 결과 자료를 표준과 비교하여 평가한 뒤 표준과 실제와의 차이를 분석하는 단계이다. 이때 수용 가능한 편차의 허용범위를 결정하고 만약 편차의 범위가 지나치게 크다면 원인을 찾아 시정 조치의 여부를 결정해야 한다.

4) 교정활동

통제의 마지막 단계인 수정 혹은 교정활동은 표준과 성과 비교에 의한 차이, 즉 편차가 발생하였을 경우 그 원인을 분석하고 이에 대한 교정활동인 피드백 과정이 이루어지는 등 적절한 개선책 마련을 강구하는 단계이다. 표준과의 편차가 발생하지 않았을 경우에는 보상 등의 동기부여가 필요하고 더 이상의 수정활동은 필요하지 않으나, 이 경우에도 표준이 과소하게 설정되지 않았는지 혹은 측정이나 비교가 정확하게 이루어졌는지를 검토한다. 편차의 원인으로 환경변화로 인한 작업조건의 변경, 직무수행자의 능력부족, 무리한 경영계획이나 표준의 설정 등을 고려해 볼 수 있다.

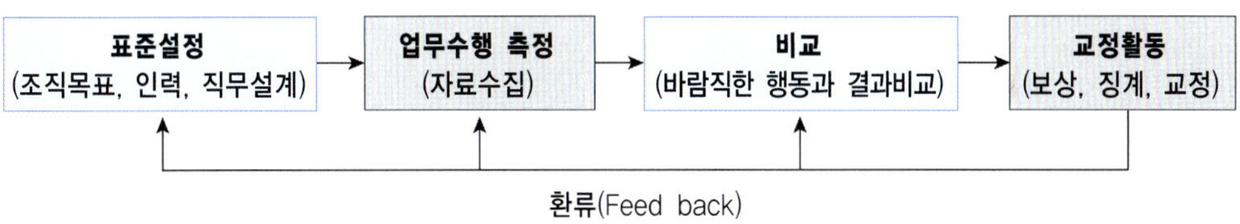

그림 7-1 통제기능의 과정 및 요소

효과적인 통제 원칙

- 상황에 맞게 설계되어져야 하고, 활동 상태를 반영한다.
- 초기 혹은 중요시점에서 모니터링 체계가 확인되어야 한다.
- 미래지향적이고 목적적이어야 한다.
- 유연한 통제가 되도록 한다.
- 조직문화에 적합해야 한다.
- 경제적이며 효율성이 있어야 한다.
- 조직구성원이 이해할 수 있어야 한다.
- 실제적·잠재적인 차이는 신속하게 보고해야 한다.
- 교정행동이 가능해야 한다.

Ⅱ 질 관리

1 의료의 질

1) 질의 정의

질(quality)이란 어떤 사물의 유용성, 내용의 좋고 나쁨, 가치, 등급, 속성 따위를 의미하는 것으로, 일반적으로 우수성 또는 우월성(excellence)에 대한 지각 정도를 말한다. 의료의 질은 각 환자에 대해서 의료행위로 인한 합병증 없이 환자와 가족의 요구에 대한 관심을 가지고, 비용 효과적이고 증명된 방법으로, 적정수준의 성취 가능한 결과를 확보하는 것을 의미한다. 일반 산업체에서 질을 정의할 때는 소비자의 요구와 비용에 대한 인식을 포함하기도 하는데 이와 마찬가지로 의료에서도 질에 대하여 정의하는데 있어 소비자의 요구와 비용의 관점이 영향을 미치기도 한다.

근대적 의미로 의료의 질을 정의하고 이론적인 틀을 마련한 도나베디안(Donabedian)은 양질의 의료를 "의료서비스의 모든 과정에서 자원의 투입과 그로 인해 발생되는 이익이 균형을 이룬 상태에서 환자의 건강과 만족을 가장 높은 수준으로 유지시킬 수 있는 상태"로 설명하였다.

따라서 질은 다차원적이고 추상적인 개념이기 때문에 의료의 질을 관리하는 데 있어 실무에서 무엇을 중점을 둘 것인가 하는 것은 중요한 문제이다. 의료의 질에 대한 정의는 의료소비자, 의료서비스 제공자, 정부 및 보험자 등의 입장에 따라 각기 다른 시각의 차이를 보인다. 의료인의 경우 의료서비스의 기술 측면과 내용을 중요시하고 의료소비자는 의료인의 관심, 병원시설, 치료결과 등을 중요시한다. 즉, 의료의 질에 포함되어야 할 요소는 견해나 목적에 따라 달라질 수 있다. 이러한 의미에서 볼 때, 간호의 질이란 간호의 유효성과 가치의 정도라고 할 수 있으며 미국의 병원신임기구인 JCAHO(Joint Commission on Accreditation of Healthcare Organization)에서는 간호의 질을 "특정 서비스나 절차, 진단 혹은 임상적 문제에서 일반적으로 인정된 좋은 실무에 대한 현행 표준과 예상되는 결과의 달성에 부합되는 정도"로 정의하고 있다.

2) 의료의 질 구성요소

일반적으로 의료의 질을 정의 할 때 질을 구성하는 여러 가지 요소로서도 질을 설명할 수 있는데 도나베디안(Donabedian, 1969)은 효능성(efficacy), 효과성(effectiveness), 효율성(efficiency), 적정성(optimally), 수용성(acceptibility), 합법성(legitimacy), 형평성(equity)의 7가지 요소를 제시하였다. 여러 학자에 의해 정의 된 의료의 질을 구성하는 보편적인 요소들은 (표 7-1)과 같다.

표 7-1 의료의 질 구성요소

효과성(effectiveness)	건강수준의 향상에 기여한다고 인정된 의료서비스의 수행 정도이며, 업무가 인간에게 미치는 영향, 목표의 적절성, 장기적 결과 및 인간주의적이며 이상적인 가치 등 올바른 산출과 관련된 개념이다.
효율성(efficacy)	의료서비스의 제공시 자원이 불필요하게 소모되지 않고 효율적으로 활용되었는지에 대한 정도를 말한다.
기술수준(technical quality)	서비스의 기술적인 수준을 말한다.
접근성(accessibility)	시간이나 거리 등의 요인에 의해 의료서비스 이용에 제한을 받는 정도이다.
가용성(availability)	필요한 서비스를 제공할 수 있는 여건의 구비 정도이다.
적정성(optimality)	건강 개선과 그 건강 개선을 얻는 비용 간의 균형을 말한다.
합법성(legitimacy)	윤리적 원칙, 가치, 규범, 풍속, 법과 규제에서 표현된 사회의 선호도에 대한 순응이다.
지속성(continuity)	의료 서비스의 시간적·지리적 연결 정도와 상관성을 뜻한다.
적합성(adequacy)	대상 인구집단의 요구에 부합하는 정도이다.
형평성(equity)	보건의료의 분배와 주민에 대한 혜택에서의 공정성을 결정하는 원칙에 대한 순응이다.
이용자 만족도 (consumer satisfaction)	의료서비스에 대한 이용자의 판단이다.

3) 질 관리 관련 용어

(1) 질 통제(Quality Control, QC)

일반 산업체에서 품질 관리 초기에 '정도관리'로 많이 사용된 용어로 이는 질의 일정 수준을 표준으로 정한 뒤 특정 의료서비스가 표준에 도달했는지를 평가하고 감시하는 것을 말한다.

(2) 질 보장(Quality Assurance, QA)

우리나라에 도입 초기에는 질 보장, 적정진료 보장이란 용어로 사용되어 왔으나 현재에는 '질관리'라는 용어로 통일되게 사용되고 있다. 의료서비스의 질을 평가하고 그 문제점을 개선하여 질을 향상시키는 관리기법을 말한다(그림 7-2). 즉, 의료서비스가 일정 수준의 기준이나 표준에 맞는지 검토하고, 표준에 맞는 의료서비스가 제공되도록 하는 일련의 과정으로 종전보다 향상된 업무결과를 지속적으로 유지하도록 하는 제도이다. QI와 비교하여 상대적으로 주로 환자와 직접적인 진료와 관련된 의료행위 중 질적으로 불량한 의료행위를 찾아내는 데 관심을 갖는 결과적 측면을 강조한 활동이다.

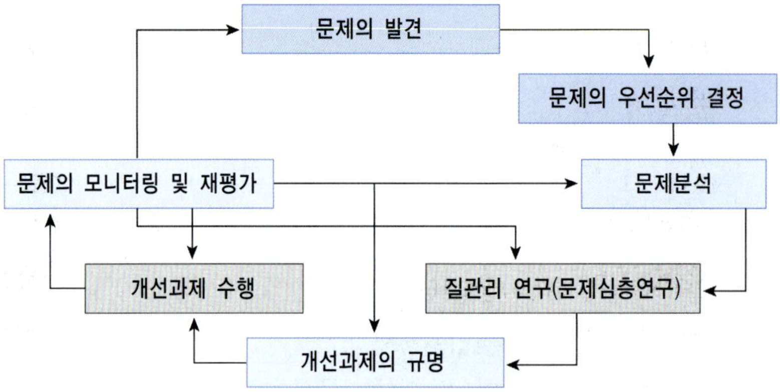

그림 7-2 질 보장(QA)의 개념

(3) 질 향상(Quality Improvement, QI)

의료의 질 평가를 기반으로 교정이 필요한 부분을 개선시키는 활동이며, 단순한 문제 지향적 접근을 넘어서 문제가 없더라도 의료서비스의 질을 지속적으로 향상시키기 위한 활동을 말한다.

QI는 진료를 포함한 모든 의료서비스를 개선 대상으로 하며, 서비스 제공 전 과정을 개선하는 것을 목적으로 한다. 주로 의료서비스 중심의 서비스를 제공하는 데에 그 초점을 두며, 일상적인 요인을 해결하기 위한 전 직원의 팀 활동을 전제로 한다. 현재는 변화와 관리를 강조하고 의료소비자 중심의 서비스 제공에 초점을 두는 것으로 발전함에 따라 총체적 질관리(TQM)란 용어와 동시에 사용된다. QI는 활동의 지속성을 강조하는 측면에서 지속적인 질 향상(CQI) 용어와도 거의 동일한 의미로 사용되고 있다.

(4) 총체적 질관리(TQM, CQI)

총체적 질관리는 데밍(Deming)에 의해 개발된 관리철학으로, 일반 산업체에서 활발히 시행하고 있는 질관리 개념을 비교적 최근에 의료분야에 적용한 것으로 병원 전체 체계와 업무 흐름을 개선하고 서비스를 제공받는 대상자를 강조한 점이 특징이다. TQM(Total Quality Management)은 지속적인 질 향상(Continuous Quality Improvement, CQI)개념으로도 사용되고 있다.

TQM은 환자를 포함한 고객들을 위하여 의료기관이 제공하는 모든 서비스와 진료 결과의 질을 향상시키는 방향으로 행동하는 것으로 임상적인 것과 비 임상적인 모든 체계와 과정을 포함하는 질 향상에 대한 새로운 접근이라 할 수 있다. 또한 의료서비스가 제공된 후 뿐만 아니라 서비스가 제공되는 동안 낮은 수준의 서비스 질을 제거함으로써 수행 및 성과를 개선할 수 있도록 조직이 도와주는 관리 철학으로 이는 질 관리 및 조직적 활동으로 구성된다.

TQM은 우선 의료의 질과 업무과정을 지속적으로 개선 및 향상시키고자 하는 철학과 태도가 중요하며, 다음으로 개선을 위한 분석적 지식과 기법, 인간관계 기법, 조직문화, 리더십 등을 효과적으로 적용하거나 활용하는 것이 중요한 요소로 작용한다.

데밍의 TQM의 원칙은 다음과 같다.

1. 지속적인 개선을 위하여 목표의 일관성을 유지하라.
2. 새로운 철학을 채택하라.
3. 대량 검사에 의존하는 것을 멈추고 제조 및 구매부서에 사전에 마련된 품질척도의 통계적 근거를 요구하라.
4. 납품업체의 결정은 가격에 의존하지 말고, 통계적 품질기준에 따라 품목별로 단일업체로 정하고 장기적인 신뢰관계를 구축하라.
5. 시스템을 지속적으로 개선하라.
6. 관리자를 포함한 모든 직원의 업무에 관한 현대적인 교육법을 사용하라.
7. 품질향상은 곧 생산성증대를 가져온다. 리더십을 가르치고 함양하라.
8. 조직 전반의 불안요인을 몰아내라.
9. 각 부서 스텝 조직 간의 벽을 허물고, 모든 사람이 팀으로 일하게 하라.
10. 수단 없이 생산성만을 올리도록 강요하는 수치로 나타낸 목표와 슬로건을 제거하라.
11. 목표할당량을 기술하는 작업 표준을 제거하라.
12. 전문가로서의 자부심을 저해하는 요인을 제거하라.

13. 자율학습을 고무하고, 적극적인 재교육 프로그램을 운용하라.

14. 최고경영자의 지속적인 실행서약을 명백히 정의하라. 직접적인 실행이 필요하다.

4) 질 향상 활동 과정

질 관리 활동은 크게 질을 평가하기 위한 활동과 평가 근거를 개선하기 위한 활동으로 구분된다. 구체적으로는 문제의 발견, 우선순위 결정, 문제의 분석, 질 관리 연구(자료분석), 개선활동 규명과 활동계획 수립, 개선활동의 실행, 재평가 등의 순환적 과정이 있다.

(1) 문제의 발견

문제의 규명은 질 관리 활동을 성공적으로 이끄는 열쇠가 된다. 관련된 모든 사람이 중요하다고 생각하는 문제를 확인한다.

① 팀 구성

다학제적 QI팀을 구성하는데 전 직원이 포함된다. 즉 간호사, 의사, 행정직, 경영진 등을 대표하는 인력으로 구성된다. 이들에게는 질 관리 프로그램을 시작하기 전에 관련된 교육이 필요하다.

② 대상자의 요구 확인

누구를 대상으로 할 것인지 정하고 서비스의 범위를 결정하며 관리 서비스인지 지원 서비스인지 개선 업무의 범위를 정한다. 이 과정에서 연령, 진단명, 고객의 특성, 환자의 중증도, 수술 여부 등의 의료서비스 내용과 제공되는 시간, 장소, 시설 등 환경적 요소가 고려되어야 한다.

③ 자료의 수집

현 상태의 서비스 또는 절차에 대해 자료를 수집한다.

(2) 우선순위의 결정

수집된 자료 중에서 가장 중요한 문제를 찾는다. 흔히 발생하거나 다수의 사람들에게 영향을 미치는 문제, 고위험, 고비용 등을 기준으로 한다.

(3) 문제의 분석

문제의 원인과 관련요인의 파악을 위해 문제를 체계적으로 진단하고 정의한다.

(4) 문제에 대한 심층연구

문제와 관련된 원인을 분석하여 연구과정을 적용한다. 다양한 분석도구를 이용하여 자료를 분석하여 질적 및 양적인 서비스를 모니터링 한다.

(5) 개선과제의 규명과 활동계획 수립

문제에 대한 조사 및 연구결과를 근거로 가장 효과적인 개선과제를 규명하고 목적을 설정한다. 그 목적에는 실무표준과 측정 가능한 환자결과가 포함되어야 한다.

(6) 개선과제 수행

개선 과제에 따라 구체적인 실행계획을 제시하고 실행한다.

(7) 지속적 모니터링과 문제의 재평가

목표 및 표준이 충족되었는지를 위해 계속적으로 자료를 수집하고 평가한다. 또한 목표와 표준에 충족되지 않는다면 새로운 수정안이 계획되고 수행되어야 한다.

5) 질 향상 활동 방법

(1) PDCA

사업 활동에서 생산 및 품질 등을 관리하는 방법으로 Plan(계획) – Do(실행) – Check(평가) – Act(개선)의 4단계를 반복하여 업무를 지속적으로 개선하는 질 향상 방법 중에 하나이다. 월터 슈하트(Walter A. Shewhart), 에드워즈 데밍(W. Edwards Deming) 등에 의해 유명해졌다.

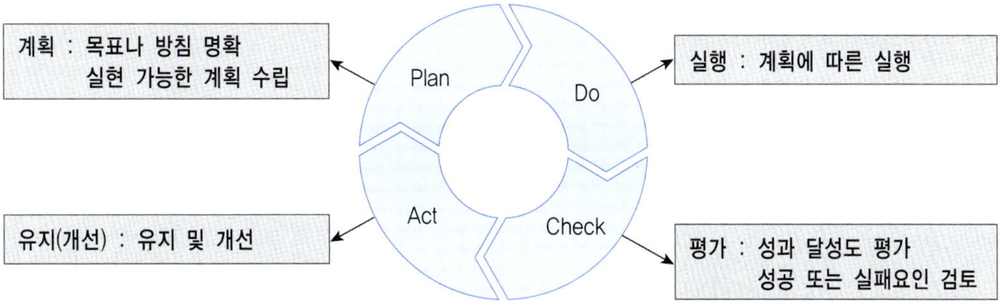

그림 7-3 PDCA Cycle

(2) FOCUS-PDCA

의료 환경에서는 질개선을 위하여 문제를 해결하도록 PDCA방법으로 접근하지만, 해결해야할 문제가 무엇인지 발견하고 문제를 이해하여 해결하기 위해서 변형된 FOCUS-PDCA를 활용하기도 한다. 이는 미국병원법인이 개발하였으며 기본적인 PDCA에서 크게 벗어나지 않는다.

표 7-2 FOCUS-PDCA

<table>
<tr><td>F(Find)</td><td>개선이 필요한 과정을 발견하는 것</td><td>P(Plan)</td><td>개선과 자료수집을 명확히 하는 것</td></tr>
<tr><td>O(Organize)</td><td>과정을 파악하고 팀을 구성하는 것</td><td>D(Do)</td><td>개선, 자료수집, 자료분석을 실행하는 것</td></tr>
<tr><td>C(Clarify)</td><td>과정에 대해 명확하게 현재의 지식을 습득하는 것</td><td>C(Check)</td><td>실행을 통한 개선과정의 자료를 점검하는 것</td></tr>
<tr><td>U(Understand)</td><td>과거의 변화가 필요한 이유를 이해하는 것</td><td rowspan="2">A(Act)</td><td rowspan="2">결과를 유지하면서 개선을 지속하는 것</td></tr>
<tr><td>S(Select)</td><td>과정의 개선사항을 선택하는 것</td></tr>
</table>

(3) 식스시그마

이 경영전략은 1980년대 말 미국의 모토롤라(Motorola)에서 품질혁신 운동으로 시작된 이후 GE(General Electric)·TI(Texas Instruments)·소니(Sony) 등 세계적인 초우량기업들이 채택함으로써 널리 알려지게 되었다. 국내에서도 삼성그룹·LG그룹·한국중공업 등에서 도입하여 품질혁신에 성공함으로써 많은 기업들이 도입에 적극적인 관심을 보이고 있다

식스 시그마(6σ, Six sigma)는 품질혁신과 고객만족을 달성하기 위해 전사적으로 실행하는 21세기형 기업경영 전략으로 시그마(sigma : σ)라는 통계척도를 사용하여 모든 품질수준을 정량적으로 평가하고, 문제해결 과정과 전문가 양성 등의 효율적인 품질문화를 조성하며, 품질혁신과 고객만족을 달성하기 위해 전사적으로 실행하는 21세기형 기업경영 전략이다.

6시그마 활동은 다음 3가지로 설명된다.

① 통계적 척도

모든 프로세스(process : 제조·사무·서비스 등의 업무에서 활동을 수행하는 시스템)의 품질수준이 6σ를 달성하여 불량률을 3.4PPM(Parts Per Million : 제품 백만 개당 불량품수) 또는 결함 발생수 3.4DPMO(Defects Per Million Opportunities) 이하로 하고자 하는 기업의 품질경영 전략이다.

② 효율적인 품질문화 정착

기업의 경영철학으로서 종업원들의 일하는 자세·생각하는 습관·품질 등을 중요시하는 올바른 기업문화의 조성을 의미한다. 올바른 품질문화란 끊임없는 품질개선 노력을 통해 고객 요구에 맞는 품질의 제품을 경제적으로 설계·생산·서비스하기 위한 기업문화이다.

③ 품질경영을 위한 기업전략

6시그마 운동을 효과적으로 추진하기 위해 고객만족의 관점에서 출발하여 프로세스의 문제를 찾아 통계적 사고로 문제를 해결하는 품질개선 작업과정을 '측정(measurement)·분석(analysis)·개선(improvement)·관리(control)' 4단계로 나누어 실시하고 있는데, 첫 글자를 따서 'MAIC'라고 부른다. 우선 측정과 분석을 통해 제품의 문제점을 찾아내고, 문제해결방법을 제시하여 실제로 개선작업을 실행한다. 마지막으로 이 과정을 제어·감시하여 품질의 개선상태를 유지하는 것이다. 높은 품질수준을 확보하고 유지할 수 있는 혁신적이고 과학적인 기준을 제공하여 고객을 만족시키고 기업경영의 탁월성을 이루고자 하는 6시그마 운동의 궁극적인 목표는 품질개선 운동에 전 종업원이 참여하는 것은 물론 사무부분을 포함한 모든 프로세스의 질을 높이고 업무 비용을 획기적으로 절감하여 경쟁력을 향상시킴으로써 세계최고의 기업이 되는 것이다.

(4) 균형성과표

균형성과표(Balanced Score Card, BSC) 관리방법은 1992년 하버드 비즈니스 리뷰지에 실린 캐플란(Kaplan)과 노턴(Norton)의 논문을 통해 알려진 접근방법이다. 균형성과표는 과거의 성과에 대한 재무적인 측정지표에 추가하여 미래성과를 창출하는 동인에 대한 측정지표인 고객, 비즈니스 프로세스 관점, 학습과 성장관점에 대한 지표를 통하여 미래가치를 창출하도록 관리하는 시스템이다. 캐플란과 노턴의 BSC는 전략적 접근법인 동시에 성과관리 시스템으로 조직의 비전과 전략을 실행으로 전환할 수 있게 해주고 있다.

균형성과표의 의의는 다음과 같다.

- 조직의 비전과 전략으로부터 도출된 성과지표의 조합이다.
- 조직에게 전략적 방향을 알려주며 변화에 대한 동기를 부여한다.
- 계획 수립, 예산편성, 조직구조 조정 및 결과통제 등의 의사결정에 있어서의 기초를 형성한다.

① **재무적 관점**

의료업 수입 증가, 경영수지 개선, 고객이미지 제고로 인한 안정적 수입
재원일수, 병상가동률

② **고객 관점**

민원감소, 신규 환자 증가, 고객만족 증가와 재방문 환자율 증가로 인한 환자수 증가

③ **프로세스 관점**

효율성 개선, 시스템 구축, 업무개선, 다양한 질 개선을 통한 효율적인 내부 프로세스
안전사고 발생관리, 간호기록 누락관리

④ **학습/성장 관점**

교육참여, 논문발표, 교육과정 개설 및 훈련을 통한 새로운 시도와 만족도의 증가

6) 의료기관 질 관리 활동

(1) 병원표준화심사

대한병원협회가 1963년부터 시행한 수련병원 지정을 위한 심사를 확대·발전시킨 것으로, 1981년부터 매년 전국의 수련병원을 대상으로 실시하는 일종의 병원평가제도이다. 1997년도 병원표준화심사에서 '적정진료보장'부문이 강화되었으나, 실질적으로 의료기관이 적정수준의 의료서비스를 산출할 수 있음을 사회적으로 공인받는 제도로 활용되지 못하고 있다. 또한 각 병원들에 대해 양질의 서비스를 제공하도록 유인하는 효과도 적은 편이다.

(2) 의료기관인증제도

의료기관인증제도는 1994년 의료보장개혁위원회에서 개혁과제의 일환으로 제기되었을 당시 의료기관서비스평가제도라는 명칭이었으나 2002년 3월 법제화과정에서 '의료기관평가'라는 명칭으로 변경되었다. 2009년 보건복지부에서 평가제를 인증제로 전환하기로 결정함에 따라, 2010년 의료기관평가인증원이 설립되었으며, 인증평가를 받은 후 보건복지부 인증마크를 부여받고 있다. 의료기관인증제는 의료기관이 환자 안전과 의료 서비스의 질 향상을 위해 자발적이고 지속적인 노력을 하도록 하여, 국민에게 양질의 의료 서비스를 제공하도록 하는 제도이다. 의료기관의 인증기준 충족 여부를 조사하는 절대평가의 성격을 가진 제도로, 공표된

인증조사 기준의 일정수준 달성여부에 따라 인증등급을 인증, 조건부 인증, 불인증으로 나눈다. 인증은 4년간 유효하며, 조건부 인증은 1년간 유효하다. 이 제도는 모든 의료기관을 대상으로 하고 있으며 병원급 이상의 의료기관은 자율적으로 신청하여 평가받는다. 다만, 요양병원과 정신병원은 의료 서비스의 특성 및 환자의 권익 보호 등을 고려하여 2013년부터 의무적으로 인증신청을 하도록 의료법에 명시되어 있다.

① 의료기관 인증의 도입 배경

- 의료인 등이 최선을 다해 환자를 치료하도록 함으로써 진료 과정에서의 부작용 발생 등 의료사고를 미연에 방지하고 진료비에 상응하는 수준의 보건의료서비스가 제공되도록 유도할 필요가 있다.
- 보건의료기관 이용자의 경우 전문적 지식의 부족으로 의료서비스에 대한 평가를 할 수 없다는 문제점을 보완하고자 하였다.
- 보건의료기관 간의 서비스 격차를 해소하고, 일정 수준의 의료서비스를 국민들에게 제공할 수 있도록 의료기관의 수준을 객관적, 전문적으로 보장할 필요가 있다.
- 의료서비스에 대한 국민의 관심이 질적 측면으로 전환되고, 의료관련 분쟁 및 불만 증가 등 의료에 대한 권리의식이 신장되어 양질의 서비스를 요구하므로 의료기관의 시설, 인력, 장비, 서비스 수준 등의 사후관리를 강화할 필요가 있다.

② 의료기관 인증 제도의 목적

의료기관이 환자안전과 의료서비스 질 향상을 위해 자발적이고 지속적인 노력을 하도록 하여 국민에게 양질의 의료서비스를 제공하도록 하기 위함이다.

- 정부는 의료기관의 질적 관리 기전을 마련함으로써 양질의 의료서비스를 제공할 수 있는 체계를 확립하고 의료기관의 선택기준을 제시할 수 있다.
- 의료기관은 환자 만족도 제고 및 경쟁력 확보가 가능하다.
- 의료서비스 및 의료기관에 대한 국민의 신뢰도가 향상된다.
- 의료기관이 제공하는 의료서비스 수준의 평가를 통해 의료서비스 질 향상을 도모하고, 의료기관 이용 상 환자의 불편을 최소화하여 양질의 의료서비스를 국민들이 제공받을 수 있도록 한다.
- 각종 보건의료정책이 실제 의료기관에서 제대로 수행되고 있는지 또한 정책 집행의 실효성을 평가하는 도구로 활용할 수 있다.

③ 의료기관평가 항목

의료기관인증평가 2주기('15～'18년, 4년)가 만료됨에 따라, 2019년부터 급성기 병원(병원, 종합병원, 상급종합병원)에 적용될 3주기 인증기준이 4개 영역/13개 장/48개 범주/91개 기준/520개 조사항목이 확정되어 시행되고 있다. 의료기관인증평가 항목은 (표 7-4)와 같다.

인증을 받기 위해서는 전반적인 인증 기준들을 충족하여야 한다. 특히, 환자안전 보장활동과 조직관리체계에 속하는 7개의 기준은 인증을 받기 위한 필수 기준으로 반드시 충족되어야 한다(표 7-5).

표 7-3 질 향상 평가 범주 및 기준(의료기관 평가인증원, 2018)

영역(Domain)	범주(Category)	기준(Standard)
조직관리체계	질 향상 및 환자안전 활동(5)	질 향상 및 환자안전 운영체계
		위험관리체계
		환자안전사건 관리
		질향상 활동
		진료지침 개발 및 관리

표 7-4 의료기관 인증평가의 평가항목(의료기관 평가인증원, 2018)

영역(Domain)	범주(Category)
기본가치체계(1)	안전보장활동
환자진료체계(5)	진료전달체계와 평가, 환자진료, 의약품관리, 수술 및 마취진정관리, 환자권리존중 및 보호
조직관리체계(6)	질향상 및 환자안전활동, 감염관리, 경영 및 조직 운영, 인적자원관리, 시설 및 환경관리, 의료정보/의무기록관리
성과관리체계(1)	성과관리

표 7-5 의료기관 인증평가의 필수 충족 항목(의료기관 평가인증원, 2018)

영역(Domain)	범주(Category)	기준(Standard)
기본가치체계(1)	1장. 환자안전보장활동	전체
조직관리체계(6)	7장. 질 향상 및 환자안전 활동	질 향상 및 환자안전 운영체계, 환자안전사건 관리
	8장. 감염관리	감염예방관리체계 구축 및 운영, 감염예방관리 교육
	10장. 인적자원관리	직원안전 관리활동
	11장. 시설 및 환경 관리	보안관리(상급종합병원만 해당), 화재안전 관리활동

④ 의료기관평가제도의 수행 방법

- 평가기준 : 환자의 권리와 편익, 업무수행 및 성과, 시설 및 인력기준
- 평가부문의 구성 : 진료 및 운영체계, 부문별 업무 성과
- 조사방법 : 서면조사와 현지조사(현장조사, 환자일반면담, 환자지정면담)
- 평가의 종류 : 정기평가, 수시평가(정기평가를 받은 기관)
- 평가의 절차 : 평가단 구성 → 평가대상 병원 설명회 → 평가실시 → 평가결과의 분석 및 결과 종합 → 평가결과의 발표 → 평가결과에 대한 이의 제기 절차 및 조치

(3) 지역거점공공병원 운영평가

2005년 7월 지방의료원 운영 및 설립에 관한 법률 제정과 함께 지방의료원에 대한 관리 권한이 행정자치부에서 보건복지부로 이관되었다. 보건복지부는 공공보건의료 확충 종합대책에 따라 공공보건의료체계 개편을 추진하며 지방의료원과 적십자병원을 지역거점공공병원으로 육성하기 위한 제도를 개발하였다. 2010년 '지역거점공공병원 발전방안'과 2013년 '지방의료원 육성을 통한 공공의료 강화방안'을 발표하여 지역거점공공병원의 공공성을 강화시키기 위하여 매년 운영평가를 실시하며, 평가를 통해 지방의료원과 적십자병원이 양질의 의료서비스를 제공하고 공익적 서비스를 강화하며 효율적이고 투명한 운영을 실천하여 지역 공동체 강화에 이바지하게 함으로써 지역거점공공병원으로서의 기능을 충실히 하도록 하였다. 평가 결과를 통해 중앙정부와 지방자치단체는 관할 공공병원의 취약부분을 파악하여 이를 효과적으로 개선하도록 지원한다.

(4) 이용도 관리

이용도 관리란 양질의 환자진료를 유지하면서 진료기관의 궁극적 목표점에 성공적으로 도달하기 위해 효과적인 비용으로서 진료내용을 계획하고, 조직하고, 지도하고, 조절하는 일체의 활동이다.

따라서 이용도조사는 의료서비스 제공 중에 조사하는 동시평가와 의료서비스 제공 후에 조사하는 소급평가를 통하여 특정한 의료서비스가 환자의 치료에 필요한 것인지, 그런 서비스가 적정한 수준과 강도, 비용으로 제공되었는지를 건강보험의 청구명세서나 의무기록 요약지 등을 통해 조사하는 방법으로, 특히 진료심사제도가 이용도조사의 예로 활용된다.

(5) 적절성 평가지침을 이용한 조사

부적절한 의료이용을 발견하는 도구로써 1980년에 미국에서 개발되었다. 우리나라에서도 AEP(Appropriateness Evaluation Protocol)를 이용하여 입원 및 퇴원의 적절성 조사를 적용하고 있다. 이 조사는 의사가 아닌 의료인이라도 조사할 수 있도록 개발되었으며, 실제로 대부분의 경우 간호사가 조사를 수행한다.

내용은 환자가 급성진료시설에서 치료받을 필요가 있는지의 여부와 그 치료가 시의적절했는지 여부를 판단하려고 하는 것이 주된 목적이다.

(6) JCI(국제 의료기관 평가위원회)

① JCI 인증의 도입 배경

JCI는 세계적으로 우수한 의료기관에만 주는 인증제도로서 미국에 본부를 둔 국제적인 의료기관평가기구다. JCI가 세계적으로 알려지게 된 계기는 WHO(세계보건기구)와 함께 환자안전 해결책 발견을 목적으로 한 WHO협력센터를 구축하면서부터다. 2011년 6월, JCI는 의료 품질을 위한 국제협회(ISQua)로부터 4년 인증을 받았고 ISQua(International Society for Quality in Healthcare)의 인증은 JCI가 의료기관 인증에 사용하는 기준, 교육, 과정이 세계 최고 수준임을 증명해주고 있다. 1994년부터 전 세계 100개국 이상에 있는 보건의료 기관, 보건국 및 국제기관과 협력해 국제기관으로 인증 및 증명을 통해 환자진료의 안전을 향상하고 자문과 교육을 통해 의료기관들이 실질적이고 지속적인 해결책을 채택할 수 있도록 돕고 있다.

JCI 인증의 유효기간은 3년이다. JCI는 자체적으로 2~3년마다 평가기준을 업그레이드해 국제 의료서비스의 표준을 정립해 나가고 있다.

② JCI 인증의 목적

모두 복잡한 의료서비스의 제공 과정에서 만에 하나라도 있을지 모를 사고를 막겠다는 것이다. JCI 인증에서 가장 중요한 것은 환자의 안전이다. 의료기관의 환자와 직원의 안전을 위해서 전 세계 의료기관을 대상으로 병원에서 이뤄지는 모든 절차와 시스템을 국제의료서비스 표준을 기준으로 엄격하게 평가한다. 진단과 진료 수준, 의료 장비 수준, 청결 상태, 의료서비스 등 환자가 병원에 들어서는 순간부터 퇴원까지 겪게 되는 모든 분야를 심사해 인증여부를 검토한다.

③ JCI 인증의 평가 항목

JCI 인증을 받으려면 평가 기준별로 약 1200개 항목을 통과해야 한다. 모든 항목에서 표준 대비 90% 이상의 점수를 받아야 획득할 수 있는 매우 까다로운 기준이다. 진료과정에서 발생할 수 있는 모든 위험 요소가 심사 대상이 된다. 의료진의 실력은 물론 장비 수준과 의료 서비스의 질까지 체계적으로 하나하나 관리해야 인증 받을 수 있다. 이러한 이유로 이미 미국과 유럽 등 선진국에서는 JCI 인증이 병원 선택의 중요한 기준이 되고 있다.

④ JCI 인증의 수행 방법

평가항목들은 3단계의 과정을 거쳐 이뤄진다. 먼저 의사와 간호사, 행정가들로 구성된 JCI의 컨설턴트들이 병원을 방문해 교육과 평가계획, 계획 수립 등을 컨설팅 한다. 이후 컨설팅 했던 내용을 점검하고 조정한 뒤 최종적으로 평가단이 현장실사를 통해 평가기준에 따른 점수를 부여하고 인증 여부를 결정하게 된다.

2 간호의 질 관리

1) 간호의 질 관리 필요성

최근 의료기관 간의 경쟁이 심화되고, 의료비가 급격히 상승되면서 소비자 대중의 의료서비스에 대한 기대가 높아지고, 의료서비스의 수준을 평가하는 등 제반여건이 변화하면서 QI 활동과 환자 안전에 대한 관심과 중요도가 더욱 커져 현재 의료의 질 향상 활동이 각 의료기관에서 활발하게 이루어지고 있다.

간호사들은 가장 안전하고 효율적이며 비용 효과적인 간호와 양질의 간호를 제공하고자 노력해 왔다. 질적인 간호서비스 제공은 현대의 소비자 중심 사회에서 소비자의 신뢰를 보다 확실하게 얻게 해주는 매체로서 매우 중요하다. 간호대상자는 양질의 간호를 받을 권리가 있으며, 간호서비스 제공자인 간호사는 적정수준 혹은 최적의 간호를 제공해야 할 의무가 있다. 의료의 총체적인 질관리, 지속적인 질관리는 간호분야의 임상현장에서 매우 중요하고 필요한 것이다. 간호사는 전문직업인으로서 그 활동에 대해 책임을 지며 간호의 효과를 평가할 책임을 갖고 있다. 따라서 간호의 질 향상을 위해서는 간호의 적절성과 효과성 등을 평가하여야 한다.

2) 간호표준의 개발

간호표준(standard)은 업무수행 모델을 포함하는 우수한 수준이나 기본조건을 의미한다. 그러나 표준자체가 평가도구는 아니며 질을 측정하기 위한 표준 척도를 제공하는 것이다.

간호표준과 관련된 용어의 정의는 다음과 같다.

- 간호표준(standard) : 간호의 구조 과정 및 결과적 측면의 질을 평가할 수 있는 간호에 대한 기대수준으로 달성 가능한 질의 정도, 목표를 말한다. 간호표준의 목적으로는 간호의 질 향상, 비용절감, 간호태만의 확인 등이 있다.
- 기준(criteria) : 표준의 달성정도를 측정 또는 관찰하여 지표를 평가할 수 있도록 객관적으로 기설정된 기준 문항이다. 즉, 특정 표준의 성취정도를 측정할 수 있게 하는 관찰 혹은 측정 가능한 특정 요소로 간호 중재나 환자 행동 및 환자에게 나타난 임상현상에 대한 객관적 진술로 하나 이상의 지표에 해당된다.
- 지표(indicator) : 특정 기준의 달성정도를 객관적으로 측정할 수 있게 하는 관찰 및 측정 가능한 요소이다.

표준개발에 필요한 4가지 요소는 다음과 같다.

- 표준은 측정대상, 업무의 수행수준 및 소요시간이 명확하여야 한다.
- 간호직의 많은 차이를 구별할 수 있어야 한다.
- 조직은 기준 측정에 필요한 기술을 소유하고 있어야 한다.
- 표준측정은 비용 효과적이어야 한다.

간호평가 표준 설정 시 유의사항

- 기대하는 행위를 측정 가능한 용어로 표현한다.
- 현실적이고 성취 가능한 기준을 설정한다.
- 한 가지 기준에는 한 가지 행위만 서술한다.
- 기준 설정은 관련 내용만 간략하게 서술한다.
- 기대하는 내용을 구체적으로 열거한다.
- 기준은 긍정적인 형태로 기술한다.
- 기준은 통용되는 약자만을 쓰고 행위에 대한 주어를 기술한다.
- 독특한 경우보다 비슷한 문제를 가진 많은 대상자들에게 적용할 수 있어야 한다.

3) 간호의 질 관리 접근방법

간호의 질 관리 접근방법으로는 도나베디안(Donabedian)의 질 통제 모델에서 나온 구조적, 과정적 및 결과적 접근방법이 있다(그림 7-4).

(1) 구조적 접근방법

구조적 접근은 간호서비스를 제공할 때 소용되는 인적, 물적, 재정적인 측면 등 의료서비스 제공자의 자원과 업무환경 측면에서 평가하는 접근법을 말한다. 구조적 접근방법의 대표적인 제도로는 의료기관 인증제도, 면허제도가 있으며 정책절차, 직무기술서, 실무교육계획, 재정, 컴퓨터 시스템의 이용, 응급벨 설치여부, 자격면허, 직원배치 및 업무량, 소화기 설치 등의 요소들이 포함된다. 구조적 요소는 비교적 안정적이어서 자주 측정할 필요는 없으며, 과정적, 결과적 측면과 같이 측정하는 것이 바람직하다.

구조적 접근은 병원경영진의 관심과 관리로 적정 이상의 물적 자원과 환경개선, 전문인력 확보 및 교육에 초점을 맞추게 된다. 구조적 접근은 간호의 질과 어느 정도 관련성이 있고 효율적인 병원경영을 유도하는 장점이 있는 반면, 물적 자원과 인적 자원의 확보를 위한 비용이 많이 들고 환경이나 시설 및 인적 자원 등의 간접적인 것을 평가하며 시설 및 장비 등은 설치 후 시설변경이 어렵다는 단점이 있다.

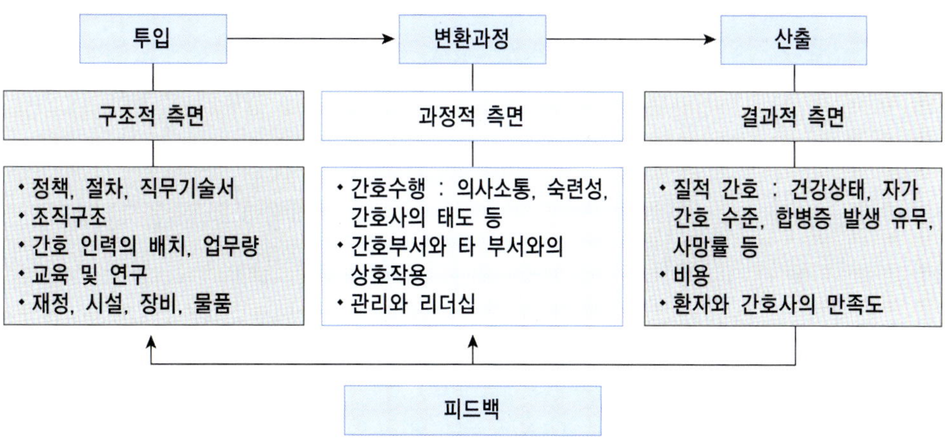

그림 7-4 도나베디언의 간호의 질 평가 접근방법

(2) 과정적 접근방법

과정적 접근은 간호의 질 평가에 있어서 주된 관심의 영역 중 하나인 간호사와 대상자의 상호작용 속에서 이루어지는 간호활동 혹은 간호행위를 평가하는 것이다. 의료제공자와 환자 간에 혹은 이들 내부에서 일어나는 행위에 관한 것을 평가하거나 간호실무의 과정을 측정하거나 간호사의 활동에 대한 간호과정을 측정하는 요소로, 예를 들면 의사소통, 환자간호계획, 절차편람, 간호기록, 환자에 대한 태도, 환자교육 실시, 혈압과 태아심음 청취 등의 업무수행에 대한 모든 요소가 포함된다.

즉, 간호사가 업무표준에 따라 간호서비스를 제공하고 있는지 간호제공 행위를 주로 평가하는 것이다. 과정적 접근의 대표적인 방법은 의무기록 검토가 있으며 대상환자와 간호사를 면담하거나 관찰법을 사용하여 평가 할 수도 있다. 간호과정의 단계인 사정, 계획, 수행 및 평가 단계에서의 간호업무수행이나 특정수기, 즉 투약간호 행위나 특수검사 절차 등을 표준 및 기준에 의해 평가한다.

과정적 평가는 환자에게 제공된 실제 간호활동의 적합성과 과학적 기술적 수준을 평가하기 위해 반드시 필요한 접근으로 이를 통해 간호의 전문성이 평가될 수 있는 장점이 있지만 그 전에 간호의 과정적 측면을 객관적이고 신뢰할 수 있게 평가할 수 있는 도구 개발이 필요하다.

(3) 결과적 접근방법

결과적 접근은 환자의 건강상태가 간호서비스를 제공받은 후 간호 중재에 의해 얼마나 변화되었는지에 따른 최종결과를 평가하는 방법으로 간호의 질을 정확히 측정할 수 있다. 즉, 간호서비스를 제공받은 후 환자 또는 대상자에게 나타난 건강상태의 변화를 평가하는 것으로 건강을 구성하는 제반요소, 즉 신체적인 것 외에 사회적, 심리적 요소들이 고려된다.

이런 결과적 평가기준으로는 사망, 불편감의 정도, 문제해결, 증상 조절 들을 포함하는 건강과 질병수준, 치료계획의 순응 유무, 건강유지능력 정도, 생리적·사회적·심리적 기능을 포함하는 기능적 능력, 환자만족도, 진료비용, 자가간호 지식 및 기술의 변화, 사고나 합병증 또는 감염과 같은 바람직하지 못한 사건 발생 등이 있다.

예를 들면 사망률, 이환율, 만족도, 건강상태, 자가간호 등이 있는데 최근에는 좀 더 민감한 요소로서 낙상률, 감염률, 욕창발생률, 신체억제법의 사용률 등을 포함하고 있다.

4) 간호평가방법

(1) 동시평가

동시평가란 환자의 입원 중에 간호과정 중 간호의 질을 평가하는 방법으로 간호의 결점 발견 시 간호를 개선하여 환자 만족도와 간호의 질을 높인다. 평가 종류로는 입원환자 기록감사, 환자와 직원의 관찰 및 면담, 환자 가족 및 직원을 포함하는 집담회 등이 있다.

- 입원환자 기록 감사는 환자가 간호를 받고 있는 동안 환자 기록을 검토해서 잘못된 점을 수정, 보완하도록 하는 것이다.
- 환자의 관찰 및 면담은 입원하여 간호를 받고 있는 환자의 상태를 관찰함으로써 평가하는 방법이다.
- 직원의 관찰 및 면담은 이미 정해진 기준으로 직원이 수행하는 간호과정을 사정하는 것이다.
- 집담회는 환자와 가족을 함께 참여시켜서 환자의 만족을 돕기 위한 여러 사항을 검토하거나 직원들만 모여서 간호내용을 검토하기도 한다.

(2) 소급평가

소급평가란 환자가 퇴원한 후에 제공한 간호에 대해 이루어지는 평가로 수정의 기회가 없다는 단점이 있으나 발견된 문제점을 다음 간호 계획에서 시정하게 함으로써 간호의 질을 높일 수 있다. 평가 종류로는 퇴원환자 기록감사, 퇴원 시 환자 설문지, 환자 면담, 간호직원의 집담회 등이 있다.

- 퇴원환자 기록감사는 퇴원환자의 기록을 검토함으로써 잘못된 점을 지적하여 같은 잘못을 되풀이하지 않도록 통제하는 수단이 된다.
- 설문지 조사는 퇴원 시 환자가 받은 간호의 내용에 대해 질문 형식으로 알아보는 방법이다.
- 환자 면담은 퇴원 후 환자를 면담하여 간호결과를 파악하는 방법이다.
- 집담회는 퇴원 후에 간호사뿐만 아니라 모든 보건의료팀이 같이 참석하는 것이 이상적이며, 환자기록과 간호계획을 고찰하고 이때 보건의료팀의 여러 측면을 고려할 수 있다는 장점이 있다.

3 질 관리 자료 분석도구

질 관리 방법에 많이 이용되는 자료 분석도구로는 흐름도(flow chart), 원인 결과도(fishborn diagram), 히스토그램(histogram) 및 파레토 차트(pareto chart) 등이 있다.

1) 흐름도

흐름도는 특정한 업무과정에 필요한 모든 단계를 도표로 표시하거나, 미리 정의된 기호와 그것들을 연결하는 선을 사용하여 그린 도표로 순서도 또는 플로차트(flow chart)라고도 한다. 이는 프로그램의 흐름이나 어떤 목적을 달성하기 위한 처리과정을 표현하는데 사용할 수 있으며, 질관리 과정을 분석하고 개선하고자 할 때 유용한 도구이다. 흐름도는 사람, 생산품, 장비, 정보의 흐름이나 움직임을 표시하는데 사용한다.

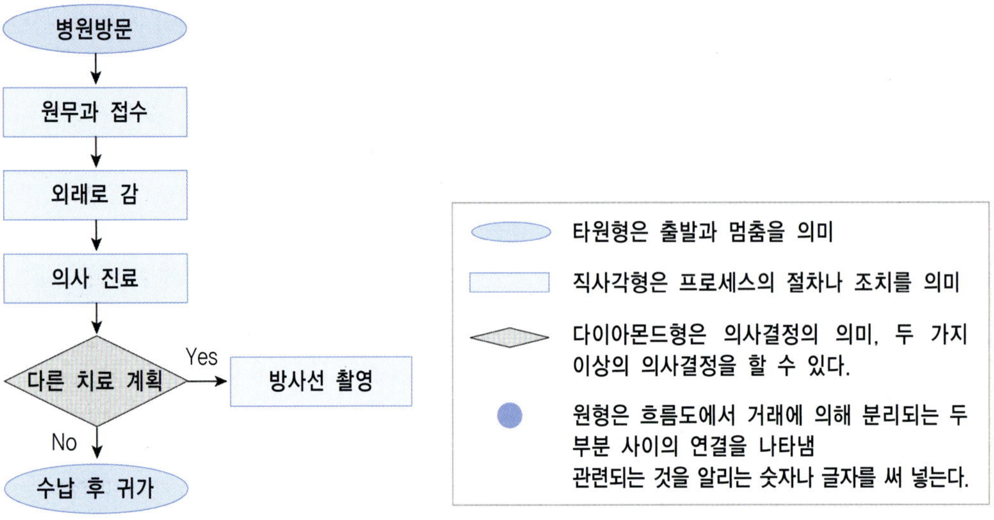

그림 7-5 흐름도 사례

2) 원인 결과도

원인 결과도는 일의 결과와 그것에 관련된 요인들을 계통적으로 나타낸 것이다. 물고기 뼈 그림(fish born diagram) 이라고도 부르며, 결과에 대해 어떤 요인이 어떤 관계로 영향을 미치고 있는지 연결하여 원인을 알 수 있다.

원인들의 주요 범주화 형태는 4대 p(정책 policies, 절차 procedure, 인력 people, 시설 plant)

를 이용하여 보여주고 있어서 결과에 대해 어떤 요인이 어떤 관계로 영향을 미치고 있는지 명확히 하여 원인추구를 할 수 있다. 결과는 등뼈의 오른쪽에 기술하고, 일차적인 원인 범주는 등뼈에서 가지치기를 하고 원인범주별로 하위 원인을 다시 가지 치면서 기술한다(그림 7-6).

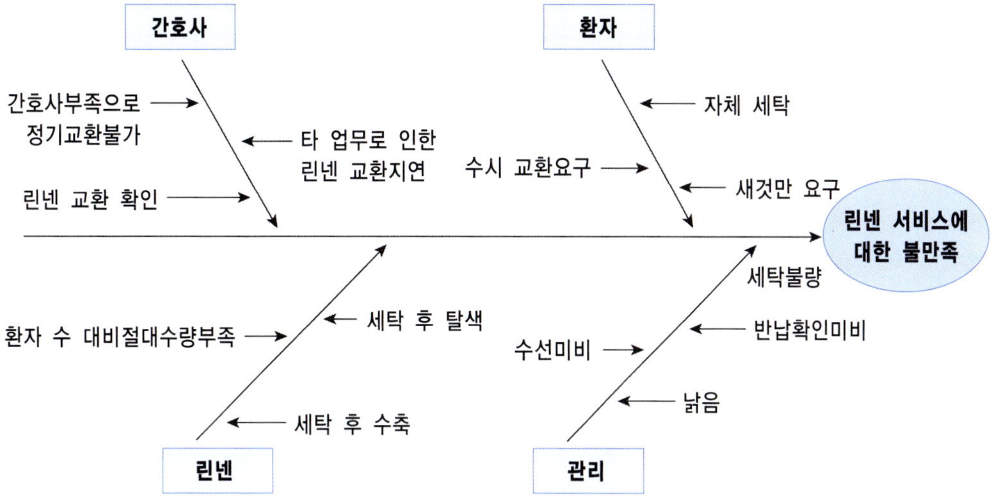

그림 7-6 원인-결과도 사례

3) 히스토그램 및 파레토 차트

히스토그램은 특성별 측정의 빈도와 비율 등을 막대그래프로 나타내는 것으로 도수분포표를 나타내는 그래프로 관측한 데이터의 분포의 특징이 한눈에 보이도록 기둥모양으로 나타낸 것이다.

파레토분석은 문제의 상대적 중요성을 간결하고 신속하게 해석할 수 있도록 초점을 맞춘 것이다. 이 분석방법은 관리력이 일정한 경우에 가급적 효과가 높은 부분에 중점적으로 투입하기 위한 분석 방법으로 관리력의 대상을 A, B, C 존(zone)으로 나누어서 분석하고 그 중에서 결과의 90%를 좌우할 것으로 생각되는 A존에 중점적으로 관리하는 것이다. 즉 막대그래프의 특별한 형태로 왼쪽부터 가장 큰 요인의 순서로 막대그래프를 그린 다음 막대그래프 위에 각 요인의 누적 양을 연결한 꺾은 선 그래프를 동반한 그래프이다. 파레토 도표는 19세기 이탈리아 경제학자 빌프레도 파레토(Vilfredo Pareto)의 이름을 따서 만들어진 것으로 일반적으로 총 발생률에 대해서 높은 발생률을 나타내는 비교적 적은 요소를 추출하기 위한 것이다. 즉, 80%의 효과는 20%의 노력으로 얻어진다는 법칙으로 소득과 부의 관계를 80/20 법칙으로 제시한 학자이다(그림 7-7).

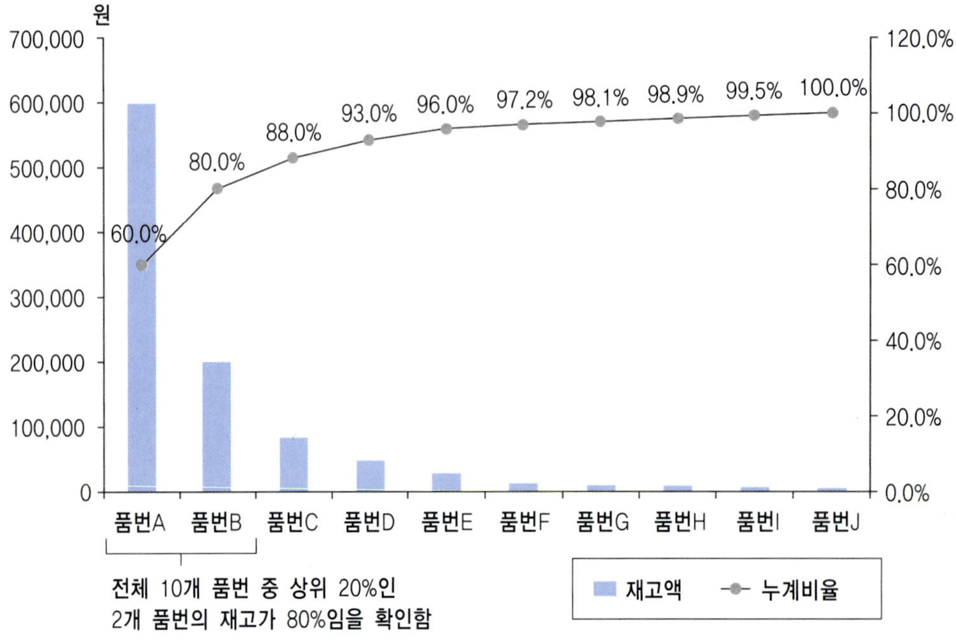

그림 7-7 파레토차트 사례

출처 : Designed by Tistory

4) 유사성 다이아그램

유사성 다이아그램(affinity diagram)은 아이디어를 유사그룹으로 묶기 위한 접근법이다. 팀원은 여러 주제에 관해 브레인스토밍이나 다른 접근법을 통해 많은 아이디어를 생각해 내고 평가한다. 유사성 다이아그램은 목적이 작은 범주별로 아이디어를 논리적으로 그룹화 하는 집중적 사고의 한 형태이다.

참여자들은 조용히 항목을 재배열하고, 항목은 테이블 위에 있는 카드에 기록되거나, 벽 차트에 떼었다 붙일 수 있는 형태로 기록된다. 그룹의 아이디어가 만족스러운 수준에 도달할 때까지 누구나 개별적으로 참여하고 이동이 계속된다.

5) 우선순위 매트릭스

질 향상의 기본 접근은 일차적으로 개선에 관한 일반적인 주제를 파악하고 우선순위를 정한 후, 그 우선순위 안에서 더 구체적인 세부 주제로 들어가는 것이다. 우선순위 매트릭스(prioritization matrix)는 질 향상 또는 제안된 해결책을 위한 이슈, 문제, 기회들 간의 우선순

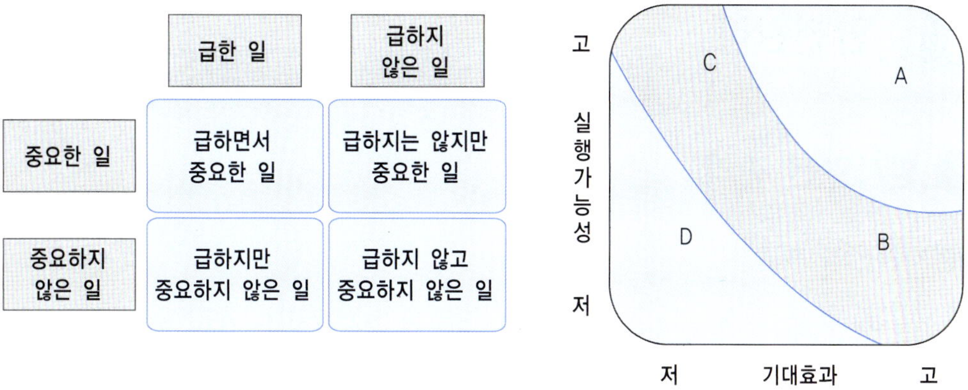

그림 7-8 우선순위 매트릭스 사례

위를 부여하기 위하여 사용되는 일반적인 방법이다. 목적은 구조화된 접근법을 이용하여 어떤 제안이 가장 큰 주의를 필요로 하는지 평가하는 데 있다(그림 7-8).

6) 원그래프

원그래프(pie chart)는 전체에 대한 각 부분의 비율을 이용하여 부채꼴 모양으로 나타낸 그래프를 말한다. 부분과 전체, 부분과 부분 사이의 비율을 한눈에 알 수 있고, 작은 비율도 비교적 쉽게 나타낼 수 있다. 전반적인 관계를 알기 쉬어 각종 통계 수치를 나타내고자 할 때 많이 활용된다(그림 7-9).

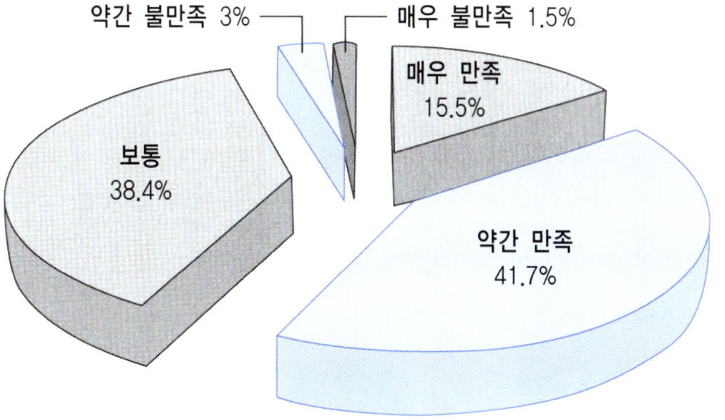

그림 7-9 원그래프 사례

7) 기타 분석방법

브레인스토밍, 복수투표, 비용-편익 분석, 과오 분석 등이 이용된다.

Ⅲ 안전관리

1 환자안전 관리

1) 환자안전의 개념

환자안전이란 의료로 인한 우발적 혹은 예방 가능한 손상이 없는 것을 말한다. 세계보건기구(World Health Organization, WHO)에서는 환자안전을 “보건의료와 관련된 불필요한 위해(harm)의 위험을 수용 가능한 최소 수준으로 감소하는 것”으로 정의하고 있다(WHO 2009). 환자 안전관리란 병원 내에서 환자와 보호자 및 직원들의 위험을 줄이고 위험을 가져올 문제를 제거하여 양질의 의료관리를 하는데 목적이 있다. 즉, 사고발생이 될 수 있는 원인을 제거함으로써 사고로 인한 손실을 미연에 방지하는 계획을 수립하고 관리하는 것을 말한다.

(1) 환자안전 관련 용어

환자안전 분야에서 사용되는 많은 용어들이 다양한 개념으로 사용되고 있어 2009년 세계보건기구는 국제환자안전분류체계(International Classification for Patient Safety, ICPS)를 통하여 환자안전에 관련된 주요 용어들을 표준화하였다.

- 의료오류(medical error) : 의료제공 과정에서 계획된 활동을 의도한대로 성취하지 못했거나 목표달성을 위한 계획을 잘못 수립한 경우로, 환자에게 위해를 입혔거나 입히지 않은 결과를 모두 포함하는 포괄적 의미로 사용된다.
- 위해사건(adverse event) : 환자가 가지고 있는 질병이 아닌 의학적인 처치에 의하여 발생한 손상으로, 환자의 입원기간을 연장시키거나 퇴원시점에 장애를 초래한 경우를 말한다. 위해(harm)란 신체기능이나 구조의 장애 또는 이들로부터 발생한 모든 해로운 효과로 질병, 손상, 고통, 장애, 사망을 모두 포함한다. 따라서 모든 의료오류가 위해로 연결되는 것은 아니고 위해는 의료오류에 의해서만 발생하는 것도 아니다. 위해가 발생한 의료오류가 위해사건에 포함된다.
- 근접오류(near miss) : 환자안전 사고가 발생하였으나 환자에게는 영향을 미치지 않아 의료사고로 이어지지 않은 오류. 즉, 중대한 위해나 문제를 초래할 수 있으나 사전에 감지되어 발생되지 않은 경우를 말한다.

- 적신호사건(sentinel event) : 사망이나 심각한 신체적 혹은 심리적 손상과 관련된 예측되지 않은 사건의 발생과 이를 초래할 위험이 있는 사건을 말한다. 여기서 심각한 손상은 구체적으로 사지 혹은 기능의 손상을 포함한다. 적신호사건이 일어나게 되면 의료기관에서는 근본원인분석(RCA)을 시행함으로써 위험을 감소시키고 그러한 행동의 효과를 모니터링 해야 한다. 대표적인 사례는 환자의 자살, 잘못된 부위의 수술, 수술 혹은 수술 후 합병증, 투약오류, 치료의 지연, 상해 또는 사망에 이르게 한 환자의 낙상, 폭행, 강간, 살인, 수혈오류 등이었다.

표 7-6 환자안전과 관련된 주요 개념

개념	정의	출처
환자안전 (patient safety)	의료제공 과정에서의 오류의 예방과 오류로 인하여 환자에게 발생하는 손상의 제거 또는 완화	National Patient Safety Foundation(2003)
위해(harm)	신체의 기능 또는 구조의 장애나 이로부터 발생한 모든 해로운 효과(질병, 손상, 고통, 장애, 사망을 포함)	WHO(2009)
이상반응 (adverse reaction)	올바른 과정으로 진행된 정당한 처치로부터 발생한 예상하지 못한 위해	WHO(2009)
부작용(side effect)	약물의 약리학적 특성으로 주된 효과 이외에 부수적으로 발생하는 알려진 효과	WHO(2009)
오류(error)	계획된 활동을 의도대로 수행하지 못했거나 잘못된 계획의 수행	WHO(2009)
의료오류 (medical error)	의료제공 과정에서 계획된 활동을 의도한 대로 성취하지 못했거나 목표달성을 위한 계획이 잘못 수립되어 환자에게 위해를 입혔거나 입히지 않은 모든 결과	Institute of Medicine (2000)
근접오류 (near miss)	오류가 있었음에도 의료사고로 이어지지 않은 사건 위기일발(close call)이라고 하기도 함	WHO(2009)
적신호사건 (sentinel event)	사망 혹은 심각한 신체적, 정신적 손상을 동반하거나 그러한 위험을 동반한 기대하지 않은 사건	JCAHO(2005)

2) 환자안전에 대한 현대적 접근

(1) 시스템적 사고와 스위스 치즈 모형

1980년대에 우주선, 철도망 및 핵발전소 등의 기술적 재앙들의 결과로 안전문화 및 안전한 업무공간을 위한 기틀이 거론되었다. 사건은 개별적인 고립요소가 아닌 복합적 요인으로 인해 발생하며 조직이 복잡해질수록 시스템 오류가 일어날 가능성도 증가한다. 예를 들면, 핵발전소의 폭발로 야기된 체르노빌 사건은 규칙 및 절차위반을 묵인하여 발생한 안전사고의 대표적인 예이다.

영국의 심리학자인 리즌(James Reason)은 인간의 행동을 바꾸는 것보다 사람들이 일하는 조건을 바꾸는 것이 더 쉽기 때문에 시스템적 접근만이 안전한 의료문화를 만들 것이라고 설명하고 스위스 치즈모델을 만들어서 시스템의 여러 층 위에 있는 결함이 어떻게 실수나 사건으로 연결되는지 묘사하였다.

리즌의 의료 오류에 대한 '스위스 치즈 모형(swiss cheese model)'은 시스템 안전에 대한 모형으로 널리 받아들여졌다. 이 모형은 여객기나 핵발전소 같은 분야의 대형 사고에 대한 조사로부터 유도된 것으로, 복잡한 조직에서 단일한 최전방 오류가 위해를 야기하는 경우는 드물며, 오류가 파괴적인 결과로 이어지면서 스위스 치즈의 여러 층과 같은 여러 불완전한 방어벽을 통과해야만 한다는 점을 강조하고 있다.

리즌의 스위스 치즈 모형은 인간행위의 완벽성을 추구하는 불가능한 목표 대신 스위스 치즈의 구멍과 같은 잠재적 오류를 최소화하는 데에 초점을 맞추며, 여러 방어벽을 겹쳐놓아 오류가 구멍을 통과해 나갈 가능성을 감소시키기 위해 노력하도록 하고 있다(그림 7-10).

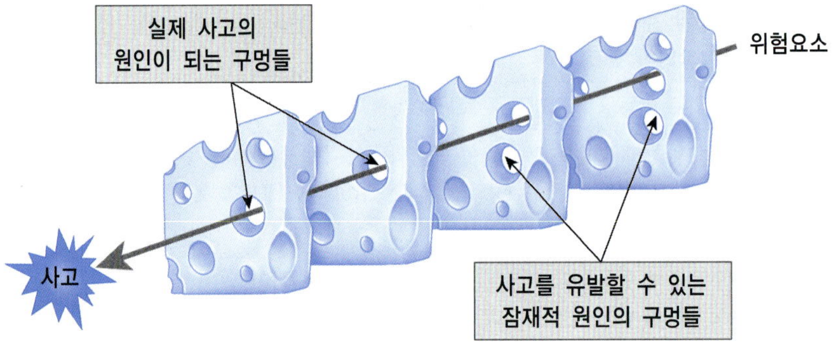

그림 7-10 스위스 치즈 모형

(2) 하인리히 법칙

하인리히 법칙(Heinrich's Law)은 대형사고가 발생하기 전에 그와 관련된 수많은 경미한 사고와 징후들이 반드시 존재한다는 것을 밝힌 법칙이다. 1931년 당시 미국의 트래블러스 보험사(travelers insurance company)의 엔지니어링 및 손실통제 부서에 근무하고 있던 허버트 윌리엄 하인리히(Herbert William Heinrich)가 펴낸 '산업재해 예방 : 과학적 접근'이라는 책에서 소개된 법칙이다.

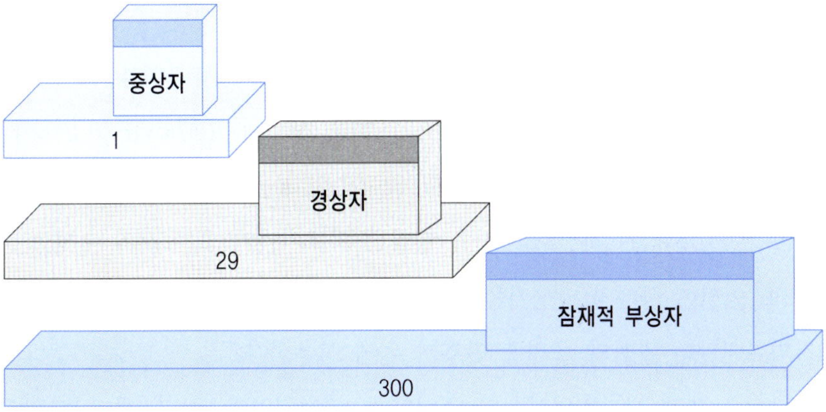

그림 7-11 하인리히 법칙

업무 성격상 수많은 사고 통계를 접했던 하인리히는 산업재해 사례 분석을 통해 산업재해가 발생하여 중상자가 1명 나오면 그 전에 같은 원인으로 발생한 경상자가 29명, 같은 원인으로 부상을 당할 뻔한 잠재적 부상자가 300명 있었다는 사실을 통계적으로 발견하였다. 그래서 하인리히 법칙을 '1:29:300법칙'이라고도 부른다. 즉, 심각한 사고와 사소한 사고 그리고 사고로는 이어지지 않았지만 사고발생이 가능한 오류들의 발생 비율이 1:29:300이라는 것이다.

심각한 큰 사고는 우연히 어느 순간 갑작스럽게 발생하는 것이 아니라 그 이전에 반드시 경미한 사고들이 반복되는 과정 속에서 발생한다는 것을 실증적으로 밝힌 것으로, 심각한 사고가 일어나기 전 일정기간 동안 여러 번의 경고성 징후와 전조들이 있다는 사실을 입증하였다. 다시 말하면 심각한 사고는 항상 사소한 것들을 방치할 때 발생한다는 것이다. 사소한 문제가 발생하였을 때 이를 면밀히 살펴 그 원인을 파악하고 잘못된 점을 시정하면 대형 사고나 실패를 미연에 방지할 수 있지만, 징후가 있음에도 이를 무시하고 방치하면 돌이킬 수 없는 대형사고로 번질 수 있다는 것을 경고하는 것이다. 따라서 하인리히 법칙은 노동현장에서의 재해뿐만 아니라 각종 사고나 재난, 또는 사회적·경제적·개인적 위기나 실패와 관련된 법칙으로 확장되어 해석되고 있다.

3) 환자안전 사고에 대한 분석 방법

(1) 근본원인분석

근본원인분석(Root Cause Analysis, RCA)은 위해사건과 근접오류 발생 시 내재된 변이와 관련된 기여요인을 규명하기 위한 방법 중에 하나이다. 이는 사건의 원인을 밝혀내고자 사건의 발생과 전개를 후향적으로 조사하는 구조화된 접근법이다.

의료사고가 발생하면 은폐하거나 비난할 것이 아니라 근본원인분석을 하여 의료시스템 과정 자체의 결함부터 개선해 나가야 한다. 사고발생 시 "누가(Who)했나?"가 아니라 "무슨(What) 사고가 발생했나?", "왜(Why) 발생했나? 재발방지를 위해 무엇을 하나?"를 찾아내는 일이다. 즉, 근본원인분석은 적신호 사건을 경험한 의료기관이 그 사건의 숨어있는 원인을 이해하고 앞으로 이러한 사건의 발생가능성을 감소시키기 위해 시스템과 프로세스를 변화시키는 데 보건의료기관의 관심의 초점을 맞추기 위해 사용한다.

근본원인분석은 크게 근본원인분석의 준비단계, 근접원인의 규명단계, 근본원인의 규명단계, 개선활동의 설계 및 도입단계로 이루어진다.

의료기관은 근본원인분석을 통해 시스템 개선 또는 기타 조치로 해당 적신호 사건의 재발 위험을 예방 또는 줄일 수 있다고 파악되는 경우, 해당 절차를 재설계하고 적절한 모든 조치를 취한다.

(2) 오류유형(실패유형)과 영향분석

오류유형과 영향분석(Failure Mode and Effect Analysis, FMEA)은 인간의 지식과 신중함에도 불구하고 일부 상황에서 오류가 발생할 수 있으며 발생할 가능성이 있다고 가정하고, 오류 발생 가능성을 예측하여 개선 계획을 전향적으로 검토하는 체계적인 방법이다. 이 방법은 산업분야에서 생산품과 프로세스에서 문제가 발생하기 전에 확인하고 예방하는 방법으로 사용되었고 의료분야에서 많은 환자안전문제들의 확인이 이루어지면서, 보건의료기관 전반의 시스템과 프로세스의 개선을 도모하는 도구로서 적용하게 되었다.

오류유형과 영향분석의 목표는 프로세스 내에서 발생할 수 있는 모든 사건 유형을 찾아서 그 원인과 영향을 분석하여 우선순위화 하고 개선 계획을 실행하여 그 결과를 측정하는 것이다.

- 진료과정이나 장비, 업무 프로세스 내 가능한 오류 확인
- 각각의 오류에 따른 영향과 결과를 사정하고 분석
- 프로세스 내 가장 변화가 필요한 부분을 확인

4) 환자안전사고 예방 방안

(1) 정확한 환자 확인

의료기관인증원에서는 환자확인을 위해 다음과 같은 내용을 포함하여 규정을 제시하도록 하고 있다.

- 환자확인 업무를 담당할 주 책임자와 수행절차를 규정한다(정확한 환자에게 안전한 진료를 위한 환자 확인 책임은 일차적으로 의료진에게 있다.).
- 하나의 표준화된 환자확인 절차를 마련한다.
- 환자확인은 최소한 두 가지 이상의 지표(예 : 환자이름, 생년월일, 등록번호 등)를 사용하여 확인한다.
- 환자확인 과정에서 환자 참여 시 개방형 질문으로 한다.
- 환자 이름이 같을 경우, 의식이 없거나 의사소통이 불가능한 경우, 환자확인 정보가 부족한 경우 별도의 환자 확인 방법을 마련하여 적용한다.
- 환자의 병실호수나 위치를 알리는 지표는 환자확인 지표로 사용 불가하다.
- 모든 상황과 장소에서 일관된 환자확인 방법을 적용한다.
- 환자확인이 필요한 시점은 의약품 투여 전, 혈액제제 투여 전, 검사 시행 전, 진료, 처치 및 시술 전 등이다
- 환자나 보호자에게 환자의 인적 사항이나 검사 방법에 대해 직접 질문을 하여 가능한 한 환자와 보호자의 참여를 유도한다.
- 환자가 지켜보는 앞에서 혈액이나 조직의 보관함에 라벨을 부착하거나 라벨을 확인한다.
- 검체의 경우 검사 전·중·후 전 과정에서 검체의 정확성을 확인하는 절차가 있어야 한다.
- 검사 결과가 환자의 정보와 일치하지 않거나 의문이 드는 경우에는 추가로 확인하는 절차가 있어야 한다.
- 초기에 잘못 입력된 정보가 자동적으로 재생산 되는 것을 방지하기 위하여 직접적으로 검토하고 확인하는 과정이 있어야 한다.
- 환자확인이 되기 전에는 어떠한 행위도 제공하지 않아야 한다.
- 환자확인의 중요성에 대해 지속적으로 의료진들을 교육한다.
- 환자확인 절차의 필요성과 중요성에 대하여 환자와 보호자들에게도 교육한다.

(2) 낙상예방

낙상은 침대에서 떨어지는 것뿐만 아니라 미끄러지고 넘어지는 것을 모두 포함한다. 침대의 높이가 너무 낮으면 의료진이 활동하기에 불편하고 침대가 너무 높으면 낙상의 위험이 있으므로 높낮이가 조절되는 침대를 구비해야 하며 침대 난간의 이상 유무를 수시로 점검해야 한다.

바닥은 물기가 있으면 미끄러져 넘어지기 쉬우므로 바닥청소나 왁스칠을 한 경우 위험 표지를 확실히 하여 낙상을 예방한다. 변기나 욕조 주위에도 미끄럼 방지판과 손잡이가 설치되어야 한다. 또한 환자 운반용 차, 휠체어, 보행기 등의 바퀴와 난간 손잡이의 상태를 수시로 점검하여 수리하고 교체하도록 한다.

(3) 화상예방

뜨거운 물에 의한 화상과 불에 의한 화상예방에 주의를 기울여야 한다. 더운 물 주머니의 물이 새거나 온도 자체가 높아 화상을 입게 되는 경우 종종 의료사고의 원인이 되므로 더운 물주머니는 사용하지 않는 것이 안전하다. 요즘에는 냉온 겸용 팩을 사용하는 추세이며 이 경우에도 항상 세심한 주의가 필요하다. 목욕물, 좌욕물, 적외선 램프 등의 사용 시에는 항상 온도를 유의하여야 한다.

(4) 화재예방

간호단위는 간호사 외에 다른 의료인, 환자, 보호자들이 이용하기 때문에 화재 예방에 유의하여야 한다. 간호사실과 다인병실에는 소화기가 구비되어 있어야 하고 특히 폭발성, 발화성, 인화성, 가연성 물질에 대한 관리계획을 수립해야 한다.

산소통을 사용하는 경우에는 보관, 운반 및 사용법을 통제하고 감독해야 하며 산소를 사용하는 환경에서는 화재 위험을 알리는 표지판을 달고 흡연은 통제해야 한다. 또한 병실 내에서는 전열기구 사용을 금지해야 한다.

위급 시 대피를 위한 비상구를 나타내는 표지판은 환자나 보호자가 위치를 잘 알 수 있도록 잘 보이는 곳에 부착되어 있어야 하며, 평상시에 화재를 대비한 소방훈련에 전 직원이 적극적으로 참여하도록 하고, 화재가 발생할 경우에는 환자 및 보호자를 대피시키는 계획과 절차를 훈련하도록 한다.

(5) 자살예방

환자가 자살하기 위해 창문으로 뛰어내릴 수 있으므로 병실이나 간호사실의 창문은 개폐상태를 수시로 점검하여 이상 여부를 확인해야 하며, 옥상으로 올라가는 비상구의 문도 평소에 환자가 드나들지 않도록 주의해야 한다. 자살 위험이 예견되는 환자가 있을 경우에는 예리한 칼, 가위 등에 대해 각별한 주의가 요구된다. 특히 자살 가능성이 예견되는 환자는 다음과 같다.

- 과거에 자살 시도 경험이 있는 자
- 최근에 발생한 주요사건(이혼, 사별, 실직, 사회적 고립 등)이 있는 자
- 현재의 감정 상태가 슬픔, 분노, 실망, 우울, 불안 상태인 자
- 암과 같은 난치 질병의 진단을 받은 자
- 조절되지 않은 급 만성 통증이 있는 자
- 자살 의사를 표현하거나 시사하는 행동을 보이는 자

(6) 도난예방

병원에서는 입원환자, 외래환자뿐만 아니라 직원을 대상으로 한 도난 사고가 빈번하게 발생한다. 도난 예방을 위해서 직원, 환자 및 보호자에게 도난 방지 교육이 필요하다. 입원 시 환자 및 보호자는 가능한 현금 및 귀금속 등은 병원에 가져오지 않도록 교육하고, 현금이 많은 경우 병원에 따라 원무과에 보관을 요청하기도 한다. 병원은 CCTV와 같은 물리적 시설도 갖추어야 하며 환자용 개인 사물함에는 도난 방지 장치가 있어야 한다.

(7) 수술(시술)의 오류 예방

수술(시술)의 오류 예방을 위해서 수술 절차 및 과정에 대한 규정이 마련되어 있어야 하며 철저하게 규정이 준수되어야 한다. 수술(시술) 보내기 전에 환자 명, 등록 번호, 수술(시술)일, 수술(시술)명, 수술(시술) 부위, 수술(시술) 부위 표식, 수술(시술) 동의서, History and physical examination 등을 확인하고 수술(시술) 장소 도착 후 같은 내용을 재확인하여 오류를 방지해야 한다. 또한 모든 수술(시술)팀원의 참여하에 'Time out'[수술(시술) 환자명, 수술(시술)명, 수술(시술) 부위, 영상 자료, 특수 장비, Implant 등에 대한 동의를 구두로 입증]을 시행하고 참여자의 이름과 시행시간을 기입, 확인자 서명을 통해 수술과정에 대한 오류로 인해 발생되는 안전사고를 예방할 수 있다.

(8) 수혈 부작용 예방

수혈 부작용을 예방하기 위한 방안은 다음과 같다.

- 수령한 혈액은 모두 확인한다.
- 수혈 시작 전 반드시 의료인 2인 이상이 확인한다.
- 환자에게 직접 확인이 가능한 경우, 정확한 환자 확인 후 개방형 질문으로 혈액형을 확인하고 혈액백과 일치하는지 확인한다.
- 환자에게 직접 확인이 불가능하고 보호자로부터 확인이 가능한 경우, 정확한 환자 확인 후 보호자에게 혈액형을 확인하고 혈액백과 일치하는지 확인한다.
- 환자와 보호자로부터 확인이 불가능한 경우, 정확한 환자 확인 후 혈액형 검사결과를 확인하고 혈액백과 일치하는지 확인한다.
- 환자 확인 과정 중 어느 하나라도 맞지 않으면 문제가 해결될 때까지 수혈하지 않는다.
- 수혈 부작용 시 조치사항으로는 수혈부작용이 의심될 경우 즉시 수혈을 중단하고 환자 상태 파악 및 처치, 수혈혈액 및 환자의 혈액형과 인적사항 등의 재확인, 그리고 혈액은행에 연락하는 등의 적절한 조치를 지체 없이 취하여야 한다.

5) 환자안전의 향상 전략

환자안전을 지켜지지 못하여 발생하는 안전사고는 환자에게 끼친 피해의 유무와 관계없이 병원 내에서 일어나는 모든 종류의 에러(error), 실수(mistake), 사고(accident)를 포함하며 [Agency for Healthcare Research and Quality(AHRQ), 2004], 결과적으로 의료의 질 저하 및 재정적인 손실 등 적지 않은 비용을 발생시킨다. 또한, 환자와 관련된 안전사고는 환자의 생명과 직결되는 문제이기 때문에 의료 서비스 질을 결정하는 데 있어 가장 중요한 요소로 병원의 모든 구성원들이 의료 관련 서비스를 제공함에 있어 공통적으로 관심을 가져야 한다는 점에서 그 중요성이 점차 커진다고 할 수 있다.

조직에서의 환자안전 전략을 소개하면 다음과 같다(Steering Committee on Quality Improvement and Management and Committee on Hospital Care, 2011).

(1) 환자 안전 문제와 최상의 실무에 대한 인식을 향상시키고 실무 지식을 향상시킨다.

- 교육하기 : 의료기관 모든 구성원들에게 환자안전에 대한 지식을 전달하기 위한 교육적 노력을 확대한다.

• 네트워크하기 : 전국적 및 지역적 모임에서 임상가들 사이에 환자안전 문제와 최상의 실무의 공유를 장려하기 위해 네트워킹 한다.

• 안전문화를 창출하기 : 환자안전에 대해 알리고 교육 및 지원 계획을 채택하여 환자안전 문화를 창출한다.

• 초점을 확대하기 : 입원환경에서 이루어진 많은 환자안전 활동들이 외래, 검사실 등으로 확대될 필요가 있다.

(2) 환자안전 위험에 대한 정보를 활용하고, 예방 가능한 환자 위해를 최소화하기 위하여 활동하고 지원한다.

• 오류 보고시스템을 개발하고 제출된 사건에 대한 분석을 지원하기 : 오류 발생의 경향과 활동이 요구되는 영역을 확인한다.

• 리더십을 촉진하기 : 환자안전 문제의 인식에 대한 개인적인 책임을 부여한다. 필요시 실무의 환자안전 활동과 질 향상 혹은 환자안전위원회를 지도하며 참여한다.

• 환자 중심 의료를 향상시키기 : 환자와 가족이 의료의 모든 시점에서 안전에 적극적으로 참여하도록 한다. 또한 고유문화, 언어, 문해능력(literacy)의 문제를 해결한다. 환자와 가족에게 적절한 자원을 알려주고, 안전의 관점에서의 환자의 권리와 책임을 검토한다.

(3) 환자안전을 향상시키기 위한, 증명된 최상의 실무를 따름으로써 보건의료 결과를 향상시킨다.

• 최상의 실무를 따르기 : 확인된 환자안전 중재를 배포하고 훈련한다(예 : 손 씻기, 시술 전 타임아웃, 의약품 조정). 또한 중복성, 기능강제, 바코딩, 표준화된 오더세트, 프로토콜과 같은 안전 전략을 구현한다.

• 의약품 안전을 목표로 하기 : 효과적이고 안전한 의약품과 조제의 개발을 지지함으로써 의약품 안전을 위해 노력한다.

• 임상 시스템을 재설계하기 : 의료 시스템과 프로세스를 개선하거나 새로운 시스템을 창출할 때 인적 요소를 고려한 안전-설계 개념을 구현한다.

• 연구를 지원하기 : 효과적인 환자안전 중재를 확인하고 정련하기 위한 연구를 확대한다. 또한 국가의 보건의료 연구기금 시스템에 환자안전 구성요소가 의무적으로 포함하도록 한다.

2 직원 안전관리

1) 직원 건강과 직원 안전 관리 활동

건강검진, 예방 접종, 안전 및 보건 유지·증진, 유해 물질 및 유해 환경 관리, 건강 증진 프로그램 운영 등이 있다(그림 7-12).

- 건강검진 : 신규 및 재직 직원
- 안전 및 보건 유지·증진 : 신체적 피로 및 정신적 스트레스 등으로 인한 건강 장해 예방, 폭언 및 폭행금지, 성희롱 금지 등의 내용으로 구성
- 건강 증진 프로그램 운영 : 금연, 절주, 영양, 운동 등

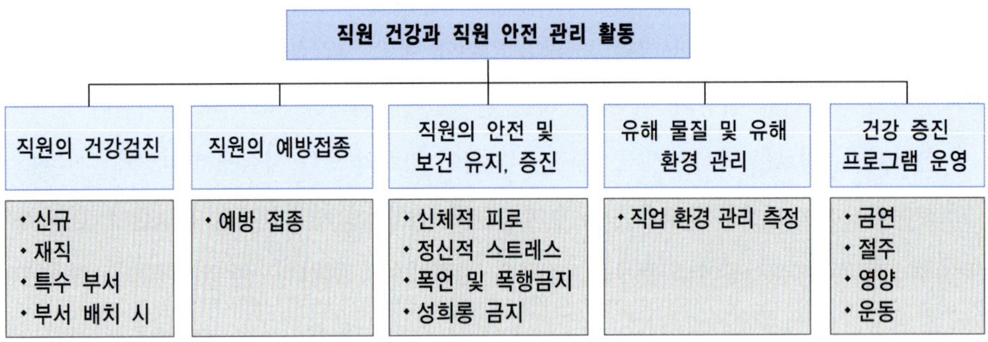

그림 7-12 직원 건강과 안전 관리

2) 직원의 건강검진

직원 건강검진의 경우, 부서 배치 전 사전 건강검진, 정기 건강검진, 정기 특수 건강검진, 배치 전 특수 건강검진, 방사선 종사자 건강검진, 급식 종사자 건강검진 등으로 나뉜다(표 7-7).

표 7-7 직원 건강검진

종류	대상자	장소 및 횟수	필수 검진 및 내용 보고	사후 관리	관련법
사전 건강 검진	• 신규 채용에 응시하여 서류 전형에 합격한 지원자	• 자율적으로 병원방문 • 입사 전 1회	• 혈액 검사(SGOT B형 간염의 항원/항체 검사), 소변 검사 및 흉부 X선 촬영	• 인사 기록 카드 및 개인신상 서류와 함께 보관	산업 안전 보건법
정기 건강 검진	• 건강 보험 공단에 병원 직원으로 등록된 자 • 직장 건강 보험 자격 취득자	• 사무직 연 2회 • 비사무직 연 1회	• 공단 지정 항목 • 검진 결과는 병원장에게까지 보고	• 건강관리과에서 검진 결과 통보서 발송 • 소견서를 바탕으로 특별관리 대상은 개별 연락 및 건강 상담	산업 안전 보건법
정기 특수 건강 검진	• 작업 환경 측정대상 부서 근무자	• 외부 특수 건강진단 기관 • 연 1회	• 문진 및 각 유해 인자별검사 항목 • 검진 결과는 병원장에게까지 보고	• 특수 건강 진단 기관에서 개별적으로 검진 결과 통보서를 발송 • 소견서를 바탕으로 특별 관리 대상은 개별 연락 및 건강 상담	산업 안전 보건법
배치 전 특수 건강 검진	• 작업 환경 측정 대상 부서 배치 전 근무자	• 부서 배치 전 1회	• 문진 및 각 유해 인자별 검사 항목 • 검진 결과는 병원장에게까지 보고	• 특수 건강 진단 기관에서 개별적으로 검진 결과 통보서를 발송 • 소견서를 바탕으로 해당 업무의 배치 가능 여부 검토	산업 안전 보건법
방사선 종사자 건강 검진	• 방사선 관계 종사자 • 방사선 작업 종사자	• 특수 건강 진단기관 • 연 1회	• 문진 및 혈액 검사(혈액 소량 등) • 검진 결과는 병원장에게까지 보고	• 특수 건강 진단 기관에서 개별적으로 검진 결과 통보서를 발송 • 소견서를 바탕으로 특별 관리 대상은 개별 연락 및 건강 상담	원자력법
급식 종사자 건강 검진	• 영양팀 영양사, 조리사, 조리원	• 관할 보건소 • 연 1회	• 장티푸스, 폐결핵, 감염성 피부 질환 등 • 이상이 있을 경우에 병원장에게까지 보고	• 보건소에서 영양팀장에게 결과 전달 • 이상 소견 있을 시 직원 면담 후 추가 검사	식품 위생법

향·상·학·습

1. 통제의 개념을 설명하시오.

2. 국내·외 의료기관 평가제도에 대해 설명하시오.

3. 환자안전과 관련된 주요 용어와 개념을 설명하시오.

심·화·학·습

1. 질 향상 활동방법을 적용한 사례를 들어보시오.

2. 환자 안전사고에 따른 예방방법을 사례를 들어 설명하시오.

참|고|문|헌

R·E·F·E·R·E·N·C·E

- 강윤숙, 신미자, 권영미, 김동옥, 김은경, 서문경애, 임지영, 전인숙 외(2010). 간호관리와 리더십. 현문사.
- 강정희, 강희영, 권소희, 김복랑, 김인숙, 박미화 외(2010). 환자안전과 간호. 의학서원.
- 공혜연, 한명선, 문숙자(2015). 병원필수교육. 한언.
- 권성복, 위성욱 외(2015). 간호관리학. 고문사.
- 김은경, 이순교, 정연이, 조윤희, 최윤경, 황정해, 황지인 외(2011). 환자안전의 이해. 현문사.
- 김인숙, 장금성, 이명하, 하나선, 이태화, 김정숙, 강경화, 김미영(2015). 최신간호관리학. 현문사.
- 박성애(2005). 간호관리학. 박문각.
- 윤성원, 김옥선, 박은숙, 오향순, 정선영, 정재심, 진혜영, 최은옥, 홍혜경(2014). 감염관리. 오래.
- 이병숙, 강성례, 김명수, 안혜경, 이은주 외(2016). 간호관리학. 정담미디어.
- 한성숙, 고명숙, 권성복, 김문실, 김용순, 김인숙, 김정아, 염영희, 이명하, 이미애, 이병숙, 장금성, 정명숙(2006). 간호와 경영. 군자출판사.
- 한성숙, 권성복, 김문실, 김용순, 문희자, 안성희, 이선미 외(2006), 간호관리학Ⅱ. 수문사.
- Donabedian, A.(1990). The seven pillars of quality. Arch pathol Lab Med, 14:1115-8.
- Joint commission international accreditation standards for hospials. 2008.
- Marquis, B. L., & Huston, C. J.(2002). Leadership roles and management functions in nursing. Theory and application. 7th edition. Wolters Kluwer health/Lippincott Williams & Wilkins.

인터넷 사이트

- 건강보험심사평가원 홈페이지 http://www.hira.or.kr/intro.jsp
- 국가법령정보센터 http://www.law.go.kr/

NURSING
MANAGEMENT

Nursing Management

제 3 부

간호단위 관리의 실제

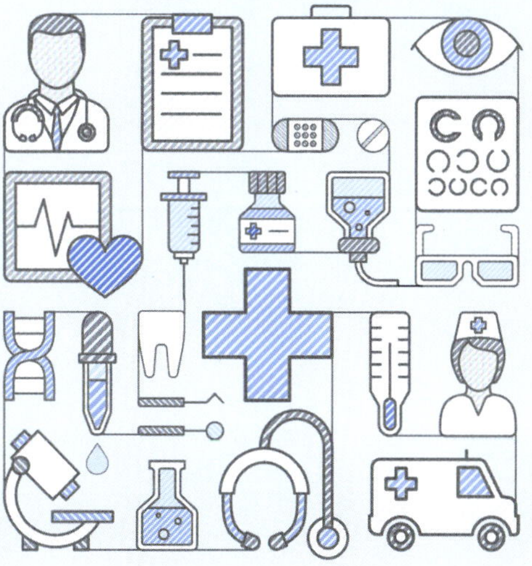

NURSING
MANAGEMENT

08 장

간호단위 관리

학습목표

1. 의료기관의 간호단위를 이해한다.
2. 간호단위의 형태와 구성을 이해한다.
3. 간호단위의 기능과 중요성을 설명한다.
4. 입·퇴원시 환자관리를 수행한다.
5. 전과/전동체계를 설명한다.
6. 감염의 중요성을 설명한다.
7. 감염관리의 개념과 관리활동을 설명한다.
8. 감염관리지침에 따라 수행한다.
9. 감염환자 격리 절차를 설명한다.
10. 의료기관 환경과 감염관리의 중요성을 설명한다.
11. 약품관리의 중요성을 설명한다.
12. 투약오류의 형태를 구별하고 감소전략을 설명한다.
13. 마약관리방법을 설명한다.
14. 고위험 약품관리를 설명한다.
15. 물품관리의 중요성을 설명한다.
16. 물품관리 과정을 설명한다.
17. 의료정보시템의 구성과 기능을 설명한다.
18. 간호정보시스템의 활용을 설명한다.
19. 간호기록과 보고관리의 중요성을 설명한다.
20. 업무 인수·인계를 설명한다.
21. 기록의 보관을 설명한다.

주요용어 이해

Nursing Management

- **간호단위**(Nursing unit) : 최적의 간호수행을 목표로 하는 간호관리의 기본 단위로서 간호대상자와 직원, 시설의 범위
- **물품관리**(Goods management) : 조직의 목적 달성을 위한 사업수행에 있어 소요되는 물품의 원활한 지원과 효율적 활용을 위한 제반관리
- **간호기록**(Nursing record) : 환자간호를 완벽하게 문서화하는 과정
- **병원감염**(Hospital infection) : 입원 당시에 없었던 혹은 잠복하고 있지 않던 감염이 입원기간 동안 또는 퇴원 후 발생하는 것으로 '의료기관 감염'이라고도 함
- **정보시스템**(Information system) : 문제해결을 위해 자료에서 정보로 변환하는 데 사용되는 컴퓨터 하드웨어와 소프트웨어
- **처방전달시스템**(OCS) : 의료인이 환자진료에 필요한 처방, 검사 등을 입력하고 해당 부서와 의사소통하는 기능을 제공하는 정보시스템
- **전자의무기록**(EMR) : 환자의 임상정보를 기존의 종이 의무기록 대신 컴퓨터를 이용해 기록하고 관리할 수 있도록 하는 시스템

I 간호단위 관리의 이해

1 간호단위 개념

간호단위란 단위관리자 한 사람의 관리 책임 아래 일정 수의 간호사와 기타 직원의 참여로 환자에게 최적의 간호를 수행해나갈 수 있는 적당한 환자 수와 이에 따른 적절한 시설의 범위를 뜻한다. 병원은 환자가 입원하는 간호단위를 중심으로 지원부서, 행정부서 등으로 조직된다. 즉, 간호단위란 간호단위 관리자의 관리책임 아래 대상자의 간호 요구도에 비례한 일정 수의 간호사, 의사 및 기타 직원 등 다학제간 협동에 의해 의료가 이루어지는 곳이다. 간호단위는 환자들이 입원하여 간호와 치료를 받을 수 있는 핵심적인 공간으로 환자에게는 쾌적하고 안전한 공간으로, 의료인에게는 업무가 효율적으로 이루어질 수 있으며 업무만족도가 높도록 조성되어야 한다.

환자에게 최적의 의료서비스를 제공하기 위해서는 적정인력과 시설 및 공간이 제공되어야 하며, 한 단위 관리에 적합한 침상 수를 기준으로 구분되어진다.

또한 간호단위는 환자의 전반적인 요구충족을 위한 활동영역으로, 간호대상자에게 최적의 간호서비스가 제공되기 위해 환자관리, 운영관리, 인적 자원 관리, 시설 및 장비 관리 등이 제공되어야 한다.

2 간호단위 관리 목표

간호단위 관리 목표는 환자의 신속한 건강회복을 돕고 안전하고 편안함을 도모한 양질의 간호를 제공하는 것이다. 또한 간호직원의 복지 및 직무만족을 도모하며 간호단위 생산성을 향상시키는 것이다. 간호단위 관리의 구체적인 목표는 다음과 같다.

- 환자의 존엄성과 권리를 알고 존중한다.
- 환자의 신체, 정서 상태에 따라 개별적인 요구에 부합된 간호계획을 수행한다.
- 환자상태에 대한 지속적인 관찰, 기록 및 보고체계를 수립한다.
- 환자의 보안 및 안전관리 체계를 구축하고 수행한다.
- 환자의 안위를 위한 환경을 조성한다.
- 환자와 가족을 위한 건강 교육을 실시한다.

- 의사의 진단과 치료활동을 지원 및 협조한다.
- 간호단위 내 간호실무 지침과 환자간호 표준을 수립한다.
- 간호단위의 생산성을 높이기 위한 간호단위 경영을 계획하고 수행한다.
- 의료기관 내 타 부서와 원활한 의사소통과 협조체계를 수립한다.
- 부서원들의 업무 만족도 증진을 위한 지속적인 노력을 한다.
- 간호직원의 경력에 따른 역할개발과 자질향상을 위한 교육 및 평가체계를 구축하고, 교육적인 환경을 제공한다.
- 간호학생 및 병원 간 연수를 위한 교육체계를 구축하고 제공한다.
- 간호실무의 발전을 위해 간호연구를 시행하고 실무에 적용한다.

3 간호단위의 형태와 구성

1) 간호단위의 구분

의료기관 조직을 중심으로 간호단위를 구분해 보면 전통적으로 입원간호단위와 외래간호단위로 세분화 될 수 있겠으나 의료기관의 규모, 간호와 진료의 전문적 발전에 따라 점차 변화하고 있다. 제공되는 간호서비스의 내용과 관리기능 및 간호대상자의 특성에 따라 세분화되는데 크게는 입원, 외래, 특수 간호 단위 등으로 구분할 수 있다.

입원간호단위의 경우 대상자가 24시간 생활을 하면서 치료와 간호서비스를 제공받아야 하므로 가정과 같이 편안하고 안전하며 쾌적한 환경에서 효과적인 간호와 치료가 이루어질 수 있도록 관리하여야 한다. 외래간호단위의 경우 대상자에게 필요한 간호와 진료서비스가 빠르게 제공될 수 있도록 업무흐름을 관리하는 것이 초점이 된다. 특수간호 단위의 경우는 수술실, 회복실, 중환자실, 투석실, 응급실, 분만실, 신생아실 등에서 치료와 간호서비스가 효과적으로 이루어질 수 있도록 관리되어야 한다.

2) 간호단위의 병상 수

간호단위의 병상 수는 환자의 중증도, 간호전달체계, 간호단위 구조 등에 따라 규모가 다양하다. 간호단위의 규모가 크면 간호사들의 업무활동 영역이 넓고 동선이 길어져 노력이 많이 들고, 간호단위 관리자가 관리해야 하는 간호사수와 환자수가 증가하므로 관리상의 어려움이 따르고 비능률적이다. 간호단위 병상 수가 지나치게 적을 경우 관리상의 자원 낭비로 비효율적이 되므로 적정 수의 병상 수를 유지하는 것이 바람직하다. 일반적으로 30~40병상의 규모로 구성되는 것이 보통이다.

3) 간호단위의 구조

간호단위의 구조는 간호직원의 동선이 짧을수록 능률적이므로 정사각형, 원형이 이상적이나 직사각형이나 T형, Y형, E형 등이 일반적이다. 간호단위의 효과적인 배치가 동선과 시간을 절약할 뿐 아니라 공간을 효율적으로 활용함으로써 업무흐름을 촉진시킨다. 바람직한 간호단위의 구조는 간호업무 수행을 위한 간호단위의 크기와 짜임새, 병실 배치와 설비, 간호사실 등 간호업무를 위한 공간 활용을 위해서 간호 인력과 물자절약 등 효과적인 병원운영을 위해 필요한 것이다.

4) 간호단위의 구성

간호단위는 크게 물리적 요소, 인적 요소, 운영적 요소로 구성된다.

(1) 물리적 요소

물리적 요소는 간호단위에 환자와 보호자를 위한 공간, 의료팀과 조직구성원의 작업 공간, 이를 지원하는 공간 등이 있다. 대체적으로 환자와 보호자를 위한 공간으로는 입원실, 면회실, 휴게실, 샤워실 및 화장실 등이 있다. 작업공간으로는 간호사실을 중심으로 처치실, 준비실, 치료실, 상담실 등이 있다. 지원공간으로는 소독물실, 물품창고, 린넨실, 배선실, 오염물실, 청소도구실 등과 회의실, 교육실, 직원휴게실, 당직실 등이 있다.

(2) 인적 요소

인적 요소는 간호단위 목표를 수행하기 위한 간호 인력이다. 예를 들면, 일반병동의 경우 수간호사, 책임간호사, 간호사 및 간호보조 인력이 주요 구성원이다. 의료기관이나 간호단위 특성에 따라 청소용역, 환자 이송요원, 물품이나 약품전달요원 등 간호단위 기능을 최적화하기 위해 필요한 보조 인력을 간호단위 구성원에 포함시켜 운영하기도 한다. 최근 각 병원에서 임상전문 간호사의 역할이 확대되고 있는데 의료기관에 따라 이들을 업무영역에 따라 유사한 간호단위에 귀속시키기도 한다. 예를 들면, 코디네이터, 교육전담자, 정맥주입 전문간호사, 호흡치료사 등이다. 이러한 간호 인력은 간호단위에서 환자진료와 간호를 위하여 인턴, 전공의, 전문의 등과 협력하여 업무를 수행한다.

(3) 운영적 요소

운영적 요소는 간호단위의 인적 요소와 물리적 요소를 바탕으로 간호단위 목표를 효과적으로 성취하기 위한 과정적 요소이다. 예를 들면, 진료와 검사체계, 표준진료지침(critical pathway)의 적용, 환자간호전달체계, 입원환자 안내체계, 퇴원환자 교육체계, 의사회진과 상담체계, 물품공급 시스템 등이다. 간호단위 운영에 필요한 지침, 표준, 절차 등의 내용은 의료기관 내부에서 개발하고 일정한 절차를 거쳐 승인받은 후 사용되며, 지속적으로 수정·보완한다.

4 간호단위의 기능과 중요성

1) 간호단위의 기능

간호단위 활동은 환자에게 제한된 인적·물적 자원을 바탕으로 최상의 간호목표를 달성하기 위한 것이다. 이를 위해 간호단위에서는 직접적인 간호제공과 다양한 간호 지원활동, 다학제간의 조정과 협력을 포함한 의사소통과 인간관계 유지 등 다양한 활동이 수행된다.

(1) 간호제공 기능

전통적으로 간호활동은 독자적인 활동과 비독자적인 활동으로 구분되며, 이는 다 학제 간 상호 의존적인 관계에서 수행된다. 독자적인 간호활동은 간호사 고유의 전문적인 활동으로 환자의 개별적 간호요구를 충족시키는 활동이다. 환자에게 간호과정을 적용하여 건강문제를 확인하고, 문제해결을 위한 간호계획을 수립하고, 가능한 대안을 우선순위에 따라 수행함으로써 간호목표를 달성하는 것이다.

비 독자적인 간호활동은 환자의 진료를 위하여 전통적으로 간호사에게 위임된 활동으로 의사의 처방에 의한 간호수행활동이다. 이는 다른 의료 전문직과 협동을 통하여 수행되며 환자의 건강목표 달성을 위해 위임된 활동을 포함한다.

간호사는 간호단위에서 환자를 중심으로 다 학제 간 전문직과 상호작용하면서 간호 목표를 달성하는 데 이때 독자적인 활동과 비독자적인 활동을 동시에 수행하게 된다. 따라서 간호사는 효과적으로 이러한 독자적인, 비독자적인 활동을 조화롭게 조정할 필요가 있다.

(2) 간호지원 기능

간호지원 기능은 간호단위 유지와 관리에 필요한 기능이다. 구체적으로 환경 및 시설유지 관리기능, 물품공급과 유지관리기능과 행정과 교육적 기능을 포함한다. 특히 간호단위에서는 다양한 의료인력, 간호인력, 간호지원인력 및 학생에 대한 실무현장 교육이 수행된다.

(3) 의사소통 기능

간호단위에서 환자목표를 효과적으로 달성하기 위하여 다 학제 간 인력의 상호작용이 필수적이다. 특히 최근에 의료서비스가 더욱 세분화, 전문화, 다양화 혹은 통합화 되는 경향이 있으므로 의사소통은 핵심적 기능으로 중시된다. 간호단위에서 환자에 관한 의사소통의 중심은 단연 간호사이다. 간호사는 24시간 환자 곁에 머무르면서 환자를 잘 파악하고 있기 때문이다. 따라서 간호사는 최상의 환자진료결과를 확보하기 위해 원활한 의사소통능력, 팀 정신과 인간관계능력을 갖추어야 한다.

2) 간호단위의 중요성

(1) 환자측면

의료상황에서 의료인과 환자 사이의 인간관계는 더욱 중요한 의미를 지니는데 대부분 의료기관에 입원한 환자의 경우는 자기 스스로를 통제하거나 자가 간호에 미칠 수 있는 힘이 부족하여 신체적으로는 의료인에 전적으로 의지할 수밖에 없는 상황이지만 정서적으로는 두려움과 공포가 있는 동시에 희망을 가지고 회복을 갈망하게 되므로 의료인과 상호작용하는 가운데 치료적 대인관계를 요구한다.

치료적 대인관계란 의료인이 환자에게 적절한 의료행위를 하면서 동시에 환자의 건강회복과 건강유지 및 건강증진을 위해 적절한 희망을 갖게 해 주고, 환자의 행동을 이해하고 지지해 줌으로써, 환자와 우호적인 관계가 이루어져 그 결과 이들이 의료인에 대해 긍정적인 생각과 느낌을 가지게 되고 결국 이러한 관계가 환자의 동통경감과 회복에 기여하게 되는 관계를 말한다.

각 단위에서 발생되는 치료적 대인 관계는 간호사의 간호행위에 따라 효율성도 달라질 수 있어 환자에게 중요하다.

(2) 간호조직 측면

각 간호사의 효율적인 간호행위가 환자의 건강회복, 건강유지, 건강증진에 기여하고 그 맡겨진바 책임과 역할을 다하였다는 것을 경험하게 될 때 간호사들은 비로소 직업적 만족감과 성취감을 경험하고 나아가서는 전문적 업무에 대한 자아실현을 성취할 수 있게 된다. 이러한 자아실현은 간호전문직에 대한 진일보한 동기유발 촉진 역할을 하며 대상자에게 양질의 간호를 제공하는 원동력이 되어 더 큰 성취감을 경험하게 된다. 간호사는 이러한 일련의 긍정적인 과정을 통해 보다 높은 가치를 지향하게 되고 성숙하게 된다.

간호조직 측면에서 보면 가치 지향적이고 역량 있는 간호사가 많을수록 간호에 대한 환자의 만족도가 높아져서 간호전문직에 대한 인식이 발전되게 된다. 따라서 간호에 대한 이미지가 상승될 수 있어 간호조직 전체를 위해서도 바람직한 현상을 초래할 수 있으므로 간호단위 관리는 매우 중요하다.

(3) 의료기관 측면

의료기관의 일차적인 목적인 양질의 의료를 달성하기 위해서는, 의료기관은 개방체제로서 존재해야 하며 상위체제인 사회의 변화와 요구에 부응해야 한다. 또한 간호부서는 의료기관의 목적을 달성하기 위해 하위체제로서의 기능을 다해야 하는데 간호단위는 의료기관의 목적이 달성되는 최선의 장소이며 환자에게 있어서는 치료의 장소임과 동시에 생활 장소이기 때문에 환자요구에 따라 치료적, 보조적, 재활적 간호제공과 같은 간호기능을 수행해야 한다. 결국 간호단위의 인적, 물리적 자원의 효과적인 관리를 통하여 의료기관의 일차적, 이차적 목적을 실현할 수 있으므로 간호단위 관리는 중요하다고 할 수 있다.

Ⅱ 간호단위 환자관리

간호단위 관리활동이란, 간호단위를 운영하는데 포함되는 모든 제반활동 등을 말한다.

1 환자간호 관리

환자간호 관리란 환자 개개인에게 제공되는 간호의 질 관리 활동이다. 즉, 환자의 간호 요구를 파악하고, 그 요구에 의한 간호계획을 작성하여 실시하고, 계획된 간호가 바로 실천되도록 감독하며, 이 모든 과정이 목적대로 바로 실시되는지를 평가하는 일체의 활동을 모두 관리하는 것을 의미한다.

환자간호 관리는 입원부터 퇴원까지 계속되는 주로 직접적인 간호활동으로 환자사정, 간호진단, 계획 및 수행, 평가에 이르는 일체의 활동과 이를 위한 모든 업무를 관리하는 것이다. 구체적으로 환자간호 관리는 간호표준을 설정하고, 실시된 간호를 표준과 비교하여 평가하고, 그 결과를 분석하여 간호업무에 반영하는 질 보장 활동이다. 여기에는 입·퇴원 환자관리, 전과·전동 환자관리가 포함 된다.

1) 입원 시 환자관리

입원 시 환자 관리란 환자의 간호 요구를 파악하고 그 요구에 의한 간호계획을 작성하고 계획된 간호가 바로 실천되도록 감독하며 수행하고 평가하는 일체의 활동을 관리하는 것을 말한다. 입원 시 환자는 질병에 대한 불안, 기타 여러 가지 걱정과 두려움의 스트레스 상황을 갖게 된다. 간호사는 환자의 불안, 공포, 두려움, 걱정 등의 모든 것에 잘 적응할 수 있도록 도와주어야 한다. 또한 간호사의 전문적 지식이나 경험을 통해서 각기 다른 상황에 의해 있을 수 있는 간호문제나 간호요구가 무엇인가를 알아야 한다.

환자가 간호사에게 기대하는 권리

- 나는 최대한 건강상태 회복과 유지를 위해 필요한 간호를 받을 것이라고 기대한다.
- 나의 담당간호사는 환자를 위한 간호업무 수행에 필요한 자격을 교육, 경험, 인격 면에서 완전히 갖추고 있으리라고 기대한다.
- 나의 담당간호사는 나의 감정과 요구에 민감하리라고 기대한다.
- 환자와 보호자는 주치의가 정한 범위 내에서 나의 질환에 대한 설명을 받을 것이라고 기대한다.
- 나와 가족을 위해 지속적인 간호와 처치에 대한 간호계획을 세울 것을 기대한다.
- 간호사가 적절한 기록과 보고를 통해 나를 도와 줄 것이며 자신을 가지고 내게 관련된 모든 개인적인 문제들을 처리해 줄 것을 기대한다.
- 나의 건강을 회복하고 유지하기 위해 환경에 적응하도록 도와주리라 기대한다.

2) 중환자실 입원 환자관리

중환자실 입실 결정은 환자사정을 통해 중환자실의 입실 적정성 여부를 판단 후 결정한다. 중환자실 입원 적정성 평가는 대한중환자의학회의 입실기준 권고, 우선순위 모델(priority model) 등이 있다. 기준에 근거하여 환자에 맞는 입원기준을 평가하여 입원동의서에 환자 등급, 주치의 이름을 기록하고 서명한다. 입실대상자는 중환자실 입원동의서를 작성한다. 내용은 입실 사유, 적극적인 치료의지 및 동의, 치료에 반응이 없거나 회생 가능성이 없을 시 퇴실 가능성에 대한 설명, 환자나 보호자의 서명, 환자와의 관계, 작성일자, 주치의 이름 및 서명이 포함된다. 응급상황 등의 이유로 동의서를 입원 전에 받기 어려운 경우 입원 후 3일 이내에 받는다. 입원동의서 작성 대리인은 환자의 직계 가족이며, 특수성에 따라 동반자 또는 증인이 될 수도 있으며 의료법에 준한다.

중환자실의 입원 적정성 평가

중환자 입원 적정성 평가는 대한중환자의학회의 입실기준 권고, 우선순위모델(Priority Model) 등이 있다. 필요에 따라 진단 모형과 환자검사 모형을 참고로 할 수 있다.

1. Priority 1 : 중환자실 이외의 장소에서는 할 수 없는 집중적인 치료와 감시를 필요로 하는 환자군으로 인공호흡기 치료를 받거나 지속적으로 심혈관 약물을 정주 투입 받는 환자 치료범위의 제한을 두지 않음. 수술 후 인공호흡기를 필요로 하는 호흡부전, 쇼크, 심혈관계 불안정으로 심혈관 약물을 지속적으로 정주하면서 침습적 모니터링을 하는 환자
2. Priority 2 : 적극적인 감시를 필요로 하는 환자군으로 언제든지 즉각적인 치료를 할 수 있는 환자. 치료범위의 제한은 없음. 만성 질환이 있는 환자가 내외과적인 문제가 발생한 환자
3. Priority 3 : 치료범위의 제한을 둔 환자(예 : 기도삽관, 심폐소생술, 인공호흡기 등을 적지 않으며 일시적 치료를 원하는 환자 및 말기 암 환자)
4. Priority 4 : 중환자실에서 치료가 필요하지 않은 환자

   Priority 4A : 가벼운 질환으로 중환자실에서 아무 이득도 없는 환자(예 : 말초혈관수술, 심혈관계가 안정된 케톤산증(Ketoacidosis), 가벼운 심부전, 수면제 과다 복용 환자)

   Priority 4B : 회복할 수 없는 중증질환으로 소생 가능성이 없는 환자, 비가역적 뇌손상 환자, 화학적 방사선 치료에 반응이 없는 말기 암 환자, 호흡기치료를 하지 않으며 지속적 식물인간 상태의 환자

3) 전과·전동관리

전과·전동 시 정확한 의사소통을 통해 환자의 안정 및 치료의 연계성을 유지하여 연속적인 간호가 잘 이루어질 수 있도록 한다.

(1) 전과

전과는 환자의 상태에 따른 진료과 간의 이동을 말한다. 담당의사는 협의진료 결과에 따라 전과 여부를 결정하고, 환자에게 전과의 필요성, 전과되는 진료과, 전과 사유, 지정의에 대해

설명한다. 간호사는 전과된 진료과의 의사와 원무과에 전과 사실을 알리고 전산에서 담당 의사를 변경한다. 의무기록과 침상카드에 주치의와 담당 의사를 변경한다.

(2) 전동

전동이란 병동·병동 간, 병동·중환자실 간, 응급실·병동 간, 응급실·중환자실 간 이동을 말한다. 환자간호의 연속성을 위하여 병동－수술실－중환자실로 환자 이동 시, 병동과 중환자실 간에서도 환자 정보에 대해 인수인계한다. 전동의 우선순위는 환자중증도, 입원 순서, 담당의사의 요구 등에 따라 이루어진다. 고위험환자를 전동, 전실 시 적용을 위한 병원지침(의료진 동반 원내이송지침)을 마련하여 적용한다. 전동업무는 일반적으로 환자를 보내는 쪽의 업무와 받는 쪽의 업무로 구성된다.

4) 퇴원환자 관리

퇴원환자 관리는 환자 및 보호자의 퇴원교육을 통해 불안이나 공포심을 완화시켜 퇴원하도록 돕고, 가정에서 자가 간호를 지속하도록 하여 정상적인 사회복귀가 이루어지고 나아가 지역사회에 쉽게 재적응할 수 있도록 하기 위함이다.

- 담당간호사는 담당의사의 퇴원 처방이 나오면 환자와 보호자에게 미리 알려준다.
- 담당간호사는 환자의 남은 약을 확인하여 반납이 필요한 경우 반납하게 한다.
- 담당간호사는 기록을 재점검하고 누락여부를 확인한다.
- 환자와 보호자에게 퇴원 후 외래 방문일정을 설명하고 준비하도록 한다.
- 퇴원 시 환자에게 필요한 내용을 교육한다. 퇴원 약의 투여목적, 효과, 용량, 복용시간, 복용방법 및 부작용, 식사(당뇨식이, 특수식이 등), 운동과 휴식, 치료 등에 관한 교육을 한다.
- 환자에게 병원물품을 반납하도록 한다.
- 간호기록지에 퇴원 시 환자상태, 시간, 동반자, 교육 내용 등을 기록한다.
- 퇴원 후 응급상황대처법을 알려준다.
- 환자가 퇴실하면 병실을 청소하고 정돈한다.

2 환경 관리

플로렌스 나이팅게일은 환자 간호에 있어 물리적 환경을 가장 중요한 요소로 보고, 간호단위에 있어 환경이란 단위관리에 영향을 미치는 일체의 상황을 말한다. 간호단위는 입원환자들이 재원기간 중 생활하면서 필요한 진료와 간호를 서비스 받는 장소이기 때문에 안정된 분위기와 최적의 환경요소는 환자의 건강회복에 막대한 영향을 미친다. 쾌적한 환경은 입원환자뿐 아니라 근무하는 직원들에게도 쾌적한 상태에서 업무를 수행케 할 수 있는 병동의 구조에 있다.

1) 심미적 환경

단위의 심미적인 환경을 조성하기 위해서 색채의 조화는 중요하며 심리적, 생리적으로 영향을 미친다. 단위의 아름다운 환경, 병실의 아름답고 고상한 색채의 조화는 환자들의 기분을 안정시키고 밝게 해준다. 색채 조절에서는 색의 심리 효과를 활용하여 추운 방에는 따뜻한 계통의 색을 사용하고 더운 방에는 차가운 계통의 색을 사용하는 것이 좋다.

색채의 조화상 채도(chroma)와 명도(value)를 고려한다. 먼저 채도란 빛깔의 선명한 정도를 말하며, 채도가 높은 것은 번쩍거리고 안정감이 없기 때문에 단위에서는 채도가 낮은 색이 좋다. 명도란 색의 밝고 어두운 정도를 말하는데 명도가 높으면 적극적으로 되며 또한 쉽게 더러워지는 것을 방지하기 때문에 좋다.

2) 공간

의료법 시행 규칙(시행 2019. 10. 24. [보건복지부령 제673호, 2019. 10. 24., 일부개정]) 에서 의료기관의 시설 규격에 관한 규정에는 1인실의 경우 $10m^2$ 이상이어야 하고 2인실 이상은 환자 1인 당 $6.3m^2$ 이상으로 규정하고 있다. 소아 입원실의 면적은 성인 입원실 면적의 2/3 이상으로 할 수 있으며, 소아 1인실의 경우는 $6.3m^2$ 이상이어야 한다.

출입문의 넓이는 최소 1.15m 이상이 되어서 침상 자체를 이동할 수 있어야 하며, 침상의 방향은 직사광선이 직접 환자에게 비치지 않는 방향으로 놓아야 한다. 다인실의 경우는 사생활을 보호할 수 있도록 칸막이나 커튼을 설치해야 한다. 또한 깨끗한 린넨과 소독된 물품을 보관하는 청결지역과 오염되었거나 사용한 물품을 보관하는 오염지역으로 구분하여 눈에 띄게 표시해야 한다. 특히 중환자실은 환자와 환자 사이에 충분한 공간(최소 2m)이 유지되어야 하고 개방 병상 당 면적은 $15m^2$, 신생아 중환자실은 $5m^2$ 이상이어야 한다.

3) 청결

병원은 주위 환경이 깨끗하고 정돈되어 있어야 환자와 의료진에게 안정감을 주게 된다.

4) 온도와 습도

인체에 쾌적한 습도는 40~70%이고, 온도는 18~20℃라고 한다. 또한 병원환경에서 습도는 35~75%, 온도는 18~23℃가 적절하다.

5) 환기

환기는 환자에게 있어서 매우 중요한 요소로 신선하고 깨끗한 공기는 환자를 편안하게 하고 건강을 증진시킨다. 온도와 습도를 조절하고 신선한 공기를 유지하기 위해서는 환기가 반드시 필요하다. 특히 공기정화의 설비에는 공기의 주입, 취급, 계통분리, 필터 등에 신경을 써야 한다. 또한 신선한 공기유지를 위해서는 환자의 목욕, 구강의 청결, 환부 드레싱, 환의 교환 등과 같은 관리에서 철저하게 주의를 기울여야 한다.

6) 소음관리

소음은 환자의 신경계통을 자극시켜 불쾌하게 만들고 안정을 방해하고 피로를 증가시켜 치료에 좋지 않은 영향을 미치게 된다. 예를 들면 신발을 질질 끄는 소리, 문을 여닫는 소리, 말소리, 기계 소리, 전화 소리 등의 내부적인 소음으로 환자와 의료진에게 안정을 해치는 경우가 많다. 보통의 대화는 40~60데시벨이며 간호사실이나 준비실에서는 40데시벨로 유지하며, 병실 안에서는 30데시벨로 유지하는 것이 바람직하다. 병원 기구의 바퀴는 고무바퀴 등으로 사용하며 입원실에서도 전화소리, 대화소리, 텔레비전 소리가 다른 환자에게 방해되지 않도록 주의해야 한다.

7) 조도관리

적절한 조명은 환자의 눈의 피로를 방지하고 기분을 밝게 하는 효과를 낸다. 낮에는 태양광선을 받을 수 있도록 하는 것이 좋으나, 직접 강한 광선은 피하고 커튼 등으로 조절을 해야 한다. 전등은 병실 전체를 밝히는 것과 환자 머리 밑에 작은 것이 따로 구별되어 있어서 환자가 마음대로 밝기를 조절할 수 있도록 한다.

8) 화재 안전관리

의료기관에서 화재 안전 관리 활동을 수행하기 위해서는 먼저 규정이나 지침, 절차를 마련해야 한다. 규정이나 지침에는 아래와 같은 내용들을 반드시 포함해야 한다. 일련의 활동들은 연간 계획을 우선적으로 수립하여 경영진(병원의 사정에 따라 달라질 수 있다)에게 보고하고 결재를 받은 뒤 시행해야 한다.

화재 안전관리 활동에는 화재 발생 시의 기본 행동 요령(신고 및 전파, 소화, 대피) 외에도 기본 행동을 수행하기 위한 병원 인력의 조직 구성과 관리, 화재 진화 후 부상자 확인, 환자 이송 및 의료 활동, 직원을 비롯한 환자 및 보호자에게 실시하는 교육, 소방 시설의 유지 및 관리 활동(인화성 위험 물질 관리 포함)까지 체계적으로 포함되어야 한다.

보건의료기관에서 화재는 다양한 원인에 의해 발생될 수 있다. 조직구성원, 환자 및 가족에 의한 부주의, 전기누전 및 폭발하기 쉬운 의료가스 사용 등과 관련된다. 간호사실과 다인실에는 소화기를 구비하고 병실복도에 비상구 위치가 표시된 도면을 부착한다. 인화성 물질, 의료용 가스 및 위험성 약품을 철저히 관리한다. 산소통은 정해진 장소에 넘어지지 않게 보관하고 화재위험, 금연표시를 하며 이를 조직구성원, 환자 및 가족에게 교육한다. 전기포트, 토스터기, 전기장판 등의 전기 전열기구 사용을 삼가고 수시로 점검한다. 비상구에 장애물을 두지 않으며 모든 조직구성원이 소방시설 위치와 사용법을 숙지한다.

화재 발생 시 즉시 상황을 파악하고 화재발생 경보를 울리고 산소통을 잠그며 환자 대피 후 필요한 서류를 침착하게 운반한 다음 대피한 환자 수와 상태를 파악한다.

화재 발생 시 구체적인 조치는 다음과 같다.

(1) 신고체계와 비상경보

화재발생 시 즉시 '불이야'외쳐서 불이 난 사실을 주변에 알리고, 119로 신속히 신고한다. 경보음이 울렸을 시는 수동발신기를 눌러 해당 층에 화재를 경보하며 소화기나 옥내소화전을 이용하여 화재를 초기에 진화하고 환자 및 내원객이 비상구를 이용하여 대피할 수 있도록 유도한다.

(2) 비상연락망

각 간호단위별 비상연락망을 통하여 신속히 연락한다.

(3) 조직구성원의 업무분담

화재로 비상 상황이 발생하면 화재 대피 유도반과 소화반 혹은 진압반으로 나누어 긴밀히 업무를 수행한다. 소화반은 소화전을 사용하여 건물관리센터 직원과 협력하여 화재를 초기에 진압한다. 대피 유도반은 환자 및 보호자를 안전하게 피난을 유도한다. 해당 기관의 상황실이나 중앙통제실의 안내방송에 따라 행동한다.

보통 보건의료기관의 진료부서는 비상상황의 기준에 따른 환자분류를 거동이 가능한 환자와 거동이 불가능한 환자로 분류한다. 그리고 응급카트를 준비한다. 진료 이외의 기타 부서에서는 중요한 물품과 문서를 분류하고, 자위소방대의 업무분담 내용에 따라 업무를 수행하거나 진료부서 지원을 준비한다. 각 간호단위에서는 수간호사 책임 하에 각자 임무를 수행하며 역할분담 체계를 갖춘다.

(4) 대피요령

- 대피는 1차 화점으로부터 타 방화구획으로 대피하고 2차 바로 아래층이나 피난 층으로 대피한다.
- 대피순위는 경환자부터 중환자, 보호자, 방문객, 조직구성원 순으로 한다.
- 화재발생 지점으로부터 반대방향 비상구 혹은 비상계단으로 대피하고 발화점 반대방향 피난 층이나 유도등을 따라 낮은 자세로 질서 있게 대피한다.
- 지하층이나 1층은 직접 외부로 대피한다.
- 대피 시 승강기 탑승을 금지하고 비상계단을 이용한다.
- 대피요원은 마스크 등 물수건을 준비하여 코와 입을 감싸고 환자대피에 임하며 환자상태에 따라 모포나 시트 등으로 환자 얼굴 부분을 덮고 후송한다.
- 정전에 대비하여 유도 및 대피임무를 수행하고 유도 요원은 가급적 장시간 실내 활동을 금하고 바깥 공기를 마실 수 있도록 자주 교대한다.

(5) 환자유형별 대피방법

환자는 혼자 보행이 가능한 환자, 보조자가 있으면 이동이 가능한 환자, 보행자체가 불가능한 환자, 중환자실 및 수술실 환자로 분류되며 이들의 대피방법이 다르기 때문에 다음 수칙에 따라 화재 시 이동하거나 대피한다.

- 중환자실 및 수술실 환자를 제외하고 대피요령은 물에 젖은 수건으로 유독가스로부터 입과 코를 보호하고 자세를 낮추어 간호사 지시에 따라 질서 있게 계단을 이용하여 지상 층이나 옥상으로 피난경로에 따라 이동한다.
- 엘리베이터는 절대로 이용하지 않으며 안내자 유도에 따라 대피하고 개인행동을 금지시킨다. 이동이 용이하지 않은 경우 전실 등에서 대기하면서 구조를 기다린다.
- 보행이 불가능한 환자는 간호사와 보호자의 안내에 따라 가까운 비상용 엘리베이터를 통해 옥외로 피난하거나, 비상용 엘리베이터 이용이 불가능한 경우 담요를 이용하여 들것을 만든 후 2인 1조로 이동하되 계단을 이용하여 가까운 지상 층이나 옥상으로 대피한다.
- 중환자실 및 수술실 환자는 이동 중 신중을 기하며 구조대원은 이송 중 응급조치를 취할 수 있는 장비를 가지고 침착하게 대피한다.
- 비상상황에서 의료가스가 차단된 경우 환자를 대피시킬 때 앰부백이나 이동용 산소를 사용하면서 필요시 이동용 흡인기를 이용하고, 응급구급용 카트도 준비한다.

(6) 응급상황대비

의료가스 차단이나 정전 시 환자에게 직접적인 산소 공급 장치나 의료기기 작동, 컴퓨터 사용에 문제가 발생할 수 있으므로 신속히 중앙의료가스실이나 전기실에 알린다. 환자와 보호자가 당황하지 않도록 안심시키며 산소가 나오지 않을 경우 주치의에게 연락하고 인공호흡기를 떼고 앰부백이나 마스크, 이동용 산소를 이용해 산소를 공급한다. 보통 보건의료기관의 경우 자체 발전시설이 구비되어 있다. 평소에 복도나 계단 입구에 설치된 유도등이 켜져 있는지 점검한다.

(7) 소화기 사용법

소화기는 손잡이를 잡고 화점으로 운반하고 손잡이 옆에 있는 안전핀을 뽑는다. 그 다음 노즐을 화점으로 향하게 하고 손잡이를 강하게 움켜지고 화점의 가장자리부터 중앙으로 서서히 방사한다.

(8) 옥내소화전 사용법

소화전 문을 열고 호스를 화점까지 가져간 다음 호스가 꼬이지 않도록 잘 편다. 1인은 노즐을 잡고 1인은 소화전 밸브의 핸들을 좌측으로 돌린다. 노즐을 견고하게 잡고 화점의 가장자리부터 중앙으로 천천히 화재를 진압한다.

Ⅲ 감염관리

1 의료기관 감염관리의 개요

병원감염은 '입원 당시에 없었던 혹은 잠복하고 있지 않던 감염이 입원기간 동안 혹은 퇴원 후 발생하는 것'이라는 정의가 널리 사용되고 있다. 1988년 미국 질병관리센터에서는 병원감염의 정의를 수정 보완하였는데 수술한 경우에는 퇴원 후 30일 이내, 이식물을 삽입한 수술의 경우에는 1년 이내에 발생한 감염도 포함되었으며 직원들의 감염도 병원감염에 포함하였다.

병원감염은 환자 자신의 내인성, 의료인에 의한 직접적인 전달, 환경적인 요인과 의료기구에 의해 발생할 수 있는 감염을 의미하며, 환자에게는 신체적, 정신적 고통과 경제적 부담, 인명의 손상을 초래할 수 있다.

우리나라 병원의 대표적인 병원감염으로는 요로감염, 창상감염, 폐렴, 패혈증 등이 있고 그 외의 감염은 감 염부위에 따라 구별한다. 과학과 의학의 발달은 많은 질환의 치료를 가능하게 하고 인간의 생명을 연장시켰으나, 한편으로는 노령인구의 증가, 만성퇴행성 질환자의 증가, 항암제·면역억제제의 사용으로 인한 면역부전환자의 증가, 장기간의 항생제 사용으로 인한 항생제 내성균 증가, 각종 인체 내 삽입기구 시술의 확대 등으로 병원감염이 증가되고 있는 실정이다.

병원감염의 2/3 정도는 환자자신의 면역능력저하로 인해 자신의 구강, 장 등에 가지고 있던 세균에 의해서 발생하는 내인성 감염이며, 1/3 정도는 외부에 있는 균이 진료 과정의 여러 가지 처치, 즉, 요로나 혈관카데터 삽입, 내시경 검사 등과 관련되어 발생하는 외인성 감염이다. 감염관리를 통해서 예방할 수 있는 부분은 바로 외인성 감염에 해당하는 부분을 말한다. 국내 병원감염의 빈도는 요도감염이 가장 높게 나타났으며 폐렴, 수술부위감염, 혈류감염 순으로 발생하고 있다.

이러한 병원감염으로 인한 환자사망률의 증가 등 의료의 질 저하와 의료비의 증가 및 낭비 등을 줄이는 감염관리도 위험관리 프로그램과 관련되어 질 관리의 중요한 부분을 차지한다.

2 감염관리지침

1) 감염전파의 3요소

(1) 감염원

① 인간

의료기관 내 감염을 일으키는 미생물의 인간 감염원(human source)은 환자, 직원, 방문객 등이 있으며, 다음과 같은 경우도 포함된다.

- 급성 질환자, 외형상의 질병은 없으나 감염원을 가진 집락화 된(colonized) 사람, 질병의 잠복기에 있는 사람, 감염원의 만성적인 보균자
- 환자 자신이 갖고 있는 내인성 정상 상주균(관리가 어려움)

② 기타 오염된 무생물환경

사람이 아닌 기구나 약물 등도 감염원의 역할을 할 수 있다.

(2) 숙주

병원성 미생물에 대한 저항성은 사람에 따라 매우 다양하다. 감염에 면역성을 가지고 있거

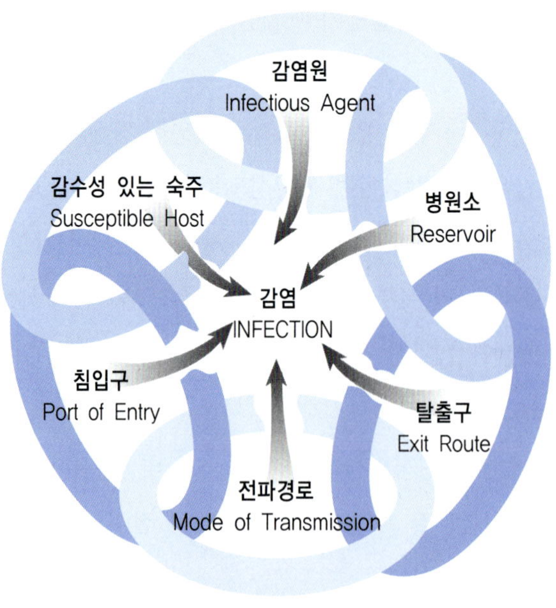

그림 8-1 감염사슬

나 감염원에 의한 집락화(colonization)가 잘 안 되는 사람이 있는가 하면, 동일한 원인균에 노출된 다른 사람은 감염 미생물에 의한 무증상 보균자가 될 수도 있고, 또 다른 사람은 질병이 발생할 수 있다.

감염에 대한 숙주의 감수성에 영향을 미치는 요인은 연령, 기저 질환, 치료방법(항생제 치료, 스테로이드(corticosteroid) 치료, 기타 면역억제제, 방사선 치료), 수술·마취·유치 도뇨관 삽입 등과 같은 1차 방어기전의 파괴 등과 같은 숙주 요인들이 될 수 있다.

(3) 전파

미생물의 전파에는 여러 가지 경로가 있으며 동일한 미생물이라도 한 가지 이상의 경로로 전파될 수 있다. 주요 전파경로는 접촉(contact), 비말(droplet), 공기(airborne), 일상매개(common vehicle), 생물매개(vector-borne) 등이다.

① 접촉전파

의료기관내 감염전파 유형 중 가장 중요하고 빈번한 전파로 직접접촉전파(direct-contact transmission)와 간접접촉전파(indirect-contact transmission)가 있다.

가. 직접접촉전파(direct-contact transmission)

감수성 있는 숙주와 감염된 또는 집락화 된(colonized) 사람과 신체 표면과 신체 표면의 직접적인 접촉과 미생물의 물리적인 전파에 의한 감염을 말한다(예, 환자의 체위를 바꾸거나, 환자를 목욕시키거나, 기타 환자와의 직접적인 접촉이 요구되는 환자를 진료나 간호할 때).

또는 2명의 환자 사이에서도 직접접촉에 의한 전파는 가능하며 한 명은 감염성 미생물을 가지는 감염원으로 다른 한쪽은 감수성이 있는 숙주로 기능할 수 있다.

나. 간접접촉전파(indirect-contact transmission)

감수성이 있는 숙주가 오염된 매개물, 주로 무생물 환경과 접촉하는 경우이다(예, 오염된 기구, 바늘, 드레싱, 씻지 않은 오염된 손과 다른 환자에게 사용한 오염된 장갑).

② 비말전파

이론적으로는 접촉전파의 한 형태이나, 숙주까지 병원성 균이 전파되는 기전에 다소 차이가 있어서 구별하며, 비말은 감염원인 사람이 재채기, 콧물, 이야기, 흡인, 기관지경 검사와 같은 시술을 할 때 생성된다. 생성된 비말(droplet)이 공기를 통과해 단거리를 이동하여 숙주의 결막, 비점막, 구강에 정착할 때 전파가 일어난다. 비말(droplet)은 공기 중에서 부유된 상태로 있지 않기 때문에 특별한 공기조절(air handling)이나 환기시설(ventilation)은 필요치 않다. 이러한 점이 공기전파와 다른 점이다.

③ 공기매개 전파

공기매개 비말핵[airborne droplet nuclei : 장기간 공기 중에 부유된 상태로 있으며, 미생물을 포함하는 droplet의 작은 particle residue(5μm 이하)] 또는 감염원을 포함하는 분진(dust particle)의 분산에 의해 전파된다. 이런 방식으로 전달된 미생물은 공기의 흐름에 의해 쉽게 흩어지고 같은 방 또는 환경요인에 따라 감염원 환자로부터 먼 거리에 있는 감수성 환자에게 흡입될 수 있다. 따라서 특별한 공기조절(air handling)과 환기시설(ventilation)이 요구된다. 공기전파를 보이는 미생물로는 결핵균(mycobacterium tuberculosis), 홍역(rubeola), 수두(varicella viruses) 등이 있다.

④ 일상매개전파

오염된 음식, 물, 약, 기구나 장비에 의해 미생물이 전파된다.

⑤ 생물매개전파

모기, 파리, 쥐, 기타 해충 등에 의해 미생물이 전파된다.

2) 감염관리 지침

- 감염관리가 효과적으로 운영되기 위해서는 감염관리체계가 우선적으로 확립되어 있어야 한다.
- 감염관리 정책과 우선순위를 정한다.
- 병원감염 조사를 실시하여 병원감염의 실상 파악 뒤 우선순위를 결정한다.
- 병원 감염관리 사업이나 교육을 진행하는 등의 병원감염 발생 감시체계를 구축한다.
- 감염관리를 위한 세부적인 규칙이나 지침들을 수립하고 의료기관 직원들에게 지속적인 교육을 실시한다.
- 의료기관의 병상 수에 따라 전담하는 감염관리 전문간호사를 배치하는 것이 필수적이다(의료법 시행규칙 제46조 1항). 감염관리 전문간호사의 역할은 주로 병원감염의 감시(감시와 보고로 구성)와 감염관리에 대한 교육이다.

(1) 피부소독

젬멜바이스(Semmelweise, 1847)는 산욕열이 의료진의 손과 관계가 있음을 밝히면서 손 씻기의 중요성을 밝혔다. 오늘날 면역기전이 저하된 환자가 더 증가됨에 따라 손 씻기는 더욱 중요한 감염 예방법이라고 할 수 있다. 손 씻기는 일시적 집락균을 제거하여 교차감염을 줄이는 데 있다. 일시적 집락균이란 피부에서 생식 또는 증식하지 못하지만 일시적으로 집락되어 있는 균을 말하며 손 씻기로 쉽게 제거될 수 있다.

손 씻기는 비누나 세정제로 10~15초간 손을 씻거나, 손소독제(항균비누, 세정제, 알코올)를 이용하여 10~15초간 손 씻기, 또는 수술용 손 씻기로 항균비누나 세정제를 사용하여 솔로 마찰하여 3분 이상 문지르거나 알코올이나 손 소독제로 20초 이상 씻는 행위를 말한다.

(2) 의료기구 관리

의료기구 중 골수 생검, 늑막 생검 및 간 생검용 등에 사용하는 특수 바늘 종류는 사용 후 소독제로 통과한 후 소독을 위해 반납한다. 환자 옆에 별도로 비치하였던 혈압계, 체온계 등은 다른 환자 사용 이전에 HBV quat(살균 탈취 세척제)나 70% 알코올로 잘 닦아둔다.

(3) 세척, 소독, 멸균

① 세척

물품이나 표면으로부터 세제나 효소제품을 이용하여 손 또는 기계를 이용하여 눈에 보이는 오염을 제거하는 과정이다. 일반적으로 물과 기계적인 마찰, 세제를 같이 사용한다. 환자에게 사용한 물품은 사용 후 바로 물과 세제 혹은 중성세제로 세척한다. 바로 세척이 어려운 경우에는 물에 적셔 두거나 세척용액에 침적하여 오염물이 굳거나 말라 세척 효과가 떨어지는 것을 방지한다. 세척 시에는 장갑, 방수 앞치마를 사용하고, 필요 시 마스크, 보안경 등을 착용하여 직원 감염을 예방한다. 침적 시 물품이 모두 잠기도록 하며, 침적 시간을 준수한다. 세척제는 기구와 금속종류와 그 외의 다른 재질에 적합한 것을 선택하며, 소독이나 멸균에 영향을 주지 않도록 충분히 헹구어 낸다. 세척한 기구와 물품은 중앙공급실로 보내기 전까지 밀폐된 용기에 보관한다. 보관용기는 주기적으로 세척한다. 세척이나 소독, 멸균과정에 영향을 줄 수 있는 기구의 손상부분을 확인하고, 기능에 문제가 있거나 세척, 소독/멸균이 부적절하다면 수리를 하거나 폐기한다. 건조는 건조대 위에 놓거나 걸대에 두어 자연 건조시키며, 세척 장소 주변의 청결 및 건조를 유지시킨다.

② 소독

아포를 제외한 모든 병원성 미생물을 제거하는 것으로 무생물에 적용하는 것이다. 소독 방법은 높은 수준의 소독, 중간 수준의 소독, 낮은 수준의 소독으로 구분한다. 각 단계별 물품과 소독제 종류 및 희석방법, 침전시간, 소독제 교환주기 등 규정을 숙지하고 적용해야 한다.

결핵, 로타바이러스, C.difficle 및 각종 항생제 내성균 환자가 사용한 물품은 애니오자임 200배 희석(물 1L+5cc, 밀봉보관 시 72시간 사용) 15분 침적 후 세척한다. 소독제 원액 취급 시 장갑, 보안경, 마스크, 비닐 앞치마 착용, 스프레이 시 마스크, 장갑 등을 착용하여 신체손상을 예방한다. 간호단위관리자는 물품을 사용하는 환자의 안전성, 기구의 기능 유지, 소독효과, 비용 및 소독제를 다루는 직원의 안전성을 고려하여 소독지침을 제시해야 한다.

③ 멸균

아포를 포함한 미생물의 모든 형태를 파괴하고 제거하는 것으로, 의료 환경에서는 물리적 혹은 화학적 방법으로 시행한다.

(4) 표준주의지침

표 8-1 표준주의지침

구분	내용
손씻기	• 환자를 간호하기 전과 간호한 후 • 장갑을 사용하기 전과 사용한 후 • 한 환자와 접촉한 후 다른 환자를 접촉하기 전
장갑	• 혈액, 체액, 분비물, 배설물, 오염된 기구 등과 접촉할 때 • 점막이나 손상된 피부와 접촉하기 전
마스크/눈 보호 장비	• 혈액이나 체액이 튀거나 분사될 가능성이 있는 처치를 수행할 때 피부나 의복을 보호
기타 주의사항	• 주사바늘, 칼날이나 날카로운 기구 등을 사용할 때 손상 예방 • 처치 후 날카로운 기구를 다룰 때 • 사용한 기구를 닦을 때 • 사용한 주사바늘을 버릴 때
대상질환	• 모든 환자 • 모든 혈액, 체액, 분비물, 배설물, 오염된 기구

3) 격리주의 지침

격리주의 지침으로는 접촉격리주의지침, 비말격리주의지침, 공기격리주의지침 등이 있다.

(1) 접촉격리주의지침

표 8-2 접촉격리주의지침

구분	내용
병실	• 격리
마스크	• 필요시 사용
장갑	• 병실에 들어갈 때 착용 • 병실에서 나오기 전에 벗기
손씻기	• 장갑을 벗은 후 소독제가 포함된 비누로 손을 씻고 씻은 후에는 손의 재오염 피하기
가운	• 환자나 환경에 직접 접촉이 예상되면 환자의 방에 들어갈 때 착용
환자이동	• 꼭 필요한 경우를 제외하고는 환자의 이동 제한 • 이동 중에는 병원균의 전파위험을 최소한으로 하도록 모든 주의를 엄격히 준수한다.
환자사용물품	• 가능한 물품은 개별 사용 • 공통적으로 사용하는 기구는 반드시 다른 환자에게 사용 전에 청결 및 소독
대상질환	• 다제내성균(MRSA, VRE, 기타 감염관리위원회에서 지정한 균주), RSV, Parainfluenza, Herpes simplex • Highly contagious skin infection(scabies, lice, impetigo) • Infant/young children(<6세) or anyone diapered/incontinent • Enterovirus, Hepatitis A, Rotavirus, Shigella, Giardia, other gastroenteritis • 표준주의지침준수

(2) 비말격리주의지침

표 8-3 비말격리주의지침

구분	내용
병실	• 가능한 1인실에 격리 • 환자를 코호트하는 경우에 다른 환자와의 거리 간격 : 1m
마스크	• 환자와의 거리가 1m 이내인 경우에는 항상 마스크 착용
환자이동	• 반드시 필요한 경우를 제외하고는 이동제한 • 이동 중에는 환자에게 수술용 마스크 사용 • 환자를 받는 지역에 환자의 이동을 알려주기
대상질환	• Haemophilus influenza/수막염 • N. Meningitis/Meningitis/Sepsis • Pharyngeal Diphteria, Mycoplasma Pneumonia, Pertusis, Influenza, Mumps, Parvovirus B19, Pneumonic Plague • Group A strep(Pharyngitis, Pneumonia, Haemophilus influenza, Scarlet Fever, in infants and young children) • 표준주의지침준수

(3) 공기격리주의지침

표 8-4 공기격리주의지침

구분	내용
병실	• 1인실에 격리 • 음압유지 • 방문은 반드시 닫기
마스크	• 결핵 - N95 Respirator • 수두, 홍역 - 면역이 있는 사람은 사용할 필요 없음 • 감수성이 있는 사람은 환자의 방에 들어가지 않음
환자이동	• 반드시 필요한 경우를 제외하고는 이동제한 • 이동 중에는 환자에게 수술용 마스크 사용 • 환자를 받는 지역에 환자의 이동을 알려주기
대상질환	• 결핵(TB) 의증/확진, 홍역, 수두 • 대상포진, disseminated zoster • 대상포진, immunocompromised • 출혈열, e.g. Ebola • 표준주의지침 및 접촉격리주의지침 기본적으로 준수

4) 감염관리 활동

(1) 감염관리 주요 업무

① 감염발생 감시

병원 내 감염의 발생과 분포, 발생 위험이 증감되는 요건이나 상황을 체계적으로 계속 관찰하는 것을 말하며, 이렇게 수집된 자료는 정기적으로 분석하여 감염 발생의 문제를 해결할 적절한 행동을 취할 수 있는 사람에게 보고하는 과정을 모두 포함한다.

② 유행발생 조사

일정 지역 내에서 일정기간 동안 질병 발생이 기대수준 이상으로 증가하거나, 존재하지 않던 새로운 질병이 발생하는 것에 대해 유행 조사의 정의를 세우고 이에 대한 자료 수집과 조사를 하는 것이다.

③ 감염관리 프로그램 운영

- 감염대책 위원회 운영
- 감염관리 규정 및 지침 작성

- 법정 전염병 관리
- 각종 지침 수행평가

④ 감염관리 교육, 직원 감염 관리, 감염 관련 상담 및 연구

3 직원과 환자 감염관리

1) 직원 감염관리

병원에 내원하는 환자 중에는 병원의 특성에 따라 다르지만 3차 의료기관의 경우 15~20%의 감염환자가 있고 이 감염증의 일부는 의료인에게 건강을 위협하는 위험요인이 된다. 의료인에게 건강문제를 일으키는 병원내의 감염에는 혈액을 통한 감염과 임신중인 여성 직원에게 문제가 되는 공기로 전파되는 바이러스, 결핵, 유행성수막구균 감염증, 그 외 공기로 전파되는 출혈성 바이러스 감염이 있다. 특히 임신한 직원에게 문제가 되는 것은 바이러스감염으로 임신 3개월 미만에 감염될 경우 선천성 기형의 발생이 높은 풍진은 여성 직원에게 큰 위험이 되기 때문에 병원 차원에서의 예방접종이 필요한 질환이다.

병원에서 의료인에게 빈번하게 문제가 되는 혈액을 통한 감염증에는 HIV 감염, B형 간염, C형 간염, 매독 등이 있고 이들은 주로 주사침 등 혈액으로 오염된 날카로운 물건에 찔려서 발생한다.

혈액매개감염노출 사고(Needle Stick Injury, NSI)는 주사바늘을 사용한 후 다시 뚜껑을 씌울 때 흔히 발생되므로 주의를 요한다. 최근에는 사용한 주사바늘의 뚜껑을 다시 씌우는 행위(recapping)를 금하고 있다. 사용한 주사바늘은 별도의 주사바늘 수거용기에 뚜껑을 씌우지 않고 그대로 넣어 수거한다. 사고가 발생하면 노출된 상처를 비누와 물로 씻고, 점막은 생리식염수로 잘 닦아낸다. 또한 각 기관마다 정해진 절차에 따라 감염노출 보고서를 작성하여 부서장에게 보고하고 필요한 조치를 받는다. 혈액매개감염노출 사고발생 시 업무처리는 다음과 같다.

- 평일인 경우 통상 보건의료기관의 의무실을 방문하여 정해진 보고양식대로 감염노출 보고서를 작성하여 제출한다.
- 보고서에는 노출현황, 노출 원인제공자의 감염경력의 확인과 현재 상태가 기록되고, 노출자의 면역력도 확인한다.
- 원인제공자의 검사결과를 확인하고 필요시 검사를 위한 조치를 취한다.

- 필요시 해당 백신이나 면역글로블린을 투약한다.
- 노출자의 검사나 진료 등의 추후 관리계획을 수립한다.
- 보건의료기관의 정해진 절차대로 수납 처리한다. 통상 공상으로 처리하도록 요청한다.
- 노출자는 채혈실에서 채혈하여 해당 검사를 수행한다.
- 검사결과를 확인하고, 필요한 경우 감염내과나 소화기 내과의사의 진료를 받는다.

2) 감염 예방관리

다음은 병원 직원의 감염예방을 위한 일반적인 지침이다.

- 병원직원 채용시 신체검사를 통해서 감염질환의 유무와 예방접종 시행 여부를 확인한다.
- 병원 근무자들은 질병의 종류와 전파의 위험도에 따라 예방접종을 시행한다.
- 병원근무자들은 병원규정에 따라 매년 1회 정기 신체검사를 받아야 하며, 중환자실, 수술실, 응급실 등과 같이 감염에 노출이 많은 부서는 매년 2회를 받아야 한다.
- 병원직원이 전염성 질환에 감염된 경우에는 근무를 제한하도록 하며, 근무지 이동시 의료인과 환자에게 노출될 수 있는 위험인자를 고려하여 결정한다.
- 주사침이나 수술 칼날, IV 캐뉼라 등 날카로운 기구는 주사침용 쓰레기통에 버리며, 사용 후 주사바늘은 뚜껑을 씌우지 않는다.
- 바늘 끝이 사용자의 몸 쪽으로 향하지 않도록 하고 바늘을 부러뜨리거나 구부리지 않도록 한다.
- C형 바이러스 간염환자의 혈액이나 체액에 오염된 주사침에 찔리거나 점막이 노출된 경우 감염관리실을 통해 면역 글로불린 주사를 맞는 것이 좋다.
- B형 간염 항원 양성가능성이 있는 환자의 혈액이나 체액에 오염된 주사침에 찔리거나 점막이 노출된 경우 직원 예방접종 상태에 따라 예방접종을 하거나 면역 글로불린 주사를 맞는다.

3) 감염환자 격리 절차

(1) 감염환자 격리 확인

- 모든 환자는 표준 격리 방법에 준해 관리하며 특별한 격리가 필요할 경우 감염관리실에 보고하고, 병원감염 관리지침 격리방법에 따른다.

- 의료인은 환자 병실 출입 시 주의사항에 대해 환자, 직원, 보호자 및 방문객에게 교육한다.
- 환자의 차트와 침상카드에 스티커 등을 표시하여 모든 의료인이 파악하도록 한다.
- 전산시스템에 전산 경고 표시를 등록한다.

(2) 격리 대상 질병 확인

혈액을 주의하거나 접촉 혹은 호흡기를 주의하는 질병을 나누고 확인한다.

(3) 감염환자의 격리 방법

① 격리실 이용

격리가 필요한 환자는 우선 1인실을 이용하고 출입문은 항상 닫아둔다.

② 표준전파 주의

손 씻기, 장갑, 마스크, 가운을 착용하고 환자 처치 기구는 소독한다.

③ 접촉 격리

- MRSA, VRE 등의 감염은 장갑과 세탁된 가운이나 비닐 앞치마를 입고 처치 후 환자의 병실을 떠나기 전에 가운을 벗고 나온다.
- 환자 처치 전 후에 손 씻기를 한다.

④ 공기전파 주의

- 홍역, 수두, 결핵 등의 질환이 있는 모든 대상자는 격리실을 사용하고 출입문은 반드시 닫아둔다.
- 감염질환에 감수성이 있는 직원이나 방문객은 병실 출입을 금한다.
- 의료진을 포함한 모든 사람이 격리실에 출입할 때 특수 마스크를 쓴다.
- 환자의 이동은 최소화한다.

⑤ 비말전파 주의

- 비말에 의해 전파되는 세균성, 바이러스성 호흡기계 감염자는 다른 환자와는 적어도 1m 정도 멀리 둔다.
- 환자가 사용한 청진기, 혈압기, 직장 체온계 등은 다른 환자와 같이 사용하지 않는다.

(4) 격리표시

환자침상과 차트에 스티커를 부착하여 감염환자 관리를 위한 의사소통의 수단이 될 수 있게 표시하고 효율적 정보관리를 한다.

(5) 격리해제 후 청소방법

- 격리환자가 사용한 모든 병실의 물품은 오염된 것으로 간주하고 소독제로 닦아주거나 교체한다.
- 커튼도 교체하는 것을 원칙으로 한다.

4 의료기관 환경과 감염관리

1) 의료폐기물 감염관리

(1) 의료폐기물의 정의

보건·의료기관, 동물병원, 시험·검사기관 등에서 배출되는 폐기물 중 인체에 감염 등 위해를 줄 우려가 있는 폐기물과 인체 조직 등 적출물, 실험동물의 사체 등 보건·환경보호 상 특별한 관리가 필요하다고 인정되는 폐기물로서 대통령령으로 정하는 폐기물(폐기물관리법 제2조 제5호)을 뜻한다.

※ 의료폐기물은 지정폐기물의 하나(지정폐기물 : 사업장폐기물중 폐유·폐산 등 주변 환경을 오염시킬 수 있거나 의료폐기물 등 인체에 위해를 줄 수 있는 유해한 물질로서 대통령령으로 정하는 폐기물)

(2) 의료폐기물 종류(폐기물관리법 시행령 별표 2 관련)

① 격리의료폐기물

「전염병예방법」 제2조 제1항에 따른 전염병으로부터 타인을 보호하기 위하여 격리된 사람에 대한 의료행위에서 발생한 일체의 폐기물

② 위해의료 폐기물

- 조직물류폐기물 : 인체 또는 동물의 조직·장기·기관·신체의 일부, 동물의 사체, 혈액·고름 및 혈액생성물(혈청, 혈장, 혈액제제)

표 8-5 의료폐기물 관리 지침

폐기물종류		전용용기	도형색상	보관기간
격리의료폐기물		상자형 합성수지류	붉은색	7일
위해의료 폐기물	조직물류폐기물	상자형 합성수지류	노란색	15일(치아는 60일)
	(재활용하는 태반)	상자형 합성수지류	녹색	15일
	손상성폐기물	상자형 합성수지류	노란색	30일
	병리계폐기물	합성수지류, 골판지류 (또는 봉투형)	노란색(검정색)	15일
	생물화학폐기물	합성수지류, 골판지류 (또는 봉투형)	노란색(검정색)	15일
	혈액오염폐기물	합성수지류, 골판지류 (또는 봉투형)	노란색(검정색)	15일
일반의료 폐기물		합성수지류, 골판지류 (또는 봉투형)	노란색(검정색)	15일

출처 : 의료폐기물 관리지침. 환경부. 2018.

- 병리계폐기물 : 시험·검사 등에 사용된 배양액, 배양용기, 보관균주, 폐시험관, 슬라이드, 커버글라스, 폐배지, 폐장갑
- 손상성 폐기물 : 주사바늘, 봉합바늘, 수술용 칼날, 한방침, 치과용침, 동물병원에서 발생한 동물사체나 동물의 피, 고름은 조직물류에 해당하며, 배양용기, 시험관, 슬라이드, 커버글라스, 수술용 칼날, 한방침, 치과용침은 1회용 이외에는 자체 소독·멸균 등을 거쳐 재사용은 가능하나 최종적으로 버릴 경우 의료폐기물로 처리

③ 일반의료 폐기물

혈액·체액·분비물·배설물이 함유되어 있는 탈지면, 붕대, 거즈, 생리대, 일회용 주사기, 수액세트

❀ 비고 :

- 의료폐기물이 아닌 폐기물로서 의료폐기물과 혼합되거나 접촉된 폐기물은 혼합되거나 접촉된 의료폐기물과 같은 폐기물로 본다.
- 채혈진단에 사용된 혈액이 담긴 검사튜브, 용기 등은 조직물류 폐기물로 본다.

2) 세탁물 관리

국내 세탁물 관련 의료법으로는 '의료기관 세탁물 관리규칙'이 있으며 이 규칙은 의료법 제16조 제2항 및 제3항의 규정에 의하여 의료기관에서 발생하는 세탁물의 처리방법 등 세탁물의 관리에 관한 기본 사항들을 규정하고 있으며, 세탁물 처리 장소가 자체 처리 또는 위탁 처리이든 상관없이 이 규정은 일관되게 적용되어야 한다. 세탁물에 관한 용어 정의는 다음과 같다.

(1) 의료기관 세탁물

의료기관에 종사하는 자와 진료 받는 환자가 사용하는 것으로서 세탁 과정을 거쳐 재사용할 수 있는 세탁물을 말한다.

- 침구류 : 이불, 담요, 시트, 베개, 베갯잇 등
- 의류 : 환자복, 가운 등
- 린넨 류 : 소독포, 기계포, 마스크, 모자, 수건, 그 밖의 린넨 류 등
- 기타 : 커튼, 씌우개 류, 수거 자루(햄퍼) 등

(2) 오염세탁물

유색용기나 '오염세탁물'이라고 표시된 용기를 사용하며 의료기관 세탁물 중에서 감염성 물질에 오염되었거나 오염될 우려가 있는 다음과 같은 세탁물을 말한다.

- [감염병 예방법]에 따른 감염병 환자가 사용한 세탁물과 감염성 병원균에 오염될 우려가 있는 세탁물
- 환자의 피, 고름, 배설물, 분비물 등에 오염되었거나 오염의 우려가 있는 세탁물
- 그 밖에 감염성 병원균에 오염된 세탁물

(3) 기타 세탁물

의료기관 세탁물 중에서 오염세탁물 외의 세탁물을 말한다.

(4) 일반 세탁물

의료기관 세탁물 외의 세탁물을 말한다.

3) 환경소독

하루에 한 번 이상 환자 주변 가구와 병실을 보건의료기관에서 정한 소독제로 닦아주며 환자 퇴원 후에는 즉시 소독제로 모든 표면이 충분히 젖도록 닦아주고, 10분 정도 지난 후 소독제가 마르고 나면 다른 환자를 입원시킬 수 있다.

4) 보호자와 방문객

방문객은 가능한 한 제한한다. 반드시 방문이 필요한 경우에는 보건의료기관 구성원과 동일한 주의사항을 지키도록 한다.

5) 환자 이동 시

환자가 이동 시 사용한 휠체어, 워커 및 크러치 등은 소독 후 다른 환자가 사용하도록 한다. 환자의 이동을 돕는 직원이나 보호자는 환자와 접촉 전후 반드시 손 씻기를 실시하여야 하며 필요 시 환자 담당간호사나 간호단위 관리자가 교육을 실시한다. 검사실과 수술장 등 입원실 이외 지역에서 감염환자를 다룰 때는 간호단위 관리지침에 준하여 실시하되 가능하면 그날 마지막 환자가 되도록 순서를 조정한다. 또한, 이동용 심전도, 엑스레이, 초음파 검사기구 등은 다음 환자에게 사용하기 전에 표면을 지정된 소독제로 닦아주고, 피부 접촉부위는 70% 알코올로 닦아준다. 환자를 다른 병원으로 이송시킬 경우에는 내성균을 보유하고 있음을 알려 준다.

Ⅳ 약품 및 물품관리

1 약품관리

1) 약품관리의 중요성

환자에게 정확하고 안전한 투약간호를 수행하기 위해 간호사는 자신의 역할과 책임을 명확히 규명해야 한다. 간호사는 경구, 경관, 설하, 근육, 피하, 정맥 내, 피내, 직장내, 질내 투약 범위의 책임 영역을 명확히 숙지하되 경막 외, 흉강 내, 척수강 내, 관절강 내의 투약은 자신의 책임영역 밖임을 명심해야 한다.

정확한 투약간호를 이행하기 위해서는 병원의 규정된 교육 프로그램을 이수하고 단계별 투약간호 관련 요건을 갖추고 있어야 한다.

2) 약품처방 체계

(1) 정규처방

주치의가 다음 날 치료계획을 입력하게 될 때 발생된다. 그 처방을 취소하거나 변경하기 전까지 지속된다.

(2) 응급처방 및 수시(prn)처방

환자의 상태에 따라 처방을 달리 하는 것으로 응급처방은 환자의 상태가 위급하여 빠른시간 내에 투여하는 약물이다.

(3) 추가처방

정규처방 이외에 처방이 변경되거나 입원 시 발생 되는 처방으로 1일 이내로 제한된다.

(4) 퇴원처방

입원한 환자가 퇴원할 경우 처방되는 것이다.

3) 약품 보관방법

약품을 적절하게 보관하고 저장하는 것은 약물안정성 유지에 중요하다. 다음은 약품의 보관방법이다.

- 인슐린, 약품 등은 약품보관 냉장고(적정 온도 2~8℃)에 보관한다.
- 고영양 수액제 같은 차광을 요하는 약품은 빛을 피하여 차광용 비닐을 씌워 보관한다.
- 마약은 이중 잠금장치가 있는 마약장에 보관한다.
- 항생제, 일반주사제, 수액은 실온에서 투약카트나 약품장에 보관한다.
- 약품은 빛, 열, 습기, 가스 등에 노출되면 대부분 화학적 변화를 일으키므로 주의한다.
- 약품의 뚜껑이 있다면 닫아서 보관하여 변질을 막는다.
- 약품에 기재되어 있는 유효기간은 반드시 지키며 정기적 점검이 필요하다.
- 약품을 개봉하거나 혼합할 때, 투약을 준비할 때 수시로 유효기간을 확인한다.
- 주의를 요하는 고위험약품, 약품 보관 위치가 비슷하거나, 모양이 비슷하여 투약 오류를 범하기 쉬운 약품은 특히 보관에 주의한다.
- 간호사는 약품설명서 중 보관에 대한 사항을 숙지한다.
- 약품은 용도별로 보관하며 환자의 접근이 가능하지 않은 곳에 보관한다.

4) 마약관리 방법

(1) 마약류의 정의

마약류는 마약·향정신성의약품 및 대마를 말하며, 향정신성의약품은 인간의 중추신경계에 작용하는 것으로 이를 오용 또는 남용할 경우 인체에 현저한 위해가 있다고 인정되는 것으로서 대통령령이 정하는 것으로 한다.

(2) 마약류의 보관

모든 마약은 다른 의약품과 구별하여 잠금장치가 되어 있는 견고한 장소에 반드시 저장하여야 한다. 또한, 다른 의약품의 보관장소와 별도로 구별된 곳이어야 하며, 마약보관장은 이중 잠금장치가 된 철제금고여야 하며 일반인이 쉽게 발견할 수 없는 장소에 설치하되 쉽게 이동할 수 없어야 한다.

(3) 마약의 처방

입원환자의 처방은 경구 및 주사약을 각각 1일분씩 처방할 수 있고, 외래 및 퇴원환자의 경구약은 30일분 이내, 주사약은 1회 용량이 처방 가능하다. 주사약은 환자 및 보호자에게 직접 줄 수 없고 처방 병원 내에서 투약하여야 하되 가정간호 제공 시에는 별도로 처방된다. 또한, 퇴원 시 마약 처방 후 퇴원이 취소된다면 반드시 반납한다.

(4) 단위별 마약류 관리 책임자

마약류 관리책임자는 병동의 간호관리자로, 그 이름이 기재된 스티커가 마약장에 부착되어 있어야 하고 만약 공식발령으로 간호관리자가 변경되면 '마약류 관리 서약서'에 자필 서명하여 약제과로 제출한다.

(5) 마약 수령

파손 방지를 위해 별도로 지급된 가방을 이용하여 이동하도록 하되 마약의 수령과 반납은 직원에 의해 직접 수령하도록 한다.

(6) 주사제 마약류 파손 시

파손상태 그대로 깨어진 조각까지 보존하며 '마약류 사고와 관련된 발생 보고서'를 작성하여 약제부로 보낸다. 내용에는 보고 시, 파손 경위, 파손한 자, 파손 후 상태를 정확히 보고해야 한다.

5) 고위험 약품 관리

- 고위험 약품은 구두나 전화 처방을 원칙적으로 금지한다. 단 심폐소생술 단계에 준하는 응급환자를 치료 중이거나 수술 및 시술 진행 중인 경우는 예외 상황으로 간주한다. 예외 상황에서 구두 및 전화 처방된 내용은 예외 상황 종료 후 바로 전산 입력 및 수정하도록 한다.
- 약품은 각 병원의 정해진 규정에 따라 안전하게 보관한다. 특히 고위험 약물은 다른 약물과 보관 장소를 달리하고 식별 가능한 표지를 부착하여 약물 사용 시 정확하게 구별이 쉽도록 해준다.
- 항암제, KCL과 같은 고농축 전해질 보관 장소에는 '반드시 희석 후 사용'이라는 문구를 기재하여 희석없이 직접 주입하지 않도록 한다.
- 원칙적으로 사용하고 남은 약품은 즉시 폐기한다(헤파린, 인슐린 등은 의료기관의 규정에 따름).
- 개봉한 약제는 약품명, 유효기간, 개봉일자를 포함하여 겉면에 표기한다.

6) 약품의 교환 및 반납 절차

약품의 교환 및 반납은 정해진 절차에 따라 시행된다. 비품약의 경우 연 단위로 교환하며, 월 단위로 잉여약과 비품약 반납과 청구를 하고, 퇴원약이나 중지된 약은 매일 반납한다. 유효기간이 표시된 약은 유효기일 만기일 이전에, 유효기일이 명시되지 않은 약은 규정에 따라 주기적으로 교체한다. 잉여약은 사용하고 남은 약으로 지정된 시기에 약국에 반납하며 파손약품에 대해서는 파손보고서를 작성한다. 가루약, 개봉한 물약 등은 반납되지 않는다. 퇴원환자의 반납약은 퇴원계산 전에 처리해야 진료비에 계산되지 않는다.

파손약품이 발견되면 간호관리자에게 보고하고 파손약품보고서를 작성하여 정해진 절차에 따라 처리한다. 파손약품은 보관하고 있다가 서류와 함께 약국으로 보낸다. 깨진 것도 버리지 말고 상급자 확인 후 반납이나 폐기한다.

최근 항암제 사용이 증가하므로 항암제 폐기 및 반납 지침에 대해 알아본다.

- 항암제는 혼합 조제되어 간호단위로 배송된 항암제는 반납이 불가하므로 폐기한다.
- 항암제 폐기는 별도의 정해진 절차에 따라 보고서를 작성하고, 보고서와 함께 폐기 항암제를 약국으로 보낸다. 이 절차는 담당간호사와 해당 간호단위를 관할하는 간호과장이나 팀장, 주치의 서명이 필요하다.

- 항암제 반납은 혼합 조제되지 않은 상태의 바이알 제제의 항암제는 반납이 가능하다. 이는 통상적으로 이루어지는 처방시스템에 따라 약 주사 반납처방 입력으로 가능하다.

7) 투약 오류 감소 방안

투약은 임상에서 간호사가 수행하는 업무 중 많은 부분을 차지하는 것이므로 투약 오류는 간호사의 업무와 많은 관련이 있다. 투약 오류는 의사의 처방에 따라 정확한 투약 시간에 맞추어 투약되지 않거나 적절한 약물치료를 받지 못하거나 적절하지 못한 약물이 투여되는 상태로 처방기재 오류, 환자의 복약 이행 오류, 조제 오류 등이 있다. 간호업무의 약 40%를 차지하는 투약 업무는 약물과 투약과정 전반에 걸친 지식, 기술, 태도를 요구하는 간호사의 필수적인 의무로서 매우 중요한 간호 업무이며 오류가 일어났을 경우 심각한 위험을 초래하므로 반드시 신중하게 해야 한다. 투약 오류를 줄이기 위해 간호사는 투약의 6원칙 및 정확한 설명, 정확한 기록을 지켜야 하며 투약 전과 투약 후에도 환자의 상태를 주의 깊게 관찰하여 투약으로 인한 다양한 합병증과 부작용을 조기에 차단해야 한다. 투약과 관련하여 가장 흔히 발생하는 과실의 약 40%가 용량 계산상의 오류이고 나머지 60%는 6R을 소홀히 하였을 경우 발생한다고 한다.

투약 오류 예방을 위한 일반적인 원칙은 다음과 같다.

- 간호사는 투약 과정 전 단계에 대한 세부수행지침을 준수 한다.
- 모든 투약은 입력된 처방에 의해 수행되어져야 하며, 응급상황일 때에만 구두나 전화로 처방을 받을 수 있고, 구두 처방 시 반드시 구두처방임을 기록한다.
- 약물투여시 의사의 처방을 완전하게 이해한 후, 6 right(정확한 약품명, 환자, 시간, 용량, 용법, 기록)에 따라 투여한다.
- 약품 투여 전에 반드시 손을 씻고 내과적 무균술을 지킨다.
- 모든 투약은 투약 시간 직전에 준비하며 약물을 준비한 간호사가 직접 투약한다.
- 물약이나 침전이 생기는 약은 반드시 흔들어서 투약하고 경구약은 환자가 먹을 때까지 옆에서 지켜본다.
- 설하, 직장내, 위장관 튜브 투약은 간호사가 직접 시행하며 항생제 투여 시 필요에 따라 피부반응 검사를 한다.

- 항생제, 진통제, 항고혈압제, 항경련제, 기관지 확장제 등은 처방에 따라 일정한 간격으로 투여한다.
- 식염수 등에 혼합하여 여러 번 사용해야 하는 약은 혼합한 용량, 날짜, 시간, 환자명을 표시하여 냉장보관하되 24시간이 경과하면 버린다.
- 투약 전, 중, 후의 환자 상태를 파악하고 변화를 기록하고 만약 투약이 안 된 경우는 이유를 기록한다.
- 마비가 있는 부위는 투약하지 않으며, 정맥류, 하지부종, 순환 상태가 안 좋을 경우에는 하지에 정맥주사를 금한다.
- 유방절제술을 한 가슴과 가까운 팔에는 정맥주사를 금한다.
- 환자가 알게 되면 안 되는 경우를 제외하고는 약물의 작용, 효과, 부작용을 환자에게 설명한다.
- 선 자세에서 채혈 혹은 정맥주사를 하게 되면 현기증을 유발할 가능성이 높다.
- 정맥주사 바늘은 72시간마다 교환하는 것이 바람직하다.
- 정맥주사 주입 시 부종이 발생하는 경우에는 즉시 중단한다. 특히 항암제 등 조직에 괴사를 일으키는 약물은 특별히 주의한다.

2 물품관리

1) 물품의 중요성

단위관리에서의 물품관리는 환자의 치료를 돕고 병동의 기능을 원활히 하기 위한 필수적인 것으로 합리적이며 경제적인 관리수단이다. 물품관리란 조직이 목적 달성을 위해 업무를 수행할 때 소요되는 물자의 효율적인 활용을 위한 제반관리로 물품관리가 원활할 때 환자 간호에 효율적인 영향을 줄 수 있으며 시간 낭비와 에너지 낭비를 줄일 수 있고 낭비와 남용을 줄일 수 있다. 단위관리자는 물품을 효율적으로 관리하기 위해 비품과 공급품을 일정하게 정해진 시간에 확인하고 그 상태를 점검하며 그 외 필요한 물품을 확보하여 간호업무의 효율성을 높이도록 노력해야 한다.

2) 물품의 종류

물품이란 병원 내에서 소비되거나 사용되는 모든 유형의 자산으로 고정자산(의료기기, 기계설비, 일반비품 등), 재고자산(약품, 진료재료, 의료소모품, 급식재료 등), 기타 일반관리 소모성 자산(사무용품, 유류, 기타 소모품 등)으로 구분할 수 있다. 일반적으로 간호단위에서는 비품과 소모품으로 크게 구분한다.

(1) 비품

장기적으로 사용할 수 있는 물품으로 크게 일반 비품(텔레비전, 전화기, 냉장고 등)과 의료비품으로 나눌 수 있다. 의료비품에는 병실의 벽이나 바닥에 부착되어 있는 흡인기 혹은 vaccum 등이 있으며, 단위에 속해 있는 물품인 휠체어, 이동식 흡입기, 가습기 등을 의미한다.

(2) 소모품

정기적으로 쓰이는 품목을 소모품이라고 하며 적정량을 보유하기 위해 주기적으로 청구하는 품목이다. 진료재료, 사무용품, 인쇄물이 소모품에 속하며 다른 말로 공급품이라고도 한다.

3) 물품관리 과정

간호단위에서 체계적으로 물품을 관리한다면 업무의 효율성 및 비용절감 효과를 기대할 수 있다. 물품관리 과정으로는 다음과 같다.

(1) 물품 기준량 설정 및 청구

간호단위 관리자가 물품을 청구할 때는 먼저 기준량을 설정하는데 이때 비품은 침상 수를 기준으로 하고 소모품은 환자 수를 기준으로 한다. 청구 시 고려할 내용으로는 물품의 보관장소, 청구양식 목록, 청구수량, 가격, 견고성, 간호단위의 특성 등을 고려한다.

(2) 물품 구매

간호단위에서 물품을 구매하는 경우에는 사용하고자 하는 물품이 용도에 적합한지, 구입원가가 용도에 비교하여 적정한지, 저렴한 가격으로 같은 효과를 내는 다른 물품은 없는지 등을 심사숙고하여 구매를 해야 한다.

(3) 물품의 사용 및 보관

간호단위 관리자가 효율적으로 물품을 사용하기 위해서는 재고목록에 의한 재고조사를 정기적으로 해야 한다. 이러한 조사는 정기적으로 해서 쓰지 않는 용품을 반환하고, 추가 물품이나 필요 없는 물품을 유효기간 내에 타 부서에서 활용할 수 있도록 하는 기회가 된다. 또한 항상 준비된 상태의 깨끗한 물품과 기구를 갖출 수 있게 된다. 고액물품이나 변질되기 쉬운 것, 고무제품 등은 보관 시 주의해야 하며 통풍이 잘되도록 한다. 물품은 모든 간호사가 쉽게 찾을 수 있도록 항상 제 자리에 두는 것이 중요하고 새로 병동에 배치 된 간호사를 위해 물품 비치 목록 및 지침서를 구비해 놓은 뒤 항상 감독해야 한다.

비품은 유용성, 청결, 안전성, 완전성 등이 중요하다.

V 간호정보시스템과 기록관리

1 간호정보시스템

1) 정보체계의 개념

(1) 정보의 정의

정보란, 사용자의 특정한 목적을 위하여 가공된 자료, 즉, 개인이나 조직이 의사결정을 하는데 사용되도록 의미 있고 유용한 형태로 처리된 데이터이다. 다시 말해 정보란 단순한 사실의 표현인 자료들 중에서 의사결정에 영향을 미칠 수 있는 자료라고 말할 수 있다. 또한 정보란 자료, 정보, 지식이 연관된 개념이라고 말할 수 있다.

그래비스와 코코란(Graves & Corcoran)의 데이터, 정보 및 지식의 정의

- 자료(data) : 해석되지 않고 객관적으로 기술된 하나의 사실, 혹은 심볼
- 정보(information) : 자료가 가공처리된 것－해석되고, 조직된 구조화된 자료
- 지식(knowledge) : 정보의 변형－합성된 정보

조직경쟁력의 4대 요소로 자본력, 노동력, 설비기술력, 정보력을 꼽는다. 산업사회에서 지식사회로 옮겨감에 따라 조직의 경쟁력 평가에서 정보력의 비중은 점차 커지고 있다. 적절한

정보가 있으면 적은 노동, 토지, 자본으로도 관리활동이 가능하고, 정보를 이용하여 모든 관리요소를 줄여 효율적으로 부를 창출하는 기업경영이 가능해진다. 물론 물질적 자원도 필요하지만 적절한 정보를 사용하면 조직 관리에 필요한 투입 요소를 대폭 절감할 수 있다.

(2) 데이터베이스

데이터베이스는 컴퓨터에 의한 빠른 검색을 위해 특별히 조직화된 자료의 집합을 뜻한다. 많은 양의 데이터를 처리해주고 빠른 시간 내에 원하는 자료를 얻도록 해준다. 또한 많은 사용자들이 서로 공유할 수 있는 특징이 있다.

데이터베이스의 장점은 다음과 같다.

- 불필요한 자료중복을 최소화한다.
- 자료는 일치성이 보장된다.
- 자료와 프로그램의 독립이 확보되나 새로운 자료 항목의 추가와 같은 데이터 구조에 변경이 있을 경우 응용 프로그램과 데이터베이스 사이에 데이터베이스 관리시스템이 인터페이스 역할을 수행하여 프로그램의 수정이 필요 없게 된다.
- 자료의 표준화가 가능하다.
- 자료의 공유가 가능하다.
- 자료접근의 용이성 및 응용프로그램의 유연성을 들 수 있다.
- 자료의 보안성이 보장된다.
- 편리한 용이성을 들 수 있다.

데이터베이스의 단점은 다음과 같다.

- 대형 컴퓨터 환경에서 DBMS(DataBase Management System)의 구입과 운영에 대한 비용이 많이 든다.
- 전문가 집단의 필요성이 대두된다.
- DBMS 고장 시 조직 운영 상 어려움이 발생한다.

(3) 데이터웨어하우징

데이터웨어하우스가 단순히 데이터가 보관되어 있는 거대한 저장고를 의미하는 반면, 데이터웨어하우징은 데이터의 수집 및 처리에서 도출되는 정보의 활용에 이르는 일련의 프로세스라 정의할 수 있다. 예를 들면 어떤 조직에서 수년간의 조직경영관리 데이터와 외부 데이터를 주제별로 통합하여 별도의 프로그램 없이 즉시 여러 각도에서 분석을 가능하게 하는 통합시스템으로 대용량, 병렬 데이터베이스를 기반으로 한다. 그러므로 이러한 방법을 활용한 연구가 더욱 활발히 진행될 것이다.

2) 병원정보체계 시스템

병원정보체계(Hospital Information System, HIS)는 병원을 비롯한 의료기관을 운영하고 분석하며 나아가 의료의 질을 높이는데 핵심적인 역할을 할 수 있는 것으로 이러한 도입은 각종 정보에 대한 신속 정확한 통계와 분석이 가능해지고 그에 따라 의료의 질, 양적인 향상과 병원경영에 도움을 줄 수 있게 된다.

이러한 병원 업무의 급속한 변화와 전문화 및 다양화로 인해 대량의 정보가 발생하고 있고 이에 따라 자료의 정확성과 완전성이 요구되고 환자들의 빠른 치유와 회복을 위한 전문적이고 질적인 의료서비스를 기대하여 동시에 병원행정가들은 저비용, 고효율의 환자진료 수단을 필요로 하고 있다.

병원이라는 조직은 극도로 전문화되어 있고 서비스 종류도 매우 많으며 독자적인 판단보다는 협동적으로 업무처리가 이루어지고 있다. 즉, 오늘날의 의료서비스는 다수의 의료 종사자에 의한 팀워크에 의해 행해지고 있다. 이는 병원 내에서 수많은 종류의 엄청난 양의 자료들이 일상적으로 발생·생산됨을 의미하며 이러한 정보들이 효과적으로 활용됨으로써 병원조직의 목표를 달성해 나갈 수 있다고 본다. 병원 내에서 의료서비스를 위한 활동이 제 기능을 하기 위해서는 각각의 분야를 유기적으로 연결시키는 의료관련 정보의 통합적 관리가 관건이 된다. 따라서 병원의 각 부서 간 또는 각 진료지원 부서 간에 불충분한 정보의 교류, 정보흐름의 병목 현상, 정보의 왜곡 등이 초래되면 환자 진료에 영향을 미치게 되므로 원활한 정보의 생성과 신속하고 정확한 전달이 필수적이다.

(1) 임상분야

① 처방전달시스템

처방전달시스템은 흔히 OCS(Order Communication System)라 하는데 병원정보체계(Hospital Information System, HIS)의 가장 핵심이 되고 가장 많은 비중을 차지하는 부분으로서 진료의사의 각종 처방전 형식을 아날로그 형태로 기입하는 것이 아니라 컴퓨터를 이용하여 일정한 프로그램 내에서 기입하여 진료 지원부서에 자동으로 전달되고, 또한 진료 지원부서에서 얻어진 결과는 병원정보시스템에 입력되어 의료진과 병원이 필요한 곳에서 자유롭게 조회할 수 있는 시스템을 말한다.

처방의사의 처방에 대한 수가는 각 진료 지원부서에서 실제 검사가 진행되거나 약 처방전이 출력되었을 때 이루어지며, 진료부서로부터 발생한 수가정보는 원무과로 전달된다. 간호사는 처방의사의 처방에 따라 환자간호를 수행함은 물론이고 부분적인 검사의뢰 및 접수에 관한 정보를 독자적으로 지원부서로 발생시킨다.

처방전달시스템의 기본적인 기능은 정확하고 신속한 의사전달이다. 업무단계별로 업무처리 절차의 진행 상태를 확인할 수 있어야 하며, 신속·정확한 검사결과 보고시스템과 연결되어야 하고, 원무시스템과도 연결되어 회계처리가 되어야 한다. 처방전달시스템의 기초이면서 핵심이 되는 것이 의사 처방이다. 서식이 없는 형태로 모든 처방은 전산으로 이루어지고 전달될 수 있어야 한다.

간호업무는 병동·병실관리, 환자관리, 약품 및 진료재료 관리 및 간호인력 관리 등으로 나뉠 수 있는데, 병동에서 간호사의 업무는 전표·서류 등에 의한 검사, 처방 및 식이 처방과 같은 의사의 처방 내용을 실행하기 위한 것 등 일반 사무작업에 상당한 시간을 소비함으로써 본래의 간호업무에 임하는 시간이 그만큼 적어진다. 따라서 병동의 전산화 목적은 간호사의 사무에 소비하는 시간을 경감하는 데 있다.

처방전달시스템에서 간호사는 입력, 조회, 출력을 통해 환자 치료와 관련된 정보를 확인할 수 있다.

처방전달시스템의 기대효과는 다음과 같다.

가. 환자서비스 개선

- 외래접수, 수납, 진료, 투약 등의 대기시간 단축
- 간호사 사무 업무의 감소로 인한 재원환자의 간호서비스 개선
- 진료정보의 활용 및 정확한 전달체계를 통한 진료의 질적 향상

나. 진료생산성 향상

- 병상 회전율 증가

• 외래 대기시간 단축을 통한 외래 환자 증가
• 지역의료 서비스를 통한 환자 증가

다. 수익의 증가

• 처방의 누락 방지
• 고의적 누락의 최소화
• 의료물품의 철저한 관리를 통한 손실 최소화

라. 경영효율화

• 전산을 통한 인원증가 요인 억제
• 효율적 재료관리를 통한 진료재료비용 감소
• 각종 경영통계를 통한 재무구조 개선

마. 의사결정 지원

• 진료, 사무, 경영 등의 오류에 대한 근거 추적
• 원내 활동의 변화 추이 분석을 통한 미래 예측

② 간호정보시스템

사바와 맥코믹(Saba & McCormick)은 간호정보체계를 "보건의료기관에서 간호서비스와 자원을 관리하기 위해 환자 간호를 제공하는 과정에서 발생하는 환자간호정보를 관리하기 위해, 그리고 간호실무에 연구자원과 교육응용을 연계하기위해 필요한 정보를 수집하고, 저장하고, 처리하고, 검색하고, 보여주고, 전달할 수 있는 컴퓨터시스템"으로 정의하였다.

간호정보체계가 개발된 배경으로는 정보기술의 발달, 국민의료비의 급증, 의료기관간의 경쟁, 전산화에 적합한 간호업무의 특성을 들 수 있으며 간호정보체계를 활용함으로써 기대되는 주요 장점으로는 간호인력 자원의 효율적 활용, 간호기록 및 의사소통의 향상, 간호업무의 표준화, 간호서비스의 추적 및 결과 측정 가능, 간호수가의 계산 등을 들 수 있다. 이러한 장점은 궁극적으로 환자 간호의 질 향상으로 연결되어야 할 것이다.

간호정보시스템의 필요성은 간호사들의 근무시간의 20~40% 가량을 기록과 의사소통과 같이 지루하고 반복적인 작업에 할애되어 직접 간호시간이 절대 부족한 상황이기 때문에 간호사들의 환자 간호에 더 많은 시간을 할애할 수 있도록 반복적이고 지루한 행정업무로부터 간호사를 해방시키는 것이다.

간호정보시스템을 활용함으로써 기대되는 주요 특징은 다음과 같다.

- 간호인력 자원의 효율적 활용
- 간호기록 및 의사소통의 향상
- 간호업무의 표준화
- 간호서비스의 추적 및 결과 측정 가능
- 간호수가의 계산
- 간호교육 : 학생, 간호사, 환자의 교육
- 간호연구 : 문헌 검색, 연구기록관리, 자료수집/분석
- 간호실무 : 간호계획, 간호기록, 환자모니터링, 처방전달/결과보고, 퇴원계획, 교대근무보고서
- 간호행정 : 환자중증도, 분류체계, 간호인력 관리, 부서 간 의사소통, 질 관리, 환자 및 재고 관리

③ 원격의료와 간호

원격의료란 의료업계에서 지향하는 미래의 병원시스템으로 전자정보와 통신기술을 이용하여 의사가 원격지의 환자에게 의료서비스를 제공하거나 먼 거리의 서로 다른 장소의 의사 및 의료인 간의 의료의 정보와 교환에 의한 의료서비스 실시 또는 교육을 하는 것이다.

2002년 3월 신설된 의료법상의 원격의료의 정의는 "의료인 가운데서 의사와 치과의사, 한의사가 컴퓨터 화상통신 등 정보통신 기술을 활용하여 원격지의 의료인에 대해 의료지식 또는 기술을 지원하는 것"을 의미한다.

원격진료는 전통적인 의료행위를 대체하는 방법이 아니라 보조하는 방법이며, 정신과·응급의학과·피부과·심장내과·외과·병리과·영상의학과·의학교육 등에 널리 적용할 수 있다.

간호에서는 가정간호에 원격진료를 활용하면 그 효과를 극대화할 수 있다. 또한 환자의 상태를 신속하게 모니터링하고 지속적으로 모니터링하는 재택진료시스템을 활용하여 환자에게 직접 처치할 수 없는 재택진료의 단점을 가정간호가 보완하여 환자의 가정에서 가정간호가 수행되는 동안 의사가 직접 환자의 상태를 확인하거나 처방·처치를 행함으로써 가정간호의 단점을 재택진료시스템이 보완할 수 있게 된다.

또한 간호사가 개입함으로써 환자 상태에 대한 의사소통이 더욱 원활하게 이루어져 각각의 기능은 보다 효율적으로 발휘될 수 있을 것이다.

원격의료의 기대효과는 다음과 같다.

가. 국가

- 국민전체의 건강수준 향상
- 국가 차원의 의료자원 이용의 효율성 증대
- 건강보험 재정 절감

나. 의료제공자

- 환자수의 증가
- 의료서비스 제공에 지리적 범위 확대
- 환자들과 보다 양질의 진료시간 유지
- 환자의 접근성 향상
- 임상진료시간의 사용 효율성 증가

다. 환자

- 진료의 접근성 향상
- 조기퇴원
- 불안감 해소
- 방문검진 및 조기진단 가능
- 거동 불편한 환자 및 노령 환자의 진료 용이
- 환자의 원거리 여행의 해소

④ 의료영상저장 전송시스템

의료영상저장 전송시스템(Picture Achiving and Communication System, PACS)은 의학분야, 특히 방사선과 의료영상들을 디지털 상태로 획득한 후, 고속의 통신망을 이용하여 디지털 이미지를 전송, 저장 및 조회, 병원정보시스템과의 통합을 포함하는 포괄적인 개념의 시스템으로 병원 내에서 매일 발생하는 방대한 양의 의료영상의 획득, 저장, 조회 등을 빠른 속도로 지원하는 고성능의 시스템을 말한다.

PACS를 이용함으로써 얻는 기대 효과는 다음과 같다.

- 보험수가에 적용되어 병원경영의 합리화
- 환경오염 문제해결

- 영상정보의 공유를 통한 정보공유의 실현
- 재원일수 단축으로 인한 병상 증설 효과
- 데이터베이스를 이용한 연구의 기초자료 활용
- 외부고객의 환자와 보호자의 만족, 내부고객의 만족
- 신속 정확한 판독, 필름의 분실 방지

⑤ 전자의무기록

가. EMR(Electronic Medical Record)의 정의

전자의무기록인 EMR은 종이매체에 의해 기록되어 온 모든 의료기록을 없애고, 모든 데이터를 전산매체에 저장하는 방식을 말한다. 따라서 환자의 진료행위를 중심으로 발생한 업무상의 자료나 진료 및 수술, 검사 기록을 전산에 기록한 입력, 정리, 보관하는 시스템을 통칭한다.

나. EMR의 장·단점

- 장점
  - 데이터 접근 향상 : 필요 시 쉽게 원하는 자료를 찾을 수 있으며 동시에 여러 명이 이용할 수 있다. 응급환자의 경우 즉시 의무기록을 이용하여 신속한 진료가 가능하다. 검사결과를 신속하게 조회하여 환자의 불필요한 대기시간을 감소시킨다.
  - 자료의 질 향상 : 자료의 표준화로 이용자가 이해하기 쉬우며 입력 오류 방지로 진료정보의 질을 향상시킨다. 문제지향성 의무기록의 실현이 용이해져 정보의 체계적인 관리가 가능하다.
- 의사결정, 의료의 질 보장의 활성화 : 진료시 환자에 대한 의사결정을 신속, 정확하게 할 수 있으며 QA활동이 활성화된다.
- 다양한 형태의 데이터 검색 : 컴퓨터에 저장된 텍스트 문자, 그래픽 정보 등 다양한 정보를 사용자가 원하는 다양한 형태로 조회해 볼 수 있다.
- 연구수준의 향상 : 의사들의 연구가 활성화되고 의무기록의 많은 귀중한 정보를 데이터화할 수 있다.
- 비용절감효과 : 의무기록을 보관할 공간과 인력, 운송수단 등이 필요 없음에 따라 막대한 비용을 줄일 수 있다.

• 단점

- 의료기관의 이원적인 지배체계가 공존하여 의료기관 조직관리 상에 어려움이 있어 병원 업무의 전산화가 타 업종의 전산화보다 어렵다.
- 의료진은 전산에 대한 지식이 적고 전산 인력은 의료에 관한 지식에 한계가 있어 상호 협조가 쉽지 않다.
- 의사의 지시 기록지 이외의 환자의 병력, 이학적 소견 및 경과 기록지는 전산화의 효과가 크지 않으며 의사의 호응을 얻기 힘들다.
- 모든 진료 정보를 완전히 전산화하지 않을 경우 전산화한 의무기록지와 기존의 의무기록지를 병행해서 사용하는 단점이 있다.
- 의무기록이 전산화된 병원에서 하드웨어에 장애가 있으면 환자 진료를 수행할 수 없는 경우도 있으므로 환자의 진료에 지장을 줄 수 있다.

(2) 행정분야

① 환자분류체계

병원에서 간호서비스를 관리하는데 사용되는 가장 흔한 간호정보시스템이 간호사 소요량을 예측하기 위한 일종의 환자 분류체계이다. 일반적으로 환자분류체계는 간호요구에 근거하여 환자를 개별적으로 혹은 그룹으로 분류를 한다. 이 시스템은 환자의 중증도를 사정하는데 기준 지표를 활용한다. 업무량 측정치와 이미 정해진 계산식에 의해 이 지표가 환자, 간호단위 혹은 특정 그룹을 간호하는데 필요한 간호시간 혹은 간호사를 계산하는데 사용된다.

대부분의 환자 중증도 분류체계는 각각의 간호단위에서 각 환자그룹에 필요한 간호사수를 계산하기 위해 사용되는 자료로 간호사 소요량 시스템에 포함된다.

② 물품관리

물품관리시스템은 간호관리자가 소모품, 린넨, 의료장비를 감시, 주문, 폐기하는 데 필요한 정보를 제공하며 해당부서와 연계하는데 사용된다.

③ 의사소통

인터넷은 병원에서 일하는 환경을 변화시킨다. 컴퓨터로 문서를 작성하고 인터넷으로 정보를 입수하게 된다. 구성원이 공유할 수 있는 프로그램이 서로를 연결하고 이를 통해 결재와 회의의 형태를 바꾸었으며 이는 저렴한 비용으로 시공의 장벽을 뛰어넘어 조직구성원을 일시에 연결하게 된다.

의사소통은 전자우편이나 게시판, 전자결재, 문서관리, 부서결재 문서함, 개인서랍, 전자비서, 환경설정, 지식정보(EDMS : 전자문서관리시스템)에 적용되고 있다.

④ 통계

병원에 입원한 모든 환자의 등록 자료를 바탕으로, 다양한 조건으로 병동관리업무에 필요한 자료를 제공한다.

(3) 연구 분야

과거 연구를 위해서는 도서관을 찾아야 했지만 이제는 본인의 학습공간이나 연구실에서 단말기를 통해 국내외의 자료 접근이 가능하며 이를 통해 필요한 정보를 얻어 자신의 연구에 활용하거나 참고자료로 사용할 수 있게 되었다.

① 문헌검색

컴퓨터를 이용한 문헌 검색은 연구자들에게 큰 도움이 되고 있다. 전산화된 정보시스템을 활용하기 이전에는 연구자들이 전문 논문집, 단행본, 잡지에서 원하는 문헌을 찾기 위해 몇 주 혹은 몇 일을 소비하였다. 그러나 전산화된 정보검색시스템을 이용하면 최근에 발표된 문헌을 빠르고 쉽게 구할 수 있고 어떤 데이터베이스의 경우에는 전문지가 발간되기도 전에 그 내용을 제공하기도 한다.

간호사들에게 유용한 대표적인 데이터베이스 검색 시스템으로는 MEDLARS(Medical Literature Analysis and Retrieval System)와 CINAHL(Cumulative Index to Nursing and Allied Health)를 들 수 있다. MEDLARS는 Index Medicus에 수록된 모든 인용문과 Index to Dental Literature, International Nursing Index 일부 내용을 포함하고 있는 종합적인 의학 문헌 검색도구로서 약 40여개의 데이터베이스가 포함되어 있다. CINAHL은 간호와 기타 보건의료관련 인용문을 포함하고 있는 문헌 검색도구로써 논문 이외에 미국간호협회와 미국간호연맹, 각 주의 주 간호사협회에서 발간한 출판물을 포함하고 있다.

② 연구관련 기록관리

연구계획서 작성, 연구비 지원기관과의 문서교환, 연구참여 동의서, 자료수집 도구, 중간보고서, 논문원고 준비 등 연구의 여러 과정에서 같은 종류의 문서를 그냥 활용하거나 약간의 수정을 한 후 활용하는 경우가 많다. 전자문서편집기는 이처럼 연구자들이 연구관련 기록을 관리하는데 있어 없어서는 안되는 도구이다. 이제 문서편집기는 대부분의 컴퓨터에서 이용가능하며 컴퓨터의 빠른 속도, 이용의 용이성으로 인해 연구자들이 연구기록을 준비하고, 수정하는데 소비하는 시간을 줄일 수 있다.

이처럼 연구기록을 작성하는데 컴퓨터를 이용하면 비용을 절감하고 원고를 작성하는 과정에 타이핑 오류를 줄이고 연구자가 기록을 쉽게 관리할 수 있고, 일단 기록이 완성되면 쉽게 생성할 수 있고, 수정을 쉽게 할 수 있다. 즉 컴퓨터의 속도, 정확성, 융통성, 통제성이 향상된다.

③ 자료수집

컴퓨터를 자료수집 도구로 활용하거나 자료수집과정에 활용할 수 있다. 거의 대부분의 간호연구에서 연구자료는 환자로부터 유래한다. 신뢰할만하고 정확한 자료를 얻기 위해서는 가능한 한 자료수집이 자료발생지, 즉 환자 가까이에서 이루어져야 한다. 자료수집과정에서 컴퓨터를 활용하는 예로는 연구대상자를 면접하는 과정에 바코드를 활용하는 것이다. 연구자가 미리 작성된 설문지를 이용하여 면접을 하면서 응답자가 대답하는 내용을 미리 정해진 응답 중에서 선택한 후 그 대답에 해당하는 바코드를 읽는다. 그러면 자료가 자동적으로 컴퓨터에 있는 데이터베이스로 옮겨져 기호화하는 과정과 옮겨 적는 과정이 생략되어 오류를 최소화할 수 있다.

④ 자료분석

간호연구에서 가장 먼저 컴퓨터를 활용한 분야가 바로 자료분석이다. 자료분석에 가장 널리 활용되고 있는 통계 패키지는 BMDP(Programmes for statistical analysis of biomedical data), SAS(Statistical Analysis Software), SPSS(Statistical Package for the Social Science)이다. 대부분의 교육기관과 연구기관의 대형컴퓨터에 이들 패키지 중 적어도 한 가지는 이용가능하다. 이들 패키지는 국제적으로 널리 활용되고 있는데 일관적이고 안정성있는 패키지로 다양한 통계기법을 포함하고 있으며 배우고 사용하기가 쉽다.

간호연구에서 발생하는 자료분석에서 컴퓨터 활용의 혁신적인 분야는 질적 연구에서 문서편집프로그램의 활용이다. 질적연구 과정에서 발생하는 자료의 양은 매우 방대하며 최종 보고서를 작성하는데 편리한 기능중 하나인 문서를 쉽게 복사하고 옮기는 기능을 제공한다.

(4) 교육 분야

① 간호사 교육

간호사 교육은 전문직의 질적 유지 향상을 위해 매우 중요하다. 특히 폭발적으로 증가하고 있는 임상지식과 의료 환경의 변화는 임상에서 일하고 있는 간호사에게 커다란 부담으로 작용하면서 교육에 대한 요구 증가와 함께 효율적인 운영방안이 요구되고 있다. 간호사의 교육은 간호협회와 병원, 교육기관 등에서 이루어지고 있으나 3교대 근무를 하는 간호사의 경우, 주로 낮 시간에 이루어지는 교육에 참여하는 것이 쉽지가 않다. 이러한 문제를 극복할 수 있는 방안으로 온라인 교육을 활용하고 있다.

② 간호학생 교육

간호학과 학생을 교육하는 간호교육자들은 학생, 교육, 교육의 평가, 개별 학생의 학습문제 규명, 연구를 위한 자료수집, 교육의 계속관리에 컴퓨터를 활용하고 있다. 앞으로 간호교육에서 문자, 이미지, 동영상, 음성 등 멀티미디어를 이용한 하이퍼텍스트/하이퍼링크가 가능한 프로그램의 활용뿐만 아니라 원격지에서의 교육이 활발히 일어날 것이다.

간호정보체계의 유용성

1. 간호실무 측면
   - 간호기록에 틀과 구조를 제공하여 더 정확하고 일관성 있는 간호기록을 하게 한다.
   - 현재 분명하지 않은 원가 산정의 간호행위를 기록하여 유도한다.
   - 임상에서 개별적인 의사결정을 하는데 자료와 정보가 기초적으로 사용되게 한다.
2. 간호행정 측면
   - 제공된 간호를 측정하고 평가하는 것을 용이하게 한다.
   - 간호와 관련된 자원을 효율적으로 배분하고 관리하기 위한 정보를 산출하여 간호정책 기획을 가능하게 한다.
   - 간호실무에 관한 자료를 근거로 하여 경향을 기술하고 분석하게 한다.
   - 의료기관별, 지역별, 국가 간의 임상간호자료와 인적자원의 비교가 가능하게 한다.
   - 간호의 질을 측정하고 모니터하기 위한 자료와 간호실무표준과 지침, QA를 개발하기 위한 자료수집과 사용을 용이하게 한다.

3. 간호연구 측면

- 간호접근법, 간호중재 유형에 관한 기술적 연구를 촉진시킨다.
- 간호과학, 지식, 이론 구축의 발전을 위해 국가적이고 국제적인 데이터베이스 구축이 가능하다.
- 간호진단, 간호수행 및 결과와 관련된 간호의 효과성에 대한 연구를 용이하게 한다.
- 간호진단/문제에 관련된 비용편익 연구를 가능케 한다.
- 간호자원을 할당하는 방법론을 규명해 내는 것이 가능하다.
- 환자의 중증도와 관련된 여러 인력 배치 유형의 효과성에 대한 연구가 가능하다.

4. 간호교육 측면

- 시간과 장소의 제한이 없는 교육을 가능하게 한다.
- 학습과정에서 수많은 교육 자료의 이용과 접근을 용이하게 한다.
- 교과과정 계획과 평가를 위한 기초를 마련한다.
- 교과과정과 실무의 장 사이에 직접적인 의사소통을 제공한다.
- 교과과정과 연구자료 간에 의사소통 고리를 제공함으로써 연구에 기초한 교육으로 이끌어 간다.
- 정보관리를 기초교육, 사후 기초교육 및 지속교육으로 통합하도록 한다.

2 간호기록 관리

기록이란 사실에 관한 정보를 정확하고 간결하게 남겨서 하나의 객관적 사실로서 보관하고 활용하는 것으로, 간호사는 환자의 의료기록을 기록함에 있어 적절한 정보를 정확히 기록해야 할 책임이 있으며 의료기록을 임의로 수정하였을 경우는 면허정지나 취소에 해당된다.

건강관리팀의 구성원으로서, 간호사는 대상자에 대한 정보를 정확하고 완전하며 효과적으로 의사소통할 수 있어야 한다. 이런 정보는 기록이나 보고라는 수단을 통해 건강 관리자에게 제공됨으로써 포괄적인 간호계획을 수립하고 간호를 수행하게 된다.

1) 기록

간호단위에서 행해지는 기록의 종류와 양식은 기관의 정책과 전산화 여부에 따라서 일정하지 않다. 그러나 일반적으로 환자기록, 간호업무분담기록, 근무시간표, 마약기록부, 각종 물품대장 등이 있다.

간호단위 관리자가 간호단위에서 책임져야 하는 기록업무가 지나치게 많을 경우 환자 간호에 지장을 주게 되므로 꼭 필요한 기록이 무엇인가를 판단해서 최대한 활용하는 것이 필요하다. 또한 이러한 기록 서류가 어느 정도의 기간 동안 보관할 것이냐 하는 문제도 중요하다. 기록은 법적 문제가 발생했을 경우 매우 중요하므로 정확성을 유지해야 한다. 특히 간호기록은 정확성 외에도 적합성, 완전성, 간결성, 적시성을 구비해야 한다. 간호기록부는 5년을 보관해야 하며 진료에 관한 기록은 마이크로필름 또는 광디스크 등에 원본대로 수록, 보존할 수 있으나 플로피디스크나 워드프로세스에 의한 보존방법은 허용되지 않는다. 또한 기록부 작성법에 관해 컴퓨터로 진료기록을 작성하여 의료인이 출력된 진료기록을 확인한 후에 서명 또는 도장을 찍어 보관하면 진료기록으로 인정될 수 있다.

(1) 간호기록 시 주의사항

- 인력문제를 기록하지 않는다. 인력부족은 환자 간호에 영향을 미치거나 사고를 일으킬 수 있으나 간호기록지에 기록하지는 말아야 한다. 법정에서 간호사에 대한 법적 무기로 이용될 수 있다.
- 사건보고서를 언급하지 않는다. 이것은 기밀문서이므로 환자기록과 분리되어 있어야 한다.
- 실수로, 우연히 등과 같은 용어를 사용하지 않는다.
- 피해 환자의 간호기록에 다른 환자 이름을 기록하지 않는다. 또 다른 환자의 프라이버시를 침범하는 결과를 초래하기 때문에 반드시 기록을 해야 한다면 '같은 방 환자, 환자 명의 첫 글자, 방번호' 등만 기입하도록 한다.
- 환자의 상태나 행동을 기술할 때 주관적으로 단정 지어 기술하지 않는다.
- 은어나 비속어, 사적인 의견은 기록하지 않는다.
- 환자의 상태를 과소평가하지 말아야 한다.

안전한 구두처방 절차

- 의사가 환자 옆에 갈 수 없는 응급상황에서만 사용한다.
- DNR은 구두처방이 안 된다.
- 처음에는 V/O로 표시하고 그 뒤 처방 의사명, 처방 받은 간호사명, 의사에게 처방을 다시 확인한 간호사명을 기록한다.
- 구두처방 시 가능한 한 빨리 의사처방을 받는다.
- 처방은 언어 표현을 기록하여야 하며 해석하여 기록해서는 안된다.
- 의사확인이 없으면 면허 없이 투약한 것과 같으므로 병원규정이 정한 시간 안에 의사와 처방에 관해 확인한다.

2) 보고

보고는 다른 사람에게 정보를 주는 것으로 대상자의 자료를 구두나 서면 또는 컴퓨터 등으로 의사소통을 하는 것으로 보고 듣고 행한 것에 대한 정보를 주는 것을 의미한다. 보고의 목적은 사실에 대한 정보의 제공, 문제에 대한 의견이나 결론, 추천 등이 포함된다.

간호사들 대부분은 대상자의 상태와 시행한 간호를 근무교대시 서로 보고하고 다른 건강요원에게도 상호정보를 교환하고 보고한다.

간호부서의 보고에는 간호부의 보고와 간호단위의 보고로 크게 나뉜다.

(1) 간호부 보고

- 대외보고 : 간호단체에서 요청한 보고서나 질문지의 회답 등의 보고
- 월말보고 : 직원의 휴가, 병가, 간호시간 수 등 행정상 필요한 통계 보고
- 연말보고 : 1년간의 업적 보고

(2) 간호단위 보고

- 일일 업무보고 : 입 퇴원 환자, 전과 전동 환자, 수술 및 특수 검사 환자, 중환자 등 그 근무시간에 입원하고 있는 총 환자 수를 기록한 후 간호단위의 관리자가 간호부서장에게 보고하는 것을 말한다.
- 사건 사고보고 : 간호사의 사고, 파손약품 발생, 약물 오용, 환자 안전 등과 관련된 보고를 뜻하며 이 보고는 환자와 직접 관련이 있는 사건인 경우 법정으로 가는 경우도 있어 간호 기록시 객관적이고 정확한 상황을 기록해야 하며 이때 사건보고서를 반드시 작성해야 한다. 병원 내부 문서이므로 외부에 유출되지 않도록 각별히 신경 써야 하며 보안 관리에 철저해야 한다.

보고할 때 유의점은 다음과 같다.

- 무엇을 누구에게 보고하는가를 확실히 정한다.
- 보고의 줄거리와 요점을 정한다.
- 구두로 할 것인가 서면으로 할 것인가 혹은 겸할 것인가를 생각하여 효과적인 방법을 선택한다.
- 보고할 장소를 선정한다.

(3) 업무인수인계

간호사는 환자간호의 연속성을 유지하기 위해 근무 조를 교대할 때 일정한 형식과 절차에 따라 인수인계를 하게 된다. 인수인계 형식은 보건의료기관 방침에 따라 차이가 있다. 전통적으로 근무를 시작하는 간호사와 근무를 마치는 간호사가 대면하여 담당환자에 대한 전반적인 상태와 구체적인 간호과정에 따른 정보를 교환한다.

인수인계 형식은 구두, 서면, 녹음 방법 등이 있다. 보건의료기관에 따라 이들을 병행하기도 한다. 대상 환자의 인수인계 전에는 간호 단위 전체적으로 공통적으로 알아야 할 사항을 먼저 인수인계하면서 정보를 공유한다. 그 후 각 간호사의 담당 환자별로 인수인계를 수행한다.

인수인계 시 일반적으로 주의할 점은 다음과 같다.

- 주어진 시간에 효과적으로 중요한 정보를 빠짐없이 주고받는다.
- 핵심을 벗어난 산만한 인수인계를 경계한다.
- 인계자는 인계 전에 주요업무를 처리하여 인수인계가 방해받지 않도록 한다.
- 간호사는 인계 전에 환자를 순회하여 다음 정보를 완전히 파악한다.
  - 근무 조 시간에 수행되었거나 변화된 환자상태
  - 주요검사결과, 검사시행여부, 예약된 검사
  - 처방내용 변경이나 수행 혹은 미 수행된 오더
  - 환자의 전반적인 상태
- 간호과정에 의한 주요 간호내용을 인계한다.
- 인수자는 인계자의 말을 경청하며 확인해야 할 사항을 메모하고 질문한다.
- 인수인계가 끝나면 같이 해당 환자를 순회하면서 확인하는 것이 좋다.
- 간호계획이 수립되지 않았거나 미비한 점은 의견교환을 한다.

인수인계시간은 간호사의 효과적인 교육의 장이 될 수 있다. 최근에는 인수인계를 컴퓨터 화면을 보면서 수행하여 단편적인 정보 위주로 흐르는 경향이 있는데 인수인계 시에는 간호과정을 중심으로 통합적으로 시행하는 것이 좋다.

3) 기록의 보관

보건의료기관의 환자의무기록, 간호기록, 각종 검사물결과지, 필름종류와 각종 보고서나 업무일지 등의 문서는 의료법에 따라 보건의료기관이 규정한 기간에 따라 분류하고 보관한다. 특히 환자와 관련된 각종 의무기록은 분실되거나, 누락되거나, 파손되거나 방치되지 않도록 철저히 관리한다. 의료법 시행규칙 제15조에 의하면 의료기관의 개설자 또는 관리자는 진료에 관한 기록 중 환자 명부는 5년, 진료기록부는 10년, 처방전은 2년, 수술기록은 10년, 검사소견기록은 5년, 방사선사진 및 그 소견서는 5년, 간호기록부는 5년, 조산기록부는 5년, 진단서 등의 부본은 3년 보존해야 하는 것으로 명시되어 있다. 일정한 법적인 보관기간이 경과하면 정해진 절차에 따라 폐기한다.

향·상·학·습

1. 의료기관에서 간호단위 관리의 중요성을 설명하시오.

2. 의료정보시템의 구성과 기능을 설명하시오.

3. 간호기록과 보고의 중요성을 설명하시오.

심·화·학·습

1. 감염환자의 격리절차에 대해 설명하시오.

2. 투약오류의 감소전략에 대해 설명하시오.

참고문헌

R∘E∘F∘E∘R∘E∘N∘C∘E

- 강현숙, 김일원, 김원옥, 장광자(1996). 입원환자가 지각하는 간호사의 친절에 관한 연구. 기본간호학회. 3(2), pp.259～271.
- 공혜연, 한명선, 문숙자(2015). 병원필수교육. 한언.
- 김인숙, 장금성, 이명하, 하나선, 이태화, 김정숙, 강경화, 김미영(2018). 최신간호관리학. 현문사.
- 문현근(2015). 요양병원 실무 지침서. 이노솔루션.
- 병원중환자간호사회(2006). 중환자 간호관리자 세미나.
- 서울대학교병원 간호부(2008). 간호단위관리지침서.
- 염영희, 고명숙, 김기영, 민순, 신미자, 이미애, 정 민, 조미경, 황지인 외(2014). 학습성과기반 간호관리학 5판. 수문사.
- 유승흠(2006). 병원경영. 계축문화사.
- 윤성원, 김옥선, 박은숙, 오향순, 정선영, 정재심, 진혜영, 최은옥, 홍혜경(2014). 감염관리. 오래.
- 이민규(2002). 종합병원 병동부 병실환경 개선에 관한 연구. 경남대학교 대학원 석사학위논문.
- 이병숙, 강성례, 김명수, 안혜경, 이은주 외(2016). 간호관리학 3판. 정담미디어.
- 임상간호사회 중앙공급실분야회(1996). 중앙공급실 멸균업무에 관한 논문발표.
- 장금성, 김미영, 김정아, 박광옥 외(2015). 효과적인 관리를 위한 간호리더십. 정담미디어.
- 정면숙, 박광옥, 김세영, 김은경, 김종경, 박은준 외(2018). 알기쉽고 현장감있는 간호관리학. 현문사.
- Blumberg, A.(1988). Great leaders, great tyrants. New York: Springer.
- Graves HR and Corcoran S(1989). The study of nursing informatics. Journal of Nursing Scholarship 21.
- Saba VK(2001). Nursing informatics: yesterday, today and tomorrow. International Nursing Review 48(3).
- Saba, V. K., & McCormick, K.A.(1996). Essentials of computers for nurses. Philadelphia: J. B. Lippincott
- Verley, P.(1914). Nouvelle histories economique. New York: Springer.
- Yoder-Wise, P. S.(2011). Contemporary nursing: Issues, trends & management. 5th Ed, Elsevier.

인터넷 사이트

- 건강보험심사평가원 홈페이지 http://www.hira.or.kr/intro.jsp
- http://moisturizing.tistory.com/68

제 4 부

간호정책과 경제

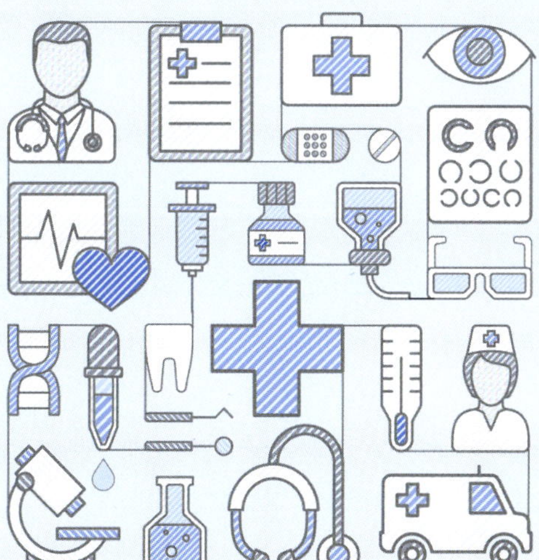

NURSING MANAGEMENT

09 장

간호와 정책

학습목표

1. 정책의 개념을 정의한다.
2. 정책 과정의 각 단계를 설명한다.
3. 보건의료정책의 개념을 정의한다.
4. 우리나라 보건의료정책의 방향을 설명한다.
5. 간호정책의 필요성을 설명한다.
6. 간호정책의 방향과 과제를 확인하고 설명한다.

주요용어 이해

Nursing Management

- **정책**(Policy) : 정부나 정치 단체, 개인 등이 정치적인 목적을 실현하거나 사회적인 문제를 해결하기 위하여 취하는 방침이나 수단
- **의제**(Agenda) : 모여서 서로 의논할 사항이나 협의할 주제
- **정책 집행**(Policy execution) : 미리 결정된 정책을 실천에 옮기려는 일련의 과정으로 정책목표를 해석하여 구체적인 지침(정책수단)을 마련하고 자원을 확보하여 정책대상 집단에 편익 또는 제한을 가하는 정치적 성격을 지닌 활동

I 정책의 개요

1 정책의 개념

정책이란 “공공문제를 해결하거나 어떤 목표를 달성하기 위하여 정부가 결정한 행동방침”을 말한다. 이러한 정책의 개념은 여러 학자들에 따라서 조금씩 다르게 정의된다. 정책학의 창시자인 라쓰웰(H. D. Lasswell)은 정책을 “사회변동의 계기로서 미래탐색을 위한 가치와 행동의 복합체”라 하였으며, 드로어(Y. Dror)는 “동태적인 과정을 거쳐 정부기관이 만드는 행동지침”이라고 하였다.

이러한 관점에서 정책이란 문제해결을 위한 최선의 합리적인 선택이란 의미를 가진다. 또한 정책은 정치적 타협을 배제한 순수한 합리성을 가지고 있으며, 정책과정에서 일어나는 다양한 이해관계 속에서 나타나는 조정과 타협의 산물이라는 특성을 동시에 가지고 있다. 사실 최선의 수단으로 결정된 합리적인 정책이 정책과정을 거치면서 변하는 경우는 수없이 많다. 이런 의미에서 정책은 합리성을 지향하지만 정치적 조정과 타협에 제약을 받는 변형된 산출물로 보아야 할 것이다.

정책의 중요성은 국·내외적인 문제에 대한 정책의 영향이 질적으로 막대하고, 양적으로도 국민생활의 많은 부분에 침투하여 확대되고 다양화하기 때문이다. 그러나 현실에서의 정책은 우리가 원하는 만큼 바람직스럽지 못하게 수행되기도 한다. 정책이 잘못 결정되고 집행되었을 때 그 이유를 밝히고 해결방법을 찾는 과정에서 정책학이 등장하였다. 즉, 바람직한 정책의 결정, 집행, 평가를 위해 필요한 지식을 제공하기 위하여 정책학이 연구되기 시작하였다.

2 정책의 3대 구성요소

1) 정책목표

정책목표는 바람직한 사회를 실현하고자 하는 지향성이 담고 있어서, 미래성과 방향성을 갖는다. 바람직한 상태에 대한 가치 판단에 의존하기 때문에 주관적이며, 타당성, 규범성을 지니고 있다. 간호정책의 목표는 간호를 통한 국민건강의 향상에 있다. 정책목표 달성의 정도를 정책효과라고 하며, 정책결과는 정책집행의 결과로서 나타나는 정책효과뿐만 아니라 부수

효과, 부작용, 사회적 희생 등을 모두 포함하는 개념이다. 정책목표는 최선의 정책수단 선정 기준(효과성, 효율성 등), 정책집행의 지침, 정책평가의 기준 역할을 한다.

2) 정책수단

정책의 수단은 정책의 실질적 내용이므로 가장 중요한 정책의 구성요소이다. 정책수단의 선택은 정책결정에서 가장 중요한 측면이며, 따라서 정책수단은 효과성, 효율성, 형평성 등의 평가기준도 만족시켜야 한다. 정책수단의 실현은 누군가 부담해야 하는 사회적 희생을 동반하는데 이를 정책비용이라고 한다. 예컨대, 건강보험의 재정안정(정책목표)을 달성하려면 진료수가(정책수단)를 통제해야 하고, 이는 의료계의 희생을 요구한다.

3) 정책대상자

정책대상자는 정책의 집행을 통해 구조, 가치관, 사회문화, 질서, 규범, 행태 등을 바꾸고자 하는 개인이나 집단 또는 사회적·경제적·물리적 조건정책의 적용을 받는 집단을 말한다. 정책의 혜택을 받은 수혜집단과 정책 때문에 희생을 당하는 피해 집단으로 나뉜다.

3 정책의 종류와 유형

정책분류는 많은 학자들이 시도하였으며 정책을 분류하는 기준도 다양하다. 국방정책, 외교정책, 교육정책, 보건정책 등과 같은 실질적인 기능별 분류가 있으며, 배분정책, 규제정책과 같은 로위(T. Lowi)식 분류도 있고, 상위 정책, 하위 정책 같은 계층적 분류도 있다.

로위는 정책을 분배정책, 규제정책, 재분배정책, 구성정책으로 분류하였으며, 알몬드와 포우웰(G.A. Almond & G.B. Powell)은 분배정책, 규제정책, 추출정책, 상징정책으로, 리플리와 프랭클린(R. Ripley & G.A. Franklin)은 분배정책, 경쟁적 규제정책, 보호적 규제정책, 재분배 정책 등으로 분류한 바 있다.

1) 분배정책

국민들에게 권리나 이익 또는 서비스를 제공하는 내용의 정책으로 공공병원이나 보건소의 설치, 민간병원에 대한 융자 지원, 농어촌 의료개선사업 지원, 정부에 의한 의료정보의 제공 등이 여기에 속한다.

2) 규제정책

규제정책은 개인이나 일부 집단에 대해 재산권 행사나 행동의 자유를 구속 또는 억제하여, 반사적으로 다른 많은 사람들을 보호하려는 목적을 지닌 정책으로써 과장된 의료광고의 통제 등으로 나타난다.

3) 재분배정책

고소득층으로부터 저소득층으로의 소득이전을 목적으로 하는 정책으로써 건강보험제도나 조세정책이 여기에 속한다.

4) 구성정책

구성정책은 입헌적 정책으로 정치체제에서 투입을 조직화하고 체제의 구조와 운영에 대한 방침을 정하는 정책을 말하며, 선거구의 조정, 정부의 새로운 기구나 조직의 설립이 여기에 속한다.

5) 추출정책

정부가 환경으로부터 징병, 조세, 토지강제 수용과 같이 인적 및 물적 자원을 획득하는 정책을 의미한다.

6) 상징정책

정치지도자들이 역사, 용기, 지혜 등이나 평등, 자유, 민주주의, 민족주의 등의 이념에 대해 호소를 하거나, 미래의 업적 또는 보상을 약속하는 것이다.

7) 경쟁적 규제정책

정부가 희소한 자원을 이용할 수 있는 권리 및 특정서비스나 용역을 생산·공급할 수 있는 권리 등을 개인이나 기업체에 부여하면서, 이들에게 특별한 규제를 부과하는 정책을 말한다. TV방송권, 항공노선 취항권, 철도운영권 부여 등이 예이다.

8) 보호적 규제정책

부가 소비자나 사회적 약자, 일반대중을 보호하기 위하여 개인이나 집단의 권리행사 또는 행동에 일정한 조건을 부여하여 규제하거나 통제하는 정책으로 환경보호정책, 공정거래법, 근로기준법, 식품위생법 등이 대표적이다.

이들을 정치체제에서 정책으로 얻고자하는 산출물에 따라 요구충족과 지지획득 정책으로 구분하며, 세분화한 분류는 (표 9-1)과 같다.

4 정책과정

정책은 정책의제 설정 → 정책결정 → 정책집행 → 정책평가 → 정책종결 및 환류의 과정을 통하여 이루어진다(그림 9-1). 우리사회에는 해결해야 할 무수한 사회 문제가 존재하며, 정책의제 설정 단계는 사회문제들 중에서 가장 시급한 문제를 정부가 공식적으로 받아들이는 단계로 정책과정의 출발점이라 할 수 있다. 정책결정 단계는 여러 대안들 중에서 최선의 대안을 탐색, 선택하는 단계이며 다음 단계로 정책을 집행하고 집행이 이루어진 후 목표의 달성정도를 측정하는 평가 단계가 있으며, 이어 정책종결 및 환류작용을 거쳐 정책 과정은 순환한다.

- 정책의제 설정 : 사회문제 중 일부를 정책문제로 채택하는 과정 또는 행위 즉, 사회문제를 검토하기로 결정하는 행위
- 정책문제 : 정부에서 정책적 해결을 위하여 검토하기로 결정한 사회문제

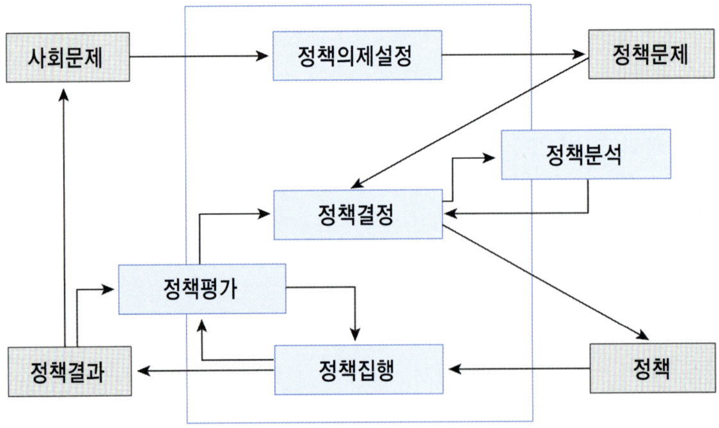

그림 9-1 정책과정

- 정책분석 : 바람직한 정책결정을 위하여 수행되는 지적 작업, 정책결정에 필요한 지식을 제공
- 정책결정 : 어떤 문제가 정책문제로 거론되면, 이를 해결하여 달성할 정책목표를 설정하고 이 목표를 달성할 수 있는 여러 가지 대안을 고안, 검토하여 하나의 정책대안을 채택하는 일련의 활동과정
- 정책집행 : 결정된 정책의 구체화된 현실적 실현 활동
- 정책결과 : 정책효과와 정책비용으로 구분되는데, 정책효과는 정책을 집행한 결과로 정책목표가 달성되었는지 여부를 말하며, 정책비용은 정책집행을 위해 사용된 사회적 자원가치를 말함
- 정책평가 : 정책집행 결과, 정책효과의 발생 여부를 검토하는 작업

이러한 정책과정을 크게 4단계로 분류하면 문제형성, 정책형성과 채택, 정책집행, 정책평가의 순서로 구분 할 수 있다

5 정책의제 설정

정책의제 설정은 정부가 정책적 해결을 위하여 사회문제를 정책의제로 채택하는 과정 또는 행위를 말한다. 여기서 사회문제는 개인적인 문제가 사회적으로 공유된 문제이며, 정책문제는 정부가 그 해결을 위하여 심각하게 검토하기로 결정한 문제, 즉 정부에서 사회문제 해결을 위해서 공식적으로 채택한 문제이다. 의제(agenda)는 국회처럼 의사결정을 담당하는 기구에서 토의하게 될 안건을 지칭하며, 정책의제는 정부(입법, 사법, 행정)가 검토하기로 결정한 안건을 뜻한다(그림 9-2).

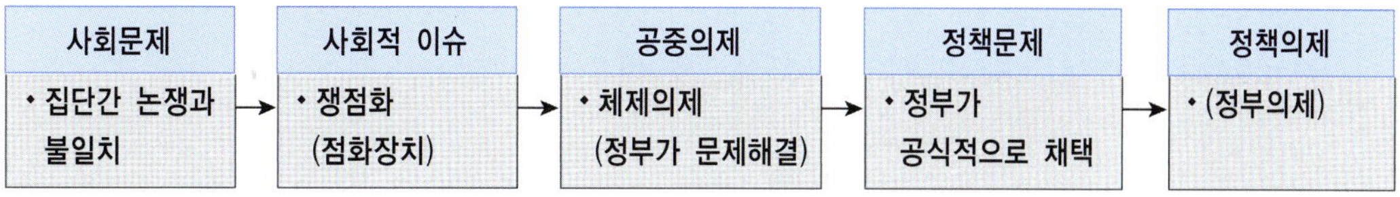

그림 9-2 정책의제 설정과정

6 정책결정 과정 및 참여자

1) 정책결정 과정

정책결정 과정은 공공기관이 국가목표를 달성하기 위해 정책대안을 탐색하고 그 결과를 예측·분석하여 채택하는 역동적인 과정을 의미한다. 즉, 정책결정 과정은 정책이 추구하는 미래의 바람직한 상태인 목표 상태를 결정할 뿐만 아니라, 정책목표달성의 수단으로써의 정책대안을 개발·분석·채택하려는 일련의 과정이라고 할 수 있다.

정책결정 과정의 특징을 간략히 살펴보면 다음과 같다.

- 정책결정 과정에 참여하는 정책주체가 매우 다양하다. 사회에는 제각기 이익이 상반되는 여러 개인이나 집단이 있을 수 있으며, 이들은 각기 다양한 방법과 수단을 동원해서 정책결정 과정에 접근하여 그들의 이익을 관철시키려고 한다.
- 정책결정 과정은 역동적인 과정이다. 정책결정 과정의 참여자들은 어느 한 단계에서만 활동을 하고 멈추는 것이 아니고, 단계에 따라 지속적으로 자기이익의 증진을 위해 노력하는데, 이러한 과정에서 높은 수준의 자원을 가진 참여자의 주장이 관철될 가능성이 높다.
- 정책결정 과정은 문제해결을 위한 공식적 목표와 수단을 개발하는 과정이다. 정책결정은 차후 실현할 일반적인 목표를 설정하는데, 이러한 일반적인 목표를 달성하기 위해서는 그 하위정책인 대안을 마련해야 한다.
- 정책결정 과정은 행동 지향적이다. 정책결정 과정은 사회문제를 정책문제로 채택하여 이를 해결하기 위하여 여러 가지 대안을 마련하고, 이의 집행을 통해서 사회에 영향을 미치려는 행동의지가 담겨있다.
- 정책결정 과정은 미래지향적이다. 정책결정 과정은 사전에 행동노선을 마련하는 것이므로 미래지향적이며, 따라서 항상 불확실성을 내포하고 있다.

2) 정책결정 과정의 참여자

현실적으로 정책문제의 해결방안에 따라서 피해 집단과 이익집단이 달라질 수 있고, 행위자간의 관점이 다르기 때문에 정책결정 과정은 행위자들의 상이한 관점과 입장이 상호 조정되고 절충되는 과정이며, 상이한 이해관계를 가진 행위자 간의 정치적 갈등과 투쟁의 과정이기도 하다. 정책결정 과정의 참여자는 청와대(대통령), 의회, 정당, 행정관료, 사법부, 이익단체, NGO, 언론, 일반국민, 전문가, 학자 등이다.

7 정책의 집행

1) 정책집행에 영향을 미치는 요인

정책집행에 영향을 미치는 요인은 정책의 내용, 정책문제의 성격, 정책집행의 환경과 맥락, 집행기관과 과정, 정책 대상 집단의 성격 등이다. 정책의 내용은 명확성, 용이성, 엄격성이 요구된다. 그렇지 않을 경우 정책집행에 부정적 영향을 미치게 된다. 정책문제의 성격은 정책대상 집단에 요구되는 행태 변화의 크기에 따라 달라지는데 행태변화가 클수록 집행은 어려워진다. 정책집행의 환경과 맥락에는 정치행정적 분위기, 사회경제적 조건과 기술적 조건, 언론의 관심과 논조, 대중의 관심과 지지여부, 상위기관(대통령, 국회)의 관심과 지원 등이 포함된다. 집행기관과 과정은 집행기관 내부구조, 집행담당기관의 성격, 집행담당기관 책임자의 관심과 리더십, 중앙, 지방간 정책집행기관이 정부의 위임을 받은 제 3 부문이거나 민간인 경우, 이들의 정책순응 정도를 말한다. 정책 대상집단의 성격은 대상집단의 규모, 대상집단의 리더십, 재원, 응집력, 전문성, 대상집단에 대한 사회적 평판과 지위에 의해 결정된다.

2) 정책집행과 순응

정책집행은 이미 결정된 정책을 실천에 옮기려는 일련의 과정으로 정책목표를 해석하여 구체적인 지침(정책수단)을 마련하고 자원을 확보하여 정책대상 집단에 편익 또는 제한을 가하는 정치적 성격을 지닌 활동이다. 정책과정 속에서 정책집행이 차지하는 비중이 점차 증대되어 가는 이유는 실제로 정책목표의 달성, 정책의도의 실현이 정책집행의 성공여부에 달려있기 때문이다. 정책의 집행이 정책목표의 달성을 자동적으로 담보하는 것이 아니라 성공적인 정책집행이 이루어진 경우에만 그것이 가능하다는 전제 때문에 정책 집행의 중요성이 부각되는 것이다. 정책집행은 다음과 같은 세 가지 측면을 중요하게 고려해야 한다.

- 정책내용의 구체화 – 모호하게 결정된 정책이 실제로 효과를 거두기 위해서는 내용을 구체화하는 것이 필요하다.
- 정책수단의 모색 – 정책결정자의 정책의도를 가장 잘 구현할 수 있는 수단을 찾아야 한다.

- 정책 대상 집단에서의 실질적 영향력－정책과정의 여러 단계 중에서 정책집행 단계야 말로 가장 직접적으로 정책 대상 집단과 접촉하고 영향을 미칠 수 있는 단계이다.

정책순응은 정책의도나 정책내용에 포함된 행동규정에 대해 정책집행자나 대상 집단이 일치된 행동을 하는 것을 말한다. 정책 불순응은 정책의도나 규정과 일치하지 않은 행동을 하는 것인데, 정책 불순응의 요인으로는 불분명한 의사 전달, 부족한 자원, 부적절한 정책, 순응에 수반하는 부담, 권위에 대한 불신이 있다.

그 예로 의약분업 정책집행 시 의료계가 정부의 의약분업정책에 대해 폐업으로 저항한 것은 의약분업에 따른 의료계의 경제적 부담이 당시로서는 과도했기 때문이며, 연금제도에 대해 국민이 순응하지 않은 것은 정부의 부적절한 정책과 그에 따른 불신이 원인이라고 볼 수 있다.

8 정책의 평가

정책평가는 정책과정을 통해 처음 의도했던 목표에 얼마나 도달했으며, 또한 정책효과가 얼마나 효율적으로 발생되었는지 측정하는 활동이다. 평가의 목적은 국민에 대한 책무성 확보와 정보의 환류 및 새로운 지식의 축적을 위함이다. 정책의 성과를 평가하려면 평가 기준이 있어야 하며 정책평가의 기준은 다양하다. WHO는 정책평가의 기준으로 적절성, 적정성, 효율성, 효과성, 과정, 영향 등을 제시했다. 정책의 내용이나 정책의 대상에 따라 기준이 달라질 수 있으며, 객관적 합리적 평가 기준을 설정하는 것이 중요하다. 평가 과정은 정보자료의 수집, 평가 기준의 설정, 평가 및 시정 조치, 환류 과정으로 이루어진다.

II 보건의료정책

1 보건의료정책의 이해

보건의료정책은 정부와 공공기관이 보건 의료부문의 성과 향상이라는 목적을 달성하기 위하여 계획적으로 추진하는 활동이다. 즉, 국민이 보건의료정책을 통해 양질의 보건의료서비스를 적절한 시기에 적절한 비용으로 제공받을 수 있도록 하는 것에 그 목적이 있다. 보건의료기관과 보건의료인은 보건의료 정책목표를 달성하기 위하여 보건의료 관련 행위를 적절하게 수행해야 하며, 정부는 보건의료 자원을 효과적, 효율적으로 활용해 보건의료의 생산성과 정책효과를 높여야 한다.

보건의료정책은 다음의 세 가지로 구분할 수 있다.

- 의료정책으로 이는 질병의 진단·치료·간호·진료를 관리하는 것으로, 이미 건강문제가 있는 사람들을 대상으로 하는 정책이다.
- 예방정책이다. 건강한 사람을 대상으로 질병을 예방하는 활동과 건강 증진을 위한 활동, 안전(식품 등)을 향상시키기 위한 활동 등을 포함한다.
- 관련분야 간(직제 간) 보건의료정책이다. 직접적인 보건의료는 아니지만 건강에 영향을 미치는 다른 부문에서 대중의 건강 손상을 방지하는 정책으로, 교통안전, 건축 규제, 고용정책, 노동 정책, 농업 정책 등이 포함된다.

2 우리나라 보건의료정책

우리나라는 지난 1977년 의료보험을 도입한 이후 약 30여 년에 걸쳐 보건의료 기반의 확충과 함께 의료보장제도를 발전시킴으로써 보건의료체계를 재정비하였다. 그리고 21세기에 들어오면서 건강보험제도의 관리운영 방식이 통합되고 의약분업이 도입됨으로써 보건의료체계의 기본적 틀이 형성되었다. 보건의료 환경여건의 급격한 변화에 따라 보건의료체계의 지속적 개혁이 요구되었으며, 2002년 국민건강증진종합계획(Health Plan, 2010)을 수립하여 보건분야의 정책과제를 추진하면서 보건관련 분야에서 많은 변화가 이루어졌다. 2008년에는 노인장기요양보험 제도가 도입되었으며, 2011년부터 의료기관평가제도를 인증제도로 전환하여 시행해오고 있다.

최근 들어 의료산업화를 위한 다양한 정책도 추진되고 있으며 첨단의료복합단지 조성 사업이 그 대표적인 것이다. 외국인 환자 유치를 위한 정책도 추진되었으며, 최근 정부와 의료계는 외국인 환자 유치와 더불어 국내 병원을 외국으로 진출시키기 위한 정책도 추진하고 있다.

1) 국민건강증진종합계획 2020

우리나라는 1995년에 국민건강증진법을 제정하고, 2002년에는 국민의 건강 증진 및 질병예방을 위한 정책방향을 제시하는 범정부적 중·장기 종합계획으로서 <제1차 국민건강증진종

합계획 2010>을 발표했다. 2005년에는 2차, 2011년에는 <제3차 국민건강증진종합계획 2020>을 수립해 보건 분야의 정책과제를 추진하고 있다. <제3차 국민건강증진종합계획 2020>은 그 비전을 '온 국민이 함께 만들고 누리는 건강 세상'이며, 총괄 목표를 '건강 수명의 연장'과 '건강 형평성 확보'로 하여 기본구조를 만들었다. 국민건강증진종합계획은 ① 건강 생활 실천 확산 ② 예방 중심의 상병 관리 ③ 안전 환경 보건 ④ 인구집단 별 건강관리 ⑤ 인프라 확충 및 사업체계 효율화 등 5개 분야에서 각 주요 과제별 세부 건강 목표를 선정하고, 달성을 위해 일관성 있는 건강 정책을 추진하고 있다(표 9-2).

표 9-2 제3차 국민건강증진종합계획(HP 2020)의 분야별 주요 과제 내용

사업분야		주요 내용(32개 중점 과제)
건강 생활 실천		금연, 운동, 절주, 영양 등 생활 습관 개선을 통해 만성 질환을 예방할 수 있도록 유도
예방중심 상병관리	만성 퇴행성질환 관리	유병률과 질병 부담이 높으면서 예방 관리를 통해 낮출 수 있는 만성질환을 관리(암, 관절염, 건강검진, 심혈관 질환, 비만, 정신보건, 구강보건)
	감염질환 관리	예방관리를 통해 유병률 및 조기 사망 비율을 낮출 수 있는 감염질환을 관리(예방 접종, 비상 방역 체계)
안전 환경 보건		식품 안전 및 교통사고 등 비의도적 손상 예방, 건강영향평가제도 도입 등 사회적, 물리적 환경 관리
인구 집단 별 건강관리		비교적 공통적인 건강문제를 가진 생애주기별(노인, 모성, 영유아) 및 인구집단별(근로자, 군인, 다문화 가족, 장애인 등) 건강관리에 대한 종합적 접근
인프라 확충 및 사업체계 효율화		건강증진 사업을 효과적으로 추진하기 위한 수단(인프라·재원 평가, 정보, 통계 등) 확보 노력

출처 : 보건복지부 http://www.mw.go.kr/

Ⅲ 간호정책

1 간호정책 과제

대한간호협회는 해마다 '간호정책 선포식'을 개최하고 국민건강증진과 환자권리보장을 위한 간호정책 과제를 선포한다. 2019년 발표된 5대 정책과제는 다음과 같다.

1) 국민과 환자를 위한 예방과 건강증진 중심의 보건의료체계 개혁

2) 지역사회 통합돌봄시스템 활성화

3) 간호사와 의사 간 협력적 면허체계 정립

4) 간호인력 수급 불균형 해소 및 근무환경 개선

5) 간호관계법령 체계 총정비 및 합리적 간호전달체계 구축

이외에도 최근 간호정책의 쟁점에는 간호법 제정, 간호 인력의 수급, 간호수가, 간호인력 등급제, 노인요양보험과 가정간호, 전문간호사제도, 방문간호 등이 있다(표 9-3).

표 9-3 분야별 간호정책의 주요 과제

분야	주요 정책과제
대한간호 협회	• 간호법 제정 • 5대 간호정책과제
보건 간호사회	• 보건직 5급 이상 전직 시 전직시험 면제 • 보건소당 간호직 5급 이상 관리자 1명 배치 • 보건소장 임용자격 개정(보건의무직군을 보건소장으로 임용) • 적정인력 확보
병원 간호사회	• 적정인력 확보 • 간호업무 규정에 알맞은 수가 책정 • 전문 간호사 확대 및 명칭 혼란 방지 • 고용조건, 근무 환경개선 • 간호업무 수준 향상
마취 간호사회	• 병원급 이상 마취전문간호사 채용 의무화 법제화 • 마취전문간호사 석사과정 개설 • 교육과정의 표준화와 평준화

분야	주요 정책과제
보건 진료원회	• 보건진료소 개폐 때 주민 의사 수렴 • 농어촌의 노령화에 대비 보건진료원 증대 • 보건진료원의 신규 배출과 직무교육
보건교사회	• 보건장학사 확대 배치 • 보건교사가 학교 안전담당자로 규정
산업 간호사회	• 전문인력에 의한 재해예방 필요 • 전임보건관리자 증대 필요 • 클린 3D 사업의 지속적인 추진
보험심사 간호사회	• '보험심사전문간호사' 입법화
가정 간호사회	• 민간 가정간호사업소 시설 설치 • 가정간호사업 법적 근거를 위한 의료법 개정 • 가정간호 전담부서 설치 • 방문보건사업의 확대 • 보건소와 연계된 가정간호사업 활성화

간호법은 세계 보건의료 패러다임이 변화하고 있고, 우리나라 역시 노인인구 및 노인의료비 증가속도가 건강보험재정을 위협하고 있는 만큼 선진국형 보건의료체계와 건강보험의 지속가능성을 위한 대안으로써, 그 필요성이 제기되었기 때문에 제정되었다. 간호 인력의 수급 문제는 간호관리료 등급제 시행 이후, 수도권 대형종합병원 중심으로 간호인력의 채용이 늘어나고, 병상의 신·증설로 간호 인력에 대한 신규 수요가 발생하면서 지방 중소병원에서 간호사 확보가 어려워지자 병원협회에서 간호사 공급부족을 제기하면서 등장하였다. 간호사 취업률이 대략 50% 수준인 상황에서 실제 간호 인력이 부족한 것인지 아니면 저임금으로 고용

할 간호 인력이 부족한 것인지에 대해서는 심층 분석이 필요하다. 이 문제와 관련하여 간호대 입학정원의 동결을 주장하는 간호협회와 간호학과의 신·증설을 요구하는 병원협회, 사립학교 등의 정책결정 참여자 간에 이해상충으로 한동안 논의가 진전되지 못하였다. 그 후 간호대 입학정원의 증가를 지지하는 여론과 이익단체가 영향력이 커져 간호협회 주장은 관철되지 못하였고, 결국 전국의 간호대학 입학정원을 늘리는 방향으로 정책결정이 이루어지게 되었다.

다음으로 쟁점이 되고 있는 과제는 간호인력 등급제이다. 의료법상 간호인력 기준은 간호사만을 포함하고 있는데, 간호인력 부족을 이유로 병원협회의 요청에 따라 간호인력 산정 시에는 간호조무사가 포함되고 있다. 소비자 단체는 의료서비스의 질 저하를 이유로 간호 인력 등급 산출 시 간호조무사를 포함한 기준 적용을 반대하고 있다.

2 건강보험 정책결정 과정과 간호사의 참여

건강보험 관련 정책결정 과정은 보통 3단계로 이루어진다. 첫 번째 단계는 의료행위전문평가위원회의 결정과정이다. 이 위원회는 건강보험정책심의위원회의 하위 전문위원회이며, 건강보험급여 행위를 결정한다. 참여자는 의사협회, 한의사협회, 치과의사협회, 약사회, 간호협회, 병원협회, 국민건강보험공단, 건강보험심사평가원, 학계, 보건복지부 등이다. 즉, 간호사들의 간호행위를 건강보험에서 인정받기 위해서는 먼저 의료행위전문평가위원회에서 독립된 간호행위로 인정을 받아야 한다. 두 번째 단계로는 간호 행위에 대한 상대가치를 결정하는 상대가치운영기획단을 통과해야 한다. 상대가치운영기획단의 참여자는 의료계, 간호협회, 약사회, 병원협회, 국민건강보험공단, 건강보험심사평가원, 소비자단체, 전문가, 보건복지부 등이다.

마지막 세 번째 단계는 건강보험정책심의위원회의 결정 과정으로 건강보험에 관련된 모든 안건을 최종적으로 결정하는 과정이다. 참여자는 각 의약계 단체, 간호협회, 건강보험 가입자 단체, 국민건강보험공단, 건강보험 심사평가원, 전문가, 건강복지부 등이며 심의 대상은 진료수가, 상대가치점수, 의약품, 치료재료, 지불제도, 간호등급제 등 건강보험과 관련된 모든 정책이다. 건강보험정책심의위원회에서 간호협회는 의료계와 정책공동체를 형성하여 참여하는 경향이 있다. 2007년 건강보험수가 계약부터 간호협회가 최초로 독립적인 계약 주체로 참여하여 조산 수가에 대해 계약권을 행사하고 있다.

향·상·학·습

1. 정책의 개념을 설명하시오.

2. 우리나라 보건의료정책의 기본방향은 무엇으로 설명할 수 있는가?

3. 우리나라 간호정책의 내용을 설명하시오

심·화·학·습

1. 현재 우리나라 정부의 기본 보건의료 정책에 비추어 추진해야할 간호정책이 어떤 것이 있는지 찾아보고, 대한간호협회의 정책 방향과 맞는지 비교 분석하시오.

참|고|문|헌

R·E·F·E·R·E·N·C·E

- 권성복, 위성욱, 박광옥, 황혜영, 남문희, 박보현, 천자혜, 최길림(2015). 간호관리학. 고문사.
- 대한간호협회(2014). 간호정책과제.
- 류지성(2007). 정책학 원론. 대영문화사.
- 박성애, 정면숙, 김진현, 김종경, 주미경, 박성희, 유미(2010). 간호관리학－간호경영과 정책. 군자출판사.
- 이보영, 이정애, 이정애(2015). 보건의료 간호정책. 메디캠퍼스.
- 이혁우(2012). 정책결정모형의 상위이론적 검토 및 합리성에 대한 평가. 공공행정연구, 13(1).
- 정면숙 외 공저(2015). 간호학개론(제2판). 현문사.
- 정정길(2005). 정책학원론. 대명출판사.
- 조유향 외(2014). 지역사회간호학 총론. 현문사.
- Dunn, W. N. (2008). Public policy analysis: An introduction(4th ed.). Englewood Cliffs, NJ: Prentice Hall.
- Jones, C.O. (1984). An Introduction to the study of public policy(3rd ed.). Monterey, CA:Brooks/Cole Publishing Co.
- Laswell, H. D(1971). A Preview of Policy science. NY: American Elsevier Publishing Co.
- Laswell, H. D., Kaplan, A.(1950). Power and Society: A Framework for political inquiry. New Heaven, NJ: Yale Universty Press.
- Suppe(1993). Middle range theories: What they are and why nursing science needs them, ANA Council of Nurse Researchers Symposium; 'Toward middle range theory for nursing practice', November 15.

인터넷 사이트

- 대한간호협회 http://www.koreanurse.or.kr/main.html
- 보건복지부 http://www.mw.go.kr
- 보건복지부. 2015년 업무계획
  http://www.mw.go.kr/front_new/policy/sotong/2015/index.jsp?PAR_MENU_ID＝06&MENU_ID＝0644

10장

간호와 경제

학습목표

1. 간호경제학의 개념을 정의한다.
2. 의료욕구, 의료요구, 의료수요, 의료이용의 관계를 설명한다.
3. 보건의료의 재화로서의 특성을 설명한다.
4. 간호인력의 수요와 공급에 대해 설명한다.
5. 경제성 평가의 개념을 이해하고 방법을 제시한다.

주요용어 이해

Nursing Management

- **의료욕구**(Medical want) : 소비자가 신체적 이상을 느끼면서 의료서비스에 대한 소비의 필요성을 가지게 될 때 만들어지는 순수한 개인의 신체적 반응
- **의료요구**(Medical need) : 전문의료인이 판단하기에 소비자가 의료서비스를 이용할 필요가 있다고 할 때 성립
- **의료수요**(Medical demend) : 의료욕구와 의료요구의 공통된 부분이며 의료욕구는 해당 개인이 처한 여건에 따라 의료수요가 될 수도 있고, 되지 않을 수도 있음
- **의료이용**(Medical utilization) : 의료수요가 의료공급을 만나 의료 서비스를 이용하는 것
- **경제성 평가**(Economic evaluation) : 자원의 투입과 산출로 비용 대비 효과를 보는 것

I 간호와 경제학

1 경제학과 보건경제학

19세기 경제학자 마샬(A. Marshall)은 경제학을 “인간의 일상을 연구하는 학문이다.”라고 정의한 바 있다. 경제학이 관심을 가지는 근본적인 문제는 인간의 일상에서 벌어지는 자원의 희소성에 대한 문제이다. 물질을 소비하고자하는 인간의 욕구는 무한한데 비해 그 욕구를 충족시켜줄 수 있는 자원의 양은 한정되어 있기 때문이다. 우리는 불가피하게 제한된 자원 하에서 무엇을 생산할 것인가, 어떻게 생산할 것인가 또 어떻게 배분할 것인가를 선택해야만 한다. 바로 이 선택의 문제에 직면하여 희소한 자원을 효율적이고 공평하게 배분할 수 있는 방안을 찾기 위해 경제학의 이론과 분석도구를 활용하게 된다. 경제학이 추구하는 자원배분의 세 가지 기준은 효율성, 형평성, 기술진보이다.

지난 수십 년 간 희소한 의료자원의 배분과 관련하여 국민의료비의 급증(국가적 차원)과 과도한 의료비부담(개인적 차원), 건강의 불평등이 선진국의 주요 정책과제였고, 이를 해결하기 위해 경제학적 분석방법을 활용하고 있다. 보건 의료분야에 경제학의 도구와 기준을 응용하는 응용경제학이 보건경제학이다. 보건의료의 생산, 분배 그리고 소비와 관련된 제반 문제를 다루는 데 있어서 종래의 경제 이론이 그대로 적용되기도 하고 그렇지 않은 경우도 있다. 전통적 경제 이론이 그대로 적용되지 못하는 경우, 보건의료서비스라는 재화의 특성에 맞게 수정되어 적용됨으로써 보건경제학의 한 영역을 이루고 있다.

2 간호경제학

보건의료시장은 보건의료서비스, 의약품, 의료기기, 치료재료 등이 공급되고 수요 되는 시장을 말한다. 보건경제학은 보건의료의 생산, 분배, 소비와 관련된 제반문제를 경제학의 분석기법과 모형을 적용하고 연구하는 응용경제학이다. 그리고 간호경제학은 보건경제학의 원리와 분석도구를 구체적인 간호서비스 분야에 응용한 것으로써 보건 경제 일반에 대한 이해를 포함하고 있다. 간호서비스에 대한 수요, 간호서비스의 생산과 공급, 간호서비스의 가격결정과 시장구조, 간호 인력의 수급과 간호 인력의 등급제, 간호서비스에 대한 보험시장과 재원조달, 간호서비스에 대한 보상과 지불제도, 간호서비스의 경제성 평가, 장기요양보험 등 보건의료체계 내에서 간호서비스의 효율성과 형평성을 제고 시킬 수 있는 방안을 연구하는 것이 주요 내용이다.

Ⅱ 보건의료시장

1 보건의료의 재화로서의 특성

시장실패의 원인으로 국민경제의 적지 않은 부분을 차지하는 보건의료는 재화로서 독특한 특성을 갖는다. 이를테면 소비자 무지(consumer ignorance), 불확실성(uncertainty), 법적 독점의 세 가지를 들 수 있다. 이 외에도 다른 재화와는 성격상 구분되는 몇 가지 특성이 있다. 이러한 특성은 시장원리에 맡 길 수 없다. 정부가 규제정책과 촉진정책의 실시를 통해 개입해야 하는 이유이기도 하다.

1) 소비자 무지

정보의 비대칭(information asymmetry)이라고도 하며, 보건 의료에 대한 지식이 보건의료서비스의 공급자에게 편중되어 있다는 것이다. 따라서 제공되는 서비스의 종류나 범위의 선택에서 소비자는 공급자인 보건의료인에게 크게 의존할 수밖에 없다.

2) 수요의 불확실성 및 불규칙성

언제 어떤 종류의 질병이 발생할지 알 수가 없다. 일단 질병이나 상해가 발생하면 막대한 비용이 소요되기 때문에 집단적 대응 수단으로 의료보험을 갖게 된다.

3) 치료의 불확실성

공급 측의 불확실성으로 치료 결과의 불확실성이다. 이는 일반 국민에게 질병의 위험으로부터 조직적이고 체계적인 대응을 준비할 수 있도록 유도한다.

4) 공급의 법적 독점

보건의료서비스는 그 생산권이 한정된 면허권자에게만 주어짐으로써 생산부문에서 독점이 형성되어 있다. 면허제에 입각한 공급자 자격의 제한은 법이 인정하는 독점이기 때문에 법적 독점이라고 하며, 보건의료 부문에 경쟁시장이 존재하기 어려운 제도적 원인이 된다.

5) 우량재

보건의료서비스는 우량재(merit goods)에 해당한다. 누구나 생존에 필요한 최소한의 보건의료서비스를 향유할 권리가 있다. 보건의료서비스의 소비를 통해 국민 개인뿐만 아니라 국가 전체에도 장기적 이익을 가져다주기 때문에 국가의 책임 하에 기본적인 서비스 제공이 이루어져야 한다.

6) 외부효과

보건의료서비스의 소비는 외부효과(externality)를 낳는다. 외부효과의 예는 전염성 질환에 대해 본인이 예방접종이나 치료를 통해 면역이 되었을 경우 주위의 다른 사람들이 병에 걸릴 확률이 줄어드는 것을 들 수 있다. 이러한 외부 효과 때문에 보건의료서비스의 생산 및 소비는 순수하게 시장 기능에만 의존할 수 없다.

2 의료서비스 욕구, 의료서비스 요구, 의료서비스 수요, 의료서비스 이용의 관계

의료서비스에 대한 욕구는 소비자가 주관적으로 희망하는 의료서비스를 말한다. 소비자가 의료서비스를 원하는 것은 질병을 자각한 경우에 나타날 수 있고 질병이 없어도 질병이 있다고 스스로 느끼는 경우에도 나타날 수 있다. 의료서비스에 대한 요구는 소비자의 주관적 판단과 상관없이 의료전문가가 의료서비스가 필요하다고 판단하는 의료의 양이다. 예컨대, 소비자는 질병이 없다고 인식하고 병원에 갈 필요성을 느끼지 못하지만 의료전문가의 판단으로 볼 때는 적절한 치료가 필요하다고 인식될 수도 있다. 의료욕구와 의료요구는 중복되는 경우가 대부분이지만 질병의 종류에 따라서 그렇지 않은 부분도 상당히 존재한다. 의료요구는 가격과 상관없이 일정량으로 나타난다. 의료요구는 의료서비스시장에서 소비자의 구매력으로 실현되는 것이 아니라는 점에서 의료요구에 근거하여 보건의료자원의 공급정책을 수립하게 되면 자원의 낭비를 가져오게 된다. 의료서비스에 대한 수요는 소비자의 의료욕구가 시장에서 구체적인 구매 행위로 나타난 것을 말한다. 소비자의 의료욕구는 상황에 따라 수요로 표현될 때도 있고 그렇지 못할 때도 있는데 그 이유는 현실적으로 여러 가지 요인이 수요에 영향을 미치기 때문이다. 의료이용은 의료수요와 의료공급이 만나서 실제로 소비자가 의료서비스를 공급자로부터 받는 것을 말한다. 의료수요는 존재하지만 주변에 병원이 없거나 지리적으로 너무 떨어져 있으면 실제 의료 이용은 불가능하다. 의료자원의 불균형 분포에 의해 오지와 산간벽지에 적절한 의료시설과 의료 인력이 없다면 의료수요는 있으나 공급이 불가능하여 의료이용은 이루어질 수 없다. 따라서 의료이용은 의료서비스에 대한 수요와 의료서비스의 공급이 동시에 존재할 때 나타나는 것이다.

의료이용에 영향을 미치는 공급요인으로 이른바 정보의 비대칭성에 기인한 공급자 유인 수요가 있다. 제왕절개분만을 유도한다든가 불필요한 검사, 중복 검사, 고가 약 처방, 외래진료가 가능함에도 불구하고 입원을 권유하는 등 공급자는 전문적 의료지식이 없는 소비자의 무지를 이용하여 수요를 창출해 낼 수가 있다. 의료수요와 의료이용을 혼동하는 경우가 많은데 현실에서 관찰되는 자료는 의료이용에 관한 자료이지 의료수요를 측정한 것이 아니다. 즉, 국민건강영양조사나 건강보험 통계자료에서 나타나는 진료 건수는 의료수요와 의료공급이 만나서 이루어지는 의료이용이 관찰된 것인데 이를 의료수요라고 오해하는 경우가 많다.

3 보건의료시장의 구조

1) 보건의료시장 모형

시장구조는 크게 완전경쟁시장, 독점시장, 과점시장으로 구분된다. 보건의료서비스는 정보의 비대칭성에 의한 독점이 전형적으로 나타나지만 공급자가 다수이므로 전형적인 독점시장이라기보다는 이른바 독점적 경쟁시장에 더 적합한 유형이다. 그러나 독점시장 모형이나 과점시장 모형으로도 현실의 의료시장을 분석하는데 불편함이 없으므로 일반적으로 독점적 경쟁시장 모형을 이용하지 않고 독점시장모형이나 과점시장모형을 이용한다.

질병이나 의료서비스의 범위를 어떻게 정의하느냐에 따라 시장의 구조도 다르게 정의될 수 있다. 제왕절개수술로 의료서비스의 범위를 제한하면 지역적으로 소수의 병원이 해당 수술을 제공하기 때문에 과점적 시장구조가 된다. 또한 고가의 최신 의료장비를 특정 병원만 보유하고 있다면 이 병원은 해당 의료장비를 사용해야 치료가 가능한 질병에 대해서는 독점적 위치에 있게 된다. 이에 비해 단순한 감기치료서비스에서는 의원, 중소병원, 대학병원, 약국이 상호 경쟁관계에 있기 때문에 경쟁시장의 구조에 가깝게 된다. 암이나 희귀질환과 같은 중증질환의 치료에 사용되는 특허 의약품은 독점시장의 구조를 가지는 것이 일반적이다.

한편, 전문 간호서비스는 전문 간호사에 의해서만 제공되는 것이 아니라 경력이 많은 일반 간호사도 유사한 기능을 하고 있고 관련 간호 인력의 공급도 수요에 비해 충분하기 때문에 전문 간호서비스시장은 경쟁시장의 구조에 가깝다.

2) 독점의 비효율성과 적정 의료수가

독점시장은 경쟁시장에 비해 일반적으로 가격이 더 높고 생산량은 더 적어 사회적 편익이 감소한다. 이 때문에 독점은 경쟁에 비해 비효율적으로 평가된다. 비효율성의 제거를 위해 정부는 의료시장의 가격을 통제하게 되는데 대체로 사회보험(건강보험)을 통해 보험수가를 일정 수준에서 억제하는 정책수단을 취한다.

3) 가격차별

독점적 의료시장에서 공급자는 시장지배력을 이용하여 의료소비자를 몇 가지 그룹으로 구분하여 다른 가격을 설정함으로써 이윤극대화를 추구할 수 있는데 이를 가격차별이라고 한다. 고소득 환자에게는 높은 가격을 설정하고 저소득 환자에게는 낮은 가격을 설정하는 것이 대표적인 사례이다. 최근에는 인터넷에서 다양한 할인 수가를 제시하는 성형수술 광고를 많이 볼 수 있는데 이 역시 가격차별의 일종이다. 종합건강검진에 대한 수요가 계절적으로 편중될 때 비수기의 검진 수가를 평균 가변비용 수준으로 할인함으로써 수요 분산과 검진시설의 가동률 제고를 통해 이윤을 증가시키는 것이 효과적인 가격차별 전략이다.

4) 독점의료시장에서 공급자의 행태

의료시장에서 공급자가 무엇을 추구하는가에 대해서는 여러 가지 가설이 제시되고 있으며 각각에 대해 실증분석의 결과도 제시되고 있다. 영리병원이든 비영리병원이든 사실상 이윤극대화를 추구한다는 모형에서부터 비영리병원은 의료서비스의 질과 양을 동시에 추구한다는 효용극대화모형, 손실을 보지 않는 범위 내에서 가격을 낮게 설정하여 시장 확대를 추구한다는 수입극대화모형, 최고의 의료시설과 장비를 갖춘 병원과 자기병원과의 시설 격차를 줄이는 것이 병원의 명성을 높이고 근무자의 사회적 지위를 향상시킨다는 격차극소화 모형이 있다.

4 간호인력 시장

1) 의료인력

의료인력에는 의사, 치과의사, 한의사, 간호사, 약사, 물리치료사, 방사선사, 작업치료사, 치기공사, 치위생사, 의무기록사, 임상병리사, 영양사, 응급구조사 등 다양한 직종이 있다. 이들 전문직의 특징은 일정한 교육기간이 소요되면서도 전원이 취업하지 않는 것인데, 이는 보건의료의 공급량 결정에 중요한 요인으로 적용한다.

의료인력의 과잉과 부족은 사회적 불편과 불이익을 초래하기 때문에 의료인력 수급계획이 요구된다. 예를 들어 의료인력이 증가하면 부정적 효과로서 의료종사자의 실질임금 저하, 공급자 유인 수요, 국민의료비 증가가 나타나지만, 반대로 의료서비스의 질 향상, 정책집행의 용이, 지역 간 분포의 불균형 해소 등의 긍정적 효과가 가능하다.

2) 적정 의료인력 공급의 기준

의료인력 공급의 적정수준에 대한 논의는 많이 있으나 적정 수준에 대한 명확한 기준은 없다. 전문가의 판단으로 의료시술횟수, 의사의 시술시간, 의사의 생산성에 근거해서 적정의사 수를 산출하는 방법도 있고, 도시근로자 수입과 비교한 의료인력 수입의 크기, 국제간 의료인력 수 비교, 의료시장의 현상 관찰, 건강수준의 평가, 지역주민의 만족도 조사 등의 방법이 있다. 그러나 전문가의 판단은 객관성이 결여되어 있고, 건강산출에 대한 평가를 반영하지 않으며, 의료요구 만을 고려하는 단점이 있다. 대안으로 인구 당 의료인력 수를 국가 간에 비교하는 방법이 가장 보편적으로 사용되고 있다.

3) 간호인력 시장

(1) 간호인력의 고용자와 공급자

우리나라에서 활동하고 있는 간호사의 80% 이상이 민간의료기관에 소속되어 있다. 간호인력시장에서 두 행위자는 간호 인력의 고용자와 간호사이다. 간호인력 고용자는 환자에게 의료서비스를 공급하기 위해 간호 인력을 고용하는 병원과 같은 공급자로, 의료공급자가 간호 인력의 고용자가 된다. 그리고 간호인력 시장에서 근로자는 간호사 자신이며 임금을 받고 일하므로 간호사가 간호 인력의 공급자가 된다.

(2) 간호 인력의 수요와 공급

간호 인력에 대한 수요는 의료공급업자가 특정 기간에 고용하려고 하거나 고용할 수 있는 간호사 수로 정의된다. 간호 인력의 공급은 특정기간에 의료공급자에게 고용되기를 원하는 간호사 수를 말한다. 노동시장이론을 간호 인력시장에 그대로 적용하면 의료공급자는 간호사 1명의 추가적인 투입에 의한 한계수입생산이 임금과 같아질 때까지 계속 간호사를 고용하게 될 것이다. 간호사는 다른 노동시장보다 임금이 높거나 충분한 임금을 받는다고 생각한다면 계속 일하려 할 것이다. 그러나 노동시장이론을 간호 인력시장에 그대로 적용하는 것은 여러 가지 한계를 지닌다. 이는 간호인력 시장이 가지고 있는 다음의 몇 가지 이유 때문이다. 간호 인력 수요와 공급에 있어서의 임금의 중요성, 보건의료 생산에 있어서 간호사의 역할, 간호 인력의 양성기간, 간호사의 공급과잉 가능성, 수요독점과 공급독점의 존재가 그 이유다.

간호인력 시장에서 병원과 간호사는 인력시장의 상황 변화에 따른 신호에 대응하여 간호 인력의 수요량과 공급량을 조정해 나간다. 간호 인력시장에서 임금은 병원과 간호사 모두에게 간호인력 수요와 간호인력 공급의 신호로 작용한다. 이러한 사실을 통해서 일반적으로 두 가지의 결론을 내릴 수 있다. 첫째, 간호 인력시장에서 비고용 간호사가 있을 경우 실질임금은 하락하게 된다. 둘째, 간호 인력시장에서 간호사 부족 현상이 나타나면 실질임금은 상승하게 된다. 이러한 메커니즘에 의해서 간호 인력시장에서 간호사 수요량과 공급량의 균형이 이루어지며 적정 임금이 간호사에게 지급되는 것이다. 보건의료 생산에 있어서 간호사의 역할은 의료서비스 공급에서 간호사의 기여도를 정확히 측정하기는 곤란하며, 추가수입의 측정 또한 힘들다. 간호 인력의 양성 기간은 최소한 3년이라는 시간이 걸리기 때문에 최소한 3년이 지난 후에 간호사 부족 문제는 해결될 것이다. 간호 인력시장에서 수요독점자는 병원이다. 이는 활동 간호사의 대부분이 병원에 취업하기 때문이다. 간호 인력의 수요독점자인 병원은 독점력을 이용하여 간호사에 대한 임금을 낮추려고 한다. 노동시장이론으로 간호 인력시장을 설명하면, 병원은 간호사 1명을 추가적으로 투입할 때 발생하는 수입이 임금과 같아지는 점까지 간호사를 고용할 것이다. 개별 간호사는 자신의 노동에 대해 충분한 임금이 주어지고 생활을 즐길 수 있을 만큼 시간도 주어진다면 고용에 응하게 된다. 이때 고용에 응하는 간호사의 수가 공급량으로 결정된다. 이러한 토대 위에서 간호사에 대한 수요와 공급의 상호작용에 의해서 임금이 결정된다.

간호 인력의 공급독점과 수요독점 모두가 있는 상황에서 실질임금의 결정은 이론과는 많은 차이가 있게 되어, 임금 교섭 시 각 당사자의 협상력에 의해 결정된다. 간호 인력의 공급독점자는 간호사의 임금을 인상시키려고 한다. 한편 간호 인력의 수요독점자는 간호사에 대한 임금을 낮추려고 한다. 따라서 실질임금은 수요독점자와 공급독점자 양측의 상대적 힘의 세기에 달려있다. 간호사 집단의 협상력이 병원의 협상력보다 더 크게 되면 간호사의 임금은 상승할 것이고, 그 반대의 경우라면 간호사의 임금은 정체될 것이다. 따라서 간호 인력시장에서 나타나는 여러 가지 특성으로 말미암아 간호 인력시장은 전통적인 경제이론이 제대로 적용되지 않고 있다. 그럼에도 불구하고 간호사 수를 결정하는 데 임금은 여전히 중요한 요소이다.

Ⅲ 경제성 평가

1 경제성 평가의 필요성

경제성 평가(economic evaluation)는 어떤 사업에 투입된 비용과 그 결과로 나오는 산출물을 비교 검토함으로써 경제적 효율성을 평가하는 분석방법이다. 비용-편익 분석, 비용-효과 분석을 비롯하여 비용-효용 분석, 비용최소화 분석 등을 포괄하는 용어이다.

보건사업이나 보건정책, 공공의사결정에 대한 경제성 평가가 필요한 이유는 국가예산의 효율적 사용에 대한 사회적 요구가 증가하고, 정부정책결정에 주민의 참여를 유도할 필요성이 존재하며, 공공사업에 대한 정당성을 확보하기 위한 근거자료를 제시할 수 있기 때문이다. 경제성 평가는 간호 분야에서는 의료서비스에 대한 간호서비스의 비용 효과성 평가, 각종 간호서비스의 경제적 평가 등에 적용되고 있다. 경제성 평가는 방법론상의 여러 가지 한계점에도 불구하고 현실적 수요에 의해 발전되어 왔기 때문에 향후에도 활용도가 높을 것으로 판단된다.

2 경제성 평가의 방법론

경제성 평가는 자원의 투입이 산출로 전환되는 단계에 따라 4가지 유형으로 분류된다. 동일한 산출에 대해 비용만을 비교하는 방법을 비용-최소화 분석, 효과가 상이한 경우에 비용과 효과를 동시에 비교하는 분석을 비용-효과분석, 효과를 효용으로 전환하여 비용과 효용을 비교하는 방법을 비용-효용 분석, 화폐적 가치로 측정되는 편익과 비용을 비교하는 방법을 비용-편익 분석이라고 한다.

비용은 항상 화폐적 가치로 측정되며, 산출은 특성에 따라 다르게 측정되는데 효과는 실물단위로 측정되고, 효용은 삶의 질을 반영한 효용으로 측정되며, 편익은 화폐적 가치로 측정된다. 경제성 평가는 여러 대안간의 비교 평가에 활용되는 것이 대부분이며 단일 대안의 경제적 타당성 평가에 활용되기도 한다. 경제성 평가에서 가장 많이 활동되는 방법론은 산출을 실물단위 그대로 측정하는 비용 효과 분석이다.

❋ 경제성 평가 연구의 예

- 비용-효과 분석 기법을 이용한 Gemcitabine 외래 항암 치료의 경제성 평가 (민수현, 고수경, 임지영, 대한간호학회지 제38권 제3호, 2008)
- 제2형 당뇨병 환자의 관상동맥심질환에 대한 메트포르민-글리메피리드 병합요법과 메트포르민-피오글리타존 병합요법의 비용-효과분석(임경화, 숙명여자대학교대학원 박사논문, 2008)
- 장기요양보호서비스의 비용, 효과적 분석 : 시설보호소 대 재가보호(박찬제, 노인복지연구 Vol.5.0, 2010)
- 일개 보건소의 가정간호사업 위탁운영에 관한 경제성 평가(김진현, 이인숙, 주미경, 간호행정학회지 제16권 제4호, 409~418, 2010)
- 당뇨병성 족부질환자에 대한 가정간호서비스의 경제성 평가(송종례, 아주대학교 박사학위논문, 2011)
- 가정간호의 경제성 평가에 관한 문헌 분석(임지영, 김지영, 가정간호학회지 제20권 제2호, 141~151, 2013년)

향·상·학·습

1. 의료욕구, 의료요구, 의료수요, 의료이용의 관계를 설명하시오.

2. 재화로서 보건의료의 특성은 무엇인가?

3. 보건의료 정책에 대한 경제성 평가가 필요한 이유를 설명하시오.

심·화·학·습

1. 진행된 간호사업(예, 가정간호)에 대한 경제성 평가를 시행한 문헌을 찾아보고, 사용된 경제성 평가 방법과 결과를 분석하여 제시하시오.

참고문헌

R·E·F·E·R·E·N·C·E

- 권성복, 위성욱, 박광옥, 황혜영, 남문희, 박보현, 천자혜, 최길림(2015). 간호관리학. 고문사.
- 박보현(2012). 병원간호사 확보를 위한 정책 평가, 서울대학교 대학원 박사학위 논문.
- 박성애, 정면숙, 김진현, 김종경, 주미경, 박성희, 유미(2010). 간호관리학－간호경영과 정책. 군자출판사.
- 서울특별시 간호사회(2009). 간호관리료 차등제하에서 간호인력등급이 병원경영수지에 미치는 영향.
- 양봉민, 김진현, 이태진, 배은영(2015). 보건경제학. 나남.
- 염영희, 고명숙, 김기경, 민순, 신미자, 이미애, 정민, 조미경, 황지인(2014). 간호관리학(5판). 수문사.
- 유승흠(1998). 병원경영 이론과 실제Ⅰ. 수문사.
- 조유향 외(2014). 지역사회간호학 총론. 현문사.
- Sullivan, & Decker.(1992). Effective leadership and management in nursing. Prentice-Hall.
- Suppe(1993). Middle range theories: What they are and why nursing science needs them, ANA Council of Nurse Researchers Symposium; 'Toward middle range theory for nursing practice', November 15.
- Verley, P.(1914). Nouvelle histories economique. New York: Springer.

인터넷 사이트

- 건강보험심사평가원 http://www.hira.or.kr/intro.jsp
- 국민건강보험공단 http://www.nhic.or.kr/portal/site/main
- 보건복지부. 2015년 업무계획
  http://www.mw.go.kr/front_new/policy/sotong/2015/index.jsp?PAR_MENU_ID=06&MENU_ID=0644

NURSING MANAGEMENT

11장

간호와 법

학습목표

1. 법의 개념과 분류, 위계에 대해 설명한다.
2. 간호대상자의 법적 권리를 정의한다.
3. 간호업무 시 대상자의 법적 권리 보호 방안을 설명한다.
4. 간호사의 법적 지위와 간호업무의 법적 근거를 설명한다.
5. 간호사의 법적 권리와 의무를 설명한다.
6. 간호사고, 간호과오 및 간호과실을 비교 설명한다.
7. 간호과오의 유형을 열거한다.
8. 간호과오의 예방방안을 제시한다.
9. 간호사고와 법적 책임을 설명한다.

주요용어 이해

Nursing Management

- **면허**(Licence) : 국가가 공공의 목적을 위하여 시행한 일반적 금지를 특정인에게 해제하여 적법하게 일정한 행위를 할 수 있도록 하는 것이다.
- **자격**(Certification) : 전문 분야 표시(title)를 허가하는 행위로 전문 간호사 자격은 국가자격에 해당한다.
- **성문법**(Statute) : 입법기관에서 문장의 형식으로 제정되는 법으로 헌법, 법률, 명령(법규 명령, 행정명령), 조약, 조례, 규칙 등이 해당한다.
- **불문법**(Unwritten law) : 문서의 형식을 갖추지 않았으나(성문화되지 않은) 관례상으로 인정되는 법을 포괄적으로 부르는 것으로 관습법, 판례법 등이 해당한다.
- **간호판례법**(Nursing case law) : 간호와 관련된 법률문제에 동일한 취지의 판결이 반복됨으로써 성문화 되지 않았음에도 법적 규범이 되는 법을 말한다.
- **실무표준**(Standard of care) : 민사소송에서 간호사의 과실 또는 과오 여부 결정을 위한 법적인 기준으로서 일반적으로 같은 상황에서 합리적이고 신중한 사람이 갖는 지식과 기술을 말한다.
- **환자권리**(Patient's rights) : 환자가 의료서비스를 받으면서 그 무엇을 이행하도록 요구할 수 있는 힘으로 협의로는 법률과 판례에 의해 법적 권리로 확립된 경우를 의미하나, 광의로는 사법부의 판단을 통해 권리로 인정될 가능성이 있는 경우와 인권으로서의 권리를 모두 포함하는 개념이다.
- **과실**(Negligence) 주의의무를 태만히 한 경우를 말한다.
- **과오**(Malpractice) 전문가에게 요구되는 주의의무를 태만히 한 경우를 말한다.
- **책무**(Accountability) 직무에 따른 의무와 책임까지를 말하며, 간호사가 자율적으로 수행한 의사결정과 행동에 대해 설명하고 그 결과에 대한 사회적 평가를 수용하는 것을 말한다.
- **법적책임**(Liability) 고의 과실 등으로 다른 사람에게 가한 위해나 재산상의 손실에 대한 법적인 책임을 지는 것을 말한다.

I 간호와 법

1 법의 이해

1) 법의 개념

인간은 일정한 질서가 전제된 사회에서 스스로 행동을 규제하고 상호간의 협조를 이루면서 개인과 공동체를 규율하기 위한 사회규범을 가지는데 종교, 관습, 법, 윤리, 도덕 등이 인간의 사회규범이다. 이 중 법은 사회 질서를 유지하고 정의를 실현하기 위해 국가 권력에 의하여 강제되는 사회규범을 말한다. 법은 '해야 한다' 혹은 '해서는 안된다' 등의 당위를 내용으로 하며, 합법성에 기초한 타율적이고 외형적인 규범이다. 이와 달리 윤리, 도덕은 행위의 내면성에 관한 것으로 인간의 양심과 확신에 따라 행동하는 기준이다. 법은 국가의 법이념에 따라 다르게 정의되는데 자유민주주의형 국가에서는 법을 사회질서를 유지하기 위하여 인간이 지켜야 하는 최소한의 수준으로 정의한다. 오늘날 복지형 국가에서의 법은 국민의 최소한의 생존권을 담보하고 이를 촉진하고 증진하는 수단으로 정의하고 있다.

2) 법의 분류와 위계

법은 크게 자연법(natural law)과 실정법(positive law)으로 구분된다. 자연법이란 인위적인 법률과 가치에 대칭되는 것으로 자연히 존재하는, 언제 어디서나 유효한 보편적 불변적 법칙을 말한다. 실정법은 정치적인 공동체나 사회, 국가 등에서 만든 법으로 일정한 시대와 사회에서 효력을 갖고 생활관계를 규율하는 현실적인 법이다.

우리나라의 실정법은 국내법과 국제법으로 구분된다. 국제법에는 조약과 국제관습법이 있으며, 국내법은 크게 공법, 사법, 사회법으로 구분된다(그림 11-1).

법은 또한 헌법, 법률, 명령, 자치법규, 조약 등 입법 기관이 제정하는 성문법(written law)과 관습법, 판례 등의 불문법(unwritten law)으로 구분된다. 우리나라는 성문법 국가이나 불문법의 보충적 기능을 인정하고 있다. 헌법은 국가의 최고 기본법이며 최상위법으로 법률, 명령, 규칙 등 하위법의 타당성의 근거가 되므로, 하위법은 헌법에 위반될 수 없고, 헌법에 위반되는 법률이나 명령은 무효가 된다(그림 11-2).

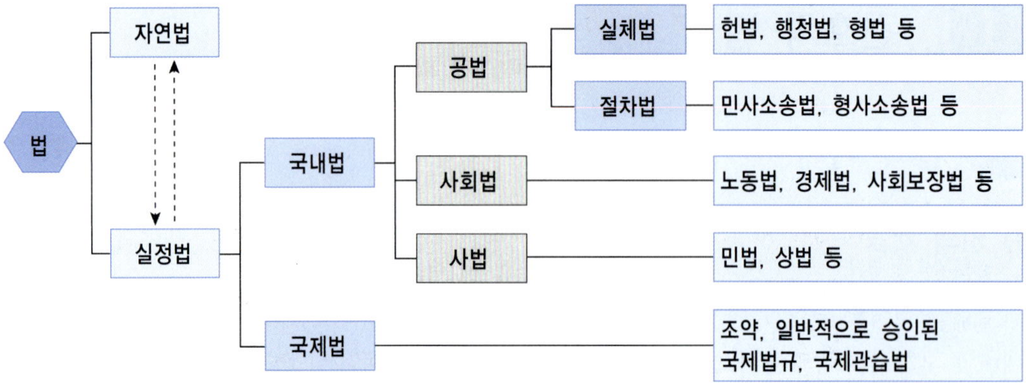

그림 11-1 법의 분류

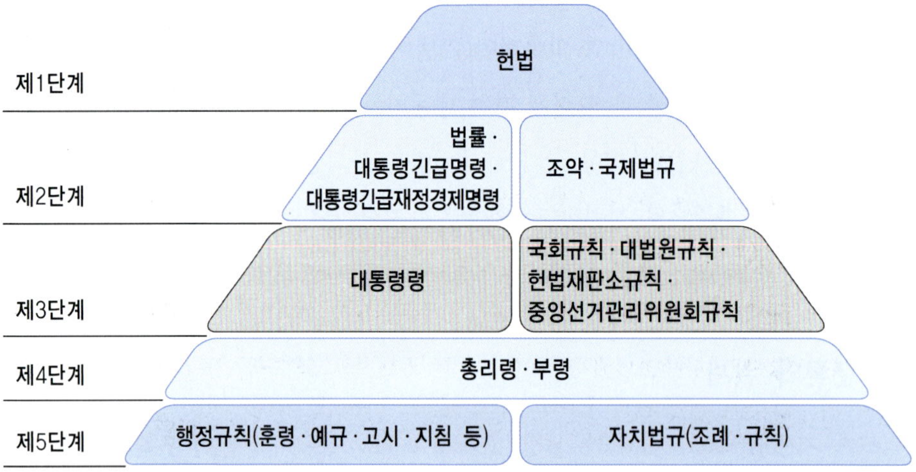

그림 11-2 법의 위계

3) 보건의료법규의 체계 분류

국민의 기본권인 보건에 관한 권리 내지 건강권은 법률의 규정에 의하여 그 구체적인 내용이 정해지고 국민보건사업에 관한 법률의 제정은 국민의 건강에 관한 권리를 구체화시킨다는 점에서 중요하다.

보건의료와 관련된 법률의 종류는 매우 다양하고 범위가 넓다. 보건의료관련 법규의 통일성을 기하기 위해 제정된 보건의료기본법에서는 국가 보건의료정책의 목표 및 기본 이념을 제시하고, 국민과 보건의료 제공자의 보건의료에 관한 권리와 의무를 구체화하고 있으며, 보건의료제공 체계에 따른 원칙 등을 규정함으로써 우리나라 보건의료관련법의 모법으로 기능할 수 있도록 하고 있다.

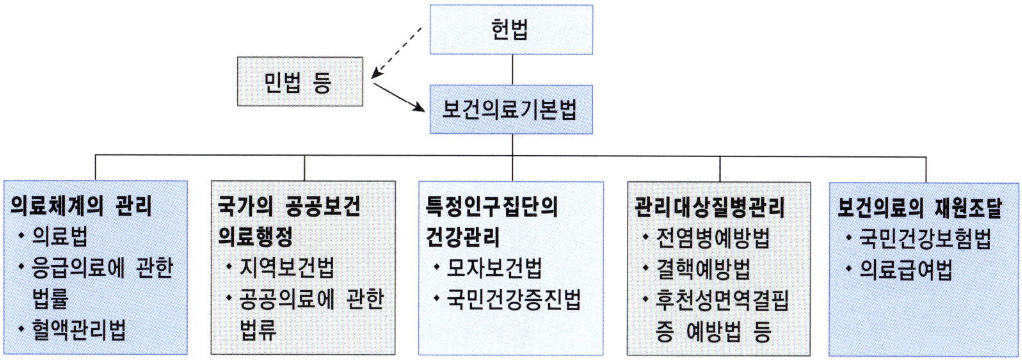

그림 11-3 보건의료법규체계

출처 : 한국의료법학회(2002), 보건의료법학.

현재 우리나라 보건의료법규체계를 헌법 및 보건의료기본법과의 관계에서 체계적으로 정리하면 (그림 11-3)과 같이 분류할 수 있다.

2 대상자의 법적 권리와 의무

1) 대상자의 법적 권리

보건에 관한 권리는 국민이 건강을 유지하는데 필요한 국가적 급부와 배려를 요구할 수 있는 권리를 말하며 헌법상 근거는 직접적으로 제36조 제3항에서 유래한다. 그밖에도 인간의 존엄과 가치 및 행복추구권(헌법 제10조)과 행복추구권(헌법 제35조)과 불가분의 상호관계에 있으며, 인신에 관한 실체적 권리를 비롯한 자유권 실현의 전제조건이 된다.

국가의 국민건강보호의무의 측면에서 보건에 관한 권리는 국가에 의한 건강생활침해 금지와 국가의 적극적인 건강생활보호 의무를 그 내용으로 한다. 또한 모든 국민은 보건에 관한 권리와 밀접하게 관련되는 다른 기본권들도 가지게 되는데 이는 보건의료인 스스로도 이러한 기본권의 주체가 된다. 보건에 관한 권리의 주체가 가지게 되는 기본권은 다음과 같다.

(1) 인간의 존엄과 가치(헌법 제10조)

우리나라 헌법 제10조에서는 “모든 국민은 인간으로서의 존엄과 가치를 가지며”라고 하여, 인간으로서의 존엄과 가치의 소유자임을 말하고 있다. 이러한 인간의 존엄성 존중은 모든 기본권 보장의 궁극적 목적이고 모든 기본권의 본질적 내용이다.

(2) 생명권

생명권에 관해서는 우리 헌법에 명문 규정이 없지만 생명권은 신체적 완전성 및 신체활동의 임의성을 보장하는 신체의 자유의 당연한 전제일 뿐만 아니라 인간의 존엄성을 그 가치적 핵으로 하는 우리나라 기본권 질서의 논리적인 기초이다.

(3) 알권리(헌법 제21조)

알권리는 일반적으로 접근할 수 있는 정보원으로부터 의사형성에 필요한 정보를 수집하고, 수집된 정보를 취사 선택할 수 있는 자유를 말한다. 의료에 있어서는 의료인에게 환자의 진료와 관련하여 설명의무를 인정함으로서 환자가 자신의 진료와 관련하여 요구하는 정보 뿐만 아니라 적극적으로 환자 및 그 가족들에게 환자의 진료에 관해 알려줄 것을 요구하고 있다.

(4) 자기결정권

인간은 누구나 자신이 스스로 원하는 방법과 범위 내에서 다루어질 기본권을 가지고 있다. 헌법 제 10조는 "모든 국민은 인간으로서의 존엄과 가치를 가지며, 행복을 추구할 권리를 가진다. 국가는 국민이 가지는 불가침의 기본적 인권을 확인하고 이를 보장할 의무를 진다"로 규정하고 있다.

종래 의료는 의사 주권적 개념에서 환자는 치료의 객체로 보는 경향이 있었다. 그러나 20세기 들어 시민의 권리의식이 성장하게 되면서 환자의 권리는 자연스럽게 발전되어 왔고, 환자도 의료인과 더불어 치료의 주체라는 인식이 자리 잡게 되었다. 이러한 환자의 권리에서는 의료인의 설명의 의무를 상대적으로 강조하게 되었고, 설명의무는 단순히 환자에게 알권리를 충족시키는 소극적 의무가 아니라, 진단결과나 치료방법, 예후, 부작용, 수술의 위험성 등을 충분히 설명하고 환자가 이를 제대로 이해한 후에 자율적인 자기결정을 내리도록 해야 할 적극적인 의무이다.

(5) 사생활의 비밀과 자유(헌법 제17조)

인간은 누구나 자기 스스로의 뜻에 따라 삶을 영위해가면서 자신만의 영역을 갖기를 바란다. 그렇기 때문에 사생활의 내용에 대한 외부적인 간섭을 원치 않을 뿐 아니라, 다른 사람에게 알리고 싶지 않은 자신의 영역을 자신의 의사에 반하여 남에게 알려지는 것을 원치 않는다. 특히 의료의 경우에는 자신의 신체, 건강상의 비밀로서 외부에 알려지기를 원치 않는 경우가 많다. 따라서 환자 누구나 자신의 의무기록이 제3자에게 부당하게 노출되는 것을 원치 않고 국가에서는 의료인이 환자의 비밀을 유지할 것을 법으로 규정하고 있다.

2) 대상자의 의무

의료법에 명시된 대상자의 의무는 다음과 같다(의료법 시행규칙 제1조의2 제1항).

(1) 의료인에 대한 신뢰·존중의 의무

환자는 자신의 건강관련 정보를 의료인에게 정확하게 알리고 의료인의 치료계획을 신뢰하고 존중하여야 한다.

(2) 부정한 방법으로 진료를 받지 않을 의무

환자는 진료 전에 본인의 신분을 밝혀야 하고, 다른 사람의 명의로 지료를 받는 등 거짓이나 부정한 방법으로 진료받지 아니한다.

대상자는 병원과 체결된 재정적 의무에 대한 책임을 가지며, 의료진의 치료계획을 준수하고 이에 불응하고 진료를 받지 않거나 중단하여 발생한 결과에 대한 책임을 진다. 또한 의료기관의 규정 및 공공질서를 준수하고 병원 직원 및 다른 환자를 존중해야 한다.

3) 대상자의 법적 권리 보호방안

대상자의 법적 권리를 보호하기 위하여 중요한 것은 의료진과 대상자 모두 주도적으로 법적 권리와 의무에 대한 지식을 갖고 이를 행사하고 준수하는 것이다.

우리나라 의료기관 인증제도에서는 의료기관이 환자가 진료를 받는 모든 과정에서 환자의 권리를 존중하고 사생활을 보호하며, 동의서를 받도록 평가 기준에 제시하고 있다. 구체적으로 환자의 권리 보호에 대한 기준은 '의료기관에 환자의 권리와 의무에 대한 규정이 있다.', '환자의 권리와 의무를 직원들이 알고 있다.', '환자는 환자의 권리와 의무에 대하여 알고 있다.', '환자의 신체 노출을 보호한다.', '환자의 개인정보를 보호한다.' 등으로 구성되어 있다.

- 의료인은 대상자에게 진료를 제공하는 과정에서 대상자가 스스로의 권리(알권리, 자기결정권)를 잘 행사할 수 있도록 충분한 설명을 제공해야 하고, 특히 수술 등 침습적 의료행위에 대해서는 반드시 동의를 구하고 서면화해야 한다.

- 의료인은 법률로 허용된 경우가 아니라면 대상자의 사생활과 비밀을 보호해야 한다.
- 대상자에게 심폐소생술을 비롯한 연명치료 여부에 대한 사전의료의향서 작성 권리에 대하여 설명함으로써 대상자가 삶을 마감하는 순간에 자신의 존엄성을 추구하도록 도울 수 있다.
- 환자의 불만 및 고충을 관리할 수 있는 체계를 갖추어야 하며, 학대 및 폭력피해자 보고 및 지원체계, 신생아와 소아 환자 유괴 예방 절차, 의사소통이 어려운 환자를 위한 지원체계, 장애 환자의 편의를 위한 지원체계 등 취약 환자의 권리와 안전을 보호하도록 취약 환자 권리보장 규정을 갖추고 직원은 이를 알고 있어야 한다.
- 의료사고로 인한 분쟁이 발생한 경우, 피해자에 대한 신속하고 공정한 구제에 노력해야 하며, 한국의료분쟁조정중재원에 조정을 신청하도록 조언을 할 수 있다.

3 간호사와 법

간호사는 보건의료 영역의 전문직 종사자로서 국가로부터 면허와 자격을 인정받아 법이 정하는 범위 내에서 법적 지위를 갖게 된다.

1) 간호사의 면허와 자격

우리나라 근대 법규에서 간호를 포함하는 최초의 규정은 1907년 '대한의원관제'로서 대한의원에서 간호교육을 실시하도록 규정한 것이다. 당시 간호부 수가 증가하면서 간호부에 대한 규정을 세워 자격을 한정하고 1914년 '간호부규칙'을 제정하고 간호사의 면허자격과 업무범위를 규정하였다.

현재 간호사는 의료법 제7조(간호사 면허)에 근거하여 일정한 요건을 갖추고 보건복지부장관으로부터 간호사 면허를 받는다. 또한 의료법 제78조(전문간호사) 및 전문간호사 자격 인정 등에 관한 규칙에 근거하여 보건복지부장관이 인정하는 기관에서 2년 이상 전문간호과정을 이수한 후 자격시험을 거쳐 자격증을 받게 되며 전문간호사 자격은 보건, 마취, 정신, 가정, 감염관리, 산업, 응급, 노인, 중환자, 호스피스, 종양, 임상 및 아동 등 13개 분야로 구분한다.

2) 간호행위의 범위

(1) 보건의료법규에 의한 간호행위의 범위

간호사의 임무에 대해 의료법 제2조 제2항 5호는 다음 각 목의 업무를 임무로 한다고 되어 있다.

가. 환자의 간호요구에 대한 관찰, 자료수집, 간호판단 및 요양을 위한 간호

나. 의사, 치과의사, 한의사의 지도하에 시행하는 진료의 보조

다. 간호 요구자에 대한 교육·상담 및 건강증진을 위한 활동의 기획과 수행, 그 밖의 대통령령으로 정하는 보건활동

라. 간호조무사가 수행하는 가목부터 다목까지의 업무보조에 대한 지도

이러한 내용은 간호사의 간호전문지식을 기초한 범위 내에서 독자적 판단으로서의 관찰, 자료수집, 간호판단 및 요양을 위한 간호와 간호요구자에 대한 교육, 상담 및 건강증진을 위한 간호와 간호업무 보조에 대한 지도 등 독자적인 업무와 의사의 지도 아래 이루어지는 진료 보조업무가 있다.

대통령령이 정하는 보건활동이라 함은 농어촌 등 보건의료를 위한 특별조치법 제19조에 따라 보건진료원으로서 하는 보건활동, 모자보건법 제2조 제10호에 따른 모자보건요원으로서 행하는 모자보건 및 가족계획 활동, 결핵예방법 제18조에 따라 하는 보건활동, 산업안전보건법 제16조에 따른 보건관리자로서의 직무, 학교보건법 제15조에 따른 보건 교사로서의 직무 등이다.

또한 의료법 제12조(의료기술 등에 대한 보호)에는 "의료인이 하는 의료·조산·간호 등 의료기술의 시행(이하 "의료행위"라 한다)에 대하여는 이 법이나 다른 법령에 따로 규정된 경우 외에는 누구든지 간섭하지 못한다."고 규정되어 있다.

(2) 대법원 판례를 통한 간호행위의 범위

판례는 하나하나의 재판의 결과인 판결에 의하여 밝혀진 이론, 법칙 또는 규범을 말하며, 판례를 법원(法源)으로 인정하는 경우를 판례법이라 한다(곽윤직, 김재형. 2013).

판례는 의료행위를 "의료인이 의학의 전문적 지식을 기초로 하여 경험과 기능으로써 진찰, 검안, 처방, 투약 또는 외과수술 등 질병의 예방이나 치료행위를 하는 것(대법원 1987. 11. 24. 선고 87도1942 판결)"이라고 정의하였다. 최근의 판례에서는 의료행위의 범위를 보다 넓게

인정하고 "의료행위라 함은 질병의 예방과 치료행위뿐만 아니라 의료인이 행하지 아니하면 보건위생상 위해가 생길 우려가 있는 행위(대법원 1992. 5. 22 선고 91도3219 판결)"를 의미하는 것으로 판시하고 있어 과거에 비해 의료행위의 범위를 상대적으로 넓게 인정하고 있다.

(3) 보건복지부의 유권해석에 의한 간호행위의 범위

의료인 개인 또는 단체가 일정한 절차에 의하여 보건복지부에 질의하는 경우, 정부(보건복지부)는 관련 법령과 판례를 기초로 유권해석을 하고 이를 회신한다. 이와 같은 행정부의 유권해석은 법의 범위 내에서 제한적으로 이루어지며 법원의 판결에 의해서 번복될 수 있지만 실무의 기준을 제시한다는 측면에서 중요하다. 특히 법 규정이 모호하거나 관련된 판례가 없는 경우 실무의료인에게는 중요한 지침이 될 수 있다. 다음의 내용은 정부의 유권해석 중 간호와 관련된 내용들이다.

- 간호사의 정맥주사는 의사의 지도 하에 시행되어야 한다.
- 조산소에서의 약품구매행위 및 주사 투약행위는 적법하다.
- 마취간호사의 업무한계는 '의사의 지시에 따라 의료행위(마취)를 보조하는 것이며 의사의 지시 없이는 마취행위를 할 수 없다.'
- 사업장의 보건관리자로서 의사와 간호사는 필요한 의료행위를 할 수 있다.

- 간호사 또는 간호조무사가 의료기관에서 진료보조행위로서 의약품의 조제행위가 가능한지 여부에 대하여 의료기관에서 의약품의 조제는 의사·치과의사 또는 한의사만이 할 수 있으며, 간호사 또는 간호조무사는 의약품의 조제 또는 환자에게 투약하는 행위를 보조할 수 있을 것임(의정 65507-1213. 94. 10. 8.)
- 간호사는 단독으로 주사행위를 할 수 없음. 간호사는 내원한 환자에 대하여 의사의 직접진찰에 의하지 않고 전화상의 구두처방만으로 주사 및 투약을 할 수 없음(의제 1420-33668. 79. 2. 19.)
- 간호사의 혈맥주사는 의사의 지도 하에 시행되어야 함. 혈맥주사행위는 의사의 업무범위에 해당되며 간호사는 진료의 보조업무로서 의사의 지도하에 혈맥주사행위를 할 수 있을 것임(의제 01254-67779. 85. 8. 29.)
- 간호조무사가 비록 재진환자라도 의사의 직접 진찰에 의하지 않고 사전구두처방으로 환자에게 주사 및 투약행위를 하는 것은 의료법 제25조제1항의 규정에 의한 면허된 이외의 의료행위에 해당하며 동 의료행위를 하게 한 의사는 의료관계행정처분기준에 의한 행정처분의 대상이 됨(의정 65507-447. 93. 4. 15.)

Ⅱ 간호사의 법적 의무

1 간호사의 의무

간호사의 법적 의무는 간호사 면허범위 내에서 간호대상자에게 간호를 직업적 정신과 법적 근거 아래 수행해야 할 의무로 주의의무, 설명의무, 확인의무 등이 이에 해당한다.

1) 주의의무

(1) 법적 근거

환자와 간호사 또는 의료기관과의 관계를 계약의 관계로 본다면, 간호사 또는 의료기관은 민법 제681조에 의해 선량한 관리자의 주의의무가 발생하게 되며 주의의무를 다 하지 않는 경우에는 민사상 책임 또는 형사상 책임을 지게 된다.

의료인의 주의의무란 의료행위자가 사전에 주의력을 집중하여 구체적인 의료행위로부터 발생할 수 있는 보호법익에 대한 위험을 인식하고 결과 발생을 예방하기 위하여 적절한 방어조치를 취할 것을 말한다. 따라서 간호사의 주의의무는 의료행위 당시, 일반 간호학적 지식 정도의 능력을 갖춘 간호사가 통상 베풀어야 할 주의의무를 가리키는 것으로서, 통상인의 주의의무가 아니라 간호전문가로서의 주의의무를 의미한다. 간호행위에 있어서, 간호사는 일반인보다 예견 가능성이 크기 때문에 주의력을 집중하여 의료행위과정에서 주의의무를 다하고 나쁜 결과를 회피하기 위한 조치를 강구할 의무가 있다.

(2) 주의의무의 내용

주의의무란 유해한 결과가 발생하지 않도록 의식을 집중할 의무로서, 이를 게을리 하여 타인의 생명 또는 건강에 위해를 초래하게 되면, 민·형사상 법적 책임을 추궁받게 된다. 주의의무의 내용은 결과예견의무와 결과회피의무로 구성된다.

① 결과예견의무

결과예견의무란, 예견 가능성이 있는 범위 내에서만 추궁이 되며, 예견 가능성이란, 일반인(특정된 영역의 통상인)이라면 행위 시 결과 발생을 예견할 수 있는 것을 말한다.

따라서 간호에 있어서의 주의의무의 기준은 통상적인 일반 간호사를 의미하는 것이며, 그

능력의 정도는 당해 시대의 간호사로서 요구받는 일반적인 지식이다.

현재의 간호학적 수준에 비추어 볼 때 통상 다음과 같은 경우에는 간호사에게 예견의무가 인정된다.

- 발생 가능성이 매우 낮은 경우라 할지라도 객관적으로 보아 일반간호사에게 알려진 상태의 것이다.
- 일반간호사에게는 알려지지 않은 단계라고 할지라도 당해 간호사가 이를 알 수 있는 위치에 있는 경우이다.

② 결과회피의무

결과회피의무란 예견 가능한 위험이 발생하는 경우에는 이를 회피할 수 있는 수단을 강구하여야 할 의무이다.

결과회피의무의 위반 여부를 판단함에 있어서 종종 문제가 되는 것은 임상 상의 관례와 이 의무가 경합하는 경우이다. 하지만 법의 태도는 결코 임상적 관례라는 이유로 의료인의 주의의무를 경감하지는 않는다. 비록 그것이 널리 알려진 현실적인 사정이라고 할지라도, 역시 의무위반으로 취급된다. 실제로 이 문제와 관련하여서 아래의 경우는 과실판단에 어려움이 있다.

- 첫째, 위험회피를 위하여 일정한 조치를 취하였으나 예기하지 못한 유해한 결과가 야기된 경우
- 둘째, 위험을 예견하였으나 의료인의 어떤 사정(능력, 시설, 장비 또는 약물)으로 이를 회피할 수 없었던 경우
- 셋째, 위험의 성질상 이를 회피하는 조치를 취하는 것이 불가능하거나 불완전한 경우이다. 이 경우들은 간호사가 위험의 회피를 위하여 최선의 주의를 다하였으나 현실적으로 회피가 불가능한 경우들이다.

(3) 주의의무의 판단기준

주의의무란 일정한 나쁜 결과의 발생을 예견하고 이러한 예견 가능한 나쁜 결과를 회피하기 위해 주의를 다할 의무를 말하며, 주의의무를 태만히 한 경우 이를 과실이라 한다.

① 일반적·객관적 기준

주의의 능력은 사람마다 동일하지 않으므로 간호행위에 있어서 주의의무는 당해 상황에서의 통상의 간호사에게 요구되는 평균 간호사의 주의능력을 기준으로 설정된다. 즉, 간호사가

기울여야 할 주의의무의 기준은 객관적으로 정하여지는 것이다. 객관적 기준은 의료(간호) 수준과 의료인(간호사)의 재량성으로 구분하여 설명된다.

가. 간호학의 수준

간호사는 당시의 간호학 수준에 적합한 행위를 할 주의의무가 있다. 이때 객관적 기준으로서 요구되는 간호학 수준은 최첨단의 간호학이나 일부에게만 알려진 사항은 아니다. 간호사라면 누구나 할 수 있는 주의의 정도를 표준으로 하여 과실 유무를 판단해야 하며, 사고 당시의 일반적인 간호학 수준과 간호환경 간호행위의 특수성 등을 고려하여 판단해야 할 것이다. 또한 그 간호수준은 규범적으로 요구되는 수준이지 당해 간호사나 의료기관의 구체적 상황에 따르는 것이 아니다. 따라서 당해 의료행위가 이러한 의료수준에 의하여 허용되는 범위를 벗어난 경우 간호사에게 요구되는 주의의무를 위반한 것으로서 간호사의 과실이 인정된다.

나. 재량성

의료행위의 재량성은 생명현상 및 이를 기반으로 한 의학현상으로 대단히 복잡, 다양한 것이고 미해명의 부분이 많기 때문에 이것에 대응하는 의료방법 또한 쉽게 규격화하기 어렵다는 점이다.

그러므로 간호행위를 행함에 있어 실제로 환자에게 동등한 효과를 지닌 여러 간호방법 중 시술자가 판단하기에 가장 적합한 방법을 우선적으로 취하거나, 자신의 경험이 많은 방법을 취하는 것은 무방하다고 할 것이다. 그러나 재량성의 합리적인 한계와 시술자의 판단이 객관적으로 타당해야 간호과오 발생 시 과실 책임을 면할 수 있을 것이다.

② 주관적·구체적 기준

주의의무의 주관적·구체적 기준으로는 지역성과 전문성, 긴급성과 치료요법의 유일성이 있다. 특히 전문성의 경우, 정신과 병동에 근무하는 간호사에게 일반병동에 근무하는 간호사와 정신과 환자 간에 있어 동일한 정도의 주의의무를 요구하는 것은 현실적인 판단기준이 될 수 없다. 따라서 일반간호사의 경우 그 주의의무의 정도가 전문간호사에 비하여 경감되어야 한다.

그리고 환자의 상황이 급박하거나 중대하여 즉각적으로 일정한 진료 및 간호를 실행해야 하는 경우를 긴급 상황이라고 하는데, 이 상황에서는 어떤 의사나 간호사든 평상시와 같이 의학수준에 적합한 모든 진단과 치료방법을 동원하고 시설을 이용하며 진료관행상의 기술적 주의를 다하는 등의 행동을 하기가 곤란하고, 사회통념상으로도 그렇게 기대하지 않는다. 그러므로 환자의 이익을 도모하고 의사의 갈등을 해소하기 위해 과실판단에 관해 여러 가지 긴급상황의 적극적 참작이 요청된다.

③ 주의의무 적용의 실례

형사상 주의의무의 실례(대법원 2007. 2. 22. 2005도8980 판결[업무상과실치상])

정형외과와 성형외과 협진으로 종양제거 및 피부이식 수술환자의 수술 후 회복 과정에서, 간호사가 인턴에 의해 잘못 처방된 근이완제(베큐로니움)를 병동에서 환자에게 정맥주사하였고, 이로 인하여 환자는 호흡근 마비로 인하여 호흡이 멈추면서 의식불명에 빠지게 되었으며, 이후 합병증으로 사망하였다. 재판부는 종합병원의 간호사로서 그 직무 수행을 위하여 처방 약제의 투약 전에 미리 그 기본적인 약효나 부작용 및 주사투약에 따르는 주의사항 등을 확인, 숙지하여야 할 의무가 있다고 보아 주의의무를 위반한 과실을 인정하여 업무상과실치상의 형사책임을 인정하였다.

2) 설명의무

(1) 법적 근거

설명의무는 의료행위에 대한 환자의 자기결정권을 보호하는 취지로 우리나라에서는 인간의 존엄성과 행복추구권에 근거를 두고 있다.

설명의무란 수술 등 침습을 하는 과정과 그 후에 나쁜 결과가 발생할 개연성이 있는 의료행위를 하는 경우 또는 사망 등의 중대한 결과 발생이 예측되는 의료행위 등과 같이 환자의 자기결정이 요구되는 경우, 환자에게 의료행위를 받을 것인지 여부를 결정하는 데 필요한 정보를 제공하고 동의를 구하여야 할 의무를 말한다.

설명의무는 의료행위에 대한 환자의 자기결정권을 보호하고자 하는 취지로서, 환자에게 위험이 수반되는 의료행위를 시행할 때 대상자에게 의료행위의 목적과 방법, 기대되는 결과와 이에 수반되는 위험성, 다른 치료방법 등을 사전에 알려야 한다.

의사의 설명은 모든 의료과정 전반을 대상으로 하는 것이 아니라 수술 등 침습을 가하는 과정 및 그 후에 나쁜 결과 발생의 개연성이 있는 의료행위를 하는 경우 또는 사망 등의 중대한 결과발생이 예측되는 의료행위를 하는 경우 등과 같이 환자에게 자기결정에 의한 선택이 요구되는 경우만을 대상으로 하여야 한다(대법원 1995. 4. 25. 선고, 94다27151).

(2) 설명의무의 간호임상적 의미

환자로부터 서면 동의서를 받는 일은 간호사의 직접적인 역할이 아니다. 환자로부터 서면 동의를 받는 책임은 그 시술을 수행할 시술자에게 있으며, 미국의 경우 법원은 서면 동의서를 받는 책임은 간호사나 간호사를 고용하고 있는 병원 측이 아닌 의사에게 있다고 일관성 있게 판결하고 있다.

(3) 설명의 내용

설명의무의 범위는 고지설명, 조언설명, 지도설명의 세부분으로 구분할 수 있다.

첫째, 환자의 알 권리에 기여하는 것으로서 고지 설명이 있다. 이는 환자의 진단과 치료에 관한 정보를 제공하는 것이며 환자의 결정에 도움을 주는 의미는 없다. 고지 설명은 동의를 구하는 것이 아니라 동의가 없는 경우에도 최소한의 설명을 해야 하는 것으로 환자의 알권리 충족에 기여한다.

둘째, 조언 설명은 환자의 자기결정권 행사에 기여하며, 자기결정권자인 동의능력이 있는 환자본인에게 해야 함이 원칙이다. 동의 능력은 의사의 설명 내용과 동의 또는 거부의 의미를 이해할 수 있는 능력이며, 다만 환자의 친권자 또는 후견인은 고유의 권한으로서 동의권이 있으며 동의권을 수여받은 제 3자도 조언으로서 설명의 상대방에 포함된다.

셋째, 지도 설명은 환자의 알권리나 자기결정권과는 관계없이 환자가 질병의 치료나 부작용의 예방을 위하여 지키거나 조심해야 할 내용을 설명하는 것이다.

담당의사는 원칙적으로 ① 환자의 병의 상태, ② 의사가 필요하다고 생각되는 의료행위와 그 내용, ③ 의료행위로 인하여 기대되는 결과 및 그에 수반하는 위험성, ④ 당해 의료행위를 실시하지 않을 경우 예견되는 결과, ⑤ 대체가능한 다른 치료방법 등에 관하여 환자에게 설명하여야 한다(서울지법 1992. 3. 13. 선고, 90가합45545).

(4) 설명의 정도

설명은 기본적으로 상대방이 이해할 수 있는 언어로, 결정에 대한 시간적 여유가 있는 시점에서, 심리적으로 자유로운 상태에서 이루어져야 한다.

(5) 설명의무의 면제 상황

다음의 경우 설명의무가 면제된다.

- 응급환자인 경우
- 알 권리자가 설명 청취를 포기한 경우
- 설명이 환자의 심신에 중대한 영향을 미칠 것이 우려될 경우
- 설명을 하지 않았다고 하더라도 환자가 승낙할 것임을 입증할 경우
- 환자에게 발생할 위험이 매우 비전형적이고 발생개연성이 적을 경우
- 환자가 이미 위험을 알고 있었을 경우

한 환자가 동맥조영술을 받기 위해 병원에 입원 후 두 명의 간호사가 환자에게 동의서를 주고 서명을 받았다. 그때 간호사는 입회인(witness)란에 서명하였으나 두 간호사는 환자에게 동맥촬영술 시술에 대해 설명도 안하고 또한 그 환자는 다른 누구로부터 설명을 들었는지도 알지 못했다.
그 환자는 양측 경동맥조영술 칸에 서명을 하였고 의사는 척추 동맥조영술시술을 하였다. 이 시술 과정에서 환자는 사지에 마비가 왔으며 결국 영구적인 손상으로 남게 되었다.
법원에서 병원은 책임이 없고 그 시술을 한 의사가 책임을 져야 한다며 약 24억 원의 손해배상을 하라고 판결하였다. 법원은 간호사가 환자로부터 이 시술에 동의한다는 서명을 받기는 하였지만 이것이 간호사나 간호사를 고용하고 있는 병원이 책임을 져야 할 근거는 될 수 없다고 판단한 것이다. –Trapp v. Cayson, 471(Miss, 1985)

(6) 설명의무의 효과

의료인이 설명을 하지 않고 치료한 경우 이는 환자의 자기결정권(인격권)의 침해로서, 이때 피해자는 그 설명이 없었음을 입증하면 그것만으로 자기결정권 침해에 따른 정신적 고통에 대한 위자료를 청구할 수 있다. 하지만 발생한 모든 손해에 대해 설명 위반에 따른 배상청구를 하기 위해서는 설명의무 위반이 환자의 생명, 신체에 대한 구체적 치료 과정에서 요구되는 의사의 주의의무 위반과 동일시 할 정도의 것이어야 하고, 따라서 그 손해와 설명의무 위반 사이에 인과관계가 있어야 한다.

3) 확인의무

간호사의 확인의무는 동료 의료인과 간호보조인력 그리고 의료장비 및 의료용 재료·의약품의 사용과정에 있어서 문제가 된다. 간호사와 간호조무사 업무관계에서도 과실이 간호조무

사의 행위에 기인하고 간호사에게는 구체적 과실이 없었다 할지라도, 간호사는 이들을 지도·감독하고 그 행위를 확인하여야 할 의무를 지기 때문에, 그 과실에 대하여 확인을 태만히 한 책임을 추궁받는다. 즉, 간호 자체는 간호사의 책임 아래 이루어져야 한다는 국민감정과 법률 규정, 즉, 민법상의 사용자 책임, 형법상의 지휘·감독의무 등 간호행위에 대해서는 간호사의 주체성이 강조된다.

이외에도 간호사는 의약품 및 기자재 사용에 있어 의약품 및 재료의 변질 여부, 수혈용 보존 혈의 오염 여부, 의료기구와 장비의 사용 전 확인의무 등이 있다. 특히 의약품 및 재료의 변질 여부에는, 피 투여자의 확인, 투여 또는 사용의 필요성 및 시기의 확인, 의약품의 확인(용량, 부위, 방법) 그리고 의약품 재료의 변질 여부가 포함된다.

4) 비밀누설 금지의무

(1) 사생활 보호의무

인간의 비밀과 사생활 보호는 헌법이 보장하는 기본 권리이다. 사생활보호권은 개인의 사생활의 평온과 비밀을 타인이나 공권력으로부터 지킬 수 있는 권리를 의미하며, 여기에는 자기의 비밀을 간직할 수 있고 이를 함부로 공개하거나 침해받지 않을 권리 외에도 자기에 대한 정보를 통제할 수 있는 권리도 포함된다. 특히 건강관리서비스를 받고 있는 대상자들의 경우 다양한 서비스 제공자들로부터 종합적 서비스를 받아야 하는 특성으로 인해 사생활 보호 측면에서 매우 취약한 상황에 놓여 있는 것이 사실이다.

사생활 침해는 개인의 사생활 비밀을 알아내기 위해 사적인 대화 내용을 본인도 모르게 녹음하는 행위, 개인의 사사로운 일기 내용을 본인의 허락 없이 미디어를 통해 보도하는 행위, 타인의 사진을 원치 않는 목적을 위해 사용하는 행위, 개인의 신상정보를 권한 없이 공표하는 행위 등이 이에 해당된다.

(2) 업무상 비밀 유지 의무

개인의 비밀을 침해하는 범죄의 하나로 형법 제317조 제1항은 업무상 비밀누설죄를 규정하고 있다. 의사, 변호사, 치과의사, 조산사, 변리사, 공인회계사와 그 직무상 보조자 등이 직무 처리 중 알게 된 타인의 비밀을 누설한 경우를 말하며, 이는 개인의 비밀을 이야기하고 신뢰하는 직업에 종사하는 사람에 의해 개인의 비밀이 침해되어서는 안 된다는 것이다. 여기서 말하는 비밀이란 특정인 또는 일정한 범위의 사람에게만 알려져 있는 사실로서 타인에게 알려지지 않아야 본인의 이익이 있는 사실을 말하며, 누설이란 비밀에 속하는 사실에 대해 이를 모르는 사람에게 알게 하는 행위로서 그 방법에 제한은 없다.

의료법 제19조에는 대상자들이 침해받기 쉬운 사생활보호를 위해 의료인들에게 비밀누설 금지의무를 규정해 놓고 있다. 그러므로 간호사가 대상자의 비밀을 누설할 경우 간호윤리에 어긋나는 비전문적 행동이면서 동시에 민사 형사상의 책임을 야기한다.

업무상 비밀유지의무가 면제되는 경우는 피해자의 동의, 긴급피난(성병환자를 치료한 의사가 감염을 방지하기 위해 배우자에게 사실을 고지한 경우, 운전자의 간질병을 치료한 의사가 사고를 방지하기 위해 관계 관청에 신고한 경우)과 정당행위(감염병 예방법상 신고) 등이다.

피의자 이씨는 음주운전으로 만취한 상태에서 교통사고를 낸 후 A 의료원으로 후송되어 응급치료를 받았으며, 당시 이씨는 전혀 의식이 없었고 가족도 현장에 없었다. 담당 경찰관은 피해자측으로부터 이씨의 음주운전 여부에 대한 조사를 요구받았으나, 당시 피의자가 의식이 없는 상태로 본인 동의하에 혈액을 채취하기 어려운 상황이었다. 이때 담당 간호사가 병원에서 치료를 목적으로 피의자의 혈액을 채취하였으며, 담당 경찰관은 이 간호사에게 부탁하여 채혈된 혈액 중 일부를 받아 교통사고처리반에 인계하여 혈중알코올 농도의 감정용으로 사용하였다(대법원 1999. 9. 3. 선고, 98도968).

2 간호사고

1) 간호사고와 간호과오, 과실

의료사고는 소비자가 의료기관으로부터 의료서비스를 제공받는 과정에서 당초 의학적인 기대와는 달리 유해한 결과가 발생하는 것을 말한다. 따라서 간호사고라 하면 간호서비스를 제공받는 과정에서 기대하지 않은 나쁜 결과가 발생하는 것이다. 이는 의료기관의 시설 불량, 원인불명 등에 의해 환자의 증상이 악화되거나 사상에 이른 경우나 환자에게 손해가 발생한 경우도 포함된다(표 11-1).

간호과오라 함은 '간호사가 간호행위를 행함에 있어서 평균수준의 간호사에게 요구되는 업무상의 주의의무를 게을리하여 환자에게 인신 상의 손해를 발생하게 한 것'이다. 간호과오와 간호과실의 개념을 살펴보면, 간호과오는 타인에게 유해한 결과가 발생되지 않도록 정신을 집중할 의무를 태만히함으로써 타인에게 손해를 입게 한 것을 말하며, 간호과실은 간호과오

표 11-1 간호사고의 원인

구분	발생요인	발생 원인
인적 요인	간호사	• 간호학 지식과 기술 부족 • 간호사의 주의의무태만으로 인한 간호과실 • 간호사의 의료법학에 대한 무지 • 간호사의 정신적, 육체적 피로 • 각종 의료기기의 관리 불량과 간호사의 조작 미숙 • 간호사의 정직하지 못한 행동 • 간호사의 대상자(환자, 보호자)에 대한 불친절과 부적절한 의사소통
	환자	• 환자 및 보호자가 의료인에게 잘못된 정보 제공 • 의료인의 지시, 교육 등에 따르지 않고 환자 측의 자의적인 행동 • 의료인의 설명에 대한 이해 부족 및 확인 미실시
물리적 요인	환경	• 병원 건물 또는 병동 구조상의 결함 • 병실, 병동, 병원 환경의 무질서 • 잘못된 간호부서조직으로 인한 명령체계의 혼선 • 안전관리시설의 결핍 또는 부재
과정적 요인	의료팀	• 잘못된 인간관계에서 오는 개인, 집단, 조직, 상호간의 갈등 • 병원 내 부서 간의 의사소통 실패 • 의사 처방전이 불명확해 오인 유발 • 약사의 조제잘못 • 간호부 조직과 명령체계의 비효율성
	불가항력	• 의약품의 불가항력적인 부작용 • 환자의 특이체질 • 현대의학의 한계

가 있었다는 것이 객관적으로 인정되었을 때, 즉 법적 판단을 받았을 때 간호과실이 된다.

과실의 판단기준은 주의의무이며, 간호과실로 타인의 생명, 신체 또는 재산에 대한 법익을 침해한 경우 간호사에게는 형사책임과 더불어 신체적, 재산적 손해를 배상하고 정신적 고통에 대한 위자료를 지불하여야 하는 민사책임이 발생한다.

간호과정에서 과실로 인하여 환자에게 손해를 끼친 경우, 간호사는 형사 및 민사 양면으로 그 책임을 추궁받으며, 특히 형사책임을 지는 자는 형벌과 동시에 민사책임 추궁의 대상이 된다.

환자 자살로 인한 간호과실 사례(대법원 1991. 5. 10. 선고 91다5396)

1987. 7. 1.환자는 대학병원 신경정신과에 입원하여 진찰을 받은 결과 전환장애로 진단되어 치료를 받던 중 같은 달 31일 보호병동에서 병원직원의 감시가 소홀한 틈을 타 자해행위로 부상을 당한 왼쪽 손목부위의 봉합부위를 감싸기 위하여 병원직원이 감아 둔 탄력 붕대를 창문 철망에 묶고 목을 매달아 자살을 하려다가 병원직원에 발견되어 생명은 구조되었으나 이로 인하여 저산소성 뇌손상을 입었다. 이에 대해 대법원은 전환장애환자인 환자의 자살기도를 미리 방지하여야 할 의무가 있음에도 이를 게을리한 과실이 있다고 판시하였다.

3 간호사고 예방

간호사고 예방을 위해서는 간호사 각자의 개인적인 차원에서의 예방과 간호부서의 조직적인 차원에서의 예방이 체계적으로 이루어져야 한다.

개인적 차원에서 사고의 예방을 위해서는 간호실무표준을 기초로 최선의 간호를 수행해야 하며, 대상자와의 좋은 인간관계와 신뢰관계를 형성한다. 근거에 기반하여 충분히 설명하고, 충분한 설명을 하고, 사소한 내용이라도 환자 및 보호자의 호소를 가볍게 넘기지 말아야 한다. 또한 자신이 속한 기관의 정책과 관련 규정, 지침을 숙지하고 있어야 한다.

조직적 차원에서의 예방 방안은 다음과 같다.

- 간호실무표준과 지침을 마련한다. 간호실무표준은 간호사 주의의무를 판단하는 기준이 되며 간호실무지침은 간호업무의 기준이 된다.
- 간호사의 실무와 관련한 법적 의무에 대한 교육을 강화한다.
- 효과적인 사건 보고 및 의사소통체계를 마련한다.
- 조직적 위험관리를 제도화한다. 능력을 갖춘 위험관리전담자를 양성하여 과학적이고 체계적으로 위험을 분석하고 예방전략을 구축하도록 한다.
- 사고발생자보다는 사고의 근본원인을 분석한다.
- 간호사고의 근본적 원인 해결을 위하여 필요하다면 병원의 구조적 변화와 시스템의 개선을 추진한다.
- 사건보고 활동이 병원의 오류개선 및 질 향상에 효과가 있음을 알린다.

간호 실무에서의 다빈도 사고유형과 예방관리는 (표 11-2)와 같다.

표 11-2 간호사고 경험과 예방관리

구분	간호사고 경험	예방관리
투약	• 약용량 과다·과소 투약 • 투약 중지 된 약물 계속 투약 • 환자를 바꾸어 투약 • 신경부위 주사로 마비 초래 • 근육주사약의 혈관 내 유입 • 마약 투약 시 부주의 • 항생제 투여 전 피부반응 미실시	• 6R 준수 • 주사부위 소독 • 항생제 투여 시 응급처치 약품준비 • 약품설명서의 주의사항 이해 • 염화칼륨, 헤파린, 도파민, 아미노필린 등의 부작용을 반드시 기억
수액	• 수액정맥주사 중 과민반응 또는 괴사 • 수액주입부위 피부염증 반응	• 속도조절 • 주사부위 소독
수혈	• 환자를 바꾸어 수혈 • 혈액형이 다른 혈장 투여	• 이중 확인 • 보건복지부 및 병원지침 준수 • 수혈의 점적속도 확인
낙상	• 병실바닥 / 복도에서 미끄러져 낙상 • 노인, 유아, 수술 후 중환자, 무의식 환자, 과다행동 환자 침상 낙상 • Stretcher cart 이동환자 낙상	• 이동시 간호 보조인력 부축동행 • 도움요청 호출벨 설치 • side rail 설치 • 주의간판 설치
화상	• 노인, 유아, 특정질환자(당뇨병, 순환장애 환자)의 화상	• 온도 및 누수 확인 • 더운 물주머니의 직접적 피부접촉 금지 • 설명 및 발적 확인 • 노인이나 유아 적용 시 이중 확인
장비/물품 오작동	• 의료물품 및 장비고장으로 인한 부상 • 수술장비 작동여부 미확인으로 적시에 미사용으로 상해 발생	• 관련부서 예방정비 의뢰 • 특수간호단위(OR, ER, ICU) 장비의 매 근무시 작동 확인
산소투여	• 산소 투여용량 부정확	• 환자에게 적량 투여 확인
기타	• 수술 거즈 수량 확인 미흡 • 신생아 뒤바뀜 • 병원감염 • 환자상태 변화의 보고 지연 • 환자 관찰 소홀로 상태 악화 • 환자 비밀누설 • 활력징후 측정 미실시 후 임의 기록 • 의사의 구두처방 잘못 시행 • 환자 교육 미흡 • 부적당한 처방 수행	• 무균술 적용 • 환자관찰 및 적시에 의사보고 • 자신의 실수에 대하여 조기 보고

4 간호사고의 법적 책임

1) 민사책임

간호과오의 피해자에 대한 민사상의 손해배상 책임은 채무불이행 책임과 불법행위 책임이 있다. 간호 과오에 있어 그 책임구성을 채무불이행으로 구성하든 불법행위로 구성하든 문제되는 것은 주의의무위반 혹은 과실이다. 불법행위에 있어서는 피해자가 가해자의 과실을 입증해야 하나, 채무불이행 책임에 있어서는 채무자에게 입증책임이 있다는 것이 법학자들의 통설과 판례의 입장이다.

(1) 채무불이행 책임

① 의의

간호계약에 의한 채무불이행 책임을 지게 하려면 간호사의 간호행위가 불완전한 것이었음이 전제되어야 한다. 따라서 평균적 간호지식과 기술 있는 간호사로서 하여야 할 간호를 다하지 못한 것은 과실이 인정되어 불법행위를 구성하게 되고, 반면 전문간호사와 환자 사이의 계약관계를 기초로 할 때에는 채무불이행의 하나인 불완전이행의 책임을 지게 된다.

② 성립요건

불완전이행으로 민사책임이 발생하기 위해서는 ㉠ 고의·과실로 인한 ㉡ 불완전한 이행으로 인하여 ㉢ 손해를 가하고 ㉣ 위 불완전한 이행과 손해 발생과의 인과관계가 있어야 한다.

③ 입증책임

간호과오를 채무불이행으로 보는 견해를 취하면, 간호과오의 귀책사유에 대한 입증 책임을 채무자인 간호사 측이 져야 하는데, 이 경우 환자 측에는 유리하다.

④ 이행보조자의 과실에 대한 책임

이행보조자의 과실에 대하여는 주 채무자의 고의나 과실로 본다. 왜냐하면 채무자는 자신의 채무를 이행하기 위하여 피용자를 사용하여 이익을 얻으므로 그로 인한 위험은 이익을 얻는 채무자에 지우는 것이 채권자 보호를 위해 필요하기 때문이다. 의료기관에 종사하는 간호사는 이행보조자이므로 간호사의 과실은 의료기관 측의 과실로 여겨지고, 그 결과 병원 측이 채무불이행 책임을 진다.

급성폐렴증세로 6인실에 입원한 A씨는 침대 옆의 잠금장치가 없는 사물함에 예금통장, 신용카드 등이 들어 있는 핸드백을 넣어두었다. 그런데 며칠 후 새벽에 검사를 받기 위해 입원실을 비운 사이에 도둑이 들어 사물함에서 핸드백을 훔쳐 신용카드로 현금을 인출하고 물품을 구입하였으며 예금통장에서 예금을 인출하여 A씨는 많은 손해를 입었다. 법원은 환자가 병원에 입원하여 치료를 받고자 하는 경우 병원은 진료뿐만 아니라 환자에 대한 숙식의 제공을 비롯하여 간호, 보호 등 입원에 따른 포괄적 채무를 지는 것인 만큼, 병원은 병실에의 출입자를 통제·감독하든가 그것이 불가능하면 최소한 입원환자에게 휴대품을 안전하게 보관할 수 있는 시건장치가 있는 사물함을 제공하는 등 도난을 방지함에 필요한 적절한 조치를 강구하여 줄 신의 성실의 원칙상 보호의무가 있다고 판단하였다(대법원 2003. 4. 11. 선고. 2002다63275).

(2) 불법행위 책임

① 의의

불법행위 책임은 민법 제750조에 의해 아무런 특별한 관계가 없는 사람 사이의 가해행위에 대해 정의를 확립하기 위한 측면에서 피해자가 입은 손해를 전보한다는 점에서 채무불이행 책임과 차이가 있다.

의료과오 소송에서는 간호 과오를 주로 불법행위 책임으로 구성하여 오다가, 최근 채무불이행 책임으로 구성하는 경향이 두드러지고 있는데, 이는 입증 책임상 환자 측에게 보다 유리할 수 있다는 근거에 의해서 였으나 한편으로는 반론도 있다. 불법행위로 보는 견해는, 간호사의 간호과오를 계약 책임으로 물을 경우 현재의 의료현장을 볼 때 계약의 당사자가 애매하다는 것과, 의사 또는 간호사의 과실로 계약 당사자 이외의 자가 손해를 입었을 경우, 계약 책임으로 다루는 것보다 불법행위 책임으로 다루는 것이 합당하다는 것과, 기타 신체에 대한 침해가 불법행위라는 인식 그리고 진료채무가 수단채무인데 따른 채무내용의 불특정 등을 그 근거로 내세우고 있다.

② 성립요건

불법행위로 인한 손해배상책임의 발생 요건은 ㉠ 고의·과실로 인한 ㉡ 위법한 행위로 ㉢ 타인에게 손해를 가하고 ㉣ 위 위법한 행위와 발생된 손해와의 사이에 인과관계가 있어야 한다. 간호과오의 경우 고의에 의한 불법행위는 찾아보기 어렵다. 왜냐하면 고의로 인한 간호과오는 통상 범죄행위가 되므로 극히 예외적 현상이기 때문이다.

불법행위 책임의 구성요건을 정리하면 다음과 같다.

- 가해자의 고의 또는 과실이 있어야 하며, 이때 자기 행위의 결과가 위법한 것이어서 법률상 비난받는 것임을 인식하는 정신 능력, 즉, 책임능력이 있어야 한다.
- 가해자의 행위가 사회가 보호하는 권리를 침해하는 것이어야 한다. 이때 정당행위와 정당방위, 긴급피난, 자력구제, 피해자의 승낙 등의 경우는 위법성이 인정되지 않는다.
- 손해가 발생해야 한다.
- 가해행위와 손해 발생 간의 인과관계가 존재하여야 한다.

③ 입증책임

가해자에게 고의나 과실이 있었다는 귀책사유에 대한 입증책임이 환자에게 있으므로 환자 측은 매우 불리하다. 과실의 경우는 의료 및 간호행위의 전문성, 밀폐성, 폐쇄성 등으로 말미암아 그 과실점을 찾아내기가 매우 어렵다.

④ 사용자 배상책임

타인을 사용하여 사무에 종사하게 하는 고용자는 피고용자의 가해행위로 인하여 제3자가 입은 손해에 대하여 직접 배상할 책임이 있다. 고용자는 민법 제756조의 사용자 책임을 지며, 피고용자 자신도 불법행위 책임을 진다. 피해자는 보통 고용자에게 배상을 청구하며, 이때 고용자는 피고용자에 대하여 구상권(求償權)을 행사 할 수 있다(제756조 제3항). 고용자의 책임이 보상책임 원리에 그 근거를 두고 있다는 점을 감안하면 고용자가 무조건 피고용자에게 구상권을 행사할 수 있는 것은 아니며, 이런 취지에서 최근 판례는 그 구상권(求償權)을 합리적으로 제한하고 있다. 반면 외국의 경우 간호사의 명백한 과오의 경우 고용자와 별도로 개인적인 배상의 책임을 지우고 있다.

사용자는 그 사업의 성격과 규모, 시설의 현황, 피고용자의 업무내용과 근로조건 및 근무태도, 가해행위의 발생원인과 성격, 가해행위의 예방이나 손실의 분산에 관한 고용자의 배려의 정도, 기타 제반사정에 비추어 손해의 공평한 분담이라는 견지에서 신의 성실의 원칙상 상당하다고 인정되는 한도 내에서만 피고용자에 대하여 손해배상을 청구하거나, 그 구상권을 행사할 수 있다(대법원 1994. 12. 13. 선고 94다17246, 대법원 1996. 4. 9. 선고 95다52611).

(3) 기타 책임

① 공동불법행위 책임

의료행위는 일련의 과정을 거치므로 각 과정에서 여러 사람이 관련되어 의료사고가 발생하는 경우가 있다. 복수의 사람이 손해 발생의 원인에 공동으로 관여된 경우에는 공동불법행위 책임을 부담하여야 한다.

공동불법행위가 성립하기 위한 조건으로는 첫째, 각자가 독립하여 불법행위의 요건을 갖추어야 하고, 둘째, 불법행위자 간의 행위의 관련성이 필요하다. 관련성은 행위자 간의 공모나 공동인식이 반드시 필요한 것은 아니고 그 행위가 객관적으로 관련하고 있으면 된다.

예를 들어 환자에게 영양제를 혈관주사 하도록 의사가 간호사에게 지시하였는데, 간호사가 약제를 혼동하여 다른 약제를 환자에게 주입하여 부작용이 발생하였다면, 의사에게는 약제의 재확인을 하지 않고 혈관주사를 간호사에게 주사하게 한 과실이 있고, 간호사는 약제를 확인하지 않은 과실이 경합하게 된다. 그러나 의료기관에 속한 의사 간 또는 의사와 간호사 등에 의해 공동불법행위가 문제시될 경우 대개의 경우 의료기관 개설자에게 사용자 책임을 묻기 때문에 의사나 간호사 어느 누구의 과실행위에 의하여 손해가 발생했느냐 여부를 정확히 밝힐 필요는 없다.

② 국가의 손해배상 책임

국가의 손해배상 책임에는 3가지가 있다.

- 공무원의 직무상 불법행위로 인한 손해배상 책임
- 공공의 시설 및 그 관리의 하자로 인한 책임
- 약해로 인한 책임

국공립의료기관 소속의 의료인에 의한 의료사고나 보건의료법규에서 국민에게 공법상 수진의무(예 : 예방접종)를 강제하는 경우에 발생한 의료사고에 대해 국가배상법이나 민법 제756조의 규정에 의하여 피해자 측은 국가 또는 지방자치단체를 상대로 손해배상을 청구할 수 있다. 또한 감염병의 예방 및 관리에 관한 법률의 강제접종 규정은 의료인 입장에서 볼 때 일종의 행정상 강제처분이 되므로, 이에 불응하는 경우에 의료인은 일정한 벌금 또는 과태료에 의한 제재를 받게 되고, 예방접종 이후 접종약품의 이상으로 인한 사고 발생 시 피해자에게 국가배상이 이루어지며, 의료인의 과실로 인한 경우 손해를 배상한 국가나 공공단체는 해당

의료인에게 배상한 손해를 구상(求償) 할 수 있고 해당 의료인은 업무상 과실로 인한 형사적 책임을 진다.

2) 형사책임

의료과오에 대하여 형사책임으로 문책하기 위해서는 그 의료행위가 위법한 행위이어야 한다. 의료행위는 본질적으로 신체의 완전성에 대한 침해행위로써 상해죄와 유사한 구조를 갖는다. 그러나 의료행위가 상해죄에 해당되지 않는 것은 정당행위로 인정되기 때문이다. 범죄란 법이 보호하려는 보호법익의 침해이며 동시에 의무위반이다.

(1) 범죄구성요건

범죄가 성립되는 조건은 구성요건 해당성, 위법성, 책임이다. 첫째, 구성요건 해당성이란 구체적인 사실이 범죄의 구성요건에 해당하는 것을 의미한다. 죄형법정주의 원칙에 입각하여 아무리 반사회적·반도덕적 행위라 할지라도 구성요건에 해당하지 않으면 범죄가 아니다. 둘째, 위법성은 위 구성요건에 해당하는 행위가 법률상 허용되지 않는 성질을 말한다. 그러나 형법상 위법성이 없는 것으로 되는 경우에는 정당행위, 정당방위, 긴급피난, 피해자의 승낙, 자구행위 등이 있다. 그러므로 인간의 신체에 침습을 가하는 특정 의료행위는 생명보존에 필요한 정당행위이므로 상해죄에 해당하지 않는다. 셋째, 책임이란 당해 행위자에 대한 비난 가능성으로, 행위자가 형사미성년자나 심신상실자의 행위 또는 강요된 행위는 책임이 없어 범죄가 성립되지 않는다.

간호사고의 경우 범죄구성요건은 인식했으나 그 결과는 발생되지 않을 것이라고 믿고 행동한 결과가 대부분이고, 따라서 행위자인 간호사가 그 사실의 발생을 의도한 것은 아니기 때문에 고의범을 형성할 수 없어 주로 과실의 범주에 속하고, 간호행위와 관련된 범죄는 주로 업무상 과실치사상죄에 해당한다. 한편, 업무상 과실의 책임추궁에 있어 주의의무를 민사보다 형사에서 더 엄격히 다루는데, 이는 비교적 개연성이 높은 위험에 대해서만 형사상 주의의무를 부과하기 때문이다.

(2) 주의의무 제한 원리

기술적 위험이 상존하는 현대사회는 예견 가능성과 회피 가능성에 기초를 둔 일반적인 주의의무(위험금지의무)를 무제한적으로 적용할 수 없는 한계가 있어 허용된 위험과 신뢰의 원칙이 적용된다.

① 허용된 위험의 원칙

허용된 위험이란 일정한 생활범위에서 예견하고 회피할 수 있는 위험이라고 할지라도 전적으로 금지할 수 없는 것을 말하며, 이 법리를 의료행위에 적용할 경우에는 다음의 요건이 충족되어야 한다.

첫째, 위험한 행위가 다른 법익의 구제관계에서만 허용되어야 한다. 예컨대 위험한 외과수술을 할 경우에는, 수술에 수반하는 신체상의 위험과 수술을 하지 않을 때 초래될 수 있는 위험을 비교하여, 수술하는 것이 환자에게 이익이 되는 경우에만 허용된다.

둘째, 허용된 위험은 환자의 이익을 위해 인정되는 것이지만, 불행하게도 위험이 실현된 경우 실질적인 손해는 환자 자신이 부담하는 것이기 때문에 원칙적으로 그러한 위험을 인수하는 환자의 동의가 필요하다.

이와 같이 허용된 위험의 내용은 매우 상대적인 가치평가의 결과에 기인하는 것이므로, 이를 부당하게 확대 해석해서는 안 된다.

② 신뢰의 원칙

신뢰의 원칙은 의료과오의 영역에서 그 적용의 빈도가 높아지고 있고, 주의의무와 관련하여 중요한 쟁점이다.

의료행위에 있어서 신뢰의 원칙은 사회적 상당성이 인정되는 범위 내에서 제한적으로 적용된다. 이 원칙이 적용되기 위해서는 스스로 주의의무를 위반하지 않을 것, 타인의 주의의무위반에 대한 고도의 개연성이 인정될 수 있는 특별사정이 존재할 것의 요건이 충족되어야 하고, 의료행위에 대하여 감독의무를 지고 있는 자에게는 그 적용을 배제해야 할 것이다.

만약 간호과오로 인한 손해 발생이나 확대 원인에 환자 측의 거짓말·침묵·비협력 등 과실이 개재되었다면 그 손해에 대해 합리적으로 분담시키는 과실상계를 고려해야 한다. 그 이유는 간호행위가 환자 측의 협력이 없으면 충분한 효과를 거둘 수 없는 경우가 많기 때문이다. 신의의 원칙 또는 피해부담의 공평이라는 피해배상제도의 이념에 비추어 불법행위의 피해자에게는 그로 인한 피해의 확대를 방지하거나 경감하기 위하여 노력할 일반적인 의무가 있다.

(3) 업무상과실치사상죄

업무상의 과실로 인하여 사람을 사상에 이르게 함으로써 성립하는 범죄이다. 이 죄는 생명이나 신체를 보호하기 위하여 이와 관련된 업무자에 대하여 무겁게 벌한다.

대법원 1994. 12. 22. 선고 93도3030 판결

갑상선아전절제술 및 전경부 림프절 청소술을 받은 환자가 기도부종으로 인한 호흡장애로 뇌기능 부분 손상상태에 이르게 된 경우, 환자의 호흡곤란을 알고도 00:30경부터 09:00경까지 환자의 상태를 확인하지 아니한 주치의 겸 당직의사와 그의 활력체크지시를 제대로 이행하지 아니하고 의사를 불러달라는 환자 보호자의 요청을 듣지 아니한 담당간호사들을 유죄(업무상과실치상죄) 판결함

위 판례는 의사와 간호사 모두에게 업무상 과실치상죄를 인정하였다. 간호대상자에 대한 경과관찰은 전문직 간호사에게 주어진 독특한 임무이다. 전문직 간호사에게 주어진 중요한 의무임과 동시에 간호사의 주요 활동인 경과관찰의무는 간호사의 법적 의무로 강조되고 있기에 큰 의미가 있다.

향·상·학·습

1. 다음의 사례는 환자의 권리를 침해하는가? 침해했다면 어떤 권리인가?

1) 간호사가 노인환자의 기저귀를 갈아주며 커텐을 치지 않았다.

2) 교통사고로 대퇴골절을 입은 환자를 수술장비가 부족하여 상급병원으로 전원시켰다.

3) 제왕절개로 분만하는 산모의 수술방에 실습중인 간호학생이 동의를 받지 않고 입회하였다.

2. 다음의 각 홈페이지를 방문하여 간호사 또는 간호실무와 관련된 판례를 검색한다.

- 대법원(http://www.scourt.go.kr)
- 헌법재판소(http://www.ccourt.go.kr)

심·화·학·습

1. 임상에서 대상자의 법적권리를 보호하기 위한 구체적 방안이 어떻게 실현되는지 사례를 찾아 분석해보자.

2. 향상학습 2.에서 찾은 판례에 대하여 구체적으로 사실관계와 법적 판단을 분석해보자.

참고문헌

R·E·F·E·R·E·N·C·E

- 김민중(2011). 의료의법률학. 신론사.
- 김장한(2016). 의료과오소송으로 배우는 임상의학. 정담미디어.
- 대한간호협회(2012). 간호사를 위한 의료법 및 관련 판례 해설집. 대한간호협회.
- 양재모(2008). 간호사의 의료과오와 민사상 책임. 한양법학, 23. pp.315～330.
- 이병숙, 강성례, 김병수, 안혜경, 이은주 외(2016). 간호관리학(3판). 정담미디어.
- 이순복(1995). 간호사들의 간호사고 경험과 사고원인에 대한 자각, 경희대학교 행정대학원 석사학위논문.
- 한국의료법학회(2002). 보건의료법학. 동림사.
- Annas, G. D. (2004). The rights of patents. New York: New York University Press.

인터넷 사이트

- http://www.law.go.kr/

NURSING MANAGEMENT

INDEX

INDEX

아

자

최신 간호관리학

4th Edition

NURSING MANAGEMENT

초판발행 2015년 2월 27일
2판 발행 2016년 2월 17일
3판 발행 2017년 3월 2일
4판 발행 2020년 2월 14일
저 자 김인경 · 이경희 · 문숙자 · 정연옥 · 황지원
고순희 · 고영미 · 김금순 · 김수은 · 김옥선 · 김중경
마현희 · 오수미 · 임경숙 · 정은영 · 지은아 · 한남경 · 한유정
발 행 인 최 명 희
발 행 처 **퍼시픽북**
서울시 중구 충무로 29 아시아미디어타워 503호
TEL. 02-2272-7766(代) / FAX. 02-2272-7166
www.papu.co.kr

ISBN 979-11-5814-316-9

정가 35,000원

NURSING
MANAGEMENT